174

Anaesthesiologie und Intensivmedizin
Anaesthesiology and Intensive Care Medicine

vormals „Anaesthesiologie und Wiederbelebung"
begründet von R. Frey, F. Kern und O. Mayrhofer

Herausgeber:
H. Bergmann · Linz (Schriftleiter)
J. B. Brückner · Berlin   M. Gemperle · Genève
W. F. Henschel · Bremen   O. Mayrhofer · Wien
K. Meßmer · Heidelberg   K. Peter · München

Deutscher Anaesthesiekongreß 1982

Hauptvorträge und Panels

2.–6. Oktober 1982 in Wiesbaden

Herausgegeben von J. Schara

Mit 93 Abbildungen und 66 Tabellen

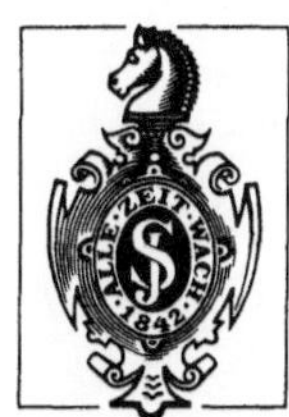

Springer-Verlag
Berlin Heidelberg New York Tokyo

Dr. med. Joachim Schara
Direktor des Instituts für Anästhesie am Klinikum Barmen
Kliniken der Stadt Wuppertal, Heusnerstraße 40
5600 Wuppertal 2

ISBN-13:978-3-540-15531-7   e-ISBN-13:978-3-642-70546-5
DOI: 10.1007/978-3-642-70546-5

CIP-Kurztitelaufnahme der Deutschen Bibliothek
Deutscher Anaesthesiekongreß ⟨1982, Wiesbaden⟩: Deutscher
Anaesthesiekongreß 1982: 2.–6. Oktober 1982 in Wiesbaden/hrsg.
von J. Schara. –
Berlin; Heidelberg; New York: Tokyo: Springer
NE: Schara, Joachim [Hrsg.]; Deutscher
    Anaesthesiekongreß neunzehnhundertzweiundachtzig
Hauptvorträge und Panels. – 1986.
(Anaesthesiologie und Intensivmedizin; 174)
ISBN-13:978-3-540-15531-7

NE: GT

Satz: Elsner & Behrens GmbH, Oftersheim

2119/3140-543210

Vorwort

Der vorliegende Band enthält die Vorträge zu den Hauptthemen sowie die der Panels vom Deutschen Anästhesiekongreß 1982 (DAC '82).

Durch die Hauptthemen: „Der Umgang des Anästhesisten mit dem wachen Patienten" und „Interaktionen der Anästhesiologie" sollten bei diesem Kongreß alle die angesprochen werden, die neben der wissenschaftlichen Forschung auch am Zweck dieser Forschung interessiert sind, weil die letzten Endes doch da ist für einen Patienten, der zunehmend von unseren technischen Möglichkeiten irritiert wird. Der Patient ist immer Mittelpunkt unserer Arbeit gewesen, oft aber im Sinne von „Objekt". Wir sollten lernen, ihn als „Subjekt" zu sehen, als „patiens", der unseren Medizinbetrieb „erleiden" muß, wenn er gesund werden will. Wenn wir auf unsere Patienten wirklich eingehen, werden wir viele ihrer Aggressionen abbauen.

Nicht nur die klinische Anästhesie, auch die Forschung in der Anästhesie muß sich heute der Forderung nach „mehr Humanität" stellen; das fordert nicht nur ärztliche Ethik von uns, das verlangt heute auch die Rechtsprechung, wenn sie das Persönlichkeitsrecht jedes einzelnen so entscheidend betont.

Wir wollten den Kongreß straffen, und so hat das wissenschaftliche Komitee — das war neu — während der Hauptvorträge, die wir in die beste Zeit auf den späten Vormittag gelegt hatten, keine Nebenveranstaltungen zugelassen. Am Nachmittag fanden auch nur je zwei Panels parallel statt, und die freien Vorträge waren alle auf den frühen Vormittag gelegt worden, wo sie in je vier Parallelsitzungen abgehandelt wurden, deren Thematik sich jeweils so sehr voneinander unterschied, daß jeder wirklich das hören konnte, was er wollte. So kehrte wieder Ruhe ein in den Kongreßablauf und niemand sprach vor leeren Bänken.

Der Kongreß wurde eröffnet mit einem Vortrag von Elisabeth Kübler-Ross, der seit langem in den USA lebenden Schweizer Sterbeforscherin, die im Umgang mit Sterbenden soviel Wichtiges für die Lebenden erarbeitet hat. Ihr Thema betraf die häufige Sprachlosigkeit zwischen Arzt und Patient: „Kommunikation mit Schwerkranken."

Dieser Vortrag liegt in diesem Band nicht vor. Den Eindruck, den Frau Kübler-Ross kraft ihrer Persönlichkeit hinterließ, kann das Geschriebene doch nicht wiedergeben. Ebensowenig findet sich in diesem Band, der der Wissenschaft auf diesem Kongreß gewidmet ist, ein Abglanz der Aufführung des „Wuppertaler Tanztheaters Pina Bausch", die mit „Blaubart — beim Anhören einer Tonbandaufnahme von Bela Bartoks Oper *Herzog Blaubarts Burg* (Szenen)" für uns in Wiesbaden gastierte. Wer dort war, wird sich ohnehin daran erinnern. Auch wer vielleicht noch verhalten auf Pina Bausch reagiert hat: er kann sagen, er sei damals dabei gewesen. Das Neue, auch das Neue in der Kunst, wird nie vorbehaltlos oder gar einstimmig angenommen, und auch die Gemeinden der später Hochgerühmten fangen klein an.

Daß dieser Kongreß, trotz der vielen Schwierigkeiten, die ihm vorangingen, ein Erfolg wurde, verdanke ich meinen Freunden vom wissenschaftlichen Komitee, die mich in meiner Überzeugung bestärkt und mich, allen Widerständen zum Trotz, immer aufs Neue ermutigt haben. Daß ich die überbordende Arbeit, die mit einem solchen Kongreß verbunden ist, durchgehalten habe, verdanke ich allen Mitarbeitern meines Instituts in Wuppertal, die mich während der Kongreßvorbereitungen von meiner täglichen Krankenhausroutine weitgehend freigehalten haben. Auch bei der Herausgabe der Kongreßbände haben sie mich immer wieder entlastet.

Es tut gut, vor einer neuen Aufgabe nicht allein zu stehen.

Wuppertal, im November 1985   J. Schara

Inhaltsverzeichnis

V Die Lunge in der Intensivtherapie

VI Streßfreie Anästhesieverfahren mit hoher Opiatdosierung
— noch Wunschdenken oder schon Realität?

Referentenverzeichnis

Prof. Dr. F. W. Ahnefeld
Zentrum für Anästhesiologie des Klinikums der Universität Ulm
Steinhövelstraße 9, 7900 Ulm

Dr. K.-H. Altemeyer
Zentrum für Anästhesiologie der Universität Ulm
Steinhövelstraße 9, 7900 Ulm

Prof. Dr. J. O. Arndt
Institut für Anästhesiologie der Universität Düsseldorf
Moorenstraße 5, 4000 Düsseldorf

Dr. U. Bauer-Miettinen
Anästhesiedienst des Kinderspitals Basel, Postfach, CH-4005 Basel

Prof. Dr. H. J. Bretschneider
Zentrum Physiologie und Pathophysiologie der Universität
Göttingen, Humboldtallee 7, 3400 Göttingen

Prof. Dr. H. Burchardi
Institut für klinische Anästhesie der Universität
Robert-Koch-Straße 40, 3400 Göttingen

Prof. Dr. W. Butollo
Institut für Psychologie der Universität München, Abteilung
Klinische Psychologie, Kaulbachstraße 4, 8000 München

Dr. P. Dangel
Anästhesieabteilung und Intensivbehandlungsstation
Kinderspital Zürich, Steinwiesstraße 75, CH-8032 Zürich

Prof. Dr. W. Dick
Institut für Anästhesiologie der Universität Mainz
Langenbeckstraße 1, 6500 Mainz

Prof. Dr. R. Dölp
Klinik für Anästhesiologie, Städtische Kliniken Fulda
Pacelliallee 4, 6400 Fulda

Dr. U. Drechsel
Anästhesieabteilung der Deutschen Klinik für Diagnostik
Aukammallee 33, 6200 Wiesbaden

Prof. Dr. K. J. Falke
Institut für Anästhesiologie der Universität Düsseldorf
Moorenstraße 5, 4000 Düsseldorf

Prof. Dr. H. U. Gerbershagen
Schmerz-Zentrum Mainz, Alice-Hospital, Auf der Steig 14–16
6500 Mainz 1

Dr. B. Gorgaß
Chefarzt der Anästhesie-Abteilung, St. Lukas-Klinik
Schwanenstraße 132, 5650 Solingen 11

Prof. Dr. Dr. A. Grünert
Abteilung für Experimentelle Anästhesie der Universitätskliniken
Ulm, Oberer Eselsberg M 23, 7900 Ulm

Dr. H.-J. Jentsch
Oberbürgermeister der Landeshauptstadt Wiesbaden, Rathaus
6200 Wiesbaden

Prof. Dr. M. v. Kerekjarto
Abteilung für Medizinische Psychologie der Medizinischen Klinik
des Universitätskrankenhauses Eppendorf, Martinistraße 52
2000 Hamburg 20

Prof. Dr. D. Kettler
Zentrum Anästhesiologie, Georg-August-Universität Göttingen
Robert-Koch-Straße 40, 3400 Göttingen

Dr. B. Koßmann
Zentrum für Anästhesiologie der Universität Ulm
Prittwitzstraße 43, 7900 Ulm

Dr. G. Kraus
Institut für Anästhesiologie der Universität Erlangen – Nürnberg
Maximiliansplatz 1, 8520 Erlangen

Prof. Dr. H. Kreuscher
Institut für Anästhesie der Städtischen Kliniken
Natruper-Tor-Wall 1, 4500 Osnabrück

Dr. Dr. rer. nat. K. A. Lehmann
Abteilung für Anästhesiologie der Medizinischen Fakultät
der Rheinisch-Westfälisch-Technischen Hochschule Aachen
Goethestraße 27–29, 5100 Aachen

Dr. K. Mantel
Universitätskinderklinik München, Lindwurmstraße 4
8000 München

Dr. J. Meyer
Institut für Anästhesiologie, Zweckverband Stadt-
und Kreiskrankenhaus, Portastraße 9, 4950 Minden/Westf.

Dr. N. Mutz
Klinik für Anästhesie und Allgemeine Intensivmedizin
der Universität Wien, Spitalgasse 23, A-1090 Wien

Dr. H.-C. Niesel
Anästhesieabteilung, St. Marien-Krankenhaus
Salzburger Landstraße 15, 6700 Ludwigshafen-Gartenstadt

Prof. Dr. H. Nolte
Institut für Anästhesie, Klinikum Minden, Friedrichstraße
4950 Minden/Westf.

Prof. Dr. K. Peter
Institut für Anästhesiologie, Ludwig-Maximilians-Universität
München, Klinikum Großhadern, 8000 München 70

Prof. Dr. W. M. Pfeiffer
Hüfferstraße 75, 4400 Münster

Dr. J. Schüttler
Institut für Anästhesiologie der Rheinischen Wilhelms-Universität
Sigmund-Freud-Straße 25, 5300 Bonn 1

Dr. P. Sefrin
Institut für Anästhesiologie der Universität Würzburg
Josef-Schneider-Straße 2, 8700 Würzburg

Dr. D. Spilker
Zentrum für Anästhesiologie, Klinikum der Universität Ulm
Steinhövelstraße 9, 7900 Ulm

Dr. G. Sprotte
Institut für Anästhesiologie der Universität Würzburg
Josef-Schneider-Straße 2, 8700 Würzburg

Dr. P.-M. Suter
Soins Intensifs de Chirurgicaux, Institut d'Anesthésiologie
Hôpital Cantonal Universitaire, CH-1211 Genève

Dr. J. Sturm
Abteilung für Traumatologie der Chirurgischen Universitätsklinik
Hannover, Karl-Wiechert-Straße 9, 3000 Hannover

Prof. Dr. J. Wawersik
Zentrale Abteilung für Anästhesie des Klinikums
der Christian-Albrechts-Universität, Hospitalstraße 40, 2300 Kiel

Dr. W. Weißauer
Leerstetter Straße 44, 8508 Wendelstein

Prof. Dr. P. v. Wichert
Medizinische Universitäts-Poliklinik, Zentrum Innere Medizin
Emil-Mannkopf-Straße, 3550 Marburg

Dr. M. Zenz
Zentrum für Anästhesiologie der Medizinischen Hochschule
Hannover, Abteilung IV, Krankenhaus Oststadt Hannover
Podbielskiestraße 380, 3000 Hannover 51

Prof. Dr. M. Zimmermann
2. Physiologisches Institut der Universität Heidelberg
Im Neuenheimer Feld 326, 6900 Heidelberg

I Kongreßansprachen

Ansprache des Präsidenten der Deutschen Gesellschaft für Anästhesiologie und Intensivmedizin

J. Schara

Vor wenigen Monaten und 100 Jahren, im Frühjahr 1882, sagte hier in Wiesbaden der Geheime Obermedizinalrat Prof. Dr. Frerichs, der Vorsitzende des ersten deutschen medicinischen Kongresses: „Wir sind hier zusammengekommen, uns zu verständigen über Fragen, welche die deutsche Heilkunde bewegen. Wir wollen Erfahrungen austauschen, Ideen anregen und auch ausführen. Wir wollen auch endlich unsere gemeinsamen, berechtigten Interessen vertreten."

Sie sehen, nicht alles ist anders geworden in den letzten 100 Jahren, Nöte und Notwendigkeit sind uns Ärzten geblieben. Auch die Anästhesie ist hier zusammengekommen, um ihre berechtigten Interessen zu vertreten.

Unsere Gesellschaft besteht seit 1952, das Fachgebiet im Sinne der Facharztordnung seit 1953. Aber selbständig als Anästhesisten sind wir eigentlich erst seit 1962. So lange dauerte die Abnabelung der Anästhesie von der damals übermächtigen Chirurgie, die erst gelang, nachdem der Jurist Walther Weißauer in einem bemerkenswerten Gutachten Grundsätze aufstellte für die Zusammenarbeit von Spezialisten.

Behandeln nämlich ärztliche Spezialisten einen Patienten gleichzeitig — und das ist so im Operationssaal — dann sind bei hierarchischer Gewaltengliederung Koordinationsmängel und Verständigungsfehler fast unvermeidlich, und die können für den Patienten tödlich sein. Zusammenarbeit im Operationssaal muß unabhängig sein von Organisationsfallen. Bei der Operation stehen die Einwirkungen des speziellen Eingriffs und die des Betäubungsverfahrens in engster Wechselwirkung zueinander und können sich potenzieren. Die einzelnen Behandlungsverfahren müssen daher mit besonderer Sorgfalt koordiniert werden.

Will man Fehler dabei vermeiden, so müssen bei der Abgrenzung ihrer Aufgaben von allen Beteiligten zwei Grundsätze anerkannt werden:

1. Der strikte Grundsatz der Arbeits- und Aufgabenteilung. Für den Operationssaal bedeutet das: Der Operateur muß und kann sich dann auch auf die Operation konzentrieren, der Anästhesist dagegen auf die Anästhesie und die Erhaltung der lebenswichtigen Funktionen des Patienten.
2. Der Vertrauensgrundsatz, der besagt, daß bei der Zusammenarbeit ärztlicher Spezialisten sich jeder darauf verlassen darf, daß der andere seine Aufgabe ordnungsgemäß erledigt, jedenfalls solange keine ins Auge fallenden Fehler und Qualifikationsmängel das Vertrauen zerstören.

Aufgrund dieser inzwischen auch in zwei Bundesgerichtsurteilen anerkannten Regeln ist der Anästhesist auch im Operationssaal selbständig. Er muß aber, genauso wie der Chirurg, und auch nicht weniger als der, alle seine Maßnahmen abstimmen auf das gemeinsame Gelingen. Rechenschaft ist er nicht mehr dem Chirurgen schuldig, sondern — und auch von daher sehe ich diese Lösung entscheidend modern — seinem Patienten. Auch dies ist so etwas wie eine kopernikanische Wende.

Diese Lösung unseres Konflikts mit der Chirurgie war so einleuchtend und so praxisnah, daß das Verhältnis von Chirurgen und Anästhesisten sich sehr schnell zur echten Zusammenarbeit ändern konnte und uns heute mit unseren Operateuren ein herzliches Verhältnis im Sinne gegenseitiger Hochachtung verbindet — und wo nicht, so doch verbinden sollte.

Es ist keine Frage, daß erst die Differenzierung des Leistungsangebots in den Händen ärztlicher Spezialisten der Medizin neue Bereiche erschlossen, die Erfolgsaussichten der ärztlichen Behandlung verbessert und ihre Risiken vermindert hat. Die weitgehende Übertragung auch der präoperativen Vor- und der postoperativen Nachbehandlung an den Anästhesisten, soweit sie die Vorbehandlung zur Narkosefähigkeit und die Behandlung der unmittelbaren Operationsauswirkungen auf die lebensnotwendigen Körperfunktionen betrifft, ist dem Patienten sehr zugute gekommen.

Von daher ist die Zuordnung der Intensivtherapie expressis verbis zum Fachgebiet für uns unverzichtbar, denn was wir dort bei der Behandlung extrem kranker Patienten, bei der Behandlung lebensbedrohlicher Zustände gelernt haben, was wir an Physiologie und v. a. an Pathophysiologie von Kreislauf, Atmung und Stoffwechsel dafür erforscht haben, was wir an Techniken zur Überlebenshilfe dafür erfunden haben, hat nicht nur die Überlebenschancen vieler postoperativer und schwer verunfallter Patienten erheblich verbessert, es hat letzten Endes auch dazu geführt, daß die Chirurgie heute so spektakuläre Erfolge hat. Denn unsere Kenntnisse aus der Intensivtherapie waren es, die auch unsere Anästhesie so perfektioniert haben, daß heute extreme Altersklassen, 80-, 90-, 100jährige ebenso Säuglinge und Frühgeborene operiert werden können und daß auch offene Bauchhöhlen, offene Brustkörbe, offene Schädel und offene Herzen über lange Zeit hin — denn auch Operationszeiten von 8, 12, 14h sind heute kein Schrecken mehr für uns — den chirurgischen Hochleistungstechniken zugänglich sind.

Im Licht stehen die Chirurgen, und sie haben es verdient. Aber ohne den Anästhesisten im Hintergrund, mit dessen Hilfe der Patient auch die schwierige Operation beruhigt verschlafen kann — „der vom Anästhesisten behütete Patient" ist auch in etwa das Thema unseres Kongreßplakats — ohne Hochleistungsanäesthesie ist auch Hochleistungschirurgie nicht möglich.

Natürlich haben wir auch einen langen Weg dazu gebraucht und noch ist unsere Stellung in der öffentlichen Meinung unseren Aufgaben nicht angemessen. Bei einer kürzlich durchgeführten Umfrage von Theiss u. Mitarb. an Patienten des Anästhesieinstituts in Mainz, das unter der Leitung des kürzlich verstorbenen, weltweit bekannten Anästhesisten Prof. Rudolf Frey stand, ergab sich, daß nur 20% der Patienten den Anästhesisten während der Operation für nicht ersetzbar hielten. 62% meinten, eine Krankenschwester könne, was der Anästhesist kann, auch. Dies hängt sicher damit zusammen, daß die Aufgaben der Anästhesie in der Öffentlichkeit weitgehend unbekannt sind.

Als ich 1959 nach meiner Rückkehr von der Anästhesieausbildung in den USA meine erste Stelle in Bremen als Anästhesist antrat, versuchte mich eine Dame der gehobenen Gesellschaft, der ich meinen Beruf mitteilte, zu trösten:„Aber dann können Sie doch wenigstens immer bei der Operation dabei sein." Bei der Operation sind wir Anästhesisten immer dabei. Die Schwesternnarkose ist heute in Deutschland weitgehend obsolet. Anästhesiologisch ist unsere Bundesrepublik voll versorgt. In der Anästhesie arbeiten 3500 Fachärzte und weitere 3500 Ärzte, die sich in der Weiterbildung zum Facharzt befinden. In über 1100 Krankenhäusern in der Bundesrepublik gibt es selbständige fachärztlich geleitete Anästhesieabteilungen.

An den meisten kleineren Krankenhäusern arbeiten Anästhesisten als Belegärzte, wo nicht, sind diese Krankenhäuser auch in ihrer Operationskapazität beschränkt.

Für die Durchführung der Narkosen reichen die 7000 Anästhesieärzte im Augenblick aus. Aber die Anästhesie hat ihre Aufgaben nicht nur im Operationssaal. Von unserer Verantwortung für die Intensivtherapie habe ich schon gesprochen. Innerhalb des Krankenhauses hat der Anästhesist als — nennen wir ihn einmal „Facharzt für lebensbedrohliche Zustände" — durch seine Kenntnisse, die er für Großoperationen und schwere intensivtherapeutische Fälle braucht, auch eine hervorragende Stellung in der Notfalltherapie, im Rettungswesen und z. T. auch, weil er als einziger der operativen Fächer interdisziplinär arbeitet, also mit allen Abteilungen zusammenkommt, eine Aufgabe innerhalb der Koordination zugewiesen bekommen. Nicht wenige Anästhesisten sind ärztliche Direktoren ihrer Krankenhäuser.

Selbst für die Schmerztherapie könnten wir unseren Anspruch anmelden. Schmerzbekämpfung ist seit der Erfindung der Äthernarkose durch Morton 1846 die frühe Notwendigkeit zur Spezialisierung des Narkosearztes gewesen. England hatte in John Snow schon 1847 seinen ersten überragenden Spezialisten. Aber auch hier haben wir, wie ja auch in der Intensivtherapie, keinen Ausschließlichkeitsanspruch. Viele und im besonderen die chronischen Schmerzzustände lassen sich jedoch mit den Methoden des Fachgebiets, mit Hilfe der Lokal- und Leitungsanästhesie, über die Unterbrechung der Schmerzleitung beheben.

So könnten wir eigentlich ganz zufrieden sein.

Ein solcher öffentlicher Kongreß wie dieser gab aber von jeher dessen Präsidenten die Möglichkeit, auch die eigenen Befürchtungen, Ansichten, Vorschläge vorzutragen. Er ist da nicht ausschließlich Sprecher seiner Gesellschaft. Immerhin darf er hoffen, daß seine Gesellschaft eines Tages seinen Ansichten folgen wird. Jedenfalls ist die Gestaltung eines Kongresses so sehr Angelegenheit und Einzelverantwortung des Präsidenten, daß er dadurch seine Motivierungsabsichten betreiben kann.

Von Albert Einstein stammt das Wort „Wir leben in einer Zeit vollkommener Mittel und verworrener Ziele". Die Frage ist heute nicht mehr: Was ist machbar, sondern, was von dem heute Machbaren ist noch sinnvoll? Die Frage nach dem Sinn ihres Handelns wird von denen, die sich ihr zu stellen bereit sind, verschieden beantwortet werden. Medizin ist ärztliches Tun und „Arzt sein" hat eine sehr viel längere Tradition als „Mediziner sein". Medizin ohne Arzttum ist aber, wenn es um das Wohl unserer Patienten geht, nicht möglich.

Wir brauchen neben der wissenschaftlichen Diskussion, der Kongresse i. allg. dienen, auch das Nachdenken über unsere Ziele unter dem Aspekt der Besinnung, nicht dem des Pessimismus. Unsere Erfolge sind unzweifelhaft. Unsere Grenzen erkennen wir in unseren Mißerfolgen. Sie sehen wir in der zunehmenden Bedrohung unserer Patienten durch eine heute fast alles vermögende Hochleistungsmedizin. Gerade der Anästhesist in der Intensivtherapie ist lebendiges Beispiel dafür. Intensivmedizin wird weitgehend als unmenschlich angesehen. So reden v. a. die, die nichts von ihr verstehen, zusammen mit vielen Angehörigen der Patienten, die trotz aller ärztlichen Bemühungen nicht überlebt haben.

Wer der Intensivtherapie sein Leben verdankt, und bei den meisten ist dies ein gesundes Leben ohne Beeinträchtigung für die Zukunft, denkt ganz anders darüber. Die Ansicht von der Intensivtherapie ist also weitgehend ein psychologisches Problem, wobei ich zugeben muß, daß dies nur Ausdruck des allgemeinen Unbehagens breiter Schichten unserer Bevölkerung an eben dieser Hochleistungsmedizin ist. Aber ohne Hochleistung gibt es nirgendwo Erhöhung der Breitenleistung.

Die Intention, die diejenigen bewegt hat, die diesen Kongreß planten, hat einer meiner engen Freunde, der Kölner Anästhesist Karl Bonhoeffer, folgendermaßen formuliert: „Anästhesiologie und Intensivmedizin haben sich im Laufe der letzten 20 Jahre mit Hilfe ausschließlich technischer Methoden zu einem Fachgebiet entwickelt, das heute sowohl in der operativen als auch in der konservativen Medizin eine zentrale Rolle bei der Behandlung schwerkranker Patienten spielt. Als Anästhesisten sind wir also mit vielen grundsätzlichen Problemen der modernen Medizin in besonderem Maße konfrontiert. Und so können auch Zweifel an dem , was wir täglich tun, nicht ausbleiben. Zweifel, die sich mit wachsender Erfahrung mehren anstatt abzunehmen. Wir geraten in Gefahr, die Orientierung zu verlieren und schließlich — oft sogar unbewußt — die Probleme entweder einfach zu ignorieren oder vor ihnen zu resignieren. Beides aber darf nicht sein."

„Nachdenken über Medizin scheint uns deshalb ein ebenso gutes wie notwendiges Motto für unseren Kongreß zu sein. Wenn wir nur erwarten dürfen, daß uns beim Nachdenken geholfen wird. Nachdenken über das, was verantwortliches, ärztliches Handeln noch heute eigentlich heißt, wo es im Heilen von Krankheit und Erhalten von Leben und wo es im Hinführen zum Tode besteht."

Dieses Konzept beinhaltet die Abkehr von der, wie Hans-Eberhard Richter es genannt hat, „Illusion vom allzeit herstellbaren Fortschritt" und ist ein Plädoyer für effektiveres Arzten, wir kennen zwar das Wort „Alles ist aufzuhalten, nur der Fortschritt nicht", aber man kann Fortschritt auch differenziert sehen. Man kann auch Veränderung als Fortschritt sehen und nicht nur das Weiterfahren auf einem bisher erfolgreichen Weg, der in Kürze an seine Grenzen kommen könnte.

Die Medizingeschichte seit Hippokrates kennt nur einen Paradigmenwechsel. Zwischen 1810 und 1840 wurde das komparativ-deduktive Analogieverfahren der hippokratischen Medizin vom induktiv-experimentellen Deutungsmodell unserer Epoche abgelöst, das Gesundheit und Krankheit ausschließlich durch meßbare Zustände des Organismus definierte. Unwidersprochen hat dies zu höchsten Erfolgen geführt. Aber ist der Weg einer Medizin richtig, die gerade dadurch, daß sie beinahe alles kann, bei dem, für den sie das angeblich tut, beim Kranken, immer weniger akzeptiert wird? Diese Frage muß gerade uns erlaubt sein, die wir uns als Anästhesisten im doppelten Sinn als Dienstleister verstehen. Dienstleister für den Chirurgen, dem wir den Patienten in den operationsfähigen Zustand versetzen, damit er Hochleistungsmedizin betreiben kann, und gleichzeitig Dienstleister am Patienten, den wir während der Operation, aber ich glaube, auch darüber hinaus, zu schützen haben.

Dies soll, ich sage es noch einmal, keine grundsätzliche Absage sein an die wissenschaftliche Methode. Aber Kritik an dem Wissenschaftsverständnis einer wissenschaftlichen Gesellschaft muß legitim sein, wenn dieses Verständnis an den Erfordernissen des Lebens derer, für die die wissenschaftlichen Erkenntnisse dasein sollen, vorbeigeht. Denn schließlich geschieht Wissenschaft nicht um der Wissenschaftler willen. Der Patient ist nicht nur ein Körper, der repariert wird, er ist ein Mensch, der zudem in einem bestimmten sozialen Gefüge lebt und eine bestimmte, nämlich seine eigene, Vorgeschichte hat. So genügt auch heute für die Intensivtherapie nicht mehr die praxisnahe Lösung im Sinne von: „Wir haben dafür zu sorgen, daß der Patient weder erstickt noch verdurstet, noch unter Schmerzen leidet". Auch der Intensivmediziner ist nicht nur Überlebenstechniker, er muß auch Arzt sein. Der Patient muß nicht nur körperlich versorgt, er muß auch akzeptiert werden und sich verstanden fühlen.

Schon das Verstehen von Intensivpatienten, die oft gar nicht reden können, ist problematisch, wieviel mehr noch das Verständnis für sie. Hier werden nicht nur Kenntnisse aller technischen Behandlungsdetails und diffizilste Erkenntnisse der Pathophysiologie des schwer geschädigten Organismus vom Arzt gefordert, sondern seine Empathie, seine Fähigkeit zum Miterleben. Miterleben, nicht Mitleiden, sage ich. Zum Miterleben ist aber die innere Anteilnahme Voraussetzung. Verstärkt durch falsch verstandene Hygienevorschriften oder auch falsch verstandene Rechtsvorschriften flüchten wir Ärzte uns nur zu gern und zu leicht in Formalismus, in der Hoffnung, damit dem Patienten gerecht zu werden. Aber wir brauchen keinen Humanismus als Masche, der öffentliche Forderungen rein äußerlich erfüllt, das innere Bedürfnis des Fordernden jedoch weiterhin unerfüllt läßt: Aufklärungspflicht, die dem Gesetz genügt, aber das wahre Bedürfnis des Patienten, daß er auch wirklich weiß, worum es für ihn geht, wenn er der Behandlung zustimmt, außer acht läßt.

Ich will das hier nicht weiter ausführen. Ich will nur sagen, daß der Wunsch nach etwas mehr Ehrlichkeit in unseren gegenseitigen Beziehungen nicht zu den unerfüllbaren Wünschen gehört, nicht zu vergleichen ist mit dem Studentenslogan „Freiheit für Grönland — weg mit dem Packeis". Es kommt ja auch nicht darauf an, die beste aller Welten zu erfinden, sondern das Beste aus unserer zu machen. Und daß unsere Welt der Intensivtherapie gar nicht so schlecht ist, zeigt sich bei unseren Schwestern und Pflegern, von denen viele, die sich für die Intensivtherapie entscheiden, von vornherein die rechte Einstellung dazu mitbringen. Hier im Pflegesektor zeigt sich die Menschlichkeit auch in unserem heutigen Krankenhaus, „sie ist da", so sagte es kürzlich der Präsident des Bundesgesundheitsamtes, Prof. Karl Überla, „sie produziert nur keine Nachricht".

Ansprache des Oberbürgermeisters der Stadt Wiesbaden

H.-J. Jentsch

Daß ich als neuer Oberbürgermeister meinen ersten Gruß nicht an den unserer Stadt vertrauten Internisten-Kongreß richte, sondern an Sie, möchte ich als gutes Omen werten.

Die Internisten tagen nun seit 100 Jahren in Wiesbaden. Ich würde mich freuen, wenn dies heute der Beginn von 100 Jahren Deutscher Anästhesie-Kongreß in Wiesbaden wäre.

Bei allen Wendungen und Sprüngen des Zeitgeistes zeichnen sich die vergangenen 100 Jahre sicherlich durch eine stetige Entwicklung aus: die kontinuierliche Verbesserung der medizinischen Versorgung unserer Bürger. Standen damals noch drei Ärzte für 10000 Einwohner zur Verfügung, so sind es heute 20 und werden es im Jahre 2000 schon 31 sein.

Der Bürger hört diese und andere Vergleiche mit Zufriedenheit. Denn bei aller wirklichen und vermeintlichen Zukunftsangst, bei allem Fortschrittspessimismus ist eine Einschätzung nicht zu erschüttern: das Vertrauen in den medizinischen Fortschritt, in die Machbarkeit der Gesundheit.

Ein Oberbürgermeister, der in wenigen Tagen neue städtische Krankenanstalten, ein Krankenhaus der Maximalversorgung mit etwa 900 Betten, einweihen wird, das 250 Millionen DM gekostet hat und jährlich ein Defizit von vielen Millionen aufweisen wird, hat zu diesem Fortschritt kein ungetrübtes Verhältnis. Er fragt sich: rentiert sich die medizinische Versorgung der Bürgerschaft noch? Für den einzelnen? Für die öffentlichen Haushalte? Werden wir in Zukunft die Lebensqualität zugunsten der Vorsorgequalität opfern? Nach dem Motto: schlecht gelebt, aber gut versichert!

Für diese finanziellen und ökonomischen Auswirkungen unseres Gesundheitswesens, die uns politisch Verantwortlichen zu schaffen machen, dürfte nicht zuletzt ein Gesundheitsbegriff verantwortlich sein, den Gerok auf dem Internistenkongreß 1979 als utopisch bezeichnet hat. Eine Anspruchsmentalität, die Gesundheit als Abwesenheit jeglicher Störung des Wohlbefindens definiere, degeneriere Fragen der Lebensbewältigung zu Gesundheitsfragen, sagte Gerok damals.

Und ich füge hinzu: die Vergesellschaftung jeglicher Wohlbefindensstörung ist nicht nur nicht finanzierbar, sie ist auch menschenunwürdig. Nicht jede Störung des Befindens kann und darf die Medizin auf den Plan rufen!

Ich habe zur Einstimmung auf diese Veranstaltung in dem Buch „Interviews mit Sterbenden" von Frau Kübler-Ross gelesen. Mein Schluß: Die Fähigkeit des Menschen zu stärken, mit seinem Schicksal fertigzuwerden, kann sicherlich nicht selten menschlicher sein als der untaugliche Versuch, dieses Schicksal zu besiegen. Noch einmal Gerok: „Die Grauzone des Sterbens ist nicht nur der Bereich des Versagens ärztlicher Möglichkeiten".

Kaum jemand bewegt sich so in diesen Grenzbereichen wie Anästhesisten und Intensivmediziner. Deshalb wünsche ich, dieser Kongreß möge dazu beitragen, die notwendigen Orientierungen zu setzen.

Ich begrüße Sie alle in unserer Stadt, die sich freut, Sie zu Gast zu haben. Wiesbaden hat sich häufig — vielleicht etwas selbstgefällig — als Stadt der Medizin bezeichnet. Wahr ist, daß hier viele medizinische Kongresse stattfinden. Hier wird der mit 75 000 DM hochdotierte Carol-Nachman-Preis der Landeshauptstadt Wiesbaden für Rheumatologie vergeben. In jedem Fall ist Wiesbaden eine geübte Kongreßstadt. Ich wünsche Ihnen, daß Sie hier erfolgreich tagen und sich wohlfühlen. Ich wünsche uns, daß Sie wiederkommen.

II Interaktionen der Anästhesiologie

Einführung

J. Schara

Die „Hellmuth-Weese-Vorlesung" wurde 1968 zum 25jährigen Bestehen unserer Fachgesellschaft von unserem damaligen Präsidenten K. H. Weis im Gedenken an Hellmuth Weese initiiert.

Hellmuth Weese war Pharmakologe, Leiter des pharmakologischen Forschungsinstituts der Bayer-Werke in Wuppertal-Elberfeld, meiner Heimatstadt, und zeitweilig zugleich Inhaber des pharmakologischen Lehrstuhls der damaligen Medizinischen Akademie, jetzt Universität Düsseldorf.

Hellmuth Weese entwickelte 1932 das erste injizierbare Narkotikum das „Evipan-Natrium". Er hat damit eine Entwicklung in der Anästhesie eingeleitet, die die Jüngeren von uns, die die alte Äther-Tropf-„Erstickungsnarkose" nicht selber gesehen haben, kaum noch nacherleben können. Mit diesem injizierbaren Barbiturat, dem ersten aus einer langen Reihe von folgenden, die noch heute weltweit gebraucht werden, hat Weese die Narkose aus dem Zustand einer gewaltsamen Patientenunterdrückung in das humane Stadium traumlosen Schlafs überführt. Die Narkose ist dadurch von einem ehemals notwendigen Übel beinahe schon zu einem Vergnügen geworden, sowohl für den Anästhesisten wie auch für den Patienten.

Die zweite bahnbrechende Entwicklung für unser Fach durch Weese stellt das „Periston" dar, der erste wirksame Plasmaersatz. Ungezählte Kriegs- und Unfallopfer verdanken der wirksamen Schockbekämpfung durch Periston ihr Leben. Für die Entwicklung der Anästhesie und der Notfallmedizin zu ihrem heutigen hohen Stand sind die Arbeiten von Weese unverzichtbar.

Laut Beschluß des erweiterten Präsidiums der DGAI wird die „Hellmuth-Weese-Vorlesung" anläßlich einer jeden nationalen Jahrestagung der DGAI gehalten. Die Auszeichnung, zu dieser Vorlesung aufgefordert zu werden, soll laut Präsidiumsbeschluß jeweils einem hervorragenden Repräsentanten der Wissenschaft, Kunst oder Politik gelten. Die erste Weese-Gedächtnis-Vorlesung hielt Wolfgang Schadewald, der bedeutende Medizinhistoriker der Universität Düsseldorf. Die zweite Weese-Gedächtnis-Vorlesung hat die Deutsche Gesellschaft für Anästhesiologie und Intensivmedizin Herrn Prof. Dr. H. J. Bretschneider, Inhaber des Lehrstuhls I für Physiologie an der Universität Göttingen, übertragen. Die DGAI ehrt in Professor Bretschneider einen der führenden klinisch orientierten Kardiophysiologen der Welt.

Seine Arbeiten zur Myokardprotektion für das stillstehende Herz während herzchirurgischer Eingriffe mittels kardioplegischer Lösungen sind heute weltweit akzeptiert.

Bei H. J. Bretschneider haben namhafte deutsche Anästhesisten ihr wissenschaftliches Handwerk gelernt. Für Arbeiten, die aus seiner unmittelbaren Schule stammen, vergab die Deutsche Gesellschaft für Anästhesiologie und Intensivmedizin 3 mal den Karl-Thomas-Preis, die Deutsche Gesellschaft für Chirurgie den begehrten Von-Langenbeck-Preis. Sein Qualitätsbewußtsein in der wissenschaftlichen Arbeit, die Klarheit und die praktische Ausrichtung seines Denkens, auch die Unabhängigkeit seines Denken, seine Integrität als Wissenschaftler und als Mensch (was nicht immer zusammenzugehen braucht) haben ihn zum Vorbild für eine neue Generation von Forschern in Deutschland werden lassen. Daß ein Mann von seinen Qualitäten und von seinem Qualitätsanspruch nicht nur Freunde hat, wird jedem einleuchten. Um so mehr dürfen wir uns glücklich schätzen, ihn zum Freund zu haben.

Im zweiten Vortrag wird unser Ehremmitglied Dr. med. h.c. Walther Weißauer über die „Interaktionen", die Wechselwirkungen zwischen Anästhesie und Recht sprechen.

Walther Weißauer kennen Sie alle. Seit rund 20 Jahren ist er uns verbunden. Von ihm stammt das jetzt schon historisch zu nennende Gutachten, mit dem der lange Streit zwischen Chirurgen und Anästhesisten über die Vor- und Nachherrschaft im Operationssaal beendet wurde.

Sie erinnern sich, daß 1961 der Strafrechtslehrer Engisch die These vertrat, der Chirurg sei, wie der Kapitän auf dem Schiff, der Alleinverantwortliche für das Gelingen der Operation und der Anästhesist dazu sein Erfüllungsgehilfe. In seinem Gutachten: „Arbeitsteilung zwischen Anästhesist und Operateur" (Anästhesist 11:239–271, 1962) führte Weißauer aus, daß die Zusammenarbeit zwischen ärztlichen Spezialisten bei gleichzeitiger Behandlung eines Patienten Gefahren der Koordinationsmängel und Verständigungsfehler beinhaltet, die für den Patienten deletär sein können. Bis dahin war nämlich gemeinsame Behandlung im wesentlichen auf die Behandlung nacheinander abgestellt. Die Aufteilung der fachärztlichen Behandlungsmaßnahmen betraf also abgrenzbare zeitliche Phasen. Operateur und Fachanästhesist behandeln dagegen den Patienten nicht nur gemeinsam, sondern auch gleichzeitig. Die Einwirkungen des speziellen Eingriffs auf den Organismus stehen dabei in engster Wechselwirkung und können sich potenzieren. Die einzelnen Behandlungsmaßnahmen müssen deshalb mit besonderer Sorgfalt koordiniert werden, und für diese Koordination, so wies Weißauer mit bewunderswertem Scharfsinn nach, läßt sich das Problem der Abgrenzung, der Verantwortung von Operateur und Anästhesist bei der Erfüllung ihrer gemeinsamen Aufgabe im Sinne der fachlichen Gleichberechtigung nur auf der Basis zweier Grundsätze lösen: Erstens durch den Grundsatz der strikten Arbeits- und Aufgabenteilung – der Operateur müsse und könne sich dann auf die Operation konzentrieren, der Anästhesist dagegen auf die Anästhesie und Unterhaltung der Vitalfunktionen –, zweitens durch den Vertrauensgrundsatz, der besagt, daß bei der Zusammenarbeit ärztlicher Spezialisten sich jeder darauf verlassen darf, daß der andere seine Aufgabe ordnungsgemäß erledigt, jedenfalls solange keine ins Auge fallenden Fehler oder Qualifikationsmängel das Vertrauen zerstören. Diese Erklärung war so einleuchtend und so praxisnah, daß sich das Verhältnis von Chirurgen und Anästhesisten sehr schnell und fast überall zur echten Zusammenarbeit ändern konnte. Erst seit Weißauer ist die Anästhesie wirklich selbständiges Fachgebiet.

„Interaktionen der Anästhesiologie" steht als Überschrift über diesen Hauptvorträgen. Sie sollen Ihnen bewußt machen, daß die Anästhesie mitten in unserer Welt steht und in sie hineinwirkt, daß aber auch unsere Welt ständig rückwirkt auf die Anästhesie. Die Anästhesie ist nicht Selbstzweck. Sie erhält auch innerhalb der medizinischen Fachgebiete ihre Berechtigung erst aus der Notwendigkeit, daß andere Fächer ihre Hilfe brauchen. Sie wirkt aber durch ihre Forderungen für die Sicherheit der ihr anvertrauten Patienten weit in die operativen Fächer hinein. Sie ist Teil eines sich immer mehr komplizierenden medizinischen Verbundsystems.

Hellmuth-Weese-Vorlesung: Wege zu einer patientenorientierten Forschung in der Anästhesiologie

H. J. Bretschneider

Sehr geehrter Herr Präsident, lieber Herr Kollege Schara!

Für Ihre herzlichen Worte der Einführung und Ihre freundliche Einladung danke ich vielmals. Daß ich Ihrer Aufforderung anfangs nur zögernd gefolgt bin, hat zwei Gründe: Ich weiß, daß ich dem Thema „Wege einer patientenorientierten Forschung in der Anästhesiologie" nur unvollkommen gerecht werden kann, und ich bin fest davon überzeugt, daß eine sinnvolle Forschung — wie jede sinnvolle Tätigkeit — ihren Wert in sich trägt, also keiner äußeren Anerkennung bedarf. Die folgenden Motive haben mich bewogen, die mit diesem Vortrag verbundene Exponierung auf mich zu nehmen:

Einmal das herzliche Verhältnis, das mich mit vielen Mitgliedern Ihrer Gesellschaft nach zwei Jahrzehnten gemeinsamer Forschung verbindet, zusammen mit den kaum aufzählbaren Anregungen, die mir aus Ihrem Fach zugekommen sind.

Zweitens das Bewußtsein, daß die klassischen Fächer der Medizin ihr gutes Recht, aber auch ihre Grenzen haben müssen, wenn die Medizin im ganzen nicht Schaden nehmen soll, und daß ich — als eine Art Wanderer zwischen verschiedensten etablierten Fächern — vielleicht geeignet sein könnte, der jüngeren Generation Mut zu machen, über allzu schematisch gesehene Grenzen der Anästhesie hinauszublicken, ohne damit die handwerkliche Solidarität ihres Fachs preiszugeben.

Drittens die Überzeugung, daß naturwissenschaftliche Grundlagenforschung i. allg. zwar keineswegs ziellos ist, aber doch in einem gewissen Sinne zentrifugal. Grundlagenforschung ist sich selbst genug und rechtfertigt sich durch ihre Qualität. Sie behält auch dann — unter den gesetzten Grenzen — recht, wenn das Forschungsobjekt — beispielsweise eine Zelle — unter einem anderen Blickwinkel — z. B. im Gesamtorganismus — neue und andere Eigenschaften zeigt. Ein Zwang, das Ganze der Naturerscheinung, der Krankheit oder des Menschen in den Blick zu bekommen oder es wenigstens in einem gewissen Umfang näherungsweise durch ein vielfältiges methodisches Spektrum zu erfassen, besteht nicht.

Die klinische Forschung wird hingegen durch einen Bezug auf den Kranken und seine Krankheit immer wieder aufs neue zentriert. In diesem Zusammenhang ist eine alte ärztliche Auffassung erwähnenswert, nach der eine adäquate Erkenntnis des Normalen, des Gesunden — soweit es uns zugänglich ist — des Umwegs über die Erkenntnis des Krankhaften bedarf. Aus einem allein an der Grundlagenforschung orientierten Denken würde sich eine entgegengesetzte Schlußfolgerung ergeben.

Ich meine, daß heute alle klinischen Disziplinen aufgerufen sind, zentrifugalen Kräften, die aus einer zu engen und einseitigen Methodenbindung und Überspezialisierung resultieren, entgegenzusteuern, und daß ein wirksames, adäquates und quasi-natürliches Gegengewicht allein in einer Patientenorientierung der ärztlichen und klinischen Praxis wie auch der klinischen Forschung bestehen kann.

Die weiteren Ausführungen sollen in folgende Abschnitte gegliedert werden:
— Die Besonderheiten des Faches Anästhesiologie
— Anästhesiologische Forschung im engeren Sinne des Faches als Forschung am Gesamtorganismus
— Anästhesiologische Forschung im engeren Sinne des Faches als organbezogene Forschung
— Forschung im Rahmen der Notfallmedizin und der Intensivpflege
— Forschung in Verbindung mit speziellen Fächern wie der Herzchirurgie, der Traumatologie und der Neurochirurgie.

Die Besonderheiten des Fachgebiets Anästhesiologie

Die Besonderheiten des Fachs Anästhesiologie ergeben sich nicht allein aus seiner Entwicklung und Emanzipation aus der Chirurgie; durch ähnliche Ablösungsvorgänge sind auch Fächer mit ganz anderem Charakter entstanden, z. B. die Kinderheilkunde aus der Inneren Medizin.

Die Position der Anästhesie erscheint mir vielmehr durch ganz spezifische Charakteristika gegeben zu sein:

— Durch einen ständigen Führungsanspruch der operativen Disziplinen, dessen Berechtigung sehr differenziert zu sehen ist; ich kann in diesem Rahmen nicht weiter darauf eingehen.
— Durch die Problematik eines „Dienstleistungsfaches", partiell vergleichbar mit der Pathologie, der Labormedizin und der Radiologie, diesen gegenüber aber auch ganz unvergleichlich durch die Bedeutung des umfassenden Eingriffs eines Bewußtseinsentzugs.
— Durch den primären Mangel eines speziellen Krankheitsbezugs, eines Diagnosezwangs und einer eigenen Indikationsstellung. Damit soll nicht etwa ausgedrückt sein, daß der Anästhesist zusätzliche komplizierende Erkrankungen — wie eine respiratorische Insuffizienz — übersehen soll, und gegebenenfalls auch eine Indikation zur Anästhesie — und damit zur Operation — verneinen kann.
— Durch einen zu den vorher genannten Aspekten — insbesondere zum lockeren Krankheitsbezug — im Gegensatz stehenden zentralen Persönlichkeitsbezug — jedenfalls bei der Allgemeinnarkose: Unser Person-Sein hängt an unserem Bewußtsein, daher kann man sich kaum einen schwerwiegenderen akuten Eingriff denken als den Bewußtseinsentzug. Kein Arzt benötigt mehr Vertrauen als jener, der die Reversibilität dieses Verfahrens garantieren soll, das Arzt-Patienten-Verhältnis ist daher in der Anästhesie — unabhängig von der Operationsdauer und dem Betreuungszeitraum — sehr eng, wie Sie alle aus der Dankbarkeit Ihrer Patienten wissen.
Man wird dem Fach mit dem allgemeinen Begriff „Dienstleistungsfach" somit nicht gerecht. Die Kombination dieser besonderen personalen Beziehung mit einer in der Regel limitierten zeitlichen Verpflichtung für den Patienten eröffnet dem Anästhesisten die Möglichkeit, die humane Seite, die nichtnaturwissenschaftliche und nichthandwerkliche Seite des Arztberufs — trotz aller Anbindungen an die Technik — intensiv zum Ausdruck zu bringen. Darin liegt eine große Verantwortung für die Entwicklung des Fachs wie auch für die Zukunft der gesamten Medizin, sie kann übernommen aber auch übersehen werden.
— Durch einen interdisziplinären Zug, vergleichbar mit der Röntgenologie, der in Verbindung mit der prinzipiellen, methodisch gegebenen Einheit des Faches und der engen Bindung

an die operativen Disziplinen gute Voraussetzungen für klinikrelevante Forschungsansätze bietet, soweit die institutionelle Seite überhaupt sinnvolle Forschung begünstigen kann. Ob diese Gunst der Verhältnisse Früchte trägt, hängt — wie überall — von den Menschen, ihrer Begeisterung und Begabung, ab, die für das immer noch junge Fach Anästhesie gewonnen werden können, damit aber auch von dem menschlichen und wissenschaftlichen Klima in den Institutionen.

Anästhesiologische Forschung im engeren Sinne des Faches als Forschung am Gesamtorganismus

Die Hauptkomponenten einer Narkose — Hypnose, Amnesie, Analgesie und Relaxation — sind infolge einer kaum glaubhaften Reproduzierbarkeit so selbstverständlich geworden, daß man leicht in die Lage kommt, das diesen segensreichen Errungenschaften gegenüber angebrachte „Sich wundern" zu vergessen und damit auch die Fähigkeit zu verlieren, unbefangene Fragen zu stellen.

Ich will versuchen, einige derartige Fragen zu formulieren:

— Führen alle Allgemeinnarkosen vergleichbarer Tiefe und Länge zu einer gleichartigen Ermüdung — unabhängig von der Operation — im Gegensatz zu der regenerierenden und erquickenden Wirkung eines guten echten Schlafs?
— Bleibt der „innere Zeitgeber" und der „zirkadiane Rhythmus" von einer tiefen Allgemeinnarkose ebenso unberührt wie vom natürlichen Schlaf? Oder entstehen nach einer langen, tiefen Allgemeinnarkose ähnliche Adaptationsprobleme wie bei längeren Flügen in Ost-West-Richtung, nur aus konträrer Ursache, indem nämlich in der Narkose der innere Zeitgeber, beim Flug aber der äußere Zeitgeber versetzt wird?
— Entfallen derartige hypothetische Komplikationen bei der isolierten Amnesie ohne Hypnose?

Antworten auf diese Fragen könnten Untersuchungen zirkadianer Rhythmen von Hormonen und Metaboliten nach langen Allgemeinnarkosen geben; Aschoff u. Mitarb. haben das methodische Rüstzeug im Rahmen ihrer Forschungen im Max-Planck-Institut in Seewiesen bereitgestellt.

In den letzten Jahrzehnten wurden die Auswirkungen einer Narkose auf den Gesamtorganismus unter dem Einfluß der Streßforschung vornehmlich in Richtung des adrenergen und cholinergen Systems gesehen. Weitere „Transmittersysteme", insbesondere peptiderge Systeme und ihre Verknüpfungen mit dem Endokrinium, gewinnen zunehmende Bedeutung und sollten daher ebenso wie das Immunsystem in der anästhesiologischen Forschung mehr beachtet werden.

Allergien werden durch Narkosen abgeschwächt, gilt Entsprechendes auch für die Tumorabwehr? Unterscheiden sich verschiedene Anästhesieverfahren in diesem wichtigen Punkt? Bestehen Wechselwirkungen zwischen Anästhesieverfahren, Metastasierungsschüben und Zytostatikawirkungen? Bietet die Lokal- bzw. Regionalanästhesie vom immunologischen Aspekt Vor- oder Nachteile?

Schmerzforschung ein weites Feld für die Anästhesie

Die Analgesie als Komponente der Narkose ist für eine humane Operation noch entscheidender als die Komponenten Hypnose und Amnesie. Der Chirurg K. H. Bauer, der anläßlich der Hellmuth-Weese-Gedächtnis-Vorlesung vor 4 Jahren von Prof. Schadewaldt zitiert wurde, hat diese großartige Errungenschaft in dem Satz zusammengefaßt: „Die Morgengabe der jungen Anästhesie an die alte Alma mater Chirurgie ist die Humanisierung jeder Operation".

Wenn für den Betroffenen die Analgesie als solche − nahezu um jeden Preis − im Vordergrund steht, so muß der Arzt doch − unter Berücksichtigung der schwer überschaubaren Auswirkungen der Schmerzausbreitung auf den Gesamtorganismus − die ganze Schmerz-Kausal-Kette und die günstigste Unterbrechungsmöglichkeit im Auge behalten. Der Weg zum Schmerz ist ja: Schmerzreiz bzw. periphere Schmerzursache, Schmerzrezeptoren, Schmerzbahnen, „Schmerztore im Zentralnervensystem", Schmerzempfindung und Schmerzbewertung. Es ist vorstellbar, daß es ähnlich wie Halluzinationen auch einen primären zentralen Schmerz geben könnte, der von organischen Schmerzen des Zerebrums, der Hirnhäute und des Gefäßsystems zu unterscheiden wäre. Die Schmerztherapie steht unter den Forderungen einer möglichst vollständigen, einer möglichst kausalen und möglichst nebenwirkungsfreien Beseitigung der Schmerzen. Diese Gesichtspunkte lassen sich oft nicht zur Deckung bringen.

Zweifellos hat die Anästhesiologie mit der Einrichtung von Schmerzambulanzen oder Schmerzkliniken einen bedeutsamen Schritt zu einer organischen Erweiterung des Faches getan. Diese Entwicklung verdient auch vom Aspekt der gesamten Medizin Anerkennung. Von den drei zentralen ärztlichen Aufgaben „Vorbeugen, Heilen, Helfen" wird die zuletzt genannte ganz zu Unrecht von der Wissenschaft − nicht vom Patienten − zu gering eingeschätzt. Denn wie oft ist Vorbeugen und Heilen nicht mehr oder generell nicht möglich und wie segensreich kann die Hilfe mit einer Schmerzstillung sein.

Die Schmerzforschung darf daher m.E. die gleiche Relevanz beanspruchen wie eine kausale Krankheitsforschung oder die Grundlagenforschung in der Medizin. Die Anästhesie hat hier noch ein weites fruchtbares Feld vor sich; sie sollte eine fachübergreifende Zusammenarbeit mit der Neurophysiologie, der Neurologie, der Neurochirurgie, der Allgemeinchirurgie und der Pharmakologie suchen.

Muskelrelaxation nicht einseitig analysieren

Die vierte Komponente der Narkose, die Muskelrelaxation, kann ebenfalls nicht als abgeschlossenes Gebiet gelten, das − vergleichbar der klassischen Mechanik − keiner weiteren Aufhellung bedarf. Die „maligne Hyperthermie", eine Entgleisung des Muskelstoffwechsels mit maximalem Energieumsatz, die − bei vorgegebener Disposition − durch Applikation von Halothan und Muskelrelaxanzien vom Succinyl-Cholin-Typ ausgelöst werden kann, ist charakteristisch für unvorhersehbare Überraschungen.

Das Beispiel ist in mehrfacher Hinsicht lehrreich:

− Speziesvergleichende Untersuchungen sind nach wie vor aktuell, wie die Anfälligkeit einer bestimmten Schweinerasse gegenüber der malignen Hyperthermie bewiesen hat.
− Eine aufmerksame unvoreingenommene Beobachtung des Patienten ist die zentrale Vorbedingung dafür, von der Natur belehrt werden zu können.

– Zu starre Modellvorstellungen (z. B. α-, β- und cholinerge Rezeptoren, schneller Natriumkanal, langsamer Kalziumkanal, Gesetzmäßigkeiten der Depolarisationsvorgänge) werden der Komplexität der äußeren Zellmembranen von Skelettmuskel und Herzmuskel – insbesondere unter krankhaften Bedingungen – nicht immer gerecht: Pharmakologische Rezeptoren sind offenbar einem ständigen Abbau mit einer entsprechenden Regeneration unterworfen, dadurch können Dichte und vielleicht auch Zugänglichkeit und Empfindlichkeit der Rezeptoren längerfristig variieren. Anatomisch abgrenzbare Membranstrukturen, wie die motorische Endplatte, können gerade an ihren Grenzen, im Einbettungsbzw. Übergangsfeld zum sog. undifferenzierten Sarkolemm, pathologische Phänomene zeigen.

Beobachtung, Aufdeckung der Pathogenese und Therapie der „malignen Hyperthermie" mittels Dantrolen bilden ein Musterbeispiel für eine erfolgreiche Verknüpfung klinischer Forschung im Operationssaal mit molekularbiologischer Grundlagenforschung.

Ähnlich wie die Analgesieproblematik darf man die Muskelrelaxation nicht allein vom Aspekt der peripheren Beeinflußbarkeit analysieren – schon das Phänomen eines zentralen Muskelrigors beweist die Einseitigkeit eines isoliert peripheren Ansatzes. Die selektive, ganz spezifische pharmakologische Beeinflussung wird heute aus mancherlei guten Gründen favorisiert; man darf darüber jedoch nicht vergessen, daß jede selektive Beeinflussung eines Subsystems im Prinzip zu Rückwirkungen auf den Gesamtorganismus führen kann und daß für die Klinik letztlich nicht Modellvorstellungen und theoretische Konzepte, sondern Erfolg und Sicherheit im ganzen ausschlaggebend sein müssen.

Anästhesiologische Forschung im engeren Sinne des Faches als organbezogene Forschung

Neben den angesprochenen, generell von einer guten Narkose zu fordernden Komponenten Hypnose, Amnesie, Analgesie und Relaxation kommt der intraoperativen Protektion der zentralen Organe Herz, Lunge, Niere, Leber und Zerebrum besondere Bedeutung zu, da sie einerseits nicht selten durch Vorerkrankungen geschädigt sind, andererseits auch immer häufiger von der Operation direkt betroffen werden.

„Intraoperative Protektion im weiteren Sinne" soll hier so verstanden werden, daß das Organ von seiten der Funktion, des Stoffwechsels und der Struktur während der normalen Aerobiose relativ entlastet wird, daß es darüber hinaus aber auch gegenüber einer akzidentell oder beabsichtigt eintretenden Ischämie relativ resistent ist. Eine derartige Organprotektion im Sinne der Entlastung und Resistenzsteigerung geht keineswegs mit jeder Narkose einher.

Auch eine wirksame allgemeine Dämpfung des Vegetativums, die wahrscheinlich als ein erster Schritt zur Organprotektion angesehen werden darf, führt nicht selbstverständlich zu einer Resistenzverbesserung aller lebenswichtigen Organe, vermutlich muß hier kritisch differenziert werden. Für das Herz ist die Abhängigkeit der Toleranz gegenüber einer Ischämiebelastung von der Art der Allgemeinnarkose erstmals von P. G. Spieckermann 1973 bewiesen worden. Die Abb. 1 zeigt, in welchem Umfang Phosphokreatin- und ATP-Zerfall variieren können. Neuere intravenös zu applizierende Hypnotika und Adjuvanzien, wie Muskelrelaxanzien, bleiben zu untersuchen.

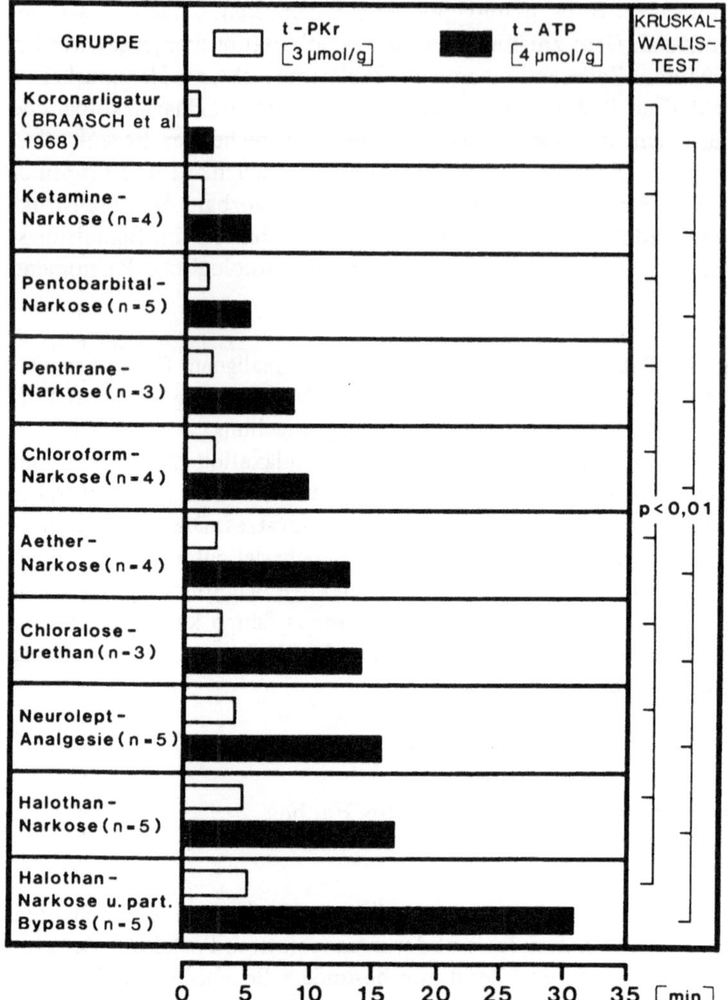

Abb. 1. Die Ischämietoleranz des normothermen Hundeherzens

Für die Niere, deren Metabolismus und Energetik wegen der Heterogenität des Organs schwer überschaubar ist, hat H. Schenk einen ersten Versuch unternommen, Funktionsbelastung und Durchblutung in Abhängigkeit von klinisch eingeführten Anästhesieverfahren zu analysieren. Die bekannte Determinierung des aeroben Energiebedarfs der Niere durch die Natriumbelastung wird allerdings zur Folge haben, daß aerobe Funktionsentlastung einerseits und Resistenzsteigerung gegenüber Anaerobiose und Ischämie andererseits nicht — oder zumindest nicht generell — parallel gehen.

Ähnliches dürfte für die Leber, die Lunge und das Zerebrum gelten; methodisch einwandfreie Untersuchungen zur Beeinflußbarkeit der Ischämieresistenz durch Anästhetika für diese drei Organe stecken noch ganz in den Anfängen, sind aber von großem Interesse. Für die Skelettmuskulatur, die peripheren Nerven und Gefäße und somit — bei einer etwas großzügigen

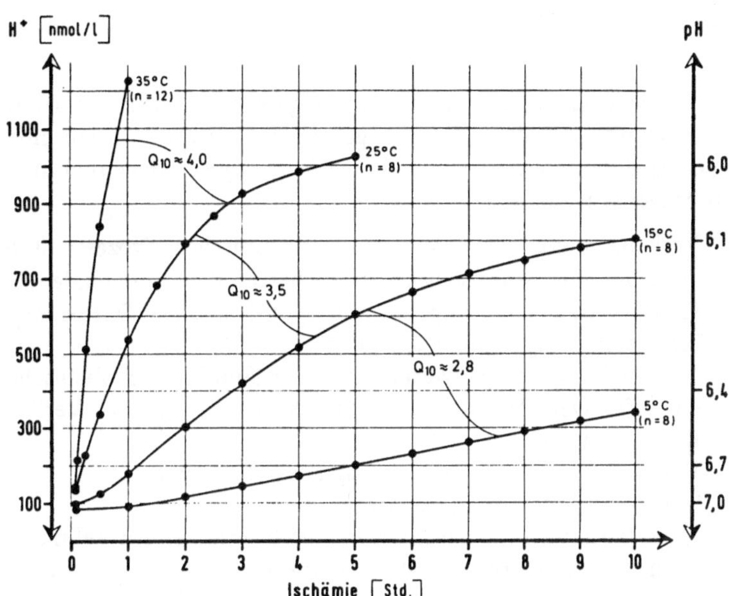

Abb. 2. Interstitielle pH-Messung zur Ermittlung von Q_{10}-Werten zwischen 35 °C und 5 °C bei reiner Ischämie der Hundeniere

Extrapolation — für die Extremitäten, scheinen die neueren Konzepte der Myokardprotektion weitgehend übernehmbar zu sein, der definitive experimentelle Beweis steht jedoch noch aus.

Sonderstellung des Zerebrums bei der Organprotektion

Das Zerebrum dürfte aus drei Gründen eine Sonderstellung hinsichtlich der Organprotektion einnehmen: Einmal lassen sich Protektionserfolge wegen der Differenziertheit und der subtilen Funktionen des Organs schwierig analysieren, hier liegt eine nicht vollständig zu überwindende Barriere vor. Zweitens führt ein intrazelluläres Ödem rascher und weitgehender zu einer Kompression des Extrazellularraums und der kleinen Gefäße und damit zu einer entsprechenden Widerstandssteigerung im Bereich der Mikrozirkulation, als das in anderen Organen der Fall ist; allerdings darf dieser pathophysiologische Mechanismus auch an Herz, Niere und Extremitäten nicht unterschätzt werden. Drittens bestehen in Form der Blut-Liquor-Schranke und der Blut-Hirn-Schranke besondere Hindernisse für gezielte pharmakologische Interventionen. Aus diesen Gründen dürfte der Hypothermie als Protektionsmittel für das Zerebrum in Zukunft vermehrte Bedeutung zukommen, wahrscheinlich in Verbindung mit einer unterstützenden Pharmakotherapie und geeigneten antifibrillatorischen Maßnahmen für das Herz.

Bemerkenswert in diesem Zusammenhang ist, daß die Temperaturabhängigkeit der zerebralen Ischämietoleranz zwischen 37 °C und 27 °C — wie bei der Niere — den Faktor 2 erheblich übersteigt und Q_{10}-Werten zwischen 3 und 4 zu entsprechen scheint. Abb. 2 zeigt eine von Kallerhoff u. Mitarb. gemessene Temperaturabhängigkeit der Azidoseentwicklung in der komplett ischämischen Hundeniere unter Neuroleptanalgesie — der Q_{10}-Wert zwischen 35 °C und 25 °C beträgt 4,0.

Eine unterschiedliche Temperaturabhängigkeit der Ischämietoleranz der großen zentralen Organe könnte auf die folgenden generellen Einzelwirkungen einer Temperaturerniedrigung und die differente Ausprägung dieser Wirkungskomponenten in den verschiedenen Organen zurückgeführt werden:

— Verlangsamung aller enzymatischenergetischen Prozesse unter teilweiser Verlagerung der sog. „Flaschenhälse des Stoffwechsels", der limitierenden Teilreaktionen.
— Relative Beschleunigung der rein physikalischen Diffusionsprozesse auf Grund deren geringerer Temperaturabhängigkeit.
— Verschiebung der pK-Werte aller Eiweißpuffer zur alkalischen Seite, damit Erhöhung der effektiven Pufferkapazität und Verbesserung bzw. Verlängerung des glykolytischen Energiegewinns.
— Verminderung des Dissoziationsgrades aller „Puffer" für 2- und 3-wertige Metallionen, insbesondere der Spurenelemente.
— Fluiditätsminderung der sich dynamisch verhaltenden Zellmembranen und divergierendes Verhalten der Lipoid- und der Eiweißkomponenten der Membranen.
— Schwer analysierbare Ungleichgewichte zwischen den zahlreichen Stoffwechselwegen sowie der Energiebereitstellung und dem Energiebedarf — der Strukturerhaltung wie der Funktionsausübung — in den verschiedenen subzellulären Kompartimenten.

Noch viele Fragen offen

Eine erwünschte „negative Protektion" von Tumoren und Tumormetastasen durch Anästhetika ist — soweit ich sehe — bisher nicht untersucht worden. In diesem Zusammenhang sind Interaktionen mit dem Immunsystem, mit der Temperatur, mit dem Azidosegrad, mit dem adrenergen System und mit anderen Pharmaka zu bedenken. Eine allgemeine funktionelle Organentlastung und Ischämietoleranzsteigerung könnte u. U. auch eine Metastasierung begünstigen. In dieser Richtung liegen viele dringliche Fragen, die der Bearbeitung harren.

Negative wie positive Organprotektionen vom Aspekt der Anästhesie müssen also mindestens in Form folgender Gesichtspunkte differenziert werden:

— Bevorzugt betroffenes Organ?
— Tumorart und Metastasen?
— Aerobe oder anaerobe Protektion?
— Wechselwirkungen mit Pharmaka und Begleiterkrankungen?

Forschung im Rahmen der Notfallmedizin und der Intensivpflege

Auf diesem immer aktuellen und so vielseitigen Gebiet möchte ich drei Forschungs-Richtungen hervorheben:

— Die Überbrückung einer schwer gestörten Lungenfunktion.
— Die Problematik der Kreislauf-Assist-Systeme.
— Die Schock- und Infusionstherapie mit künstlichen Sauerstoffträgern.

Regeneration der Lunge – ein ungelöstes Problem

Die Überbrückung einer schwer gestörten Lungenfunktion für einige Tage stieß bisher auf scheinbar unüberwindliche Schwierigkeiten. Die Hauptursachen sind:

- die langfristig zu große Belastung von Oxygenatoren und Blut durch das gesamte Herzzeitvolumen;
- die mangelhaften Kenntnisse über Möglichkeiten, die Protektion und Regeneration der Lunge zu fördern.

Erhebliche Fortschritte sind durch eine Trennung der CO_2-Elimination von der O_2-Aufnahme zu erwarten: Die erstere erfolgt über einen im Nebenschluß befindlichen Membranoxygenerator, der etwa eine 5fache arteriovenöse Differenz des CO_2 aufrecht erhält und dafür mit rund $^1/_5$ des Herzzeitvolumens auskommt; die O_2-Aufnahme kann weiter über die Lunge mit der Methode einer „Hochfrequenzventilation" oder mit einer anderen, Thorax und Lunge entlastenden Technik vor sich gehen.

Die Förderung einer Regeneration der Lunge ist z. B. noch ein ungelöstes Problem. Vielleicht führt ein Brückenschlag zu neuen physiologischen und biochemischen Befunden über die Aktivität des Gefäßendothels weiter: die Lunge besitzt ja eine sehr große innere Endothelfläche.

Gerlach u. Mitarb. haben bewiesen, daß Endothelzellen sehr reich an energiereichen Phosphaten sind – reicher als das Myokard – und offenbar einen hohen Energieumsatz aufweisen. Daraus folgen die Fragen: Läßt sich Endothel spezifisch schützen, insbesondere gegenüber Ischämie und Azidose, wie sie auch nach lokalen Gerinnungsprozessen auftreten, und können bestimmte Pharmaka auch prophylaktisch eingesetzt werden?

Tiefere Hypothermie ernstzunehmende Konkurrenz für Kreislauf-Assist-Systeme

Die Indikation zum Einsatz von Kreislauf-Assist-Systemen ist mit einer perfektionierten herzchirurgischen Technik und einer verbesserten Myokardprotektion stark zurückgegangen, jedenfalls in Relation zur Zahl der Operationen am offenen Herzen. Die Alternative für einen Dauerersatz des Herzens – durch ein rein technisches Herzersatzsystem oder durch ein Herztransplantat – ist aus Gründen, die ich hier nicht im einzelnen darlegen kann, eindeutig zugunsten der biologischen Lösung entschieden, sicherlich auf lange Zeit. Die Weiterentwicklung von Kreislauf-Assist-Systemen für Überbrückungszeiten bis zu einigen Tagen wird aber dennoch ein attraktives Forschungsgebiet bleiben.

Die folgenden Einseitigkeiten und Fehler sollten bei der Weiterentwicklung vermieden werden:

- Vernachlässigung des rechten Ventrikels und der Ventrikel-Septum-Stellung und -Bewegung bei alleiniger Entlastung des linken Ventrikels;
- Vernachlässigung der Oxygenierungsproblematik und der Lungenstrombahn;
- Vernachlässigung unterstützender Maßnahmen zur Herstellung einer ausgeglichenen Energiebilanz, wie einer Optimierung der Kreislaufwiderstände und einer Minimierung des Energiebedarfs, u. U. durch milde Hypothermie.

Tabelle 1. Energetische Entlastung eines mäßig hypertrophen 500 g schweren Herzens gegenüber einem normalen „Ruhe-Energie-Bedarf" mit einem Sauerstoffverbrauch von 40 ml O_2/min

Entlastungsmittel	Absolute energetische Entlastung [ml O_2/min]	Prozentuale energetische Entlastung [%]
Hypothermie des Gesamtorganismus von $27-29\,°C$	20	50
Kompletter Linksherzbypass in Normothermie	20	50
Pharmakologische Minimierung des Energiebedarfs	10	25
Intraaortale Ballon-Gegenpulsation (IABP)	10	25

Tiefere Hypothermie zwischen 27 °C und 30 °C ist — sofern es gelingen sollte, der Flimmer-neigung des Herzens in diesem Temperaturbereich entgegenzuwirken — eine ernstzunehmende Konkurrenz für sämtliche Kreislauf-Assist-Systeme, da hiermit Pumpenergie im gleichen Umfang und auf schonendere Weise gespart werden kann; die Tabelle 1 zeigt entsprechende Abschätzungen des myokardialen O_2-Bedarfs bzw. des eingesparten Anteils.

Dynamische O_2-Transport-Kapazität des Blutersatzes als entscheidende Größe

Die Schock- und Infusionstherapie mit künstlichen Sauerstoffträgern, hämoglobinhaltigen Lösungen und Emulsionen von Fluorocarbonen ist ein aufwendiges Forschungsgebiet. Folgen-de Schwierigkeiten und Nachteile sind bekannt:

- eine beschränkte Haltbarkeit und Temperaturstabilität der bisher verfügbaren Lösungen;
- eine abnorme O_2-Bindungskurve im Vergleich zu Erythrozyten im Bereich normaler O_2-Partialdrücke;
- ein Zwang mit hohen inspiratorischen O_2-Partialdrücken — um 600 mmHg — zu arbeiten;
- ein abweichendes Verhältnis von O_2-„Bindung" zu CO_2-„Bindung" gegenüber normalen Verhältnissen und damit auch eine Verschiebung des Säure-Basen-Gleichgewichts im Blut.

Diese Schwierigkeiten und Nachteile gegenüber dem normalen Gastransport im Blut scheinen aber keine unüberwindlichen Hindernisse darzustellen. Fraglich bleibt vorerst, ob bei einem häufigen Einsatz nicht doch erheblich mehr Nebenwirkungen auftreten, als bisher bekannt geworden sind. Außerdem ist für die Fluorocarbone noch nicht klargestellt, in welchem Um-fange die „dynamische O_2-Transportkapazität" verbessert wird. Diese Größe ergibt sich aus der O_2-Transportkapazität mittels Division durch die Viskosität der Lösung bei der betreffen-den Temperatur.

„Die dynamische O_2-Transportkapazität" des Blutes oder des Blutersatzmittels ist für den Kreislauf bzw. für das Herz die entscheidende Größe, da eine Verdoppelung der O_2-Ka-pazität, die mit einer Verdoppelung der Viskosität einhergehen würde, die Anforderungen an die Umwälzleistung des Herzens nicht herabsetzen würde. Aus diesem Grunde ist auch die dynamische O_2-Transportkapazität für hochprozentiges und stark visköses Rheo-Makrodex geringer als für normales 6%iges Makrodex. Interessanterweise hat die Natur unser Blut so ausgestattet, daß bei einem Hämatokrit zwischen 40 und 45% ein Maximum der dynamischen O_2-Transportkapazität erreicht wird.

Klinische Forschung sollte sich nicht allein auf die Eröffnung neuer Diagnose- und Therapieverfahren beziehen, sondern auch die Abgrenzung des Indikationsbereichs und die Alternativen konkurrierender Methoden zum Thema haben. Zu diesem Zwecke sind vergleichende Untersuchungen differenter Therapieverfahren mit gleicher Indikation unentbehrlich.

Eine derartige „quasi-epidemiologische Forschung" muß auch die Häufigkeit einer unvollkommenen oder fehlerhaften Anwendung der einen oder anderen Methode mit einbeziehen, da eine stets perfekte Anwendung kompliziertester Verfahren nicht als selbstverständlich vorausgesetzt werden darf und somit die Kriterien „Einfachheit, Sparsamkeit und Sicherheit" neben dem Kriterium „Effektivität" in die Indikation und Bewertung eingehen müssen.

Forschung in Verbindung mit speziellen Fächern wie der Herzchirurgie, der Traumatologie und der Neurochirurgie

Chirurgische Spezialdisziplinen haben ihre eigenen legitimen Forschungsinteressen und -schwerpunkte. Die Erfahrung beweist indessen, daß nicht alle dringenden Fragen aufgegriffen werden können; operative Belastung und Verantwortung für die stationären Kranken lassen häufig zu wenig Spielraum. Die Anästhesie hat daher die Möglichkeit, eine Forschungskooperation anzubieten, insbesondere dann, wenn Fragen des Gasaustausches und der Ventilation, der Infusionstherapie, der Kreislaufsteuerung, des Metabolismus und des Energieumsatzes angesprochen sind.

Ich möchte drei Beispiele bringen:

1. In der Herzchirurgie mit extrakorporaler Zirkulation ist die Füllung der Herz-Lungen-Maschine in den letzten Jahren — seit allgemeiner Anwendung einer verbesserten Myokardprotektion — nicht mehr systematisch untersucht worden. Das Hämodilutionsmittel ist Ringer-Laktat, Glukose, eine Mischung aus beidem oder eine spezielle Komposition. Zweifellos war in früheren Jahren die Myokardprotektion das schwächste Glied des Gesamtsystems „Herzoperation mit EKZ". Nunmehr muß aber erneut geprüft werden, in welcher Richtung das schwächste, das heißt das limitierende und daher vordringlich zu verbessernde Glied gesucht werden muß. Weiterhin ist zu untersuchen, ob Wechselwirkungen günstiger oder ungünstiger Art zwischen dem Anästhesieverfahren, der Dauermedikation des Patienten und der Effektivität spezieller Methoden der Myokardprotektion bestehen, auch in Hinblick auf spätere Komplikationen auf der Intensivpflegestation. Derartige Fragen lassen sich wahrscheinlich nur durch ergänzende tierexperimentelle Studien in absehbarer Zeit beantworten.

2. Bei Polytraumatisierten steht der Chirurg manchmal vor kaum lösbaren Zeit- und Prioritätsproblemen: Welche diagnostischen Mittel sollen eingesetzt und welche Eingriffe zuerst ausgeführt werden? Offenbar kommt es dabei für den Anästhesisten in erster Linie auf Zeitgewinn an, d. h. nicht allein auf eine Aufrechterhaltung der vitalen Funktionen von Kreislauf und Atmung, sondern auch auf eine möglichst durchgreifende Senkung des Energiebedarfs. Danach wären Anästhesieverfahren, Beatmungstechnik und Medikation auszuwäh-

len, außerdem wäre zu prüfen, welche zusätzliche energetische Entlastung eine milde, leicht reversible Hypothermie bieten kann.

3. In der Neurochirurgie wird vom Anästhesisten eine möglichst weitgehende Senkung des Liquordrucks und des intrakraniellen Drucks erwartet; die Grenze einer arteriellen Drucksenkung wird durch den Sauerstoff- und Blutbedarf anderer zentraler Organe wie auch des Zerebrums selbst markiert. Darüber hinaus ist eine Reduktion des zerebralen Energiebedarfs erwünscht.

Es fehlt leider an experimentell und klinisch überzeugenden Methoden, Maßnahmen zu einer unschädlichen Senkung des zerebralen Energiebedarfs atraumatisch zu prüfen. In dieser Frage führt auch die aufwendige Kernresonanzspektroskopie nicht weiter, da sich die Eigenschaften und Meßgrößen der recht unterschiedlich vulnerablen Gehirnabschnitte zu sehr überlagern. Vermutlich ist es am aussichtsreichsten, sich auf das energetisch anfälligste und funktionell komplizierteste Gebiet, auf die Großhirnrinde als das schwächste Glied für eine Protektion zu konzentrieren und dafür geeignete physikalische oder physiko-chemische Methoden zu entwickeln.

Bei ausgeprägtem Hirnödem frühzeitig Gegenmaßnahmen einleiten

Ein intrazelluläres Hirnödem beruht letzten Endes wohl immer auf einem Natriumchlorid- und Wassereinstrom in die Zellen.

Im Prinzip bieten sich folgende Gegenmaßnahmen an:

— Senkung des zerebralen Energiebedarfs durch Barbiturate oder antikonvulsiv wirkende Pharmaka bis zum Erlöschen des EEG zur Verbesserung der Energiebilanz;
— Perfusionsdrucksteigerung zwecks Überwindung des durch Kompression des Extrazellularraums erhöhten Strömungswiderstands zur Verringerung eines weiteren Energiedefizits;
— Osmotherapie mit möglichst schlecht permeablen Molekülen — wie dem Mannitol — zur Verkleinerung des pathologisch vergrößerten Intrazellularraums;
— Volumenentlastung des Kraniums durch Verkleinerung der Intravasalräume und der Liquorräume des Zerebrums;
— Reduktion einer pathologisch erhöhten, unspezifischen Natriumpermeabilität durch geeignete Steuerung der extrazellulären Elektrolytkonzentrationen und durch pharmakologische Strukturstabilisierung (Leckbeseitigung!);
— Unterstützung der Natrium-Kalium-Pumpe (Vermeidung von Strophantin- und Digitalispräparaten! Leckpumpenantrieb!)

Die zuletzt genannten Wege sind meines Wissens bislang nicht systematisch erforscht. Sie bieten den Vorteil, daß erste Modellstudien auch an anderen Organen, beispielsweise am Herzen, angestellt werden können, da das Prinzipielle der Natriumbarriere wie auch der Natriumpumpe in der äußeren Zellmembran für die meisten Warmblüterzellen — zumindest für alle erregbaren — sehr ähnlich sein dürfte.

Je ausgeprägter ein Hirnödem ist, desto dringlicher wird es sein, frühzeitig und simultan alle denkbaren Gegenmaßnahmen einzuleiten; nur damit besteht Aussicht, den Circulus vitiosus „Ödemvermehrung, intrakranielle Drucksteigerung, Kompression des Gefäßbaums, Perfusionsdrosselung, weitere Hypoxie und wiederum Ödemvermehrung" zu durchbrechen.

Schlußbetrachtungen

Der ärztliche Auftrag, den Sie ebenso als Facharzt wie als Mitmensch und verantwortliche Person tragen müssen, geht nicht in einer Handhabung der speziellen Naturwissenschaft und Technik oder einer Berücksichtigung von Rechts- und Verwaltungsvorschriften auf. Die Grenzen der Naturwissenschaften in der Medizin aufzuzeigen, ist jedoch hier nicht mein Thema. Aber selbst eine Beschränkung auf eine sinnvolle patientenbezogene Forschung kann nicht vom Patienten als betroffener, leidender und hoffender Person absehen.

Das Recht zur klinischen Forschung läßt sich wohl auch formal bestimmen, moralisch besteht es aber nur dann, wenn der damit implizit zum Ausdruck gebrachte hohe Anspruch in der täglichen Krankenbetreuung eingelöst wird. Aus der intensiv erlebten klinischen Erfahrung, der unvoreingenommenen Beobachtung und der Verwunderung entspringen die sinnvollen Fragen, deren methodische Lösung dann u. U. der Einschaltung mehr an der Grundlagenforschung orientierter Spezialisten bedarf.

Klinische Forschung setzt daher auch ein bestimmtes Maß persönlichen Betroffenseins voraus; daraus erwächst dann die Geduld, Rückschläge zu ertragen und die Zähigkeit, bürokratische und methodische Hindernisse zu überwinden. Eine hektische Betriebsamkeit mit einer entsprechenden Publikationsflut, die durch die Sensationslust unserer Zeit und ihrer Massenmedien und durch den Traditionsverlust der heutigen Universität gefördert wird, ist der Sache nicht dienlich, besonders wenn sie mit einem häufigen Wechsel vorwiegend an der Mode orientierter Interessen verbunden ist.

Der Anästhesist ist in der glücklichen Lage, relativ rasch einen Einblick in zahlreiche Teilgebiete der Medizin gewinnen zu können. Er kann aus einem weiten Spektrum das ihm adäquate Forschungsgebiet auswählen und ist ständig interdisziplinären Problemen ausgesetzt. So sind von der fachlichen Seite die besten Voraussetzungen für eine fruchtbare patientenorientierte klinische Forschung gegeben.

Ich sehe nur zwei potentielle Hemmnisse: Einmal eine ständige physische Überforderung im klinischen Alltag und zweitens ein Schwinden des Erfülltseins von den großen und schwierigen Aufgaben und der Freude an den Höhen und Tiefen der Forschung, die nur der nachzuempfinden vermag, der sie selbst einmal betreiben durfte. Patientenorientiertes Forschen bedeutet mehr als das Anstreben und Erreichen eines ersehnten Ziels; es ist der Weg — mehr noch als ein im Laufe des Weges sich änderndes Ziel — der uns fordert, aber auch beschenkt.

Literatur

Zirkadiane Rhythmen:

Aschoff J (1973) Die zivilisierte Umwelt als krankmachender Faktor. Grundlagen der Tagesperiodik und ihre Bedeutung für angewandte Physiologie und Klinik. Verh Dtsch Ges Inn Med 79:19–32
Aschoff J, Wever R (1980) Über Reproduzierbarkeit circadianer Rhythmen beim Menschen. Klin Wochenschr 58:323–335
Aschoff J (1981) Circadian system properties. 28th International Congress of Physiological Sciences, Budapest 1980. Adv Physiol Sci 18:1–17
Aschoff J, Wever R (1981) The circadian system of man. In: Handbook of behavioral neurobiology, vol IV. Plenum Press, New York, pp 311–331
Aschoff J (1982) Circadian rhythms in man. In: Brady J (ed) Biological timekeeping. Society for Experimental Biology, Seminar Series 14. Cambridge University Press, pp 143–157

Maligne Hyperthermie:

Fitzgibbons DG (1981) Malignant hyperthermis following preoperative oral administration of dantrolene. Anesthesiology 54:73–75
Gronert GA (1980) Malignant hyperthermia. Anesthesiology 53:395–423
Gronert GA (1981) Puzzles in malignant hyperthermia. Anesthesiology 54:1–2
Schulte-Sasse U, Eberlein HJ (1981) Maligne Hyperthermie – eine jetzt beherrschbare, potentiell letale Narkosekomplikation. Dtsch Med Wochenschr 43:1405–1408
Schulte-Sasse U, Tarnow J, Eberlein HJ (1982) Bericht über die erfolgreiche Behandlung einer malignen Hyperthermie mit Dantrolen und komplikationslose Zweitnarkose nach oraler Dantrolen-Prophylaxe. Anaesthesist 34:241–244
Schulte-Sasse U, Hess W, Eberlein HJ (1983) Postoperative malignant hyperthermia and dantrolene therapy. Can Soc J Anaesth 30:635–640

Myokardprotektion:

Bretschneider HJ, Gebhard MM, Preusse CJ (1981) Reviewing the pros and cons of myocardial preservation within cardiac surgery. In: Longmore DB (ed) Towards safer cardiac surgery. MTP Press Limited, Lancaster pp 21–53
Bretschneider HJ (1982) Gehört die Zukunft den technischen Herz-Ersatzsystemen oder der rekonstruktiven Herzchirurgie? In: de Vivie ER, Hellberg K, Ruschewski W (Hrsg) Herzchirurgie 1982. TM–Verlag, Hameln Bad Oeynhausen, S 33–43
Spieckermann PG (1973) Überlebens- und Wiederbelebungszeit des Herzens. In: Frey R, Kern F, Myrhofer O (Hrsg) Anaesthesiologie und Wiederbelebung. Springer, Berlin Heidelberg New York

Nierenprotektion:

Hölscher M (1982) Verbesserung der Nierenprotektion zur Verlängerung der Ischämietoleranz bei in situ Operationen und bei Transplantationen. Habilitationsschrift, München
Kallerhoff M, Höscher M, Kläss G, Bretschneider HJ (1981) The influence of temperature on the increase of acidosis in dog kidneys at pure ischemia and at different methods of protection. Pflügers Arch Ges Physiol 391:R19
Schenk HD (1980) Tierexperimentelle Untersuchungen über die Wirkung verschiedener Anaesthetika auf die Nierenfunktion. Habilitationsschrift, Göttinger.

Hirnprotektion:

Baethmann A, Maier-Hauff K (1982) Überwachungsmethoden und therapeutische Konzepte beim Schädelhirntrauma. In: Peter K, Lawin P, Jesch F (Hrsg) Der polytraumatisierte Patient. Thieme, Stuttgart New York, S 127–148
Baethmann A, Grossmann R (1984) Die Therapie der Hirndurchblutungsstörungen. In: Paal J (Hrsg) Die Therapie der zerebralen Durchblutungsstörungen. Verlag Chemie, Weinheim
Norwood VJ, Horwood CR, Ingwall JS, Castaneda AR, Fossel ET (1979) Hypothermic circulatory arrest. 31-Phosphorus nuclear magnetic resonance of isolated perfused neonatal rat brain. J Thorac Cardiovasc Surg 78:823–830

Endothelial-Metabolismus:

Nees S, Gerbes AL, Willershausen-Zönnchen B, Gerlach E (1980) Purine metabolism in cultured coronary endothelial cells. In: Rapado A, Watts RWE, DeBruvn CHMM (eds) Purine metabolism in man-III B. Plenum Press New York, pp 25–30

Nees S, Willershausen-Zönnchen B, Gerbes AL, Gerlach E (1980) Studies on cultured coronary endothelial cells. Folia Angiologica 28:64–68

Nees S, Gerbes AL, Gerlach E, Staubesand J (1981) Isolation, identification, and continuous culture of coronary endothelial cells from guinea pig hearts. Eur J Cell Biol 24:287–297

Nees S, Gerlach E (1982) Adenine nucleotide and adenosine metabolism in cultured coronary endothelial cells: Formation and release of adenine compounds and possible functional implications. International Symposium on "Adenosine", Charlottesville, USA

Extrakorporale CO₂-Elimination:

Gattinoni L, Agostoni A, Damia G (1980) Hemodynamics and renal function during low frequency positive pressure ventilation with extracorporal CO_2 removal. A comparison with continuous positive ventilation. Intensive Care Med 6/3:155–161

Gattinoni L, Agostoni A, Pesenti A (1980) Treatment of acute respiratory failure with low-frequency positive-pressure ventilation and extracorporeal removal of CO_2. Lancet 2/8189:292–294

Gattinoni L (1981) Extraction extracorporelle du gaz carbonique: Experimentale extracorporeal carbon dioxide removal: Experimental study. A Anesthesiol Fr 22/5:465–466

Kolobow I, Pesenti A, Solca ME, Gattinoni L (1980) A new approach to the prevention and treatment of acute pulmonary insufficiency. Int. J Artif Organs 3/2:86–93

Blutersatzlösungen mit hämoglobinfreiem Sauerstofftransport:

Hirlinger WK, Kilian J (1982) Fluosol DA 20% als sauerstofftransportierendes Volumenersatzmittel: Bringt das was? Notfallmedizin 8:1191–1204

Anästhesie und Recht

W. Weißauer

Das berühmte „habent sua fata libelli" gilt sinngemäß für jedes menschliche Werk, auch für jedes Gemeinschaftswerk. Nicht nur die Bücher haben ihre Schicksale.

Die medizinischen Fachgebiete sind Gemeinschaftswerke, begonnen von den Pionieren der ersten Stunde, umgestaltet und neu gestaltet in ihrer Tiefe und Breite von jeder neuen Generation, die nachrückt und mit ihren Ideen auf die Entwicklung einwirkt.

Wollen wir den Generationenwechsel so bewältigen, daß das Fach keinen Schaden nimmt, so wird die junge Generation erkennen und anerkennen müssen, was die Pioniergeneration für das Fach und für die Medizin geleistet hat und die Generation der Pioniere sollte akzeptieren, daß die junge Generation aufbrechen muß zu neuen Ufern. Schlagen Sie gemeinsam die Brücken zu diesen neuen Ufern auf den Pfeilern der Erfahrung der Pioniere mit der Dynamik der jungen Generation.

Trotz des „panta rei", das unser Werk dem ständigen Wandel unterwirft, hat jedes Fachgebiet einen Kernbereich spezifischer Aufgaben und damit seinen eigenen unverwechselbaren Charakter, es hat seine spezifische Stellung in der Medizin, und es hat sein individuelles Schicksal auch in seinen Beziehungen zum Recht.

Jedes medizinische Fachgebiet ist zunächst und vor allem anderen aber ein Teil der Humanmedizin, sein individuelles Schicksal ist eingebettet in das Gesamtschicksal der Medizin. Wollen wir das individuelle Schicksal der Anästhesiologie und ihre spezifischen Beziehungen zum Recht ergründen, so müssen wir zunächst das Ganze sehen, also die Entwicklung und die Entwicklungstendenzen in den Beziehungen zwischen Recht und Medizin. Erst dann können wir das Allgemeine eliminieren und das Fachspezifische davon abstrahieren.

Gesetzliche Spezialregelungen für das Selbstbestimmungsrecht des Patienten fehlen

Sehen wir die Gesamtentwicklung, so geht uns das „Confiteor", daß die Beziehungen zwischen Arzt und Patient weit mehr sind als die rechtsgeschäftlichen Beziehungen der Vertragspartner eines Rechtsgeschäfts, nach wie vor leicht von den Lippen.

Wir sollten dafür dankbar sein, daß die Rechtsprechung unserer Zivil- und Strafgerichte im Arzthaftungsprozeß auf dieser elementaren Erkenntnis basiert. Indem sie diese Aspekte in höchstrichterlichen Entscheidungen ausdrücklich bestätigt, relativiert sie selbst die dem Arzt so fremde, ja befremdliche Subsumtion seiner Tätigkeit unter juristischen Denkkategorien, also etwa der Arzt-Patienten-Beziehung unter die Normen des bürgerlich-rechtlichen Dienstvertrags und des Heileingriffs unter die Tatbestände der Körperverletzungsdelikte, die zugegebenermaßen selbst dem Juristen als konstruiert, wenn nicht sogar als suspekt erscheinen muß. Die Rechtsprechung wählt diese Konstruktion, wie ich betonen darf, nicht etwa, weil sie damit die ärztliche Tätigkeit desavouieren wollte, sondern weil ihr wegen des Fehlens gesetzlicher Spezialregelungen nur diese Konstruktion bleibt, um das Selbstbestimmungsrecht des Patienten zu schützen.

Die Rechtsprechung der Zivil- und Strafgerichte hat Ihnen, gerade auch im Rahmen dieser Konstruktion eine Fülle oft nur schwer realisierbarer Pflichten auferlegt. Die Stichworte Eingriffseinwilligung, Selbstbestimmungsaufklärung und Dokumentationspflicht mögen genügen, um die daraus resultierende Belastung des ärztlichen Arbeitstages anzudeuten.

Bürgerlich-rechtliche Arzt-Patienten-Beziehung immer mehr durch öffentlich-rechtliche Normen überlagert

Im Prinzip handelt es sich dabei aber nicht um die Begründung neuer, sondern um eine Konkretisierung der aus der Natur Arzt-Patienten-Beziehung vorgegebenen Pflichten. Die Rechtsprechung hat die Qualität dieser Beziehungen nicht verändert, sondern sie nur im Detail verrechtlicht.

Der Gesetzgeber hat sich bisher sowohl bei der Regelung der bürgerlich-rechtlichen Arzt-Patienten-Beziehung als auch bei der strafrechtlichen Einordnung des Heileingriffs zurückgehalten. Sie sollten dafür dankbar sein und es lieber bei einigen konstruktiven Ungereimtheiten lassen, als die unwägbaren Risiken einer gesetzlichen Neuregelung der Gesamtmaterie anzusteuern.

Ein besorgniserregender Prozeß der Verrechtlichung der Medizin vollzieht sich aber auch auf einem anderen Wege durch eine Überlagerung der bürgerlich-rechtlichen Arzt-Patienten-Beziehung durch öffentlich-rechtliche Normen, insbesondere durch die Sozialgesetze und die Krankenhausgesetzgebung mit ihren vielfältigen Annexen. Der Gesetzgeber normiert unter einer konsequent fortschreitenden Einschränkung der Vertragsfreiheit das Leistungsvolumen, auf das der Patient Anspruch hat, und die Gegenleistung, die niedergelassene Ärzte und Krankenhausträger für die medizinische Versorgung erhalten. Die freiberuflichen Elemente und die individuelle Gestaltungsfreiheit der Beteiligten werden vom Gesetz- und Verordnungsgeber, wie dies auch der neue GOÄ-Entwurf demonstriert, bewußt zurückgedrängt.

Die öffentlich-rechtlich normierte und bürokratisierte Arzt-Patienten-Beziehung, der total verwaltete Arzt und Patient, sind keine je nach politischem Glaubensbekenntnis erfreuliche oder schreckliche Zukunftsvision, sondern eine von der Entwicklung des geltenden Rechts vorprogrammierte Realität. Die zentrale Finanzierung ärztlicher Leistungen über öffentliche Mittel, zu denen auch die Mittel der gesetzlichen Krankenkassen gehören, zwingt schon wegen des Gleichbehandlungsgebots zur Schaffung zentraler Verteilungskriterien, zu akribischen Personal- und Sachbedarfsberechnungen sowie schließlich zur Effektivitäts- und -- will man dabei nicht Äpfel mit Birnen vergleichen -- zur Qualitätskontrolle medizinischer Leistungen.

Die Effizienzkontrolle ist im Krankenhaus auf breiter Linie im Kommen, die Qualitätskontrolle im kassenärztlichen Bereich längst gang und gäbe. Kombinieren Sie im Krankenhaus Effizienz- und Qualitätskontrolle, so haben sie damit ein Sieb, durch das jeder fällt, der den idealtypischen Durchschnittsanforderungen nicht entspricht. Die ärztliche Entscheidungsfreiheit, auch die von der Rechtsprechung hochgehaltene Methodenfreiheit, wird formal weiterbestehen, aber an Substanz verlieren.

Werden die Mittel knapper, so wird aus dem Verteilungssystem mehr und mehr ein Zuteilungssystem ärztlicher Leistungen bis hin zum letzten Patienten. Die Kostendämpfungsgesetze geben einen leichten Vorgeschmack, in welche Zwänge der Gesetzgeber kommt, der zum Gefangenen seines eigenen Systems wird. Das Schreckgespenst, daß es auch insoweit eines Tages Systeme geben könnte, die den Arzt zwingen, in seine Entscheidung über die Diagnose und Therapie die Ergebnisse wirtschaftlicher Nutzen- Kosten-Analysen einzubeziehen, etwa das Lebensalter und den volkswirtschaftlichen Wert der noch zu erwartenden Arbeitsleistung, will ich nicht an die Wand malen. Für den, der lesen will und lesen kann, steht das Menetekel angesichts nachlassender Ressourcen ohnehin an der Wand.

Normendefizit in den Problembereichen

Gekennzeichnet ist der Prozeß der Verrechtlichung, der eine Sturmflut von Reformen und perfektionistischen Detailregelungen produzierte, andererseits dadurch, daß der Gesetzgeber gerade in der Medizin den drängenden Problemen geflissentlich aus dem Wege geht. Die Reform des Strafgesetzbuchs, die durch eine spezielle Strafbestimmung gegen ärztliche Eigenmacht den Heileingriff aus der Subsumtion unter die Körperverletzungsdelikte lösen soll, schieben wir seit mehr als einem halben Jahrhundert vor uns her. Ähnliches gilt z. B. für das Sektionsrecht.

Um wenigstens einige aktuelle Beispiele für das evidente Zurückweichen des Gesetzgebers anzuführen:

Die Regelung der Sterilisation wurde von der des Schwangerschaftsabbruchs abgekoppelt und nicht wieder aufgegriffen, offenbar weil sich der Persönlichkeitsschutz bei den geistig Behinderten als zu hohe Hürde erwies. Ebenso hat der Gesetzgeber bei der Neuregelung des elterlichen Sorgerechts vor den Problemen kapituliert, die entstehen, wenn sich die Entscheidung des schon willensfähigen Kindes und die der Eltern über die Einwilligung in den Heileingriff widersprechen.

In diesen Fällen muß der Arzt sich von den Betroffenen und dem Gewicht der Fakten gedrängt in seinem Arbeitsalltag entscheiden. Auf sein Risiko geht die rechtliche Unsicherheit, die stets auch auf die Mitwirkung des Anästhesisten ausstrahlt.

Mehr und mehr hat es sich in dieser Situation als richtig erwiesen, auf den Ruf nach dem Gesetzgeber zu verzichten und die Lösung der oft sehr diffizilen Interessenkollisionen in vielfältigen, geduldigen Kontakten zwischen Ärzten und arztrechtlich interessierten Juristen zu erarbeiten. Auch oder vielleicht richtiger, gerade aus Bereichen, die unmittelbar die Anästhesie betreffen, haben wir gute Beispiele für die Wirksamkeit dieser Methode.

Als Beispiel darf ich den Begriff des Todes, die Todeszeitbestimmung und die Bestimmung der Grenzen der ärztlichen Behandlungspflicht erwähnen, die einen in sich kohärenten, für die Intensivtherapie höchst bedeutsamen Komplex medizinrechtlicher Probleme umschreiben. Die hier von Ärzten und Juristen unter lebhafter Beteiligung der Anästhesiologie gemeinsam gefundenen Abgrenzungskriterien definieren die rechtlichen Voraussetzungen, unter denen eine Intensivbehandlung begonnen werden muß und beendigt werden darf.

Wie überzeugend sich diese Kriterien in der Rechtswirklichkeit durchgesetzt haben, demonstriert der Regierungsentwurf eines Transplantationsgesetzes. Er legte bei der Bestimmung der Voraussetzungen der Organentnahme den Hirntod als Tod im Rechtssinne zugrunde, ohne es auch nur für erforderlich zu halten, dies im Gesetzestext selbst expressis verbis zu sagen.

Gerade das Schicksal dieses Entwurfs zeigt aber auch, wie schwer es der Gesetzgeber bei Regelungen im Bereich der Problemfelder hat, die sich in immer rascherer Folge aus den Fortschritten der Medizin zu neuen theoretischen Erkenntnissen und zu bisher kaum vorstellbaren Eingriffen in den menschlichen Organismus bis hin zur menschlichen Erbsubstanz ergeben, etwa im Bereich der artifiziellen heterologen Insemination mit dem Samencocktail, bei der extrakorporalen Befruchtung, der Aufzucht, Vernichtung oder der Verpflanzung des befruchteten Eies in eine Amme und bei der Verpflanzung von Keimdrüsen. All das ist heute möglich und z. T. medizinischer Alltag. Das Kloning und die gentechnologische Manipulation, die an Grundvorstellungen der humanen Existenz rütteln, kommen auf uns zu.

Angesichts dieser Fülle schwierigster Konfrontationen mit grundlegenden ethischen und rechtlichen Fragen scheiterte der Gesetzgeber in der letzten Legislaturperiode bei der Regelung der Organentnahme zur Transplantation an dem doch recht ephemeren Streit um die Zustimmungs- oder Widerspruchslösung.

Der Ruf nach dem Gesetzgeber bringt uns also nicht weiter. Sie sollten versuchen, die aktuellen Fragen aus eigener Kraft und nach Ihrem eigenen Konzept zu bewältigen. Nach diesem Prinzip ist die Anästhesiologie bei der Lösung ihrer fachspezifischen rechtlichen Probleme, denen ich mich nun zuwenden darf, konsequent verfahren.

Thesen zur fachspezifischen Situation

Lassen Sie mich die zentralen Aspekte und die wesentlichen Ergebnisse thesenartig vorwegnehmen:

— Die Affinität der Anästhesiologie zum Recht ist sehr viel stärker als die anderer klinischer Fächer, weil sie als Querschnittsfach bei ihrer fachspezifischen engen Zusammenarbeit mit den Nachbardisziplinen auf die rechtliche Bestimmung ihres Standorts und auf die präzise Abgrenzung ihrer Aufgaben sowie der forensischen Verantwortung existentiell angewiesen ist.
— Die Beziehung der Anästhesiologie zum Recht ist notwendig eine ambivalente. Der Anästhesist ist dazu berufen, dem Patienten ein Optimum an Sicherheit zu gewährleisten. Er trägt, wenn ihm dies mißlingt, ein hohes forensisches Risiko. Andererseits hat gerade die Sorge vor dem anästhesiologischen Risiko die rasche Entwicklung des Fachgebiets gefördert.
— Die Anästhesiologie steht als Querschnittsfach zwischen den operativen Fächern und — mit ihren fachspezifischen Methoden — in allen ihren Aufgabenbereichen zwischen der operativen und konservativen Medizin. Sie wird deshalb mit einer Vielzahl neuer medizinrechtlicher Probleme konfrontiert. Die Anästhesiologie muß sich ihnen stellen und dabei nicht selten als junges Fach Pionierfunktionen übernehmen.

Offensive operative Medizin-Quelle der Probleme

Gestatten Sie mir zur näheren Begründung dieser Thesen zunächst einen Exkurs zur Stellung des Anästhesisten in der operativen Medizin und damit zu den Quellen der Probleme.

Mit den großen neuen Errungenschaften der Asepsis, der Unterbindung der Blutgefäße und der Narkose begann Mitte des vorigen Jahrhunderts der Siegeszug der operativen Medizin, einer offensiven und aggressiven Medizin. Damit begann aber auch die harte Konfrontation der Medizin mit dem Recht.

Die operative Medizin eröffnete und eröffnet noch immer aufs neue den Patienten eine Fülle neuer Behandlungsmöglichkeiten und damit die Chance auf Lebensrettung oder Lebensverlängerung. Jeder Heileingriff hat aber auch seine immanenten, durch ärztliche Sorgfalt nicht beherrschbaren Risiken, und bei dem komplizierten Zusammenspiel vieler Faktoren auch die naheliegende Gefahr des Mißlingens infolge menschlicher Fehlleistungen.

Anders als bei der konservativen Medizin ist die Kausalität des operativen Vorgehens für den Behandlungsmißerfolg und die daraus resultierende Schädigung des Patienten oft genug evident, und nicht ganz selten liegt auch die Annahme nahe, daß ein menschliches Versagen ursächlich oder mitursächlich für den Schaden gewesen sein könnte. Das Behandlungsrisiko der operativen Medizin wird damit zugleich zum forensischen Risiko für den Operateur.

Der Operateur kann diesem Risiko aber nicht ausweichen und sich auf ein defensives „primum nil nocere" berufen. Bietet der Heileingriff dem Patienten Chancen, die deutlich die Eingriffsrisiken überwiegen, so ist er medizinisch indiziert und der Operateur muß ihm zu diesem Eingriff raten, ja ihn, wenn es um die Erhaltung von Leben und Gesundheit geht, dazu drängen. Der Operateur, der sein eigenes forensisches Risiko in die Abwägung der indizierenden und kontraindizierenden medizinischen Faktoren einbezieht und sich danach für oder gegen den Eingriff entscheidet, verstößt gegen seine elementaren ärztlichen Pflichten und gegen seine Rechtspflicht, das Beste und das Wirksamste für seine Patienten zu tun.

Je notwendiger und dringender eine Operation ist, desto schwerer und häufigere Risiken darf, ja muß der Operateur in Kauf nehmen, um seinen Heilauftrag zu erfüllen. Er muß sehenden Auges die Gefahr eingehen, daß er seinen Patienten bei einem unglücklichen Verlauf schädigen und selbst seinen Tod herbeiführen kann.

Anästhesiologie als Sicherheitsnetz Teil der operativen Medizin

Es liegt nahe, die essentielle Aufgabe des Anästhesisten darin zu sehen, daß er bei der Erfüllung der gemeinsamen Aufgabe kompromißlos das Prinzip des primum nil nocere vertritt als natürliches Gegengewicht gegenüber dem vorwärtsdrängenden Operateur. Dieses — zugegeben faszinierende — Bild einer antithetischen Gegenüberstellung wäre aber zu einfach.

Die Anästhesiologie ist zunächst und vor allem anderen Teil der operativen Medizin. Ihre Verselbständigung als Fachgebiet konnte und sollte das Rad der Entwicklung nicht rückwärts drehen. Im Gegenteil: Ihre Kooperation mit den operativen Fächern hat es ermöglicht, die Grenze der Eingriffsindikationen weit hinauszuschieben, also für die offensive Medizin Neuland zu erobern.

Das „primum nil nocere" in seiner ursprünglichen, nach Wortlaut und medizingeschichtlicher Genese defensiven Bedeutung vertritt der Anästhesist nur noch dort, wo er dem Operateur mit dem Blick auf das Eingriffsrisiko von der Operation abraten muß. Im übrigen aber ist es seine Aufgabe, den Eingriff nicht zu verhindern, sondern ihn durch eine optimale intra- und perioperative Sicherung gegen Komplikationen, die dem Patienten durch die eingriffsbedingte Belastung der Vitalfunktionen drohen, zu ermöglichen und zu erleichtern.

Die Anästhesiologie ist als Teil der operativen Medizin unauflöslich und denknotwendig einbezogen, ja eingespannt in das erhöhte forensische Risiko der offensiven und aggressiven Medizin wie in einen Schraubstock. Mit der intraoperativen Sorge für die Vitalfunktionen übernimmt sie die Funktionen eines Sicherheitsnetzes und damit eine eminente rechtliche Verantwortung.

Die Verantwortung des Anästhesisten für die Sicherheit des Patienten

Weil bei tödlichen Zwischenfällen während oder nach der Operation stets das Versagen der Vitalfunktionen die letzte Ursache ist, wird in ein strafrechtliches Ermittlungsverfahren geradezu routinemäßig auch der Anästhesist einbezogen. Selbst wenn der Patient eindeutig infolge einer operativen Komplikation verblutet ist, muß der Anästhesist sich oft noch dem Vorwurf stellen, er habe den Operateur nicht rechtzeitig auf die bedrohliche Situation hingewiesen oder er habe zu spät oder nicht genug Blut gegeben.

Selbst die Tatsache, daß er präoperativ die dem Patienten von seiten der Vitalfunktionen drohenden Gefahren erkannt und von dem Eingriff abgeraten hat, stellt den Anästhesisten keineswegs von den forensischen Risiken frei. Entscheidet sich der Operateur bei Abwägung der den Eingriff indizierenden Faktoren mit den ihm vom Anästhesisten mitgeteilten kontraindizierenden Faktoren für den Eingriff, so muß der Anästhesist diese Entscheidung, wenn sie nicht evident fehlerhaft oder willkürlich ist, im Hinblick auf die Akzessorietät des Betäubungsverfahrens und im Interesse des Patienten akzeptieren, der ihn in dieser Situation doppelt nötig braucht.

Kommt es zu einem unglücklichen Ausgang, so muß sich der Anästhesist jedoch der Frage stellen, was er denn in Erkenntnis des erhöhten Risikos über den Routinefall hinaus für die Sicherheit des Patienten getan hat.

Durch sachliche Selbständigkeit der Anästhesiologie Rechtsklarheit geschaffen

All dies, vor allem aber die neue Art der Kooperation drängte zur Klärung der Stellung des Anästhesisten.

Anders als sonst bei der interdisziplinären Arbeitsteilung behandeln Operateur und Anästhesist den Patienten in der intraoperativen Phase nicht nacheinander, sondern miteinander. Mit dem speziellen Eingriff und dem Betäubungsverfahren wirken sie zugleich auf den Organismus ein. Die Wirkungen ihrer fachspezifischen Methoden und die aus ihnen resultierenden Belastungen können kumulieren und sich potenzieren. Komplikationen im Bereich der Anästhesie gewinnen Einfluß auf das operative Vorgehen und umgekehrt.

Es darf als symptomatisch für die enge Verbindung zwischen Anästhesie und Recht, für die in der ersten These behauptete Affinität der Anästhesie zum Recht gelten, daß die heute unbestrittenen Kooperationsprinzipien im juristischen Meinungsstreit erarbeitet wurden. Ausgangspunkt dieses Meinungsstreits war die These, der Anästhesist sei Erfüllungsgehilfe des Operateurs. Der Begriff des Erfüllungsgehilfen entstammt den bürgerlich-rechtlichen Denkkategorien des Vertragsrechts. In der Beziehung Chirurg — Anästhesist sollte er dazu dienen, ein Über- und Unterordnungsverhältnis mit Weisungsbefugnis zu begründen.

Auf Grund rechtlicher Deduktionen ist der Nachweis gelungen, daß sich die Kooperation auf der Basis der strikten Arbeitsteilung und des Vertrauensgrundsatzes in voller fachlicher Gleichberechtigung und ohne wechselseitige Weisungsrechte und Überwachungspflichten zu vollziehen hat. Diese Grundsätze wurden schließlich auch von den operativen Fächern in Vereinbarungen mit Ihren Verbänden als Grundlage der Zusammenarbeit anerkannt. Erst damit hat die Anästhesiologie die volle fachliche Selbständigkeit erlangt.

Die klare Unterscheidung der auf rechtlicher Selbständigkeit und Unabhängigkeit basierenden horizontalen Arbeitsteilung zwischen den Fachabteilungen von der auf hierarchischen Verantwortungsstrukturen beruhenden vertikalen Arbeitsteilung innerhalb der Fachabteilungen war zugleich die Grundlage dafür, daß der Anästhesiologie in den Krankenhäusern auf breiter Basis eine den operativen Fachgebieten voll gleichberechtigte Stellung eingeräumt und die Entwicklung zu unklaren, rechtlich bedenklichen Unterstellungsverhältnissen abgeblockt wurde.

Der Einwand, das Fachgebiet habe mit der konsequenten Klärung seiner rechtlichen Situation einen Beitrag zur Verrechtlichung der Medizin geleistet, liegt nahe. Bei näherer Betrachtung wird aber klar, daß die Anästhesiologie nicht nach dem Gesetzgeber oder bürokratischen Reglements gerufen, sondern ihre Stellung auf Grund der bestehenden Normen in interdisziplinären Absprachen definiert hat. Sie hat die Friedensfunktion des Rechts genützt, sie hat Rechtsklarheit und damit Rechtssicherheit für alle Beteiligten schaffen helfen.

Rechtliche Unsicherheit in der Abgrenzung der Aufgaben- und Verantwortungsbereiche, positive und negative Kompetenzkonflikte verunsichern Operateur und Anästhesist. Sie gehen letztlich zu Lasten der Sicherheit des Patienten.

Interdisziplinäre Vereinbarungen durch Rechtsprechung bestätigt

Der Bundesgerichtshof hat gut eineinhalb Jahrzehnte nach den interdisziplinären Vereinbarungen die Kooperationsgrundsätze in zwei strafrechtlichen Entscheidungen bestätigt. Dies scheint mir die richtige Reihenfolge zu sein. Die Fachgebiete sollen anhand des vorgegebenen Normengefüges die Strukturen schaffen, die sie für eine sinnvolle Arbeit benötigen und darauf vertrauen, daß die Rechtsprechung einer gut durchdachten, den wohlverstandenen Interessen der Patienten dienenden Organisationsform ihren Segen geben wird. Die Erfolge Ihres Faches sollten ein Beispiel dafür sein, daß es sich lohnt, das Schicksal, auch in den Beziehungen zum Recht, in die eigenen Hände zu nehmen, soweit immer dies möglich ist. Es lohnt sich zu agieren und nicht nur zu reagieren oder — was noch sehr viel häufiger ist — lediglich zu deklamieren und zu lamentieren, was alles der Ärzteschaft aus sachlichem Unverstand von seiten der Rechtsprechung widerfährt.

Bekanntlich muß man die Dinge nehmen, wie sie kommen, man sollte aber dafür sorgen, daß sie so kommen, wie man sie nehmen möchte. Es erstaunt mich zutiefst, wie auch Länder mit alter anästhesiologischer Tradition sich immer noch damit begnügen, die Rollenverteilung zwischen Operateur und Anästhesist mit dem Bild vom Kapitän und Steuermann zu umschreiben, statt sie präzise zu definieren. Man programmiert damit geradezu haftungsträchtige Konfliktsituationen, bei deren Lösung dann dieses bißchen Seemannsgarn gewiß nicht hilfreich ist.

Nachzutragen bleibt noch, daß die interdisziplinären Vereinbarungen sich keineswegs damit begnügten, die Grundsätze festzulegen. Über Grundsätze einigt man sich, wenn man sie nur weit und unbestimmt genug faßt, bei einiger Formulierungskunst oft recht leicht. Die Vereinbarungen Ihres Fachgebiets mit den operativen Fächern erfassen auch eine Fülle von Detailproblemen, von der Wahl des Anästhesieverfahrens und der Lagerung des Patienten bis zur postoperativen Nachsorge, also eine Menge der Details, in denen bekanntlich der Teufel steckt.

Ambivalente Beziehungen der Anästhesiologie zum Recht

Wenn es um die zweite These, die ambivalente Beziehung der Anästhesiologie zum Recht geht, brauche ich unter Anästhesisten kein Wort darüber zu verlieren, wie sehr Sie sich in die forensischen Risiken verstrickt, wie sehr Sie sich durch die Anforderungen der Rechtsprechung bedrängt sehen.

Das hohe haftungsrechtliche Risiko ist eine klare Konsequenz der fachspezifischen Aufgabenstellung. Schädigt der Anästhesist einen Patienten durch einen Sorgfaltsmangel, so verfehlt er nicht nur seine eigentliche Aufgabe, sondern er handelt ihr diametral zuwider. Selbst wenn er tausendmal das Beste für seine Patienten getan hat, so steht doch vor Gericht nur diese eine Fehlleistung zur Debatte. Nachher sind wir immer klüger. Für Richter und ärztliche Sachverständige ist es jedoch gleichermaßen schwierig, sich — wie dies rechtlich geboten ist — bei der Beurteilung, ob dem Anästhesisten eine Verletzung der Sorgfaltspflichten vorzuwerfen ist, in den status ex ante zu versetzen, also all das zu eliminieren, was für den Kollegen in diesem Zeitpunkt nicht erkennbar und nicht voraussehbar war.

Sehr viel weniger deutlich sind Sie sich vermutlich bewußt, in welch hohem Maße gerade das forensische Risiko der Motor für die Entwicklung Ihres Faches war und noch immer ist. Die meisten Krankenhäuser haben heute Anästhesieabteilungen und nicht selten sind sie inzwischen die personalstärksten Abteilungen. Die praktische Erfahrung geht dahin, daß oft erst ein anästhesiologischer Zwischenfall diese Entwicklung in Fluß brachte. Ohne die forensischen Risiken, die auch und unmittelbar dem Krankenhausträger drohen, wäre es für sie noch schwerer, bei den knapper werdenden Ressourcen die für eine fachgerechte Anästhesie erforderliche personelle und sachliche Ausstattung zu erhalten.

Von größter Bedeutung ist die skizzierte ambivalente Wirkung der forensischen Risiken für die eigenen Aktivitäten des Fachgebiets zur Verbesserung des Leistungsstandards. Die zivilrechtliche Haftung dient unmittelbar dem wirtschaftlichen Interessenausgleich, und die strafrechtlichen Sanktionen sind repressive Reaktionen auf ein rechtlich mißbilligtes Fehlverhalten. Sie haben primär einen spezialpräventiven, darüber hinaus gerade im Bereich der Medizin aber einen sehr viel bedeutsameren generalpräventiven Effekt. Die Verurteilung eines Fachkollegen wegen eines Sorgfaltsmangels mahnt tausend andere zur Vorsicht.

Druck der forensischen Verantwortung steigert den Leistungsstandard des Fachgebiets

Für die Fachgebiete, repräsentiert durch ihre wissenschaftlichen Gesellschaften und Berufsverbände, geben Gerichtsverfahren mit ihrer breiten Publizität nach dem Grundsatz, daß vorbeugen besser ist als heilen, eine starke Motivation für Programme, Beschlüsse und Empfehlungen zur Qualitätssicherung. Dazu hat jedes Fach seine spezifischen Methoden. Das Programm der Chirurgen zur freiwilligen Qualitätssicherung durch Ermittlung von Durchschnittsergebnissen aus einer großen Zahl von Fachabteilungen und dem Vergleich des Leistungsprofils der einzelnen Abteilungen mit den Durchschnittswerten eignet sich aus einer Reihe von Gründen nicht für die Anästhesie.

Das Fachgebiet geht zielbewußt seit langem einen anderen Weg. Wenn Sie die Empfehlungen, Beschlüsse und Vereinbarungen der DGAI und des BDA analysieren, so haben sie stets das gleiche Ziel, nämlich den Leistungsstandard des Fachgebiets auf breiter Basis zu verbessern. Das Programm reicht von der Weiterbildung der nichtärztlichen Mitarbeiter zu Fachschwestern und Fachpflegern bis zu den Anforderungen an die Gerätesicherheit.

Bei den Kollegen, vor allem aber bei den Krankenhausträgern, wären diese Programme kaum durchsetzbar, wenn nicht der Druck der forensischen Verantwortung in der Anästhesie so allgegenwärtig spürbar wäre.

Die Sorge, daß die Anforderungen der Rechtsprechung im medizinischen wie auch im paramedizinischen Bereich weiter ansteigen, wozu ich mich mit den Stichworten Eingriffseinwilligung, Aufklärungspflicht und Dokumentationspflicht begnügen darf, und daß die Zuteilung ärztlicher Mitarbeiter damit nicht Schritt halten wird, liegt nahe. Sie können als forensisch stark exponiertes Gebiet zwischen Amboß und Hammer geraten. Daß auch die administrativen oder bürokratischen Anforderungen an den Arzt mehr anwachsen, brauche ich Ihnen nicht an Beispielen zu erläutern. Der Katalog der Dienstaufgaben in den Chefarztverträgen erreicht Dimensionen, die jedem die Frage aufdrängen, ob denn ernsthaft auch noch die anästhesiologische Versorgung der Patienten zu diesem Aufgabenbereich gehören soll.

Noch ein kurzer Seitenblick auf die Qualitätssicherung. Sie dient der Sicherheit des Patienten und ist deshalb unerläßlich.

Geht es um die forensische Absicherung des Arztes, so hat sie einen Pferdefuß: Voraussetzung der zivil- wie der strafrechtlichen Haftung ist, wenn wir vom Problemkreis der Eingriffseinwilligung und Patientenaufklärung absehen, eine Verletzung der ärztlichen Sorgfaltspflichten, die zu einer Schädigung des Patienten geführt hat. Der Sorgfaltsmaßstab, den die Rechtsprechung anlegt, ist ein berufsbezogener und berufsspezifischer, wenn es um einen Anästhesiezwischenfall geht, also die Sorgfalt des gewissenhaften Durchschnittsanästhesisten in der gleichen konkreten Situation.

Gelingt es dem Fachgebiet, den Leistungsstandard zu erhöhen, so erhöht sich damit zugleich der Level, an dem die Fachkollegen gemessen werden. Deshalb mein ständiger Rat, bei der Formulierung der Anforderungen auf Kongressen, die Meßlatte nur so hoch legen, daß sie für den Durchschnitt der gewissenhaften Fachkollegen noch erreichbar bleibt.

Pionierfunktion der Anästhesie bei der Bewältigung rechtlicher Probleme

Nun noch kurz zur dritten These, zur Pionierfunktion des Faches bei der Bewältigung rechtlicher Probleme.

Ein Gebiet, auf dem die Anästhesiologie diese Funktion erfüllte, habe ich mit der intra- und perioperativen Arbeitsteilung bereits erwähnt. Die Grundsätze, die hier erarbeitet wurden, erweisen sich als fruchtbar, z. B. auch bei der Abgrenzung der Verantwortung beim Wechsel von der ambulanten zur stationären Behandlung und neuerdings sehr deutlich im Bereich der invasiven Diagnostik, nämlich im Verhältnis zwischen dem auftragerteilenden und dem die Untersuchung durchführenden Arzt.

Eine ganz ähnliche Pionierfunktion fiel der Anästhesiologie zu, als es darum ging, die Grundlagen für die Arbeitsteilung und Kooperation auf den interdisziplinären Intensiveinheiten zu erarbeiten. Auch hier konnten in Vereinbarungen mit den operativen Fächern und mit der Inneren Medizin Prinzipien und Strukturformen gefunden werden, die diesem neuen Medium gerecht werden.

Wenn ich recht sehe, ist die Anästhesiologie auch das erste Fachgebiet, das mit der Empfehlung des Aufklärungs- und Anamnesebogens eine pragmatische Lösung zur Bewältigung der Aufklärungsproblematik geschaffen hat. Es war für mich höchst eindrucksvoll, daß die Teilnehmer einer diesem Thema gewidmeten Veranstaltung nicht ohne die dezidierte Forderung auseinander gingen, über das vorgestellte und diskutierte Lösungskonzept nicht nur zu reden, sondern es möglichst bald zu realisieren. Es gibt bei diesem diffizilen Thema genügend andere Veranstaltungen ähnlicher Art, die unter der Überschrift zu referieren sind: „Ratlos verließen die Teilnehmer die Diskussion."

Trotz der millionenfachen Verwendung des Bogens kenne ich noch keinen Fall, in dem es bei seinem Einsatz noch zu forensischen Konsequenzen wegen Aufklärungsmängeln in einem Zivil- oder Strafprozeß gekommen wäre. Da sonst erfahrungsgemäß in zwei von drei Haftungsprozessen die Klage auch auf Aufklärungsmängel gestützt wird, schon weil die Beweissituation für den Arzt viel schwieriger ist, kann dieses Ergebnis als ein Erfolg bezeichnet werden, den sich keiner der an der Erarbeitung dieses Bogens Beteiligten zu erhoffen gewagt hätte.

Pionier war das Fachgebiet auch beim Abschluß einer neuartigen Strafrechtsschutzversicherung für alle Mitglieder des Berufsverbands, die breite Nachahmung gefunden hat und noch finden wird. Eine systematische Überprüfung der Haftpflichtversicherungen hat der Berufsverband wohl auch als erster in die Wege geleitet.

Warum all diese Aktivitäten im Bereich zwischen Anästhesiologie und Recht, könnte man fragen. Ich meine, ein verunsicherter Arzt, der mit einem Auge stets nach dem forensischen Risiko schielen muß, ist ein schlechter Arzt. Wollen wir das Abgleiten in eine defensive Medizin verhindern, so müssen wir versuchen, mit einer wohldurchdachten Strategie die forensischen Risiken unter Kontrolle zu bringen. Die beste Methode dazu ist die Qualitätssicherung, die helfen soll, vermeidbare Zwischenfälle auf ein Minimum zu reduzieren.

Ist das Recht mit seinen Sanktionen gegen folgenschwere Fehlleistungen der Motor, der die Anästhesie auf diesem Wege antreibt, so ist das Recht ein Teil von jener Kraft, die — aus der Sicht des Betroffenen — das für ihn Böse will, aber doch für das Große und Ganze, für den Fortschritt der Anästhesiologie bei der Versorgung der ihr anvertrauten Patienten, das Gute schafft.

Lassen Sie uns Anästhesie und Recht, die Begriffe meines Themas, nicht als antithetische Gegenüberstellung verstehen. Lassen Sie uns in einer klugen, weithinzielenden Politik und Strategie des Fachgebiets die Interaktion suchen und die Synthese finden. Sehen Sie das Recht nicht als ein System von Ketten und Fesseln, an dem Sie in der ohnmächtigen Wut des Sklaven rütteln. Begreifen Sie das Recht als einen vorgegebenen Rahmen, in dessen freiem Raum sich Ihr Fachgebiet entwickeln darf und weiterentwickeln soll zum Nutzen der Medizin und zum Segen des notleidenden Menschen!

III Der Umgang mit dem wachen Patienten

Einführung

J. Schara

Die Geschichte der Narkose wird immer geschrieben als Kampf gegen den Schmerz. Unser
großer Aufwand dient jedoch vornehmlich der Operierbarkeit. Dabei spielt auch der Kampf
gegen den Schmerz eine Rolle. Aber entscheidend ist für uns, daß die Operation dem Patienten nichts anhaben kann, der Schmerz nichts seiner Psyche, der offene Bauch oder Brustkorb,
der offene Schädel, das offene Herz nichts seiner Überlebensfähigkeit. Daß wir das heute so
gut können, ist das Ergebnis unserer Forschung, unserer überlegenen Technik, unserer Inven-
tivkraft der vergangenen 30 Jahre. Wir haben heute in der Beatmung, in der Kreislaufprophy-
laxe und -therapie, wie auch in der medikamentösen Behandlung lebensbedrohlicher Funktionsstörungen unseres Körpers einen Höhepunkt erreicht, der noch vor wenigen Jahren un-
denkbar schien. Wir können stolz und zufrieden sein. Aber je mehr wir können, um so höher
werden die Ansprüche derjenigen, für die wir das können. Gleichzeitig werden ihnen unsere
Künste immer unheimlicher. Das ist nicht verwunderlich. Solange Operieren darin bestand,
einen Blinddarm herauszunehmen, einen Bruch zu verschließen, ein Bein abzusägen, hatte für
den Patienten nur der dadurch mögliche Schmerz und dessen Bekämpfung eine Bedeutung.
Die Bedrohung der Operation lag für ihn nur darin, daß dem „Narkotiseur" der Schlaf etwas
zu tief geraten, die Rückführung zum Erwachen mißlingen könnte. Die Angst vor dem Tod
bleibt ihm, auch wenn heute die Narkose für den Patienten keine ernstliche Bedrohung sein
dürfte. Soviel wissen wir heute über die Körperfunktionen, so sicher sind unsere Narkosemit-
tel und so effektiv ist auch unsere Narkoseüberwachung. Ängstigen dagegen muß unseren Patienten, was die Chirurgie heute dank anästhesiologischer Hilfe alles machen kann. Wir können heute zu viel, nicht mehr zu wenig, das ist die Bedrohung. Ich glaube, wir Anästhesisten
— aber auch unsere Operateure wird man nicht davon ausnehmen können — haben im Rausch
unserer Fähigkeiten, im guten Glauben, daß wir unseren Patienten Gutes tun mit dem was
wir tun, uns um den Patienten selber zu wenig gekümmert. Wir sahen nur das Objekt unserer
Bemühungen in ihm, den Patienten als Subjekt, als „Patiens", als Leidenden haben wir kaum
bemerkt. Anstatt ihn einzubeziehen in unsere Überlegungen, was denn gut für ihn sei, haben
wir ihn ausgeschlossen in der Überzeugung, er könne uns doch nicht mehr verstehen. So ist es
wohl zu der modernen Sprachlosigkeit zwischen Arzt und Patient gekommen, die sich zunehmend im Vorwurf vieler Patienten niederschlägt, nämlich: die Medizin sei unmenschlich geworden. Sprachlosigkeit läßt sich beheben durch Kommunikation. Kommunikation bedeutet
aber nicht nur „zusammen sprechen" sondern „miteinander auf der gleichen Ebene des Verstehens sprechen", auf „gleicher Wellenlänge". Verstehen bedeutet also Verständnis haben
oder Verständnis aufbringen. Nicht jedem ist die Gabe, den anderen zu verstehen und auch
wortlos zu verstehen von Natur aus gegeben. Aber sich um das Verständnis seiner Kranken
zu bemühen, das sollte doch vornehmste Aufgabe des Arztes sein. Dieses anerkannt wäre dann
der nächste Schritt, sich um Erkenntnis zu bemühen: wie denn der Kranke generell — in unserem Fall: im Umfeld der Operation — empfindet und was ihm fehlt, wie man merkt, daß

ihm etwas fehlt, damit man dem, der Hilfe braucht, helfen kann. Erkenntnis hierzu betrifft den psychologischen Bereich. Aber von Psychologie wissen wir Ärzte zu wenig. Im Grunde gilt heute immer noch, was Sigmund Freud schon 1915 in seinen Einführungen zur Psychoanalyse über die Mediziner schrieb: „Ihre Vorbildung hat ihrer Denkfähigkeit eine bestimmte Richtung gegeben, die weit von der Psychoanalyse abführt. Sie sind darin geschult worden, die Funktionen des Organismus und ihrer Störungen anatomisch zu begründen, chemisch und physikalisch zu erklären und biologisch zu erfassen. Aber kein Anteil ihres Interesses ist auf das psychische Leben gelenkt worden, in dem doch die Leistung dieses wunderbar komplizierten Organismus gipfelt. Darum ist ihnen die psychologische Denkweise fremd geblieben und sie haben sich gewöhnt, eine solche mißtrauisch zu betrachten, ihr den Charakter der Wissenschaftlichkeit abzusprechen und sie den Laien, Dichtern, Naturphilosophen und Mystikern zu überlassen." Was Freud hier über die Psychoanalyse sagt, das gilt noch heute für die Psychologie genauso.

Psychologie kann man lehren und lernen. Damit wir lernen, uns eingehender mit unseren Patienten auch im Umfeld der Operation zu beschäftigen, damit wir auch den Umgang mit dem wachen Patienten lernen, haben wir uns heute der Hilfe der Medizinpsychologen versichert: Frau Professor Margit von Kerekjarto ist Direktor der Abteilung für Medizinische Psychologie am Universitätskrankenhaus in Hamburg-Eppendorf; Herr Professor Butollo ist Leiter der Abteilung für Klinische Psychologie am Institut für Psychologie der Universität München; und Herr Professor Pfeiffer ist Direktor des Instituts für Medizinische Psychologie der Universität Münster.

Der Zugang zur psychischen Situation des Patienten im Umfeld der Operation

M. von Kerekjarto

Es gibt wohl kaum einen anderen Bereich in der Medizin, bei dem die somatischen Aspekte des Kranken so im Vordergrund stehen und stehen müssen, wie in der operativen Medizin. Es ist daher verständlich, daß bei den rasanten pharmakologischen und technischen Fortschritten der letzten Dekaden in der operativen Medizin die Bedeutung psychologischer Faktoren relativ spät beachtet und erst neuerdings intensiver untersucht worden ist.

Wir finden schon in den letzten 20–30 Jahren einige Untersuchungen, die sich konkret mit dem psychologischen Umfeld des Narkose- und Operationsgeschehens und damit zusammenhängend mit den emotionalen Situationen und Reaktionen des Patienten beschäftigen.

1974 waren sogar schon die psychischen Probleme von Patienten, die vor einer Operation standen oder diese eben hinter sich gebracht hatten, zum Leitthema der Jahrestagung der Deutschen Gesellschaft für Anästhesiologie und Intensivmedizin gewählt worden, und 1980 anläßlich des 7. Weltkongresses der Anästhesiologen in Hamburg war sogar ein Rundtischgespräch mit dem Thema „Perioperative fear" abgehalten worden.

In meinem Referat möchte ich erstens über einige grundlegende empirische Untersuchungen zur präoperativen psychischen Situation des Patienten referieren, zweitens damit zusammenhängend über Risikofaktoren im perioperativen Feld berichten, drittens Schlußfolgerungen für den Anästhesisten ziehen.

Zur emotionalen und psychologischen Situation von Patienten im Vorfeld von Narkose und Operation

Mit wenigen Ausnahmen – Unfälle, Experimente – sind Menschen, die eine Narkose erhalten, Kranke und damit Patienten, die meistens einige Tage vor der Operation im Krankenhaus aufgenommen wurden. Die Situation ist für den Großteil der Patienten neu, so müssen sie sich u. a. mit ihrer Krankenrolle innerhalb eines Krankenhauses auseinandersetzen. Für den Patienten bedeutet die bevorstehende Narkose und Operation eine reale physische Gefährdung mit Ungewißheit über den positiven oder negativen Ausgang. Es ist verständlich, wenn der Patient hierauf primär mit Beklemmung und Angst reagiert. Die empirischen Untersuchungsbefunde geben an, daß ca. 30% aller Patienten stark ausgeprägte Ängste vor Anästhesie und Operation zeigen, ca. 75–90% aller Patienten Angst zugeben. Es sind jedoch keine signifikanten Korrelationen zwischen den präoperativen Ängsten und den Variablen Alter, Geschlecht, Rasse und Religion berichtet worden. Lediglich in einer Studie wurde ein Alterseinfluß dahingehend gefunden, daß unter 25 und über 60 Jahren Patienten weniger Ängste angaben als Patienten aus dem dazwischenliegenden Altersbereich.

Nach vorliegenden, wiederholten empirischen Befunden hat die Schwere einer Operation nach chirurgischen Kriterien scheinbar keinen Einfluß auf das Auftreten und auf die Ausprägung von präoperativer Angst, d. h. zwischen der Chirurgeneinstufung der Gefährlichkeit der Operation und der subjektiven Patienteneinstufung besteht kein Zusammenhang.

Ich habe bislang den Begriff Angst als einen uns allen unmittelbar bekannten emotionellen Zustand gebraucht. Die Problematik der subjektiv-verbalen Angstmessung, die Unterscheidung zwischen situativer, d. h. Zustandsangst, und Ängstlichkeit als Persönlichkeitsmerkmal wird im nachfolgenden Referat sicherlich ausführlich dargestellt werden.

Für meine Ausführung sei hier nur ganz kurz situative Angst definiert als ein transienter, affektiver Zustand des Menschen, der charakterisiert ist durch subjektive, bewußt wahrgenommene Gefühle der Spannung oder Erregung, z. T. mit motorischer Unruhe, die mit einer erhöhten Aktivität des autonomen Nervensystems einhergeht. Das Persönlichkeitsmerkmal „Ängstlichkeit" bezieht sich auf relativ stabile, für das jeweilige Individuum kennzeichnende Angstbereitschaft auf bedrohliche oder vermeintlich bedrohliche Situationen mit Erhöhung der situativen Angst zu reagieren.

Die Unterscheidung der beiden Angstformen ist für Verlaufsuntersuchungen bei chirurgischen Patienten eminent wichtig, da die Angstbewältigung im direkten Zusammenhang mit dem postoperativen Verlauf zu stehen scheint [1].

Die Inhalte der präoperativen Ängste nach den verschiedenen Untersuchungsergebnissen beziehen sich auf 3 Bereiche:

1. Anästhesieängste (ca. 62%)
2. Operationsängste (ca. 15%)
3. Verschiedenes (ca. 23%) [2]

Anästhesiebezogene Ängste waren die folgenden:

— Angst, nicht mehr aus der Narkose aufzuwachen, d. h. Todesängste,
— Angst vor der Narkosemaske, d. h. Erstickungsgefühl unter der Maske, weiterhin Angst vor den Spritzen,
— Aufwachen frühzeitig aus der Narkose, d. h. noch während des Operationsvorgangs,
— Schmerzen während des Operationsvorgangs wegen mangelhafter Narkose,
— Sprechen unter der Narkose,
— Narkosefolgen, z. B. Erbrechen, Dürsten.

Die Angaben über Operationsängste bezogen sich auf Befürchtungen, insbesondere auf den Erfolg der Operation, z. B. ob Verstümmelung oder Anus praeter oder etwas Verstellendes nachbleibt; weiterhin waren Ängste vor Nachbehandlung, Verbandwechsel und Schmerz darunter subsumiert.

Unter der Gruppe „Verschiedenes" wurden hauptsächlich solche Befürchtungen angegeben, wie Krankheitsangst, darunter ganz besonders Krebsangst und Angst vor dem Unbekannten im allgemeinen.

Als den am zweithäufigsten gefundenen emotionalen Zustand vor dem operativen Eingriff wurde in vielen Studien Depression angegeben. Angst und Depression waren auch hier wie in sonstigen Studien hoch miteinander korreliert. Dazu kam noch das Gefühl von Hilflosigkeit und Ausgeliefertsein, weiterhin Angst vor Kontrollverlust. Ungefähr 10—20% der Patienten geben an, große Angst vor Schmerzen zu haben.

Der Einfluß psychologischer Faktoren auf den Narkoseverlauf

Wir können aufgrund der bisherigen Erörterungen davon ausgehen, daß die präoperative Phase für jeden Patienten eine Streßsituation darstellt. Die heutige Streßforschung weist eine Reihe von Erkenntnissen über Zusammenhänge von psychischen Befindlichkeitsmerkmalen und physiologischen Parametern, hauptsächlich die des Herzkreislaufsystems und die des Endokriniums auf. Herzkreislauf und/oder hormonelle Veränderungen sind jedoch ganz wesentliche Einflußgrößen für den Narkoseverlauf. Schon in den 30er Jahren haben Studien aufgezeigt, daß starke seelische Erregung, unter der sich der Patient vor einer Operation befindet, Veränderungen im Körper hervorrufen; solche Veränderungen waren Tachykardie, Blutdruckerhöhung, Leukozytensteigerung usw.

In den 50er und 60er Jahren mehren sich die Literaturangaben über Zusammenhänge zwischen präoperativem psychischen Zustand und physiologischen Indikatoren. So wurde eine positive Korrelation zwischen der Höhe von Plasmakortisolspiegel und der Länge der Wartezeit vor einer Operation gefunden. Mehrere Autoren hoben in der präoperativen Situation den Zusammenhang zwischen dem Ausmaß des Kortisolanstiegs mit der Fähigkeit zu effektiven Angstbewältigungsmechanismen hervor. Patienten, die nicht zur Angstreduktion fähig sind, weisen einen hohen Serumkortisolspiegel auf, während Personen, die wirksame Angstverarbeitungsmechanismen besitzen, keinen oder nur einen geringen Kortisolanstieg aufweisen.

Anfang der 70er Jahre finden sich Publikationen von Williams u. Mitarb. über die Auswirkungen der präoperativen Angst auf den Anästhesieverlauf. Williams et al. [13] benutzten eine Methode der physiologischen Angstmessung, wobei die Menge an Thiopental, die benötigt wurde um die psychogalvanische Hautreaktion zum Erlöschen zu bringen, als das Maß für die Angst definiert wurde. Es wurden Korrelationen zwischen der Angst als Persönlichkeitsmerkmal und der zur Narkoseeeinleitung benötigten Menge an Thiopental gefunden.

Auch andere Untersuchungen wiesen auf einen eindeutigen Zusammenhang zwischen psychischem Angespanntsein und Sedationstoleranz hin.

1978 berichteten Dony u. Mitarb. auf dem Psychologenkongreß in Mannheim in meinem Symposion von einer Untersuchung, in der sie den Zusammenhang zwischen verschiedenen psychologischen und physiologischen Angstindikatoren und den Narkoseverlauf bei 115 Patienten überprüften. Aufgrund einer Beurteilung durch den Anästhesisten wurden die Patienten nachträglich in solche mit völlig unauffälligen und solche mit leicht bis deutlich erschwertem Narkoseverlauf unterschieden. Dann wurde der Frage nachgegangen, inwieweit es möglich ist, unter Ausnutzung aller bis zum Zeitpunkt der Einleitung der Narkose gemessenen Variablen eine Vorhersage auf den Narkoseverlauf zu machen. Mit insgesamt 15 Variablen wurde eine Diskriminanzanalyse durchgeführt. Es ergab sich eine hochsignifikante Trennung zwischen der Gruppe mit unauffälligem bzw. kompliziertem Narkoseverlauf, wobei 82% aller Fälle richtig klassifiziert bzw. vorhergesagt werden konnten.

Die folgenden Variablen hatten die höchsten Trenngewichte:

— systolischer Blutdruck vor Einleitung der Narkose.
— Angsteinschätzung durch den Anästhesisten am Operationstag,
— Pulsfrequenz am Tag vor der Operation,
— diastolischer Blutdruck vor Einleitung der Narkose.

Daß die Variablen „Zustandsangst", „Narkose- und Operationsangst" keinen Einfluß auf die Narkoseparameter aufwiesen, führen die Autoren auf den relativ einfachen und wenig bedrohlichen Charakter der HNO-Eingriffe zurück.

Eine Reihe eindrucksvoller Untersuchungsberichte vom Anfang der 80er Jahre werden von Tolksdorf et al. [12] publiziert. Die breit angelegten, vom anästhesiologischen Standort aus durchgeführten, psychologisch und statistisch gesicherten Untersuchungen zeigen Zusammenhänge zwischen präoperativem psychischen Befinden und streßrelevanten, endokrinen, respiratorischen, metabolischen und kardiozirkulatorischen Parametern auf. Es zeigt sich, daß unter klinischen Bedingungen das präoperative psychische Gesamtbefinden, speziell Angst, Depression und Schwächegefühl, einen Einfluß auf das Verhalten von endokrinen (Serumkortisol), metabolischen (Serumkonzentration der freien Fettsäuren) und kardiozirkulatorischen (Herzfrequenz, systolischer Blutdruck und Tension-time-Index) Parametern hat. Patienten mit schlechtem präoperativen Befinden weisen statistisch auffällig höhere Serumkortisolwerte, Herzfrequenzen und bei Intubation einen erhöhten Tension-time-Index auf. Auch Patienten mit depressiver Verstimmung weisen unmittelbar präoperativ ausgeprägt höhere Herzfrequenzen auf als Patienten mit ausgeprägtem Hoffnungsgefühl. Andererseits wird die Serumkonzentration der freien Fettsäuren unmittelbar präoperativ bei Patienten mit ausgeprägtem Gefühl von Kraft und Stärke höher gemessen als bei Patienten mit ausgeprägtem Schwächegefühl. Dies wird von den Autoren als Folge eines erhöhten Sympathikotonus bei gleichzeitigem Bestehen stenischer Affekte gedeutet.

Psychologische Determinanten des postoperativen Verlaufs

Eine der ersten systematischen Arbeiten über psychologische Prozesse bei chirurgischen Patienten publizierte Janis [3] unter dem Titel „Psychological stress: Psychoanalytic and behavioral studies of surgical patients". Janis gründete seine Hypothesen über den Zusammenhang zwischen präoperativem psychischen Zustand und postoperativen Verläufen auf psychodynamischen Überlegungen zur Streßbewältigung. Überprüft wurden die Hypothesen

1. durch ausführliche prä- und postoperative Befragungen und Verhaltensbeobachtungen einer kleinen Gruppe chirurgischer Patienten, die sich operativen Eingriffen der unterschiedlichsten Art unterzogen, und
2. eine Fragebogenuntersuchung bei einer weit größeren Anzahl von Personen, die retrospektiv Angaben zu dem Verlauf ihrer Operation machten. Zwei Grundannahmen wurden hierbei bestätigt, nämlich

   - die Furcht vor körperlichen Schädigungen, die sich postoperativ in starker Beunruhigung, emotionaler Spannung und Versuchen, Heilmaßnahmen auszuweichen oder zu verhindern ausdrückt,
   - externalisierter Zorn und Ärger, wie er sich postoperativ in einer aggressiven Einstellung zum Pflegepersonal, Wutausbrüchen sowie Widerstand gegen ärztliche Maßnahmen zeigt.

Nach Janis sind diese Reaktionsweisen wesentlich durch das Ausmaß der präoperativen Angst bestimmt, wobei er einen kurvilinearen Zusammenhang postulierte. Die hochängstlichen Patienten und die niedrigängstlichen Patienten wiesen beide einen ungünstigen postoperativen Verlauf auf, gemessen am Ausmaß emotionaler Störungen, Ärger und körperlichen Beschwerden. Janis folgerte, daß die Art der inneren Auseinandersetzung entscheidend sei für den Genesungsverlauf. Wesentlich sei eine konstruktive Einstellung des Patienten zur Operation, die deren drohende Gefahr und ihre möglichen Konsequenzen vorwegnimmt.

Diesen Vorgang nannte Janis „work of worrying", was ungefähr mit Befürchtungsarbeit übersetzt werden kann. Sie stelle den Patienten affektiv und kognitiv auf die bevorstehende Streßsituation ein. Patienten mit einer mittleren präoperativen Angst seien am besten affektiv und kognitiv vorbereitet, Patienten mit geringer Angst vermieden infolge ihrer starken Verleugnungstendenz die Befürchtungsarbeit überhaupt und hoch ängstliche Patienten seien aufgrund ihrer neurotischen Dispositionen ohnehin schlecht in der Lage, durch Befürchtungsarbeit eine ausreichende Einstellung auf die Situation zu erzielen.

Die kritischen Überprüfungen der Aussagen von Janis erbrachten immer wieder Ablehnung seiner Befunde, aber bis zu den neuesten Untersuchungsbefunden werden seine Grundbehauptungen — zwar in unterschiedlicher Nomenklatur — immer wiederholt.

Nun noch kurz zu einem wesentlichen Determinanten des postoperativen Verlaufs, nämlich zum Schmerzverhalten operativer Patienten. Schmerz ist ein psychophysiologisches Erlebnis. Der postoperative Schmerz ist ein Faktum, aber er ist sowohl abhängig vom Operationstrauma als auch von psychologischen Faktoren. Zu diesem Themenkreis liegen eine ganze Reihe empirischer Befunde vor. Parkhouse et al. [5] konnten zeigen, daß Oberbaucheingriffe schmerzhafter empfunden werden als Unterbaucheingriffe und diese wiederum schmerzhafter als extraabdominelle Eingriffe. Der Analgetikaverbrauch in dieser Untersuchung war geschlechtsunabhängig, jedoch hatten ältere, über 50 Jahre alte Patienten weniger Analgetika als jüngere Patienten benötigt. Die Ermittlungen des Analgetikaverbrauchs bei Thoraxeingriffen zeigten ähnliche Ergebnisse. Martinez-Urrutia [4] untersuchte 59 Patienten mit dem State-trait-anxiety-inventory und mit dem Schmerzfragebogen nach Melzak u. Torgerson. Patienten mit hoher Angst als Persönlichkeitsmerkmal zeigten prä- und postoperativ erhöhte Schmerzwerte. Eine hohe Zustandsangst korrelierte also positiv mit den postoperativ erhobenen Schmerzangaben. Patienten mit wenig Angst, ermittelt durch eine spezielle Operationsangstskala, gaben postoperativ mehr Schmerzen an.

Last but not least sollen noch kurz die psychologischen Determinanten des postoperativen Verlaufs in der Herzchirurgie angesprochen werden. Es fiel schon relativ früh — Mitte der 50er Jahre — auf, daß nach Herzoperationen psychische Störungen absolut und im Vergleich zur allgemeinen Chirurgie besonders häufig sind. Die Störungen sind sehr unterschiedlich; ihre klinische Bedeutung ist jedoch nicht unerheblich, da sie den Aufenthalt in der Intensivstation verlängern, die postoperative Pflege erschweren und darüber hinaus mit Komplikationen in der postoperativen Hämodynamik und im Stoffwechsel verbunden sind [6]. Es fand bei uns unter der Leitung von Speidel eine interdisziplinäre Forschung statt, wie sie sonst wohl kaum in einem anderen medizin-psychologischen, psychosomatischen Problembereich auch international anzutreffen ist.

Aus dieser Forschung wurde deutlich:

— Die psychischen Störungen können nicht ausschließlich als Ausdruck morphologischer und metabolischer Komplikationen verstanden werden.
— Die z. T. heftigen psychischen Krankheitssymptome stellen nur einen Teil der psychischen Probleme um die Herzoperationen herum dar.
— Für die psychischen Störungen und Probleme konnten keine einfachen organischen oder psychologischen „Ursachen" ermittelt werden.

– Es besteht nach wie vor eine gewisse therapeutische Hilflosigkeit gegenüber diesen – sehr heterogenen – psychischen Auffälligkeiten und Besonderheiten.

Auf die Problematik von belastenden medizinischen Maßnahmen, die bei Bewußtsein erfolgen, kann ich aus Zeitmangel nicht eingehen, es sei auf den Aufsatz von Schmidt [9] hingewiesen.

Schlußfolgerungen für den Anästhesisten

Psychologische Vorbereitungsmaßnahmen für Narkose und Operation sind unbedingt erforderlich. Sie müssen darauf abzielen, Einleitung und Verlauf der Narkose sowie Aufwachphase und den organischen und psychischen postoperativen Zustand des Patienten zu erleichtern und zu verbessern. Die psychologische Operationsvorbereitung kann erfolgen

– verbal durch die direkte Kommunikation zwischen Arzt und Patient,
– über Informationsmaterial, wie Broschüren, Tonbandaufzeichnungen oder Videovorführungen,
– durch Rückmeldung psychophysiologischer Meßwerte an dem Patienten.

Nach allen publizierten Untersuchungen ist die effizienteste und wesentlichste Vorbereitungsmaßnahme die direkte Kommunikation mit dem Patienten. Der Einfluß einer durch den Anästhesisten am präoperativen Tag durchgeführten informativen Visite auf den psychologischen Zustand des Patienten ist als enorm groß einzuschätzen. Wie auch Schara betont, müssen bei der psychologischen Vorbereitung die Persönlichkeit des Patienten, die biographischen Variablen, wie Lebensalter, die Vorerfahrungen mit Narkose und Operation, berücksichtigt werden. Information, Instruktion, aber am aller wesentlichsten Zuwendung, erleichtern und beschleunigen die Phase der Rekonvaleszenz in einem auch statistisch nachzuweisenden Ausmaße. Für Patienten mit aktiver Skepsis scheinen Informationen besonders wichtig zu sein, weil sie die Sicherheit brauchen, ihre Situation intellektuell im Griff zu haben. Sie können sich mit bedrohlichen Vorstellungen auseinandersetzen, ohne dabei in Panik zu geraten. Für solche Patienten aber, die eher eine vermeidende, leugnende Form der Angstbewältigung haben, wäre diese Vorgehensweise schädlich. Vorsicht ist auch bei solchen Patienten geboten, die den Anschein von Gelassenheit, Stärke und Bereitschaft, alles zur Kenntnis zu nehmen, zeigen, deren physiologische Parameter jedoch auf große Ängstlichkeit und Verspanntheit hinweisen. Solche betonte Sorglosigkeit und Unbetroffenheit muß auch als Resultat einer eher verleugnenden Angstabwehr betrachtet werden.

Als abschließende Bemerkung soll noch einmal die differentielle und individuelle psychologische Vorbereitungsstrategie hervorgehoben werden.

Literatur

1. Davies-Osterkamp S (1982) Angst und Angstbewältigung bei chirurgischen Patienten. In: Beckmann D et al (Hrsg) Medizinische Psychologie. Springer, Berlin Heidelberg New York, S 148–167
2. Dony M (1982) Psychologische Aspekte im Bereich der Anästhesie. In: Beckmann D et al (Hrsg) Medizinische Psychologie. Springer, Berlin Heidelberg New York, S 168–200

3. Janis IL (1958) Psychological stress: Psychoanalytic and behavioral studies of surgical patients. Wiley, New York
4. Martinez-Urrutia A (1975) Anxiety and pain in surgical patients. J Consult Clin Psychol 43:437–442
5. Parkhouse H et al (1981) Präe- und postoperativer Verlauf. Allgemeinanästhesie. In: Haid B, Mittelschiffthaler G (Hrsg) Zentraleuropäischer Anästhesiekongreß, Bd I. Springer, Berlin Heidelberg New York
6. Polonius MJ et al (1980) Influence of postoperative psychosis after heart operations with the help of the heart-lung mashine on postoperative hemodynamics and metabolism. In: Speidel H, Rodewald (eds) Psychic and neurological dysfunctions after open-heart surgery. INA, Bd 19. Thieme, Stuttgart, pp 135–137
7. Schara J (1982) Entscheidungen in der Intensivtherapie. In: Schara J (Hrsg) Humane Intensivtherapie. Perimed, Erlangen, S 57–65
8. Schara J (1982) Die Zustimmung des Kranken zur Therapie – Risikoaufklärung und Selbstverwirklichung. In: Schara J (Hrsg) Humane Intensivtherapie. Perimed, Erlangen, S 147–156
9. Schmidt LR (1982) Psychologische Vorbereitung auf belastende medizinische Maßnahmen, die bei Bewußtsein erfolgen. In: Beckmann D et al (Hrsg) Medizinische Psychologie. Springer, Berlin Heidelberg New York, S 201–235
10. Speidel H, Rodewald G (eds) (1980) Psychic and neurological dysfunctions after open-heart surgery. INA, Bd 19. Thieme, Stuttgart
11. Tolksdorf W et al (1981) Zur Risikoaufklärung vor Anästhesieverfahren aus psychosomatischer Sicht. Anästh Intensivmed 9:283–286
12. Tolksdorf W et al (1982) Zum präoperativen psychischen Befinden und Verhalten streßrelevanter Parameter bei chirurgischen Patienten unter klinischen Bedingungen Anästh Intensivther Notfallmed 17:21–28
13. Williams JGL et al (1969) A physiological measure of preoperative anxiety. Psychosom Med 31:522–527
14. Williams JGL et al (1975) The psychological control of preoperative anxiety. Psychophysiology 12:50–54

Präoperative Angst und ihre Bewältigung

W. Butollo

Emotionen im Gefolge körperlicher Erkrankungen sind eine selbstverständliche, zum Leben einfach dazugehörende Realität, ob es nun Ängste vor der weiteren Entwicklung der Erkrankung, der Angemessenheit der Behandlung oder den möglichen Folgen, etwa unzureichende Genesung, Behinderung oder Tod, sein mögen. Wie in anderen Lebensbereichen auch, haben aversive Gefühle der Angst eine Funktion, nämlich unsere Wahrnehmung, unser Denken und unser Handeln auf eine Gefahr hin auszurichten, um dieser angemessen begegnen zu können, sofern dies möglich ist.

Darüber hinaus ist es wohl unsere Aufgabe, die neuen Realitäten anzunehmen, und die Emotionen, die sich dagegen auflehnen, durchzuarbeiten um das Festhalten an nicht mehr Realitätsgerechtem zu lösen.

Das emotionale Geschehen bei körperlicher Bedrohung, besonders im Umfeld einer Operation, erweckt das Interesse von zwei Seiten, einer humanitären und einer utilitaristischen. Im einen Fall steht die Reduktion unnötigen Leidens im Vordergrund — und Angst ist eine Art vorweggenommenen Leidens. Im anderen Fall geht es eher darum, ob die Belastungen durch Angst und Streß in der präoperativen Phase die medizinischen Maßnahmen erschweren, u. U. deren Effektivität senken, die Genesung hemmen.

Sind die Emotionen des Kranken ein lästiges Übel aber ohne wirkliche Bedeutung für die Organmedizin? Oder hängt selbst der Erfolg organmedizinischer Maßnahmen von der Art der „emotionalen Mitarbeit" des Patienten ab. Mitgefühl einerseits und Nützlichkeitsdenken andererseits werden oft gegeneinander ausgespielt, müssen einander aber nicht ausschließen.

Daher ist es sinnvoll, die Frage der Angstbewältigung in der präoperativen Phase von beiden Perspektiven her zu beleuchten.

Vorerst aber eine wichtige begriffliche Klärung: Angst ist ein Reaktionssyndrom, das durch die Wahrnehmung einer Bedrohung physischer oder seelischer Art *ausgelöst* wird. Sie äußert sich im Subjektiven als Gefühl der Erregung bei gleichzeitiger Beklemmung und erlebter Enge, im Körperlichen durch Beschleunigung der Effektorgane des sympathischen Neurosystems. Sie *aktiviert* die gedankliche und motorische *Suche* nach Lösungen und klingt — Spezialfälle ausgenommen — i. allg. nach erfolgreicher Lösung ab. Hauptunterscheidungsmerkmale gegenüber anderen Gefühlszuständen ist neben der Gefühlsqualität selbst das Moment der *Bedrohung* und die *Handlungsblockierung* bei gleichzeitiger *Lösungssuche* [4].

Im Falle der präoperativen Angst ist zumindest subjektiv eine physische Bedrohung im weitesten Sinne gegeben, ebenso eine Einschränkung des eigenen Handlungsraums. Dadurch sind rasche Angstlösungen im äußeren Handeln meist nicht möglich, und in den Versuchen diese gedanklich — also in einem inneren Handeln — zu erreichen, sind die Menschen recht unterschiedlich erfolgreich.

Komplizierend wirkt, daß oft manifeste Angst von latenter Angst unterschieden wird, wobei sich die latente Angst nur indirekt zeigt und v. a. nicht verbal eingestanden wird, unter extremem Streß jedoch plötzlich auftreten kann.

Die wissenschaftliche Psychologie hat sich um mehr Klarheit u. a. zu folgenden Fragen bemüht:

1. Welche Erscheinungsformen, welche Auswirkungen hat präoperative Angst?
2. Welche Angstbewältigungsstile sind zu finden und wie kann man sie unterstützen?
3. Wie wirkt sich präoperative Angst und ihre Bewältigung auf Prämedikation, Operationsverlauf sowie postoperative Anpassung und Genesung aus?
4. Kann durch gezielte Förderung der Angstbewältigung in der Operationsvorbereitung der Eingriff erleichtert und der Erfolg subjektiv und objektiv verbessert werden?

Dazu nun einige Befunde aus empirischen psychodiagnostischen und experimentellen Untersuchungen:

Insgesamt geben etwa 75% der Patienten Ängste verschiedener Art an, wobei die Frauen etwas höhere Werte haben, mag das nun an mehr Ängsten oder weniger Hemmung, darüber zu sprechen, liegen. Die *Schwere der Operation* scheint dabei eine geringe Rolle zu spielen.

Besonders häufig werden als *Angstinhalte* in verschiedenen Studien die *Angst vor der Anästhesie* bzw. dem dabei eintretenden Kontrollverlust genannt (62%, z. B. Ramsay [13]). Der Autor schlüsselt diesen an 382 Patienten erhobenen Befund weiter auf und findet bei 23% davon mehr oder weniger gut kaschierte Todesangst („nicht mehr aufwachen"), Angst vor Injektionen, Narkosemasken, dem Zustand des Aufwachens aus der Narkose oder möglichen Schmerzen während der Operation. Seltener sind andere narkosebezogene Ängste wie vor postoperativem Erbrechen, unkontrolliertem Sprechen in der Narkose, oder postoperativen Schmerzen. Andere Studien, z. B. Bodley et al. [3] fanden mittels standardisierter Fragebogen, daß in den Tagen vor der Operation Todesangst kaum direkt geäußert wird. Sie erscheint vielmehr als Gefühl diffusen Unbehagens, wobei die Trennung von der Familie, die Sorge um die Daheimgelassenen, Langeweile und wiederum die unspezifische Furcht vor Kontrollverlust primär genannt werden.

Die Haltung gegenüber dem Personal ist in der präoperativen Phase überwiegend positiv und enthält einen Vertrauensvorschuß. Der Patient braucht die Perfektion des Op-Teams als eine die Gefahr kontrollierende Autorität und antwortet oft mit seiner Vorstellung von „gut" – Stärke und Angstabwehr.

Ein zu distanziertes, vielleicht gar harsch abweisendes Op-Team kann hier zusätzliche Konflikte schaffen.

In der klassischen Arbeit über präoperativen Streß von Janis [7] wurden drei Arten von Reaktionen unterschieden:

1. Extreme, panikartige Angst mit völlig konfusen und uneffektiven Bewältigungsversuchen.
2. Mittlere Angst mit realitätsgerechten, letztlich angstlösenden Bewältigungsmöglichkeiten gedanklicher und körperlicher Art.
3. Die völlige Angstverdrängung, wobei das gesamte Thema Operation ignoriert wird, angebotene Informationsmöglichkeiten nicht genützt werden.

Bei diesen drei Formen wird angenommen, daß sie nicht nur in der Intensität der geäußerten Angst variieren, sondern daß ihnen völlig verschiedene Angstbewältigungsstile, ja Persönlich-

keitsmerkmale zugrunde liegen. Sie benötigen also auch unterschiedliche psychologische —
vielleicht sogar medizinische — Operationsvorbereitung. Dem möglichen Zusammenhang von
präoperativer Angst und Persönlichkeit wurde bereits einige Forschungsaufmerksamkeit gewidmet.

Arten der Angstbewältigung

Am Anfang stand die fast triviale Feststellung, daß im Alltag ängstliche Personen auch in der
Operationsvorbereitung mehr Angst zeigen. Bereits Janis [7] nahm aber an, daß die akute
Angst bei Personen, deren Alltagsängstlichkeit von mittlerer Intensität ist, anders verläuft als
bei Personen mit sehr hoher oder extrem niedriger Intensität.

Während die *mittlere Angst* in den Tagen vor einer Operation zu *realistischer gedanklicher* Auseinandersetzung führt, ist bei Personen mit *extrem hoher Erwartungsangst* die Bewältigung durch zuviel inneren Druck, chaotische Gedankenabläufe und ungeeignete Beruhi-
gungsversuche gekennzeichnet. Bei Personen mit unrealistisch niedrigem Angstspiegel wird
eine Abwehr von Gefahrsignalen innerer und äußerer Art (Verdrängung) angenommen, die
in den Augenblicken vor der Operation u. U. zusammenbricht und zur lokalen Panik führen
kann. Empirische Untersuchungen in den Folgejahren mußten dieses zu einfache Modell re-
vidieren.

So fand z. B. de Long [5], daß Personen mit der Tendenz Angstsignale zu vermeiden
oder zu unterdrücken („*Verdränger*") und Informationen im Umfeld der Operationsvorbereitung zu ignorieren, bei Ankündigung der Operation sogar einen Angstabfall registrierten.
Mit zunehmender Nähe zum Op-Termin stieg die Angst jedoch und erreichte am Tag der
Operation ein Maximum. Personen mit der Tendenz sich bei Gefahr mehr Information zu ho-
len („*Sensibilisierer*") reagierten mit leichtem Angstanstieg auf die Operationsankündigung
und blieben auch weiterhin relativ stabil. Personen mit „unspezifischer Abwehr" reagierten
am stärksten auf die Ankündigung, ihre Angstwerte nahmen danach jedoch ab.

Die Rolle der Körperwahrnehmung

Der Bewältigungsstil betrifft nicht nur die äußere Information über Krankheit, Art des Eingriffs etc., sondern auch den Umgang mit Wahrnehmungen aus dem eigenen Körper. Personen unterscheiden sich stabil hinsichtlich ihrer Fähigkeiten bzw. Bereitschaft Körperempfindungen überhaupt wahrzunehmen. In einem Projekt unseres Instituts [6, 12] wurden
an 98 Personen eines Krankenhauses vor der Operation Angstratings erhoben: beim Anästhe-
siegespräch am Abend vor der Operation, 30 min vor der Prämedikation am Op-Tag, 10 min
nach der Prämedikation, 5 min vor der Operation und einen Tag danach. Im Durchschnitt
ist die Angst unmittelbar vor der Operation am größten. Es gab aber Unterschiede je nach
Güte der Körperwahrnehmung einer Person — getestet mit dem APQ von Mandler et al [10]
(Abb. 1). Personen mit guter Körperwahrnehmung hatten insgesamt hohe Angstwerte mit
einem Maximum *vor* der Prämedikation, Personen mit mittlerer oder geringer Körpersensibi-
lität hingegen zeigten kontinuierliche Zunahme der Angst bis kurz vor dem Op-Termin. Nachdem die Prämedikation konstant war, ist zu erkennen, daß gute Körperwahrnehmung auch

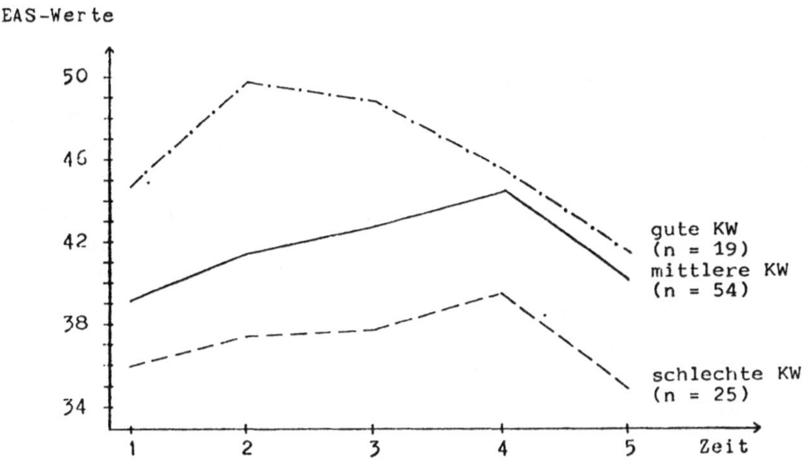

Abb. 1. Angstverläufe und Körperwahrnehmung (KW).
Meßpunkte: *1* = Vorabend; *2* = 30' *vor* Prämedikation; *3* = 10' *nach* Prämedikation; *4* = 5' vor Operation;
5 = 1 Tag nach Operation

zu besserer Reaktion auf die Prämedikation führt. Die Körperempfindungen signalisieren weniger Angst, und wer gewohnt ist, seine subjektive Angst daran zu messen, *hat* dann auch weniger Angst. Personen mit schlechter Körperwahrnehmung haben vermutlich eine simplere Angstverarbeitung (Verdrängung?). Sie reagieren am wenigsten auf Prämedikation, und in Einzelfällen, wenn in der unmittelbaren Op-Vorbereitung stärkere Schmerzreize auftreten, haben sie keine eingeübten Bewältigungsmittel. So ist es erklärlich, daß gerade vorher oft besonders gelassen wirkende Patienten plötzlich in Panik geraten und aus dem Op-Saal davonlaufen.

Angst und postoperative Anpassung

Bereits Janis [7] und nach ihm mehrere Autoren (u. a. Auerbach [2]; Sime [15]; Möhlen u. Davies-Osterkamp [11]) konnten auf den Zusammenhang von präoperativer Angst und postoperativer Genesung hinweisen. Bei extremer Angstreaktion vor der Operation ist die Anzahl negativer körperlicher Reaktionen während der Operation erhöht und die Genesung im Durchschnitt verzögert. Auffallend ist jedoch, daß Personen mit wenig „sichtbarer" präoperativer Angst, sofern sie „Verdränger der Angstsignale" sind, auch über wenig Information bezüglich der Anästhesie etc. verfügen. Nach der Operation erleben sie eher negative Stimmungen, die sich in Aggressionen gegenüber dem Op-Team und dem Pflegepersonal äußern. Bei außergewöhnlich guter Anpassung vor der Operation scheint diese wiederum unrealistisch schlecht nach der Operation zu sein. Es war angesichts dieser Sachlage notwendig, die Möglichkeiten einer psychologischen Operationsvorbereitung empirisch zu testen.

Psychologische Unterstützung der Angstbewältigung

Eine größere Zahl von Studien behandelt Möglichkeiten und Effektivität psychologischer Operationsvorbereitung. Die Methoden variieren von individuellen, fast psychotherapie-ähnlichen Einzelgesprächen, über standardisiertes Streßbewältigungstraining, Filmen über den Operationsablauf bis hin zu reiner Information über die zum Einsatz kommenden Geräte. Generell kann aus all diesen Studien gesagt werden, daß im Durchschnitt derartige Op-Vorbereitungen angsterleichternd wirken, weniger Medikation erforderlich machen und eine bessere postoperative Anpassung und Genesung nach sich ziehen. Das gilt aber besonders dann, wenn die Vorbereitung der *Individualität* des Patienten Rechnung trägt und auf die *Körperempfindungen* in der Phase der Anästhesierung und Operation hinweisen. Je spezifischer die Vorbereitung auf die zu erwartenden *äußeren*, v. a. aber *inneren* Ereignisse (Körperempfindungen), desto eher hat der Patient die Möglichkeit sich auf das Geschehen einzustellen. Das führt zwar u. U. zu etwas mehr Angst zum Zeitpunkt der Vorbereitung, bedingt durch realistisches „antizipatorisches Grübeln" (work of worry), Schreck und Panikreaktionen sind dann jedoch während der Operation seltener [1, 9] (rein medizinisch-technische Information hat übrigens den geringsten Einfluß).

Allerdings sind bei diesen Ergebnissen die „Verdränger", mit zumindest nach außen hin großer Gelassenheit in der Vorbereitungszeit, eine Ausnahme. Sie sind meist an Informationen über das was kommt wenig interessiert, mit Recht. Ihr in langen Jahren erworbener Bewältigungsstil wird sich kaum kurzfristig ändern, Information bringt *gleich* Unruhe. Tatsächlich fanden Shipley et al. [14], daß für *„Verdränger" einmaliges Vorführen* eines Films mit den Details einer Magenendoskopie nur zusätzliche Beunruhigung brachte und die Endoskopie erschwerte — im Vergleich zu keiner Vorbereitung. „Sensibilisierer" hingegen hatten *ohne* diese Vorbereitung am meisten Probleme. Zeigt man jedoch den „*Verdrängern*" diesen Film *öfter als einmal*, so profitieren sie davon dann doch erheblich — wie übrigens auch die „Sensibilisierer". Auch bei Operationen gilt, daß eine detaillierte psychologische oder medizinisch-technische Information *gegen* den Willen und gegen das Abwehrsystem des Patienten nur zusätzliche Irritationen bewirkt. Op-Vorbereitung hat somit auch die Aufgabe, die Empfänglichkeit für mehr Information, persönliche Aussprache und Thematisierung angstbesetzter Inhalte herauszufinden. Erst dann kann unter Ausnützung des Angstbewältigungsstils des Patienten auf die Operation psychologisch vorbereitet werden.

Es soll jedoch nicht außer acht gelassen werden, daß Krankheit, besonders in Verbindung mit Operationen, eine Belastung für eingefahrene Problem- und Konfliktabwehrprozesse bewirkt. Manchmal wird sogar darin ein *Sinn* der Krankheit gesehen. Der Mensch wird mit den Grenzen seiner Existenz konfrontiert. Mancher wird sich dagegen mit verschiedenen Tricks, wie Verdrängung, Ablenkung, Verleugnung, ja Regression wehren. Es ist wohl nicht die Aufgabe des ärztlichen und des pflegerischen Personals hier schulmeisternd in die Lebensgestaltung des einzelnen, v. a. in dieser Situation der leiblich-seelischen Behindertheit, ja Hilflosigkeit, einzugreifen um eine Laienpsychotherapie im Blitzverfahren an den Mann zu bringen. Ist jedoch in dieser Phase der emotionalen Instabilität seitens des Patienten Interesse und Bereitschaft da, und häufig werden diese nur indirekt signalisiert, so soll dem mit psychologischer Kompetenz entsprochen werden können. Dabei ist das Halten der Grenzen und eine die Persönlichkeit stabilisierende Intervention wichtiger als die Ausnutzung reduzierter psychischer Abwehr. Die Besonderheit der Situation (Kürze des Kontakts, Vorrang körperlicher Maßnahmen, Ausmaß psychologischer Kompetenz des Arztes) läßt keine einfache Übernahme aus anderen Bereichen (Psychotherapie, Psychiatrie, Rehabilitation) zu.

Vielmehr sind spezifische Forderungen nötig, die auf einen differenzierten, der Individualität des Patienten und der medizinischen Realität gerecht werdenden Einbau psychologischer Hilfen in der Operationsvorbereitung hinarbeiten. Dann können einige Schritte mehr zu der Überzeugung hinführen, daß Krankheit nicht nur im Sinne von Wiederherstellung geheilt wird, sondern die Gelegenheit zu menschlicher Reifung genutzt wird. Mag sein, daß dies nicht nur ein humanitäres, sondern ein utilitaristisches Ziel ist.

Literatur

1. Andrew JM (1970) Recovery from surgery, with and without preparatory instruction, for three coping stiles. J Pers Soc Psychol 15/3:223–226
2. Auerbach SM (1973) Trait state anxiety and adjustment to surgery. J Consul Clin Psychol 40/2: 264–271
3. Bodley PO, Jones HVR, Mather MD (1974) Preoperation anxiety: a qualitative analysis. J Neurol Neurosurg Psychiatry 37:230–239
4. Butollo W (1979) Chronische Angst. Urban & Schwarzenberg, München
5. De Long RD (1970) Individual differences in patterns of anxiety arousal, stress relevant information and recovery from surgery. Unp. Diss. Univ. Cal., Los Angeles
6. Höfling S, Dworzak J, Butollo W (1982) Angstverläufe in der Operationsvorbereitung. Int. Kongr. Anaesth., Zürs
7. Janis IL (1958) Psychological stress. Wiley, New York
8. Johnson JE, Leventhal H (1974) Effects of accurate expectations and behavioral instructions on reactions during a noxious medical examination. J Pers Soc Psychol 29/5:710–718
9. Kendall PC, Williams L, Pechalek TF, Shisslak C, Herzoff N (1979) Cognitive-behavioral and patient education interventions in cardiac catheterization procedures. J Consult Clin Psychol 47:49–58
10. Mandler G, Mandler JM, Uviller ET (1958) Autonomic feedback. J Abnorm Soc Psychol 56:367–373
11. Möhlen K, Davies-Osterkamp S (1979) Psychische und körperliche Reaktionen bei Patienten der offenen Herzchirurgie. Z Psychosom Med Psychoanal 25:128–140
12. Neef W (1982) Der Stellenwert körperlicher Selbstwahrnehmung beim präoperativen Angsverlauf. Psychol. Diplomarbeit, Univ. München
13. Ramsay MAE (1972) A survey of pre-operative fear. Anaesthesia 27/4:396–401
14. Shipley RH, Butt JH, Horowitz B, Barbry JE (1978) Preparation for a stressful medical procedure: Effect of amount of stimulus exposure and coping stile. J Consult Clin Psychol 46:499–507
15. Sime AM (1976) Relationship of preoperative fear, type of coping, and information received about surgery to recovery from surgery. J Pers Soc Psychol 34/4:716–724

Das ärztliche Gespräch im Umfeld der Operation*

W. M. Pfeiffer

Nach dem bekannten Wort von Billroth [3] ist wohl kein größeres Vertrauen von Mensch zu Mensch denkbar, „als daß einer sich vom anderen durch das Einatmen eines betäubenden Giftes in schmerz- und bewußtlosen Zustand versetzen läßt und sich ihm so ganz preisgibt". Dieser Ausspruch macht deutlich, daß die Anästhesiologie nicht allein durch ihre hohe technische Entwicklung oder durch die Bereitschaft zu entschlossener therapeutischer Intervention zu charakterisieren ist, sondern gerade auch durch ganz eigene und intensive Formen der Beziehung zwischen Patient und Arzt. Zwischenmenschliche Beziehung wird aber v. a. im Gespräch greifbar und wirksam. So kommt dem ärztlichen Gespräch in der Anästhesiologie und in der Intensivmedizin ein besonders hoher Stellenwert zu. Dem entspricht, daß heute — abgesehen von Psychiatrie und Psychosomatik — kein anderes medizinisches Fach der Psychologie des Patienten und dem ärztlichen Gespräch so große Aufmerksamkeit schenkt wie eben die Anästhesiologie, was sich in zahlreichen Tagungen und Publikationen widerspiegelt [9, 15, 21].

Nachstehend ist eine Liste von *Gesprächssituationen* aufgeführt, die für das Umfeld der Operation charakteristisch sind:

— Prämedikationsgespräch
— Gespräch bei der Vorbereitung
— Gespräch bei Regionalanästhesie
— Gespräch mit dem Erwachenden
— Visitengespräch
— Gespräch mit dem Angehörigen.

Die einzelnen Gesprächssituationen stellen den Arzt vor sehr verschiedenartige Aufgaben und erfordern daher unterschiedliche Methoden, was hier am Beispiel des Prämedikationsgesprächs näher aufgezeigt werden soll.

Das *Prämedikationsgespräch* zeigt inhaltlich im wesentlichen den folgenden Aufbau [1]:

— Kontaktaufnahme
  Hierzu gehören Vorstellung, Angabe des Gesprächszwecks und die nochmalige Feststellung des Konsens über die geplante Operation.
— Durchgehen des Anamnesebogens
  Dabei ergibt sich Gelegenheit, die einzelnen Punkte weiter zu klären und zu ergänzen.

---

* Für seine Unterstützung bin ich Herrn A. Kimmel zu besonderem Dank verpflichtet

– Körperliche Untersuchung
  Dieser Abschnitt erweist sich als besonders wichtig für den Aufbau der persönlichen Beziehung.
– Konsens über die Art der Anästhesie
  In Sonderheit ist hier die Wahl zwischen allgemeiner und regionaler Anästhesie zu klären.
– Schilderung des Medikationsverlaufs
  Typischerweise wird hier eingegangen auf die Stadien: Prämedikation, Anästhesie und postoperative Situationen.
– Ergänzende Fragen
– Unterschreiben der Einverständniserklärung
– Kontaktlösung.

Es kann hier keine detailliertere Analyse eines Prämedikationsgesprächs durchgeführt werden; vielmehr soll es nur Anlaß zu einigen allgemeineren Überlegungen geben.

Eine erste Aufgabe des Prämedikationsgesprächs liegt im *Austausch von Sachinformationen*. Einmal geht es darum, daß sich der Arzt über die relevanten Daten der Vorgeschichte informiert, z. B. über Vorerfahrungen und über individuelle Reaktionsformen. Dabei ist wichtig, daß kein wesentlicher Punkt vergessen wird, daß der Patient versteht, was man von ihm wissen will und daß er seinerseits verständlich macht, was er zu diesem Thema zu sagen hat. Eine wichtige Hilfe stellen hierfür Fragebögen dar, die dem Patienten schon vor dem Gespräch ausgehändigt und dann im Detail durchgesprochen werden.

Umgekehrt ist der Patient über die Fakten aufzuklären, die diesem wichtig sind. Das ist nicht nur eine juristische Forderung, sondern v. a. auch eine Notwendigkeit, um eine optimale Mitarbeit bei Operation und Nachbehandlung zu erreichen.

In diesem Zusammenhang ergeben sich eine ganze Reihe von Fragen:

1. Inwieweit will der Patient überhaupt informiert sein? Das ist sicher individuell verschieden: Es gibt Personen, die in stärkerem Maße informationssuchend eingestellt sind, während andere eher Informationen meiden. Überwiegend läßt sich heute aber ein hohes Informationsbedürfnis erkennen, wenigstens sofern es sich um entscheidungs- und verhaltensrelevante Tatsachen handelt [20].
2. Wieweit ist es überhaupt möglich, einem Laien wesentliche Informationen zu vermitteln? Dies wurde v. a. durch einige chirurgische Publikationen (so Höfer u. Streicher [13]) nachdrücklich in Frage gestellt. Untersuchungen, die wir in Münster zu diesem Thema unternommen haben [4], ergeben ein wesentlich günstigeres Bild. Allerdings sind mehrere Umstände zu beachten.
   – Zeitpunkt: Die emotional gespannte Situation am Tag vor der Operation ist wenig geeignet, Wissen in größerem Umfang zu vermitteln, wohl aber ist hier der rechte Zeitpunkt, auf Einzelheiten der Medikation einzugehen.
   – Informationsvermittlung setzt Verständlichkeit der Mitteilung voraus [16]. Diese ergibt sich aus der Wortwahl, die dem Sprachniveau des Patienten angemessen sein muß. Zum anderen ist die Verständlichkeit vom Komplexitätsgrad der Satzkonstruktionen abhängig sowie von der Anschaulichkeit der Mitteilung. Dabei ist das gesprochene Wort für sich allein als Informationsträger oft unzureichend, wogegen die Verbindung mit Skizzen, Bildmaterial, evtl. mit der Demonstration der Apparaturen weit bessere Ergebnisse zeigt. In manchen Fällen kommt sogar ein Einüben des Patienten in die erforderliche Kooperation in Betracht.

— Endlich möchte ich hervorheben, daß es bei dem dynamischen Geschehen des Gesprächs nicht so sehr auf eine absolute „Verständlichkeit" einzelner Worte ankommt als auf den Prozeß der Verständigung, in dem durch Rede und Gegenrede eine Annäherung der beidseitigen Erwartungen und Vorstellungen — ein „Konsens" erreicht wird [19]. Dazu gehört aber, daß sich der Arzt immer wieder des Verstehens des Patienten und seines eigenen Verstehens versichert und daß er den Patienten zu Nachfrage und Korrektur ermutigt. Das bedeutet, daß wir wegkommen müssen vom Monolog und statt dessen dem Patienten soviel Raum geben, daß ein Dialog entstehen kann.

Der sachliche Informationsaustausch ist aber nur die eine Ebene des Prämedikationsgesprächs. Auf einer anderen Ebene geht es um die *emotionale Bewertung* der Sachverhalte, um Erwartungen und Reaktionsbereitschaft. Fast immer befindet sich der Patient vor der Operation in erheblicher affektiver Spannung, und gerade der Kontrollverlust der Narkose läßt Todesgedanken anklingen. Freilich werden (besonders von den Männern) solche Ängste gern hinter einer Haltung unbewegter Tapferkeit oder überlegener Ironie verborgen. Wir haben dies als Ausdruck des persönlichen Stils der Situationsbewältigung zu respektieren. Wenn aber der Patient durch verbale oder nonverbale Hinweise erkennen läßt, daß er emotional bedrängt ist, dann ist eine *kathartische Aussprache* angezeigt.

In einem Prämedikationsgespräch vor Exstirpation einer Lymphdrüse wegen wahrscheinlicher Metastasierung äußert die Patientin: „Es wird schon alles schiefgehen", wobei ihr gleichzeitiges Lachen den Versuch erkennen läßt, ihre Ängste zu überspielen. Der Anästhesist geht akzeptierend auf ihre affektive Situation ein mit den Worten: „Das klingt nicht sehr optimistisch". Damit ermöglicht er ihr, über ihre Ängste zu sprechen, was zu rascher Beruhigung führt.

Voraussetzung für ein solches Vorgehen ist freilich, daß zu diesem Augenblick ausreichend Zeit zur Verfügung steht. Wenn etwa der Patient am Eingang des Operationssaals Angst äußert, dann wäre es verfehlt, sich auf eine kathartische Aussprache einzulassen; hier gilt es vielmehr, dem Patienten mit einem autoritativ-stützenden Wort über die Klippe hinwegzuhelfen. Dies aber ist eine Form der *suggestiven Beeinflussung*. Im Vergleich zum Bewußtmachen und zum Durcharbeiten von Konflikten genießt ein solches suggestives Vorgehen in der Psychotherapie zwar minderes Ansehen. Doch haben uns die Plazebostudien gelehrt, daß ärztliches Handeln unausweichlich mit Suggestion verbunden ist. Es liegt an uns, ob wir die suggestive Wirkung, die uns natürlicherweise aus unserer Position zuwächst, im Interesse des Patienten gezielt einsetzen.

Schon dadurch, daß wir dem Patienten eine Mitteilung machen, stimmen wir ihn auf das Geschehen ein und legen ihm Bewertungen nahe. Wenn etwa der Anästhesist vor einer Regionalanästhesie ankündigt: „Sie werden möglicherweise die Berührung noch etwas spüren, doch wird die Schmerzempfindung erloschen sein", so ist das nicht nur die Feststellung eines zukünftigen Sachverhalts, sondern es wird zugleich die Erwartung und Reaktionsbereitschaft des Patienten in die erwünschte Richtung gelenkt. Eine solche Äußerung legt ihm nämlich nahe, Mißempfindungen als Berührung und nicht als Schmerz zu interpretieren. Dies aber ist „Suggestion", und zwar — da das Geschehen explizit angesprochen wird —, eine „direkte Suggestion".

Vielleicht noch wichtiger sind in diesem Zusammenhang die „indirekten Suggestionen". Indem wir ein bestimmtes Wort oder ein Bild verwenden, lassen wir ein ganzes Umfeld von Bedeutungen und Wertungen anklingen und geben damit auf subtile Weise — absichtlich oder unabsichtlich — den Erwartungen und Bereitschaften des Patienten eine Richtung. So provoziert etwa die wiederholte Frage „Tut es noch weh?" indirekt eine Deutung von Restempfindungen in Richtung Schmerz. Anderseits schließt das Gespräch über die Rekonvaleszenzphase das erfolgreiche Überstehen der Operation und damit eine Beruhigung des Patienten ein.

Es wäre wohl angemessen, daß wir unsere sprachlichen Mitteilungen einmal unter dem Gesichtspunkt solcher impliziten Steuerungen näher betrachten, wobei wir allerdings zu bedenken haben, daß zahlreiche Worte für den Nichtmediziner andere Konnotationen besitzen als für den Arzt, und zwar häufig beunruhigendere. Ein typisches Beispiel ist das Wort „Intensivstation", das heute für viele Menschen mit der Vorstellung der Lebensbedrohung und der „Apparatefolter" belastet ist. Es ist daher unbedingt erforderlich, den Patienten darauf vorzubereiten, daß er auf der Intensivstation erwacht und ihm für die Verlegung eine Begründung zu geben.

Hierzu ein Zitat aus einem Prämedikationsgespräch: „Wenn die Operation vorbei ist, dann kommen Sie auf die Intensivstation. Das machen wir bei allen Patienten nach dieser Operation ... Und zwar hat das folgenden Grund: Wir wollen Sie nach der Operation noch ein paar Stunden genau im Auge behalten, also ungefähr 'nen halben Tag bis einen Tag."

Eine dritte Ebene stellt die *Beziehung zwischen den Gesprächspartnern* dar. Mitunter wird sie ausdrücklich zum Thema gemacht, viel häufiger aber klingt sie nur unterschwellig mit. Bei den zahlreichen Prämedikationsgesprächen, die den ersten Kontakt zwischen Patient und Anästhesist darstellen, bildet sich die Beziehung während und durch dieses Gespräch aus. Dabei kommt scheinbaren Nebensächlichkeiten besondere Bedeutung zu: der Begrüßung, der Form des Beisammensitzens, der Art, wie der Arzt spricht und dem Patienten zuhört. Es ist nicht leicht zu sagen, welche Faktoren eine vertrauensvolle Beziehung entstehen lassen, und es wäre gefährlich, sie durch Kunstgriffe „machen" zu wollen. Immerhin hoben die Patienten bei Befragung einige Merkmale hervor, die sie am Arzt als besonders vertrauenserweckend erlebten [2], nämlich

— der Eindruck ruhiger Sicherheit (dazu gehört eine Haltung der Ruhe während des Gesprächs wie auch bei der Vorbereitung zur Operation),
— Aufrichtigkeit (wie sie besonders beim Geben von Informationen deutlich wird),
— die Bereitschaft, dem Patienten im Gespräch Raum zu geben, ihm zuzuhören und auf seine Sorgen verstehend einzugehen,
— die Verläßlichkeit, wie sie sich etwa im Einhalten von Zusagen äußert.

Wenn es gelingt, eine wirklich vertrauensvolle Beziehung aufzubauen, was bei der großen Bereitwilligkeit der Patienten nicht sonderlich schwerfällt, dann bedeutet dies wohl die beste Sicherung gegen Angst- und Erregungszustände im Umfeld der Operation. Je persönlicher die Beziehung ist, um so schwerer wird der Patient freilich enttäuscht sein, wenn dann ein anderer Arzt die Anästhesie ausführt. Ein solcher Wechsel sollte daher die Ausnahme sein. Wenn er aber nicht zu vermeiden ist, dann müßte sich der behandelnde Anästhesist vor der Operation mit dem Patienten bekannt machen und ihm zu erkennen geben, daß die Informationen an ihn weitergeleitet wurden.

Die drei Ebenen sind freilich nicht allein im Prämedikationsgespräch aufzuweisen, sondern sie gelten gleichfalls für die anderen Gesprächssituationen, die bereits eingangs erwähnt wurden.

Das *Warten im Vorbereitungsraum* stellt sicher einen kritischen Abschnitt dar. Dabei ist zu berücksichtigen, daß durch die Prämedikation eine gewisse Benommenheit herbeigeführt ist. Emotional kann sich das in einer Stimmung der Ruhe und Gleichgültigkeit äußern, was aber keineswegs für alle Fälle gilt. Eine Erhöhung der Wahrnehmungsschwelle bewirkt, daß längst nicht mehr alle Vorgänge registriert werden, doch können Ereignisse, die diese Schwelle überschreiten, besonders eindrücklich im Erlebnisfeld stehen.

In noch stärkerem Maße gilt das während der *intravenösen Einleitung* der Anästhesie. Wir haben es hier mit einem Zustand zu tun, der in der Psychotherapie als „Narkohypnose" für einige Zeit in Gebrauch war; durch Injektion eines Babiturats wurde ein Zustand des Halbschlafs herbeigeführt, in den der Therapeut seine Suggestion sprach, die hierbei ähnlich intensive Wirkung zeigten wie in der Hypnose.

Wir müssen also damit rechnen, daß in der Zeitspanne vor der Operation eine wesentlich erhöhte Suggestibilität besteht. Wie wir häufig von Patienten hören, kann sich das negativ auswirken (das Klappern von Instrumenten, aufgeregtes Gerede, ein unbedachtes Wort, der Anblick eines blutigen Tuchs). Doch haben wir es in der Hand, durch eine der Situation angemessene Äußerung (sie muß einfach und eindringlich genug sein) die Gestimmtheit des Patienten in die erwünschte Richtung zu lenken.

Die *Regionalanästhesie* bietet eine der bemerkenswertesten Gesprächssituationen, die man sich denken kann. Dem Anästhesisten geht es dabei allgemein darum, durch das Gespräch laufend Information über das Befinden des Patienten zu erhalten, ihn gegenüber Belastungen zu stützen und ihn in seinem Verhalten operationsgerecht zu steuern. Demgegenüber zeigen die Patienten sehr verschiedenartige Bedürfnisse; darin spiegeln sich die unterschiedlichen Stile wider, eine kritische Situation zu bewältigen [18].

Einem informationssuchenden Stil entspricht es, wenn der Patient fortwährend über das Operationsgeschehen orientiert sein will, evtl. sogar hochinteressiert die Operation im Spiegel verfolgt. Dabei zeigt er eine eigentümliche emotionale Distanzierung, die ihm gestattet, gleichsam neben den Arzt zu treten und die operierte Gliedmaße als Objekt zu betrachten (eine Verbindung von Informationssuchen und Emotionsmeiden, die man als „Versachlichung" kennzeichnen kann.

Weit größer ist die Zahl der Patienten, die von der Operation am liebsten nichts wissen möchte (sich also im Operationssaal „informationsmeidend" verhält) und statt dessen dahindämmert oder die Aufmerksamkeit auf Musik richtet. Anderseits wird gerade der soziale Kontakt oft zur Situationsbewältigung eingesetzt, etwa als intensive Hinwendung zum Anästhesisten, was sogar die Form eines Flirts annehmen kann.

In jedem Fall ist aber wichtig, daß der Patient das Gefühl hat, geborgen zu sein und nötigenfalls sofort Hilfe zu erhalten. Das gilt gerade auch für den besonders emotionslos und tapfer erscheinenden Verhaltensstil, denn die Verleugnung stellt oft eine letzte Barriere dar. In diesem Zusammenhang ist zu erwähnen, daß vegetative Symptome (Herzsensationen, Frieren, Zittern) oft Ausdruck oder Äquivalent einer – vielleicht verleugneten – affektiven Reaktion sind und daher nicht nur medikamentöse, sondern auch emotionale Stützung verdienen.

Die angeführten Dimensionen können sich auf sehr unterschiedliche Weise miteinander verbinden, woraus sich eine Vielfalt konkreter Verhaltensformen ergibt. Die Reduzierung auf die eine Dimension Repression vs. Sensitization (Byrne [8]) wird der Realität keinesfalls gerecht. Auch ist es ein Irrtum zu glauben, ein Mensch bediene sich konstant des gleichen Bewältigungsstils, vielmehr wechseln die Stile von Situation zu Situation. So liegt es gerade auch beim Ansprechpartner (also beim Anästhesisten) den Bewältigungsstil des Patienten zu beeinflussen.

Im Anschluß an die Operation befinden sich die Patienten in sehr unterschiedlicher Bewußtseinslage. Manche sind sofort orientiert, andere meinen, die Operation werde jetzt erst beginnen; manche Patienten aber sind völlig desorientiert. Im übrigen ist die fremdartige Umgebung und ihr veränderter Zustand (z. B. Beatmung und Sprachlosigkeit) durchaus geeignet, Ratlosigkeit und Angst auszulösen. Hieraus wird deutlich, wie notwendig die sorgfältige präoperative Vorbereitung ist. In diesem Fall bedarf der Patient jetzt der Beruhigung und der Ermutigung sowie der Erinnerung an das schon Besprochene. Dank der auch jetzt hohen Suggestibilität fällt es leicht, ihn mit wenigen, einfachen Worten zum Weiterschlummern zu bewegen, doch kann es sein, daß er noch mehrfach Beruhigung und Orientierungshilfe nötig hat.

Bei den meisten Patienten stellt die Bewußtseinsstörung und die Sprechbehinderung ein Durchgangsstadium dar, das rasch überwunden wird. Doch ist gerade bei körperlich schwer beeinträchtigten Kranken die Zahl der Äußerungsbehinderten und Bewußtseinsgestörten so beträchtlich, daß wir hierin die beiden gewichtigsten Probleme der Kommunikation auf Intensivstationen vor uns haben.

Um die Schwierigkeiten zu verstehen, die sich dem Austausch mit *Äußerungsbehinderten* entgegenstellen, ist zunächst das folgende zu bedenken: Natürlicherweise sprechen wir mit einem anderen Menschen nur so lange, wie wir von ihm Signale (des Verstehens, der Bestätigung) erhalten, und wenn es sich dabei nur um ein schlichtes „mhm" handelt. Fallen diese Signale fort, dann erlischt auch die Bereitschaft zur Kommunikation.

Nun versucht der äußerungsbehinderte Patient zunächst sehr wohl, mit der Umwelt in Kontakt zu treten, z. B. durch mimische Zeichen. Das Aufnehmen solcher Botschaften aber — und seien sie noch so einfach — bereitet selbst dem Geübten beträchtliche Mühe und erfordert viel Zeit. So geschieht es häufig, daß trotz aller Anstrengungen der Kontakt abgebrochen wird, ohne daß eine Verständigung erreicht war. Dies aber bedeutet eine tiefe Enttäuschung für den Pflegenden, erst recht für den Kranken. Die Folge ist, daß beim Patienten die Bereitschaft, sich anderen Menschen zuzuwenden, abstirbt, womit auch für den Pflegenden der letzte Anreiz zur Mitteilung verlorengeht.

So kommt es also im Umgang mit dem Äußerungsbehinderten natürlicherweise zu einem Zirkel, an dessen Ende das Versiegen der Kommunikation steht. Für den Patienten bedeutet das den Verlust der Umwelt, ein resigniertes Versinken in sich selbst, dessen vitale Auswirkungen nicht ernst genug bewertet werden können; für den Pflegenden aber, daß er den Patienten als Person nicht mehr wahrnimmt, sondern ihn zum bloßen Gegenstand der Pflege werden läßt.

Daher ist es erforderlich, daß die Pflegenden ein Sprechverhalten einüben, das der natürlichen Tendenz entgegenläuft: daß sie also den Patienten immer wieder ansprechen, auch wenn von ihm wenig oder keine Reaktion kommt („Antwortlose Einwegkommunikation" Herzig [12], S. 64). Daß sie ihn immer aufs Neue ermutigen, von sich aus Kontakt aufzunehmen und daß sie sich bis zum Verstehen um das Erfassen seiner Äußerungen bemühen.

Auf die zahlreichen Hilfsmittel, die zur Verständigung mit dem Patienten geschaffen wurden, brauche ich hier nicht weiter einzugehen (Vereinbarung mimischer Zeichen für ja und nein, Schreibtafeln, Zeigetafeln, s. Börsig u. Steinacker [6]). Erwähnt seien noch die elektronischen Tastengeräte, die sicher eine weitere Vervollkommnung verdienten, v. a. aber die Sprechkanülen, bei denen dem Patienten durch einen Ventilverschluß kurzfristig das Sprechen ermöglicht wird. Um der „Verdinglichung" des Patienten entgegenzuwirken, haben sich zudem einige Regeln für die Intensivpflege herausgebildet: z. B. tunlichst keine Manipulationen am Kranken ohne seine Zustimmung auszuführen; Handlungen stets anzukündigen und nötigenfalls zu erklären.

Sicher ist es schon viel, wenn der Patient auf solche Weise wenigstens seine wichtigsten Bedürfnisse zu äußern vermag und wenn er verstehend und mitbestimmend in die Handlungen der Pflege einbezogen wird. Trotzdem besteht meist noch eine erschütternde Verarmung des Austauschs, indem er auf rein sachliche Mitteilungen beschränkt ist, etwa vom Patienten aus: „Trinken" oder vom Personal aus: „Wir wollen Sie jetzt absaugen". Es wäre also nötig, den Patienten nicht allein im sachlichen Bereich, sondern gerade auch emotional anzusprechen und mit der Umwelt zu verbinden [10].

Die Problematik der *Kommunikation mit Bewußtseinsgestörten* [11] berührt sich eng mit der bei äußerungsbehinderten Patienten: Einmal weil hinsichtlich beider Gruppen die Gefahr besteht, daß sie zum reinen Objekt der Pflege werden und als Person aus dem Blick geraten. Zum anderen weil sich Äußerungsbehinderung und Bewußtseinsstörung oft miteinander verknüpfen, sei es, daß das Krankheitsgeschehen beide Beeinträchtigungen zugleich bewirkt oder daß wir den Äußerungsbehinderten (etwa durch intensive Sedierung) zusätzlich zum Bewußtseinsgestörten bzw. den Bewußtseinsgestörten (etwa durch Isolierung und Fixierung) zusätzlich zum Äußerungsbehinderten machen.

Das Gewicht des Problems wird noch deutlicher, wenn wir uns vergegenwärtigen, daß man in vergangenen Jahren geradezu von einem „Intensive Care Syndrome" sprach und glaubte, damit ein psychopathologisches Spezifikum der Intensivmedizin gefunden zu haben [17]. Inzwischen wissen wir, daß sich derartige Störungen zwanglos in das psychiatrische Krankheitsbild der exogenen Reaktionen einfügen [5].

Gewiß haben die organischen Psychosyndrome dank den Fortschritten der operativen und anästhesiologischen Methodik in den letzten Jahren viel von ihrer Dramatik verloren. Trotzdem machen auch weiterhin die meisten Patienten der Anästhesiologie zumindest für eine kürzere Zeit Bewußtseinsveränderungen unterschiedlichen Grads (von der leichten Benommenheit bis zum Koma) durch. So vielfältig das klinische Erscheinungsbild sein mag, lassen sich doch einige gemeinsame Merkmale aufzeigen, die je nach dem Grad der Beeinträchtigung der Bewußtseinsfunktionen in unterschiedlicher Weise in Erscheinung treten.

Stufen psychoorganischer Beeinträchtigung[1]

1. Labilisierung des psychischen Gleichgewichts.
   Stimmungslabilität, Erschöpfbarkeit
   kognitive Funktionen intakt, meist verlangsamt und eingeengt.
2. Desintegration und Dysregulation.
   Verstimmungszustände, Verwirrtheit,
   Unvermögen, die Situation zu überblicken und zu strukturieren.
   Ausgeliefertsein an isolierte Eindrücke und Bedürfnisse.
3. Zunehmender Abbau der Regulationen und Funktionen
   bis hin zu Koma und apallischem Syndrom.

Auf der leichtesten Stufe sind die geistigen Funktionen zwar noch erhalten, sie zeigen aber meist eine Verlangsamung und Einengung. Es kommt zur Labilisierung der Affektregulation, häufig auch zu Verstimmungen. Auf der schwersten Stufe sind die geistigen Funktionen in dem Grade beeinträchtigt, daß der Kontakt zur Umwelt weitgehend aufgehoben ist. So stellt

---

1   Nach Burchard [7], S. 105 f.

uns die mittlere Stufe psychologisch vor die schwierigsten Aufgaben. Hier treten nämlich die pathologischen Veränderungen am stärksten hervor. Gedanken brechen ab, wiederholen sich einförmig, werden verworren. Es gelingt nicht mehr, die gesamte Situation zu erfassen und durchzustrukturieren; damit geht auch die Orientierung verloren. Eine extreme Störung der Merkfähigkeit bewirkt oft, daß eben Gehörtes sogleich wieder entschwindet. Während ein großer Teil der Ereignisse nicht oder nur verschwommen wahrgenommen wird, treten einzelne Eindrücke isoliert und überstark hervor (näherkommende Schritte, ein Gesicht, ein Satzbruchstück), der Kranke erfährt sie als auf seine Person bezogen und zwar meist als bedrohlich. Die Stimmungslage ist oft angstvoll oder depressiv getönt, und wenn der Patient nun versucht, die Fragmente der Umwelt zu ordnen, dann ist diese Gestimmtheit das verbindende Element, aus dem heraus die unverstandenen Ereignisse interpretiert werden.

So glaubte etwa eine Patientin, auf einer Tierversuchsstation zu sein, mißdeutete Personal und Infusionsständer als Gorillas und den Röntgenapparat als einen Dinosaurier, der sich über sie legte. Ein anderer Patient meinte, er sei bereits tot und werde nur noch als Organspender in Funktion gehalten. Wir erkennen in beiden Fällen Fragmente der Realität, die auf wahnhafte Weise fehlinterpretiert werden, das eine mal aus einer Stimmung des Bedrohtseins heraus mit traumhaftphantastischen Zügen, das andere mal aus der Stimmung des „giving up" [22], die so häufig den Beginn eines infausten Verlaufs anzeigt.

Therapeutisch stellt sich die Frage, wie sich derartige Bewußtseinsstörungen beeinflussen lassen. Gesichtspunkte der Medikation und der Schlafregulation sollen uns jetzt nicht beschäftigen. Dagegen ist die Bedeutung aller Maßnahmen hervorzuheben, die der Erfassung und Aneignung der Situation durch den Patienten dienen (d. h. gerade auch der Orientierung) und seine Einwurzelung in die Realität fördern. Hierzu gehören:

— die präoperative Vorbereitung des Patienten auf die Ereignisse, die ihn nach der Operation erwarten,
— sofortiger Kontakt und erste Informationen beim Erwachen aus der Narkose,
— ständige Orientierungshilfe durch entsprechende Gestaltung der Umwelt und gerade auch durch das Gespräch,
— in diesem Zusammenhang ist auch das nachdrückliche Nennen beim Namen anzuführen, welches das Gefühl der Identität und der zwischenmenschlichen Beziehung wachruft.

Nun sind unsere Möglichkeiten, die Bewußtseinsstörungen zu beheben, sicher begrenzt; häufig werden also die entsprechenden Veränderungen der Orientierung, der Wahrnehmung, des Gedankenablaufs über längere Zeit weiterbestehen. Doch lehrt uns die Erfahrung, daß solche Beeinträchtigungen nicht notwendig mit schwerwiegenden Verstimmungen und mit paranoiden Reaktionen einhergehen, sondern daß eine Atmosphäre, die dem Patienten ein Gefühl der Zuversicht und Geborgenheit vermittelt, eine weitgehende Sicherung hiergegen bietet. Das bedeutet, daß wir die Möglichkeit haben, durch psychische Einflußnahme (also gerade auch durch das Gespräch) psychotischen Entgleisungen vorzubeugen bzw. nach ihrem Auftreten zu ihrer Überwindung beizutragen.

Allerdings bedarf es zur Kommunikation mit dem bewußtseinsgestörten Patienten einer Gesprächstechnik, die der Veränderung seiner geistigen Funktionen Rechnung trägt. Hierzu gehören:

— Sehr einfache und kurze Mitteilungen, die u. U. häufig wiederholt werden müssen.
— Wichtiger als die gedanklichen Inhalte erweisen sich oft die emotionalen Konnotationen des Gesagten.

– Ganz besonders kommt es aber auf die elementaren Formen der Kommunikation an, etwa auf den Klang der Stimme und den Körperkontakt. So sind es gerade auch die schlichten Handgriffe der Pflege (Waschen, Betten, Füttern) und die beiläufig gesprochenen Worte, die dem Patienten das Bewußtsein der Geborgenheit vermitteln [23].

So wichtig es ist, daß sich Ärzte und Pflegende an diesen Bedürfnissen der Patienten orientieren, werden sie für sich allein durch eine derartige Aufgabe überfordert. Wir haben hier die Unterstützung der Menschen nötig, die dem Patienten am nächsten stehen, also der Angehörigen. So ließ es sich bei den beiden Patienten, deren wahnhafte Erlebnisse oben erwähnt wurden, einrichten, daß der Ehepartner täglich viele Stunden an ihrem Bette verbrachte. Und eben dies empfanden die Patienten als die Hilfe, die es ihnen ermöglichte, die panische Angst bzw. die Stimmung des Aufgebens zu überwinden und erneut die Beziehung zur Welt aufzunehmen. Dies aber war für ihr Überleben, für ihre Heilung sicher nicht weniger wichtig als Medikamente und Apparate. Freilich ist zu berücksichtigen, wie schwierig es ist, Angehörige in die Pflege einzubeziehen. Es bedarf hierzu des ständigen Austauschs, eben des „Gesprächs mit den Angehörigen", das als letzte der typischen Gesprächssituationen im Umfeld der Operation aufgeführt war.

Abschließend ist zu unterstreichen, daß sich die Aufgabe des Anästhesisten (Stützung der Grundfunktionen des Patienten und Befriedigung seiner elementaren Bedürfnisse) nicht nur auf den somatischen Bereich, sondern ebenso auf den psychischen bezieht. Der zwischenmenschliche Kontakt sowie das Gespräch sind nicht nur humane Verzierungen, sondern unverzichtbare Bestandteile der Anästhesiologie und der Intensivmedizin (Schara [21], S. 127f).

Der Arzt hat durch sein Beispiel wie auch durch die Organisation seines Wirkungsbereichs die Voraussetzung zu schaffen, daß diese Aufgabe erfüllt wird. Er kann sie aber unmöglich allein lösen: Es bedarf der Einübung der Pflegepersonals. Und wo die Kräfte nicht ausreichen, müssen wir weitere Hilfe finden: Psychologen, Seelsorger und ganz besonders die Nächstbetroffenen – die Angehörigen.

Literatur

1. Baumann C, Kimmel A, Pfeiffer WM (1982) Zur Analyse anaesthesiologischer Aufklärungsgespräche. In: Lavin P, Huth H (Hrsg) Thieme, Stuttgart
2. Baumann C (1982) Anaesthesiemethoden, Diagnostik, Befunde und Transfusionswesen in der Herzchirurgie. 3. Bad Krotzinger Anaesthesiegespräch, Bad Krotzingen 1982
3. Billroth T, zit. Hutschenreuther H, Hutschenreuther U (1975) Kongreßbericht Deutsche Gesellschaft für Anaesthesie und Wiederbelebung. Perimed, Erlangen, S 182
4. Bökamp H, Pfeiffer WM (1984) Das präoperative Aufklärungsgespräch aus der Sicht der Patienten. Z Orthopäd. 122:623–627
5. Böker W (1980) Symptomatische Psychosen während Intensivbehandlung. In: Lawin P, Wendt M (Hrsg) Thieme, Stuttgart
6. Börsig A, Steinacker I (1981) Kommunikation mit dem Patienten auf Intensivstation. Deutsche Krankenpflegezeitschrift (Beilage)
7. Burchard JM (1980) Lehrbuch der systematischen Psychopathologie, Bd I, UTB. Schattauer, Stuttgart
8. Byrne D (1961) The repression – sensitization scale: rationale, reliability, and validity. J Pers Soc Psychol 29:334–349
9. Guerra F, Aldrete JA (1980) Emotional and psychological responses to anaesthesia and surgery. Grune & Stratton, New York
10. Hannich H-J (1982) Neuere Erkenntnisse aus der Psychosomatik der Intensivmedizin. Anaesthesiol Intensivmed 23:350–358

11. Hannich H-J, Pfeiffer WM (1982) Zur Prävention paranoider und depressiver Reaktionen bei Intensivpatienten. Kongreß Deutsche Gesellschaft für Psychiatrie und Nervenheilkunde. Münster
12. Herzig EA (Hrsg) (1979) Betreuung Sterbender. Rocom, Basel
13. Höfer E, Streicher HJ (1980) Patientenaufklärung. Untersuchung zur Interaktion an chirurgischen Patienten. Dtsch Med Wochenschr 105:694–697
14. Lawin P, Huth H (Hrsg) (1982) Grenzen der ärztlichen Aufklärungs- und Behandlungspflicht. Thieme, Stuttgart
15. Lawin P, Hannich H-J, Wendt M (1983) Psychosomatik der Intensivmedizin. Thieme, Stuttgart
16. Mann F, Schwab P, Dahlke F, Basener D (1982) Zur Messung der Verständlichkeit des Arztes in Arzt-Patient-Gesprächen. Med Psychol 8:56–66
17. McKegney PF (1966) The intensive care syndrome. The definition, treatment, and prevention of a new disease of medical progress. Connecticut Med 30:633–636
18. Pfeiffer WM (1983) Konsens als Grundlage therapeutischen Handelns. Z Personenzentr Psychol Psychother 2:321–330
19. Pfeiffer WM, Janssen F (1983) Gesprächsführung in der operativen Intensivmedizin. In: Lawin P, Hannich H-J, Wendt M (Hrsg) Thieme, Stuttgart
20. Raspe H-H, Siegrist J (1979) Zur Gestalt der Arzt-Patient-Beziehung im stationären Bereich. In: Siegrist J, Hendel-Kramer A (Hrsg) Wege zum Arzt. Urban & Schwarzenberg, München
21. Schara J (1982) Regeln für die Pflege am Intensivkrankenbett. In: Schara J (Hrsg) Humane Intensivtherapie. Perimed, Erlangen
22. Schmale AH (1972) Giving-up as a final common pathway to changes in health. Adv Psychosom Med 8:20–40
23. Wiesenhütter E (1974) Blick nach drüben, Selbsterfahrung im Sterben. Furche, Hamburg

IV Therapie chronischer Schmerzen

Einleitung

H. C. Niesel

Innerhalb des Spektrums medizinischer Fächer ist die Anästhesie ein relativ ausgerichtetes Fach, das einen Teil seines Erfolgs der Reproduzierbarkeit pharmakologischer Wirkungen innerhalb begrenzter Zeit- und Reaktionsspielräume verdankt. Der Anästhesist ist infolge dieses Aufgabenbereichs bevorzugt Therapeut innerhalb akuter, kurzzeitiger Phasen und stellt sich innerlich auch auf diese Zeiträume ein.

Wegen seiner Chronizität, aber auch wegen seines besonderen Charakters, stellt der chronische Schmerz eine weitere Dimension dar, mit der sich der Anästhesist, der bevorzugt mit dem akuten Schmerz vertraut ist, auseinanderzusetzen hat. Die Übernahme der Behandlung chronischer Schmerz wie auch der Intensivtherapie erfordert daher eine Umstellung. Daß bei aller Auffassung, wir würden objektive Methoden in der Therapie chronischer Schmerzen anwenden, doch der Arzt als therapeutischer Effekt in die Behandlung und ihren Erfolg eingeht, darf nicht vergessen werden. Fraglos kann ein Patient in einer Allgemeinanästhesie sicher seine Operation verschlafen, leider auch ohne menschliche Zuwendung. Die Behandlung des chronischen Schmerzes erfordert daher auch das Einbeziehen psychologischer Methoden und die innere Einstellung auf den spezifisch geprägten „chronisch kranken" Patienten.

Die Themenauswahl „Therapie des chronischen Schmerzes" darf bezüglich der Diagnostik nicht mißverstanden werden. Schmerz als elementares Phänomen des Menschen, ihn schützend oder zerstörend, ist in seinen Ursachen so vielschichtig, daß in der Diagnostik die interdisziplinären Aufgaben unübersehbar sind. Es muß als Voraussetzung angesehen werden, daß die Diagnostik vor aller Schmerztherapie steht.

Die Thematik soll in einer gewissen Praxisnähe Möglichkeiten des Anästhesisten in der Therapie des Schmerzes darstellen. Wir haben aber neben der Anwendung der heute bevorzugt zu diskutierenden, ich möchte vorsichtig sagen, objektiven Methoden, uns auch, und besonders bei diesen Patienten, mit Geduld zu wappnen und auch die persönliche Empirie als Eintrittspforte in ärztliches Handeln zu nutzen.

Neurobiologische Mechanismen des chronischen Schmerzes

M. Zimmermann

Die Behandlung des chronischen Schmerzes ist eine wichtige ärztliche Pflicht. Wenn eine kurative Therapie nicht möglich ist, müssen palliative Maßnahmen zur Schmerzbeseitigung eingesetzt werden. Der nachfolgende Beitrag erörtert einige periphere und spinale Mechanismen des Schmerzes und seiner Behandlung.

Spezialisierte Nervenfasern für Schmerzinformation

Zu Schmerz und schmerzbezogenem Verhalten kommt es meistens dadurch, daß nervöse Schadensmelder erregt werden, nämlich die Nozizeptoren und ihre Nervenfasern, die nozizeptiven Afferenzen. Nozizeptoren sind freie Nervenendigungen, sie finden sich in allen Organen. Die nozizeptiven Afferenzen bilden einen großen Anteil der dünnen markhaltigen (A-Δ-) und marklosen (C-) Fasern aller Nerven. Starke mechanische und/oder thermische Reize lösen in Nozizeptoren Nervenimpulse aus. Auch körpereigene chemische Substanzen können Nozizeptoren erregen oder sie für andere Reize empfindlicher machen (Sensibilisierung). Eingriffe in die Biochemie dieser algetischen Substanzen lassen sich zur Schmerztherapie ausnutzen.

Körpereigene Schmerzstoffe

Bei manchen pathophysiologischen Situationen (Trauma, Entzündung) kommt es zu Schmerzen durch verstärkte Freisetzung von körpereigenen algetischen Substanzen, wie z. B. KCl, H^+-Ionen, Serotonin, Bradykinin, Prostaglandine. Der Ischämie-Schmerz im unterversorgt arbeitenden Skelett- und Herzmuskel entsteht ebenfalls durch chemische Wirkungen auf Nozizeptoren. Es wird angenommen, daß dabei einmal der Sauerstoffmangel direkt zur erhöhten Erregbarkeit von Nozizeptoren führt, daß jedoch auch die Freisetzung von algetischen Substanzen als Folge der Ischämie die Erregung begünstigt. Auch bei der Arthritis sind körpereigene algetische Stoffe beteiligt, sie können in der Synovialflüssigkeit nachgewiesen werden. Durch die Erregerabwehr bei den rheumatischen Erkrankungen werden ebenfalls algetische Substanzen gebildet, z. B. Prostaglandine und Leukotriene.

Die algetischen Substanzen wirken in einer komplexen Weise zusammen. So ist im Tierexperiment die Antwort von Muskel- und Gelenknozizeptoren auf eine Injektion von Bradykinin enorm verstärkt, wenn kurz vorher Serotonin oder Prostaglandin E gegeben wurde. Andererseits wird die Synthese von Prostaglandin E_2 durch Bradykinin verstärkt. Dieses multiple Zusammenwirken der algetischen Substanzen beherrscht wahrscheinlich viele Schmerzformen.

Mechanismen der peripher angreifenden Analgetika

Analgetika kann man in zwei Gruppen einteilen: die mit zentraler Wirkung (z. B. Opiate) und die mit überwiegend peripherem Angriffsort (z. B. Azetylsalizylsäure). Einen Teil der analgetischen Wirkung von Azetylsalizylsäure kann man durch ihre Wirkung auf die algetischen Substanzen erklären. Die Azetylsalizylsäure hemmt nämlich das Enzym Zyklooxygenase, das die Synthese dieser Substanzen aus der Arachidonsäure steuert. Auch andere Analgetika hemmen die Zyklooxygenase, z. B. Ibuprofen, Diclofenac, Indomethacin, Phenylbutazon, Metamizol. Sie werden deshalb zu den peripher angreifenden Analgetika gerechnet.

Die Kortikosteroide scheinen ihre entzündungshemmende und analgetische Wirkung ebenfalls über den Stoffwechsel der Arachidonsäure zu entfalten. Sie hemmen die Phospholipase A, die die Entstehung der Arachidonsäure aus Phospholipiden steuert.

Die analgetische Wirkung dieser Medikamente läßt sich allerdings nur z. T. durch die Hemmung der Synthese algetischer Substanzen erklären. Es besteht nämlich keine strenge Korrelation zwischen der Hemmung der Zyklooxygenase und der analgetischen Wirksamkeit. Deshalb ist es wahrscheinlich, daß die Analgetika auch direkt hemmend auf die neuronalen Erregungsvorgänge am Nozizeptor einwirken. Es wird auch eine zusätzliche zentralnervöse Wirkung vermutet. Daß diese Analgetika im Zentralnervensystem angreifen, wird grundsätzlich aus ihrer antipyretischen Wirkung gefolgert.

Mechanismen von Neuralgien

Nervenfasern sind spezialisiert zur Weiterleitung von Erregungen. Unterwegs können sie normalerweise durch natürlich vorkommende Reize nicht oder nur schwer erregt werden. Dies wird anders unter pathophysiologischen Bedingungen, z. B. bei einer langdauernden mechanischen Kompression eines Nerven. In einem so geschädigten Nerven können geringe mechanische Reize, wie sie ständig aus dem umgebenden Gewebe einwirken, zu langdauernden Impulsentladungen führen. Die abnormale Aktivierung von nozizeptiven Fasern ist wahrscheinlich die Ursache der Neuralgie, wie sie bei einer Einklemmungsneuropathie auftreten kann (Karpaltunnel-syndrom, Bandscheibenvorfall). Die Schmerzen scheinen dabei aus dem peripheren Innervationsgebiet des betroffenen Nerven zu kommen; wir sprechen deshalb vom projizierten Schmerz. Durch genaue Bestimmung der Schmerztopographie kann man feststellen, welcher Nerv oder welche Spinalwurzel geschädigt wurde. Wenn diese Veränderungen auch die Afferenzen aus niederschwelligen Mechanorezeptoren betreffen, kommt es zu Berührungsparästhesien (Kribbelempfindungen), wie sie für stoffwechselbedingte Polyneuropathien typisch sind. Bei der Polyneuropathie sind jedoch die Erscheinungen nicht auf das Gebiet eines Nerven beschränkt, sie treten an den Nerven von zwei oder allen vier Extremitäten auf. Charakteristischerweise erscheinen die Schäden zuerst im distalen Abschnitt der Nerven, also an Händen und Füßen.

Der axonale Transport in Nervenfasern

Außer den schnell übermittelten elektrischen Nervenimpulsen gibt es in Nervenfasern auch langsame Prozesse, nämlich den axonalen Tranport. Wir finden z. B. einen langsamen Transport (ca. 1 mm/Tag) von Bau- und Betriebsstoffen der Nervenzelle, die im Zellkörper synthetisiert werden. Es gibt aber auch einen schnellen axonalen Transport (400 mm/Tag). Über den schnellen Transport werden z. B. Aminosäuren, Peptide und Transmittersubstanzen übermittelt. Bei Spinalnerven geht dieser Stofftransport vom Soma der Zelle im Spinalganglion sowohl zu den Faserendigungen im Rückenmark als auch zu den sensiblen Endigungen in der Peripherie.

In einem Teil der nozizeptiven Neurone ist z. B. Substanz P enthalten, ein Polypeptid mit 11 Aminosäuren. Sie wird über den schnellen Transport verbreitet. Im Rückenmark wirkt sie wahrscheinlich als erregender Transmitter bei der synaptischen Übertragung von Schmerzinformation. Aber auch in der Peripherie wird Substanz P freigesetzt, hier führt sie zu einer starken Vasodilatation und Extravasation. Diese periphere Freisetzung scheint bei Erregung der nozizeptiven Fasern verstärkt zu sein; auf diese Weise kommt es, unabhängig von sympathischen Reflexen, zur neurogenen Entzündung. Die alte Lehre vom Axonreflex hat damit ihre neurobiologische Erklärung gefunden.

Neben dem anterograden Transport, der vom Soma zur Peripherie gerichtet ist, gibt es auch einen retrograden Transport, also von der Peripherie nach zentral. In beide Richtungen werden auch pathologisch wirksame Substanzen transportiert. So erfolgt der Transport der Viren bei Herpes zoster über die Axone der Spinalganglien. Tetanustoxin wird im Bereich einer Wunde von motorischen Nervenendigungen aufgenommen und zum Rückenmark transportiert, wo es spinale Hemmungsmechanismen blockiert. Es gibt Indizien dafür, daß der axonale Transport auch bei chronischen Schmerzen eine Rolle spielt, z. B. wenn er durch Vincaalkaloide blockiert wurde. Dadurch und bei Verletzungen peripherer Nerven soll es zu trophischen Veränderungen an den Synapsen im Rückenmark kommen, die zur Schmerzentstehung führen. Es gibt jedoch auch Vermutungen, daß therapeutische Maßnahmen über die Beeinflussung des axonalen Transports wirksam werden können.

Schmerzen von regenerierenden Nerven

Nach Durchtrennung eines peripheren Nerven kommt es am proximalen Stumpf bald zur Regeneration. Am regenerierenden Nerven können Schmerzen entstehen, insbesondere dann, wenn sich ein Neurom gebildet hat. An tierexperimentell erzeugten Neuromen konnte nachgewiesen werden, daß in den aussprossenden A-Δ- und C-Fasern ständig Nervenimpulse entstehen. Diese erhöhte Erregbarkeit wird als Ursache für die Neuromschmerzen angesehen. Bei Amputierten treten sie als Stumpfschmerzen auf. Neuromschmerzen können wahrscheinlich auch entstehen, wenn nur kleine Nervenäste betroffen sind (z. B. Narbenschmerzen).

Die Auslösung von Impulsen an den Nervensprossen kann im Tierexperiment begünstigt werden durch Injektion von Adrenalin und Noradrenalin sowie durch elektrische Stimulation des Sympathikusgrenzstrangs. Daraus wird geschlossen, daß efferente sympathische Nervenfasern im Sproßgewirr des Neuroms erregend auf die nozizeptiven Afferenzen zurückwirken können. Diese abnormale Erregung von nozizeptiven Afferenzen durch Einwirkung des Sympathikus wird v. a. zur Erklärung der Kausalgie vorgeschlagen.

Schmerzen durch sympathische Fehlsteuerung

Wir finden die schmerzverstärkende Wirkung des Sympathikus nicht nur im Bereich einer Nervenverletzung, sondern auch bei anderen klinischen Syndromen, wie z. B. beim M. Raynaud und bei der Sudeck-Atrophie. Solche Störungen werden unter dem Begriff der sympathischen Algodystrophie zusammengefaßt.

Einer der Mechanismen dieser Fehlsteuerung durch das sympathische Nervensystem scheint die unangepaßte lokale Durchblutung zu sein, entweder durch eine zu starke Vasokonstriktion mit Ischämie oder durch eine abnorme Vasodilatation mit erhöhter Kapillarfiltration und Störung des physiologisch-chemischen Milieus der Nozizeptoren.

Diese pathophysiologischen Wirkungen des sympathischen Nervensystems auf die Nozizeptoren können sogar die Selbstunterhaltung chronischer Schmerzen in Gang setzen. Eine solche Situation kann dadurch entstehen, daß Erregungen in Nozizeptoren zu sympathischen Reflexen führen, und daß diese sympathischen Reflexe wiederum erregungsfördernd auf die Nozizeptoren zurückwirken. Wir sprechen hier von einer sympathischen Reflexdystrophie.

Die Sympathikusblockade ist eine wirksame Methode, solche sympathisch bedingten Schmerzen diagnostisch abzugrenzen und therapeutisch abzugehen. Falls die Schmerzen nämlich durch den Sympathikus begünstigt werden, können sie durch eine zeitweilige Unterbrechung des Grenzstrangs mit einem Lokalanästhetikum für längere Zeit abgestellt werden. Wir sprechen dann von einer therapeutischen Lokalanästhesie.

Schmerzen durch gestörte Motorik

Auch die nervöse Steuerung der Skelettmuskulatur kann zur erhöhten Erregbarkeit von Nozizeptoren beitragen. Ähnlich wie bei der sympathischen Algodystrophie handelt es sich um pathophysiologische Entgleisungen ursprünglich sinnvoller zentralnervöser Steuerungsfunktionen. So können z. B. durch zu starken Tonus der Skelettmuskulatur die Nozizeptoren der Sehnen und Muskeln erregt werden. Schmerzen bei körperlichen Fehlhaltungen, sowie der Spannungskopfschmerz, sollen so entstehen.

Schmerzreizung bewirkt motorische Reflexe. Sie sind meistens gegenregulatorische Reaktionen des Zentralnervensystems, die die Beseitigung oder Minderung des Schmerzreizes zum Ziel haben (z. B. Wegziehbewegung). Die Reaktionen können jedoch unangepaßt sein, wenn sie nämlich erregend auf die Nozizeptoren zurückwirken. Dies kann besonders dann vorkommen, wenn die reflexauslösenden Nozizeptoren im Muskel und in den Sehnen liegen und durch die Kontraktion erregt werden. So stellt man sich die Aufschaukelung von Schmerzen durch reflektorische Muskelverspannung vor (Hartspann, Myogelose, Insertionstendopathie).

Therapeutische Maßnahmen müssen darauf abzielen, einen solchen inadäquaten skelettmotorischen Erregungskreis zu unterbrechen. Die Erfahrung zeigt, daß eine (mehrfach wiederholte) Leitungsblockade des peripheren Nerven oder eine Lokalanästhesie von schmerzhaften Stellen an Muskeln oder Sehnen (myofasziale Triggerpunkte) zu einer langdauernden Schmerzbefreiung führen kann. Wir sprechen deshalb auch hier von einer therapeutischen Lokalanästhesie.

Fehllokalisation von Schmerzen

Die Verschaltung von Afferenzen im Rückenmarksegment kann den übertragenen Schmerz, eine falsche Lokalisation von Schmerzen, und andere alegtische Krankheitszeichen erklären. Viele Neurone des Hinterhorns können nämlich sowohl durch Hautreize, als auch durch viszerale Reize erregt werden. Bei dieser Konvergenz der Afferenzen kommt die embryonal angelegte Nachbarschaft von Hautbezirk und innerem Organ zum Ausdruck. Der Hautbezirk, der durch seine segmentale Innervation einem inneren Organ zugeordnet ist, wird als Head-Zone bezeichnet.

Wegen der Konvergenz viszeraler und kutaner Afferenzen werden Erregungen aus inneren Organen auf die Haut fehllokalisiert. Unsere inneren Organe sind, wahrscheinlich wegen Fehlens einer empfindlichen mechanorezeptiven Innervation und mangels täglicher Erfahrung, im Körperbild kaum repräsentiert.

Die Erregungen aus den viszeralen Nozizeptoren erzeugen auch motorische und sympathische Reflexe. So kann es reflektorisch zu einer erhöhten Muskelspannung (z. B. Bauchmuskeln) kommen sowie zu einer veränderten Hautdurchblutung mit nachfolgender Hyperpathie. Aus der sorgfältigen Beobachtung dieser algetischen Krankheitszeichen — also Schmerzübertragung, Hyperpathie, Muskelverspannung — kann der Arzt wichtige Hinweise auf das erkrankte innere Organ erhalten.

Reflextherapie

Auf die inneren Organe können wir jedoch auch von der Haut aus therapeutisch einwirken. Bei dieser Reflextherapie nützt man die kutiviszeralen sympathischen Reflexe aus sowie die von der Haut ausgehenden Einflüsse auf die nervöse Steuerung der Skelettmuskulatur. Massage, Bindegewebsmassage, Akupunktur, Wärme- und Kältebehandlung, Neuraltherapie, transkutane elektrische Nervenstimulation sind zu diesen Maßnahmen zu rechnen. Leider gibt es zu den reflextherapeutischen Verfahren noch zu wenig gesichertes theoretisches Wissen, um eine Differentialindikation zu begründen.

Schlußwort

Die Kenntnisse über die physiologischen und pharmakologischen Mechanismen der Schmerzentstehung wurden neuerdings durch intensive Grundlagenforschung beträchtlich erweitert. Viele wissenschaftliche Fragestellungen entstanden aus der ärztlichen Erfahrung mit Schmerzpatienten. Es ist wünschenswert, daß die neuen Konzepte in das ärztliche Handeln bei Diagnose und Therapie von Schmerzen Eingang finden.

Literatur

1. Handwerker HO, Zimmermann M (1976) Schmerz und vegetatives Nervensystem. In: Sturm A, Birkmayer W (Hrsg) Klinische Pathologie des vegetativen Nervensystems. Fischer, Stuttgart, S 468–497
2. Hansen K, Schliack H (1962) Segmentale Innervation. Thieme, Stuttgart
3. Jänig W (1982) Viszeraler Schmerz – Sympathisches Nervensystem und Schmerz. Diagnostik 15: 1123–1134
4. Keeser W, Pöppel E, Mitterhusen P (Hrsg) (1982) Schmerz. Urban & Schwarzenberg, München Wien Baltimore
5. Porter R, O'Connor M (eds) (1982) Substance P in the nervous system. Pitman, London
6. Schmidt RF, Struppler A (1982) Der Schmerz. Piper, München
7. Thoenen H, Kreutzberg GW (eds) (1981) The role of fast transport in the nervous system. NRP Bulletin. The MIT Press, Cambridge, Massachusetts
8. Trostdorf E (1956) Die Kausalgie. Thieme, Stuttgart
9. Turner P (ed) (1980) Clinical pharmacology and therapeutics. Macmillan, London
10. Zimmermann M (1979) Peripheral and central nervous mechanisms of nociception, pain, and pain therapy facts and hypotheses. In: Bonica JJ, Liebeskind JC, Albe-Fessard DG (eds) Advances in pain research and therapy, vol 3. Raven Press, New York, pp 3–32
11. Zimmermann M (1981) Physiologische Mechanismen von Schmerz und Schmerztherapie. Triangel 20:7–18

Technik und Ergebnisse von Sympathikusblockaden

J. Meyer

Die Entwicklung der Grenzstrangblockaden als ein therapeutisches Verfahren hat durch die Entwicklung der neuen, langwirkenden Lokalanästhetika einen deutlichen Aufschwung erlebt. Man kann feststellen, daß der Blockade des Grenzstrangs, gleich in welchem Abschnitt, heute der Vorzug vor der operativen Durchtrennung gegeben werden sollte, da die Blockade eine erheblich weniger eingreifende Maßnahme darstellt, als die operative Durchtrennung. Das ist ganz besonders deswegen hervorzuheben, weil es Substanzen gibt, mit denen eine Dauerausschaltung bestimmter Nervenabschnitte möglich ist. Hierzu gehören insbesondere der Äthylalkohol und das Phenol. Als neurolytische Substanz zur permanenten Leitungsunterbrechung der Nerven wurde ihre Anwendung bereits 1926 von Swetlow initiiert. Man unterscheidet daher heute zwischen der chirurgischen und der chemischen Sympathektomie.

Die Möglichkeiten der Beeinflussung unterschiedlicher Erkrankungen durch Blockaden des sympathischen Grenzstrangs sind so vielfältig, daß der mit der Grenzstrangblockade nicht Vertraute den verschiedenen Methoden anfänglich mit gewissem Unbehagen gegenübersteht. Mit der Grenzstrangblockade können bei Angina pectoris oder M. Meniere über chronische Abdominalschmerzen bis hin zur akuten Pankreatitis und der Winiwarter-Bürger-Erkrankung oft überraschend gute Effekte erzielt werden. In ihrer Pathogenese unklare Schmerzzustände im Bereich der Extremitäten können häufig günstig beeinflußt werden, wobei insbesondere beim Phantomschmerz der Grenzstrangblockade eine wesentliche Rolle zukommt. Von dem Chirurgen Mandl wurde folgender Satz geprägt: ,,Es ist kaum glaublich, wieviel Schmerzzustände behoben werden können, wieviel sozial wertlose Menschen wieder arbeitsfähig gemacht werden können, wenn man von Fall zu Fall an die Möglichkeiten der Sympathikusunterbrechung denkt!"

Allgemein unterscheidet man heute zwischen der diagnostischen, der prognostischen, der therapeutischen und der prophylaktischen Blockade des Grenzstrangs.

Die diagnostische Blockade, die der Differentialdiagnose möglicher Krankheitsursachen dient, hat im Prinzip ihren Stellenwert verloren, da es wesentlich bessere und verfeinerte Methoden — invasive und nichtinvasive — zur Feststellung bestimmter Erkrankungen gibt. An Stelle der *diagnostischen* Blockade ist daher vielmehr — der Bedeutung entsprechend — die *prognostische* Blockade gerückt, die es ermöglicht, die Indikation für später durchzuführende chirurgische oder chemische Sympathektomien zu stellen.

Die *prophylaktische* Blockade ist eine sehr effektive Methode zur Beherrschung möglicher postoperativer Beschwerden, die durch vasale Dysfunktionen in der postoperativen Streßsituation nach chirurgischen Eingriffen entstehen können.

Die *therapeutische* Blockade, die im Prinzip die endgültige Behandlung eines Grundleidens darstellt, sollte erst dann durchgeführt werden, wenn die prognostische Blockade den gewünschten bzw. erhofften Effekt gezeigt hat. Man kann die therapeutischen Grenzstrangblockaden in Form einer Serie von Blockaden mit langwirkenden Lokalanästhetika oder mittels einmaliger Injektion einer neurolytischen Substanz durchführen. Neben den Indikationen zur Art der Blockade spielen auch praktische Gründe eine Rolle, für welche Art der therapeutischen Blockade sich der behandelnde Arzt mit Rücksicht auf den Patienten entscheidet.

Das sympathische Nervensystem wird primär in zwei Abschnitte unterteilt, und zwar in den zentralen und den peripheren Abschnitt. Der zentrale Abschnitt, bestehend aus Kortex, Hypothalamus, zerebraler Medulla und Rückenmark, ist in der Regel für die Blockadebehandlung schwer zugänglich. Zugänglich ist jedoch der periphere Abschnitt, der in drei Unterabschnitte unterteilt wird, und zwar in den zervikalen, thorakalen und lumbalen Abschnitt des Sympathikus. Unser Augenmerk ist daher im wesentlichen auf den peripheren Abschnitt gerichtet.

Im Verlauf der letzten Jahrzehnte wurde eine Vielfalt von Techniken zur Ausschaltung des Ganglion stellatum entwickelt. Verfolgt man die Literatur, so handelt es sich um insgesamt 34 Techniken zur Stellatumblockade, wobei im wesentlichen jedoch zwischen dem Zugang von vorn, von der Seite oder von dorsal unterschieden wird. Die von uns bevorzugte Technik ist der Zugang von vorn. Hierbei liegt der Patient mit leicht erhobenem Oberkörper auf dem Rücken und blickt genau geradeaus. Mit dem Zeigefinger der einen Hand palpiert man den Unterrand des Krikoidknorpels und drückt lateral von diesem den Finger gegen die Halswirbelsäule. Hierbei ist darauf zu achten, daß die Pulsation der A. carotis lateral des Fingers getastet wird. Über dem liegenden Zeigefinger wird eine feine, etwa 3 cm lange Kanüle mit einer 10 ml fassenden Spritze senkrecht nach dorsal durch die Haut gestochen. Schon nach ca. 2 cm erreicht man knöchernen Kontakt und zwar den Querfortsatz des 6. Halswirbelkörpers. Nach Erreichen des Knochenkontakts wird die Nadel 2–3 mm zurückgezogen, in 2 Ebenen aspiriert und 7 ml des Lokalanästhetikums, wir benutzen generell das 0,5%ige Bupivacain mit und ohne Adrenalin, injiziert. Danach wird der Patient aufgesetzt, wobei hierdurch erreicht wird, daß das Lokalanästhetikum nach kaudal absinkt und somit das gesamte Ganglion stellatum ($C_8 - Th_1$) infiltriert wird. Der volle Wirkungseintritt ist nach etwa 5–7 min zu erwarten.

Die Indikationen zur Stellatumblockade sind:

1. Spastische arterielle Erkrankungen unterschiedlicher Genese.
2. Degenerative organische Erkrankungen wie die Arteriosklerose.
3. Akuter Arterienverschluß.
4. Verzögerte Frakturheilung im Bereich der Extremitäten und Sudeck-Dystrophie.
5. Trophische Geschwüre, traumatische Osteoporose und posttraumatische Kausalgien.
6. Phantomschmerzen.
7. Herpes zoster.

Eine besondere Indikation zur doppelseitigen, gleichzeitigen Stellatumblockade stellt lediglich die Lungenembolie dar. Die Stellatumblockade ist aber auch indiziert beim Meniere und akutem Hörsturz, wobei die möglichst sofortige und rasche Zuführung des Patienten zur Blockadetherapie erforderlich ist. Gute Erfolge wurden hierüber aus der Hals-, Nasen- und Ohrenklinik der Universitätsklinik Kiel vor einigen Jahren berichtet.

Die erfolgreiche Ganglion-stellatum-Blockade wird durch das sog. Horner-Syndrom angezeigt. Sichtbar wird außerdem die Zunahme der Durchblutung von Wange und Gesicht sowie die vermehrte Injektion der Konjunktiven und der Skleren sowie die Anhydrosis von Gesicht und Händen, Tränenfluß und das Gutmann-Zeichen — Völlegefühl der Nase.

Neben diesen subjektiven Beobachtungsmethoden läßt sich aber auch der Effekt bei allen sympathischen Blockaden mittels Temperaturmessung der Haut und mit Hilfe der Messung des psychogalvanischen Reflexes verifizieren. Die Pulswellenschreibung vor und nach Blockaden ist oftmals ein weniger zuverlässiges Hilfsmittel, auf das dennoch nicht verzichtet werden kann.

Bei der Blockade der 12 Ganglien des sympathischen Grenzstrangs im thorakalen Bereich muß an die topographischen Besonderheiten des Grenzstrangs im Bereich der Brustwirbelsäule durch seine laterale Anordnung erinnert werden. Die Distanz zwischen der Austrittsstelle der Interkostalnerven aus dem Intervertebralkanal bis zum Grenzstrang ist recht gering. Wir führen die thorakale Grenzstrangblockade sowohl im Sitzen als auch in Seitenlage mit gebeugtem Rücken und nach vorn gelegten Armen durch. Man kann genau wie bei der paravertebralen somatischen Blockade den lateralen oder medialen Zugang wählen. Dem medialen Zugang für die sympathische Blockade geben wir den Vorzug, da er eine bessere Orientierungsmöglichkeit bietet und Pleurapunktionen seltener sind.

Indikationen zur thorakalen Grenzstrangblockade sind der Herpes zoster, Phantomschmerzen nach Mammaamputationen, spastische intraabdominelle Gefäßschmerzen und chronische Schmerzen der intraabdominellen Hohlorgane.

Die häufigste Komplikation bei thorakalen Grenzstrangblockaden ist das Auftreten eines akzidentellen Pneumothoraxes. Wegen dieser möglichen Komplikation ist die thorakale Grenzstrangblockade mit erheblichem Vorbehalt nur dann durchzuführen, wenn ein Pneumothorax oder eine Lungenresektion auf der kontralateralen Seite besteht.

Die topographische Lage des lumbalen Grenzstrangs, der aus 5 Ganglien besteht, zu den Wirbelkörpern ist, im Gegensatz zur Lage im Bereich der Brustwirbelsäule, weiter nach anterolateral. Der Grenzstrang ist also wesentlich weiter ventral aufzusuchen. Der lumbale Grenzstrang jedoch weist eine starke Variabilität auf. Am konstantesten scheint das 2. Lumbalganglion zu sein, dagegen ist das 4. und 5. Ganglion oft recht unregelmäßig verteilt oder um das 2. Ganglion konzentriert. Auch das Fehlen von Ganglien kommt vor und bereitet gerade bei der diagnostischen und prognostischen Blockade für die Indikation zu therapeutischen Maßnahmen erhebliche Schwierigkeiten.

Man führt die Blockade des lumbalen Grenzstrangs in Seitenlagerung des Patienten durch, da sie am günstigsten erscheint. Hierbei versucht man durch Unterlegen einer Rolle bzw. durch Abknicken des Op-Tisches, die zu blockierende Seite etwas herauszudrücken.

Als Markierungspunkte dienen nach kaudal der Beckenkamm in Höhe des 4. Lendenwirbelkörpers und nach kranial der untere Rippenbogen, der in Höhe des 2. Lendenwirbelkörpers seinen tiefsten Punkt hat. Damit erreicht man eine Distanz zwischen Beckenkamm und Rippenbogen von etwa 5–6, maximal 8 cm. 7–10 cm lateral der dorsalen Querfortsätze der Lendenwirbelsäule wird nun genau in der Mitte zwischen Beckenkamm und Rippenbogen eine Hautquaddel gesetzt, durch diese dann eine 12–18 cm lange Kanüle senkrecht durch die Haut in ventromedialer Richtung geführt. Nach 4–5 cm kann in einigen Fällen ein Knochenkontakt auftreten, wobei es sich hier um die lateralen Querfortsätze der Lendenwirbelsäule handelt.

Eine Korrektur der Nadelführung ist erforderlich. Nach Überwindung des Knochenkontakts durch das Vorschieben der Kanüle in kranialer oder kaudaler Richtung wird diese jetzt nochmals 3–5 cm nach medioventral geschoben. Der 2. Knochenkontakt, der sich in etwa 8–12 cm Tiefe ergibt, bedeutet, daß die laterale Flanke des Wirbelkörpers erreicht ist. Viele Patienten geben bei diesem 2. Knochenkontakt einen leichten, dumpfen Schmerz – Periostreiz – an. Es erfolgt nun die 2. Korrektur der Nadel, die zunächst um 1–2 cm zurückgezogen und in ihrer Richtung um einige Grade gesenkt wird, so daß die Spitze mehr in laterale Richtung zeigt. Die Nadel wird dann erneut 2–3 cm vorgeschoben, so daß sie gerade an der Flanke des Wirbelkörpers vorbeigleitet und die Spitze der Nadel in unmittelbarer Nähe des Grenzstrangs zu liegen kommt. An dieser Stelle wird dann auch das Medikament Bupivacain 0,5%ig injiziert, wobei einer möglichen Blutaspiration durch mögliche Punktion der V. cava bzw. der A. abdominalis Beachtung zu schenken ist.

Bei Verwendung neurolytischer Substanzen sollte die Blockade unter Röntgenkontrolle im seitlichen Strahlengang durchgeführt werden, wobei die Ganglien vor den Wirbelkörpern L_2, L_3 und L_4 blockiert werden sollten. Bei dieser Technik geht man so vor, daß man von der Einstichstelle die Nadeln in fächerförmige Position an den ventralen Kanten der Wirbelsäule vorschiebt. Nach Injektion der neurolytischen Substanz (Alkohol 96%) empfiehlt es sich, den Patienten 20–30 min in lateraler Position zu belassen, um eine Schädigung somatischer Nerven zu vermeiden.

Selbstverständlich ist es möglich, auch mit Hilfe anderer Methoden und Hilfsgeräte, wie z. B. der Computertomographie, eine lumbale Grenzstrangblockade durchzuführen. Wir halten jedoch die fächerförmige Lage der Nadeln für genauso effektiv und weniger qualvoll für den Patienten.

Kontraindikationen zur diagnostischen, prognostischen und therapeutischen Grenzstrangblockade sind im Prinzip die gleichen wie sie für die Regionalanästhesie gelten, nämlich Infektionen im Bereich des Injektionsgebiets, Gerinnungsstörungen, gleich welcher Genese, mögliche Unverträglichkeit gegen das Medikament.

Ergebnisse

Die folgende Abbildung zeigt in graphischer Darstellung die über einen Zeitraum von 10 Jahren durchgeführten Grenzstrangblockaden (Abb. 1). Anstieg und Abfall in bezug auf die Frequenz der unterschiedlichen Blockaden sind jedoch nicht identisch mit der Anzahl von Patienten, die sich einer Blockadetherapie unterzogen haben. Waren es im Jahre 1971 nur 31 Patienten, die sich einer Blockadetherapie unterzogen, so waren es 1981 schon 292 Patienten. Eine wesentliche Ursache, die zur Frequenzabnahme von Blockaden des Grenzstrangs führte, war die Tatsache, daß ab 1975 die lumbale Grenzstrangblockade mit Alkohol früher durchgeführt wurde. Diese wirkte sich auf die Anzahl der Serienblockaden aus. Auch die kontinuierliche Periduralanästhesie führte zur Verringerung von Serienblockaden.

Die graphische Darstellung zeigt weiter, daß über einen Zeitraum von 10 Jahren 8837 Grenzstrangblockaden an 1632 Patienten durchgeführt wurden. Dabei entfielen auf die Ganglion-stellatum-Blockade über einen Zeitraum von 10 Jahren 3269 Blockaden an 611 Patienten.

Komplikationen konnten in 4 Fällen beobachtet werden, verursacht durch partielle intravasale Injektion, wobei Muskelfibrillieren und Bewußtlosigkeit auftraten. Diese toxischen Symptome aufgrund einer relativen Überdosierung konnten schnell und ohne weitere Komplikationen behoben werden.

Um ein objektiveres Ergebnis und eine Überprüfung unserer Tätigkeit zu erzielen, schrieben wir Patienten, die sich einer Ganglion-stellatum-Blockade im Zeitraum von 1976–1981 unterzogen, an. Insgesamt wurden 50 Fragebogen verschickt, 24 Patienten sandten den Fragebogen beantwortet zurück. Gefragt wurde u. a. nach dem Ergebnis der Blockade und zwar über welchen Zeitraum die Patienten beschwerdefrei waren, ohne Einnahme anderer Medika-

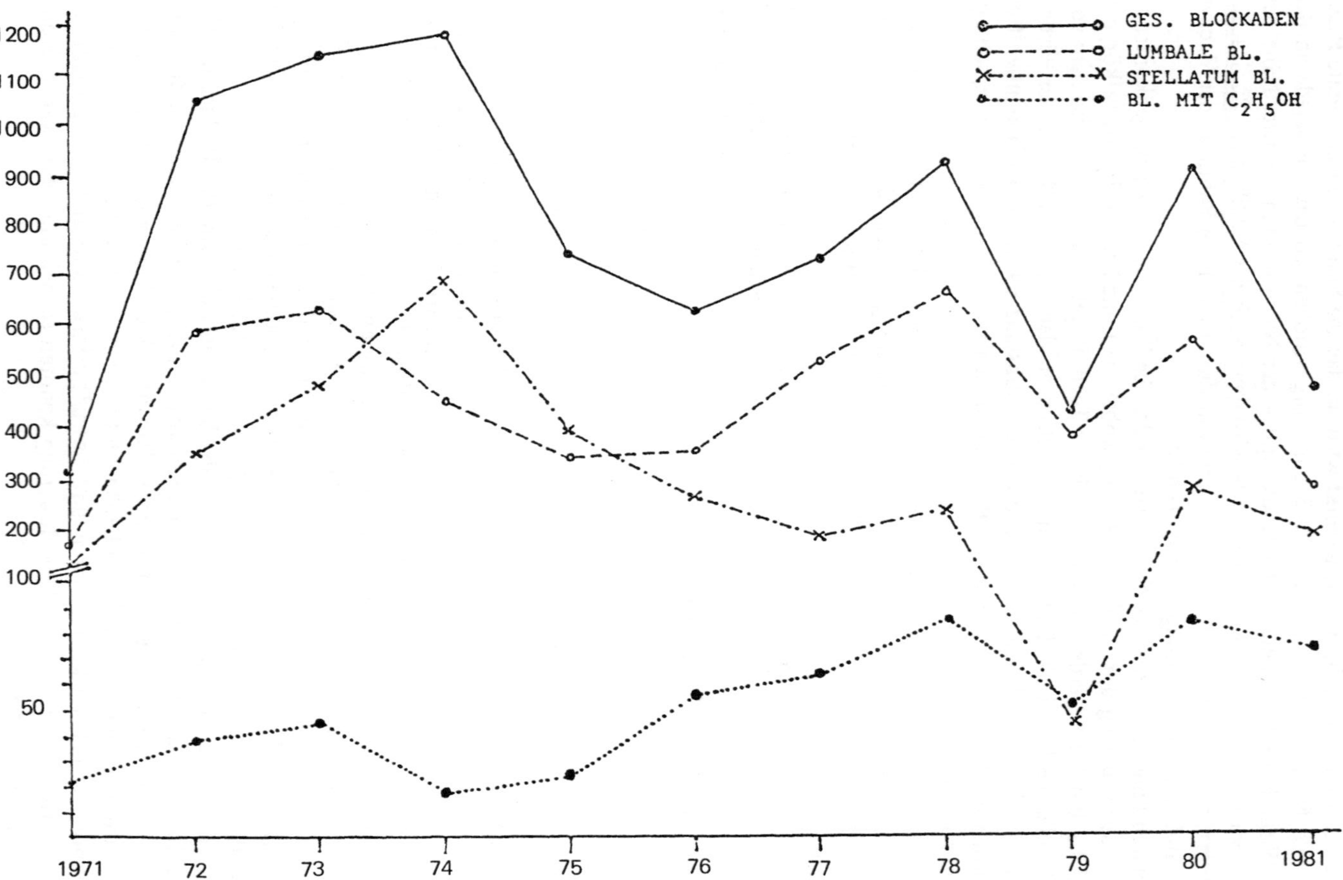

Abb. 1. Graphische Darstellung der Häufigkeit unterschiedlicher Grenzstrangblockaden über einen Zeitraum von 10 Jahren (1971–1981) in der Blockadeabteilung des Mindener Instituts für Anästhesiologie

mente. Bei der allgemeinen Auswertung aller Fragebögen wurde die Frage, was als unangenehm in der Blockadetherapie empfunden wurde, wie folgt beantwortet: „Am unangenehmsten war der häufige Wechsel der Ärzte." An 2. Stelle die Injektion und an 3. Stelle die Nebenwirkungen wie Miosis und das sog. Gutmann-Zeichen.

Beschwerdefreiheit, länger als $^1/_2$ Jahr, gaben 11 Patienten von 24 an, beschwerdefrei, kürzer als $^1/_2$ Jahr waren 6 Patienten, weniger als 4 Wochen 5 Patienten, während 3 Patienten keinerlei Besserung durch die Blockadetherapie angaben.

Die Ganglion-stellatum-Blockaden, die wegen einer Hyperhydrosis durchgeführt wurden, schienen am wenigsten erfolgreich. 14 Patienten wurden angeschrieben, davon antworteten 5 Patienten. Eine Besserung gaben 2 Patienten an, keine Besserung dagegen 3 Patienten.

Thorakale Grenzstrangblockaden wurden in einem Zeitraum von 10 Jahren lediglich an 4 Patienten durchgeführt, mit insgesamt 30 Blockaden. Die Indikation zur thorakalen Grenzstrangblockade war in allen Fällen ein durchgemachter Herpes zoster. Alle Patienten waren nach einer Serienblockade mit Serien von 12−28 Blockaden beschwerdefrei geworden, nur in 1 Fall wurde eine intrathekale Alkoholblockade erforderlich, die dann auch Beschwerdefreiheit brachte.

Lumbale Grenzstrangblockaden wurden an insgesamt 1021 Patienten durchgeführt, aus unterschiedlicher Indikation. Davon wurden 5011 Serienblockaden und bei 557 Patienten nach einer Serienblockade eine lumbale Grenzstrangblockade mit Alkohol durchgeführt. Lediglich in 2 Fällen kam es zu einer Komplikation in Form einer akzidentellen Spinalanästhesie mit einer Ausbreitung bis in Höhe von D_2.

Auch in dieser Gruppe wurden die Patienten, die sich in dem Zeitraum von 1976−1981 einer Serienblockade mit anschließender Alkoholblockade des lumbalen Grenzstrangs wegen arterieller Durchblutungsstörungen unterzogen haben, angeschrieben. Von 72 Patienten wurde der beantwortete Fragebogen zurückgeschickt. Davon gaben 27 Patienten eine deutliche Besserung der Durchblutung und der Beschwerden an und daß bis zu diesem Zeitpunkt eine Amputation noch nicht notwendig geworden war. Keine Besserung durch die Blockaden gaben 10 Patienten an, jedoch sei eine Amputation bisher nicht erforderlich geworden. Keine gesicherte Besserung gaben 4 Patienten an, die den Erfolg der Blockadetherapie auch nicht als positiv deuteten, sondern die Besserung ihrer Durchblutungssörungen auf die Medikation mit durchblutungsfördernden Mitteln zurückführten.

21 Patienten, die im Verlauf von 5 Jahren in unsere Blockadetherapie wegen eines Phantomschmerzes kamen, wurden angeschrieben. Davon beantworteten 14 Patienten den Fragebogen, wovon 8 Patienten eine deutliche Besserung durch die Blockadetherapie angaben und 6 Patienten keinerlei Besserung nach der Blockadetherapie empfanden, sondern eine relative Schmerzfreiheit erzielen konnten durch Anwendung eines Nervenstimulators (TNS) bzw. eine Besserung erzielen konnten durch balneologische und physikalische Maßnahmen.

Faßt man die Ergebnisse der Fragebogenaktion zusammen, die v. a. deswegen durchgeführt wurde, um eine subjektive Interpretation der Blockadetherapie durch uns zu vermeiden, so ist der Schluß erlaubt, daß die Blockadetherapie des Grenzstrangs sowohl im zervikalen, thorakalen als auch im lumbalen Bereich, einen gangbaren Weg zur Ausschaltung chronischer Schmerzen darstellt.

Literatur

1. Bonica JJ (1953) The management of pain. Lea & Febiger, Philadelphia
2. Kehlet H (1981) Der Einfluß der Periduralanaesthesie auf postoperative Komplikationen. Vortrag anläßlich des VII. Internationalen Symposions über die Regionalanaesthesie in Minden 1981
3. Mandl F (1953) Blockade und Chirurgie des Sympathicus. Springer, Berlin
4. Nolte H (1973) Blockade des Sympathicus und Vagus. In: Killian H et al (Hrsg) Lokalanaesthesie und Lokalanaesthetika, 2. Aufl. Thieme, Stuttgart
5. Nolte H, Meyer J (1973) Zur Objektivierung des Effekts von Nervenblockaden. In: Just HO et al (Hrsg) Praktische Anaesthesie, Wiederbelebung und Intensivtherapie, Heft 2. Thieme, Stuttgart

Rückenmarknahe Opiattherapie beim Tumorpatienten

M. Zenz

Die peridurale Opiatanalgesie ist jetzt mehr als 3 Jahre in der klinischen Anwendung [1]. Diese Methode wurde auch bei der Therapie von Krebsschmerzen eingesetzt [1, 13, 26] und gerade bei dieser Indikation euphorisch aufgenommen [10, 17]. Dennoch ist die peridurale Opiatanalgesie keineswegs die ideale Methode in jedem Falle der Therapie von Karzinomschmerzen. Ein Periduralkatheter muß gelegt und auch gepflegt werden. Auch das epidural injizierte Opiat kann Nebenwirkungen auslösen — teilweise lebensbedrohliche Nebenwirkungen [7]. Darüber hinaus helfen epidurale Opiate nicht in jedem Fall von Karzinomschmerz [26]. Die vorliegende Zusammenstellung soll eigene Erfahrungen aufzeigen, die wir in über 3 Jahren bei Patienten mit inkurablen Schmerzen machen konnten.

Methodik

Unsere Ergebnisse und Erfahrungen beziehen sich auf die Behandlung von 112 Patienten, die in einem terminalen Stadium ihrer Karzinomerkrankung in die Schmerzambulanz der Medizinischen Hochschule Hannover überwiesen wurden. Der Schmerz ging meist auf multiple Knochenmetastasen oder primäre Tumorinvasion zurück. Nur diejenigen Patienten wurden behandelt, bei denen einfachere Methoden der Analgesie — z. B. orale Opiate — versagt hatten (Tabelle 1). Nach Kontrolle der Blutgerinnung wurde ein Periduralkatheter auf übliche Weise über eine Tuohy-Nadel gelegt. Die Punktion erfolgte so nahe wie möglich am Segment des Hauptschmerzes. Thorakale Katheterposition wurde nach Möglichkeit vermieden. Nur dann wurde der Periduralkatheter in thorakaler Höhe gelegt, wenn durch lumbale Katheterposition keine ausreichende Analgesie der hohen Segmente erreichbar war. Die Katheter wurden an der Haut 1 cm distal der Punktionsstelle durch eine Naht fixiert [25]. Hierbei wurde der Knoten nicht direkt um den Katheter gelegt, sondern um ein braunes Pflaster, das um den Katheter geschlungen war. Hierdurch konnte vermieden werden, daß der Knoten

Tabelle 1. Indikation für peridurale Opiate bei Krebsschmerzen

— Stärkste Schmerzen
— Orale Opiate unwirksam
— Orale Opiate und starke Nebenwirkungen
— Chordotomie nicht möglich
— Neurolyse nicht möglich

Tabelle 2. Anlage des Periduralkatheters

1. Punktion nahe am Segment des Schmerzes
2. Punktion möglichst lumbal
3. Thorakale Punktion nur bei Versagen eines lumbalen Katheters
4. Testdosis Lokalanästhetikum
5. Testdosis Opiat
6. Sorgfältige Katheterfixation mit Hautnaht

Tabelle 3. Peridurale Injektionen

1. Testdosis Lokalanästhetikum
   - z. B. 5 ml Bupivacain 0,5%

2. Testdosis Opiat
   - z. B. 3–5 mg Morphin
   - z. B. 0,15–0,3 mg Buprenorphin   10–20 ml NaCl 0,9%

3. Weitere Opiatinjektionen
   - regelmäßige Intervalle
   - feste Dosis

entweder das Katheterlumen einengt, oder daß die Naht den Katheter nicht ausreichend fixiert (Tabelle 2).

Nach Injektion einer Testdosis Lokalanästhetikum (z. B. 5 ml Bupivacain 0,5%) wurde ein Opiat verdünnt in Kochsalz injiziert (z. B. 3–5 mg Morphin oder 0,15–0,3 mg Buprenorphin gelöst in 10–20 ml NaCl 0,9%). Die analgetische Wirkung dieser initialen periduralen Opiatinjektion wurde kontrolliert; nach Wirkungsstärke und Wirkungsdauer der ersten Opiatapplikation wurden die weiteren Injektionen in 6- bis 24stündigen Zeitabständen festgesetzt. Diese Injektionen wurden von den Schwestern im Krankenhaus, von den Hausärzten, von Gemeindeschwestern oder von Familienangehörigen der Patienten vorgenommen. Diese Personen wurden von uns in der Technik der periduralen Injektion und den notwendigen hygienischen Maßnahmen unterrichtet (Tabelle 3).

Die Katheterpflege erfolgte standardisiert. Alle 2 Tage sollten die Patienten in Polyvidon-Jod-haltigem Wasser baden. Danach wurde die Punktionsstelle erneut mit Polyvidon-Jod-Salbe und einem luftdurchlässigen Pflaster abgedeckt. Der Bakterienfilter wurde ebenfalls gewechselt. Einmal in der Woche sollten sich die Patienten in unserer Schmerzambulanz zur Kontrolle vorstellen [25]. Dann wurde die Dosis und die Wirkstärke der periduralen Opiatanalgesie geprüft sowie die Punktionsstelle kontrolliert. Die Katheter wurden so lange in situ belassen, wie es die Therapie erforderte. Bei einer Infektion an der Punktionsstelle wurde der Periduralkatheter entfernt und am selben Tag ein neuer Katheter im nächst höheren oder tieferen Segment gelegt.

Tabelle 4. Liegedauer der Periduralkatheter

1– 50 Tage:	n = 149
51–100 Tage:	n = 27
101–150 Tage:	n = 10
151–200 Tage:	n = 6
353 Tage:	n = 1

Tabelle 5. Behandlungsdauer der Patienten

1– 50 Tage:	n = 63
51–100 Tage:	n = 23
101–150 Tage:	n = 14
151–200 Tage:	n = 8
218 Tage:	n = 1
339 Tage:	n = 1
348 Tage:	n = 1
391 Tage:	n = 1

Ergebnisse

Bei 56 der 112 Patienten wurde die Behandlung ambulant von Anfang an durchgeführt.

Periduralkatheter

Bei den 112 Patienten wurden insgesamt 193 Periduralkatheter gelegt, 174 von lumbal aus, 17 thorakale Katheter und 2 sakrale Katheter. Die mittlere Liegedauer der Periduralkatheter betrug 38 ± 45 Tage (Bereich 1–353 Tage). Ein Katheter liegt heute 353 Tage ohne Infektionszeichen. 17 Katheter lagen mehr als 100 Tage, 7 Katheter mehr als 150 Tage und 1 Katheter mehr als 300 Tage (Tabelle 4).

Behandlungsdauer

Die meisten Patienten wurden über einen Zeitraum bis zu 50 Tagen behandelt. Bei 26 Patienten betrug die Behandlungsdauer mehr als 100 Tage, bei 3 Patienten wurde die Behandlung über 300 Tage durchgeführt (Tabelle 5).

Katheterkomplikationen

Die Katheterkomplikationen sind aus Tabelle 6 ersichtlich. Bei den meisten verstopften Kathetern waren die Injektionsintervalle zu lang, so daß sich ein Blut- oder Fibringerinnsel in die Katheterspitze gesetzt hatte. Zu einer akzidentellen Entfernung des Periduralkatheters

Tabelle 6. Komplikationen der Periduralkatheter

Periduralkatheter insgesamt	193
Verstopft	9
Gebrochen	12
Akzidentell entfernt	17
Subkutane Abknickung	2
Durchtrennt	2
Injektionsschmerz	5
Lokale Infektion	10
Spinale Infektion	2

war es hauptsächlich in der Anfangsphase gekommen, als wir die Katheter noch nicht nach der beschriebenen Methode fixiert hatten. Die klinisch wichtigen Komplikationen betreffen die Infektionen. In 10 Fällen wurden Entzündungszeichen an der Punktionsstelle festgestellt, die so stark ausgeprägt waren, daß der Katheter gewechselt wurde. Bei 2 Patienten wurde eine spinale Infektion durch Liquorpunktion nachgewiesen. Bei beiden Patienten wurde der Periduralkatheter entfernt und eine antibiotische Therapie eingeleitet. Beide Patienten wurden nach Therapie symptomfrei; einer der Patienten erhielt auf eigenen Wunsch einen neuen Katheter zur periduralen Opiatanalgesie. Der andere Patient verstarb an seiner Grundkrankheit, bevor erneut eine peridurale Opiatanalgesie angefangen wurde.

Dosierung

Die mittlere Tagesdosierung betrug 11,15 ± 10,27 mg Morphin (Bereich 2–80 mg Morphin). Die mittlere Einzeldosis lag bei 4,72 ± 2,51 mg Morphin (Bereich 1–20 mg Morphin). Bei Buprenorphin betrug die mittlere Tagesdosis 0,68 ± 0,37 mg (Bereich 0,1–3,0 mg), die mittlere Einzeldosis lag bei 0,24 ± 0,09 mg Buprenorphin (Bereich 0,1–0,6 mg Buprenorphin). Die mittlere Tagesdosis wurde von 5,92 mg Morphin am 1. Behandlungstag auf 9,87 mg Morphin am 20. Behandlungstag erhöht. Am Ende der Therapie, d. h. bei den meisten Patienten vor dem Tod, lag die Tagesdosis bei 16,0 mg Morphin. Diese Dosissteigerung ging einher mit ansteigenden Schmerzen bei den Patienten.

Analgesie

Der analgetische Effekt jeder Einzeldosis hielt 14 ± 7 h an (Bereich 1–93 h). In 90% der Fälle konnte eine ausreichende Analgesie mit periduraler Opiatapplikation allein erreicht werden. Bei einigen Patienten haben wir zusätzlich nichtnarkotische Analgetika (Aspirin, Paracetamol) oral gegeben. Und bei einigen Patienten, bei deren Schmerzbild eine Beteiligung des Sympathikus wahrscheinlich war, haben wir eine Kombination von Lokalanästhetikum (Bupivacain) und Opiat peridural injiziert. Üblicherweise kombinieren wir aber nicht mit Lokalanästhetika, weil wir die Nebenwirkungen der Sympathikusblockade (Gefäßerweiterung, Druckabfall) fürchten, und weil die Patienten einen kompletten Verlust der Sensibilität als störend empfinden.

Nebenwirkungen

Nebenwirkungen wurden bei 12,5% der Patienten beobachtet. 4 Patienten hatten Übelkeit und 3 Patienten Erbrechen. Mit 3 x 30 Tropfen Domperidon (Motilium) konnte diese Nebenwirkung beherrscht werden. Ein Patient hatte starkes Hautjucken. 5 Patienten hatten Miktionsstörungen, die meist nach einigen Tagen geringer wurden. Eine Atemdepression haben wir nie beobachtet. Die Gesamtfrequenz an Nebenwirkungen lag bei Buprenorphin deutlich niedriger als bei Morphin.

Diskussion

Die peridurale Opiatanalgesie hat sich zur Therapie von Krebsschmerzen hervorragend bewährt. Der Grad der Schmerzhemmung ist größer als unter oralen oder intramuskulären Opiaten [6, 11, 12, 21]. Bei unseren Patienten waren die meisten mit systemischen Opiaten vorbehandelt. Der Wechsel von systemischer zu epiduraler Applikation brachte eine erstaunlich stärkere Schmerzdämpfung. Dies mag damit zusammenhängen, daß durch epidurale Applikation die Blut-Hirn-Schranke umgangen werden kann. Auf diese Weise kann eine höhere Konzentration des Opiats den Rezeptor erreichen und so eine stärkere Analgesie auslösen. Die Analgesiedauer ist ebenfalls lang. Bei unseren Patienten wurden die epiduralen Injektionen 1- bis 4 mal täglich vorgenommen; eine mittlere Analgesiezeit von 14 h ist deutlich länger als die Analgesiezeiten unter systemischer Opiatapplikation [20]. Die Analgesie hat einen segmentalen Charakter, der aber nicht so klar abgrenzbar ist wie bei Periduralanästhesie mit Lokalanästhetika. Der dumpfe Schmerz, entsprechend den C-Faser-Afferenzen, wird unterdrückt. Dagegen bleiben die anderen Nervenfunktionen wie Motorefferenzen, sympathische Efferenzen und somatosensorische Afferenzen intakt — dies auch im Gegensatz zur Lokalanästhesie [22].

Die zentralen Effekte der epiduralen Opiatanalgesie sind minimal; dies belegt, daß epidurale Opiate v. a. eine spinale Wirkung auslösen. Die Analgesie ist spinal, nicht zentral [22]. Dies wird auch dadurch belegt, daß die Analgesie noch andauert, wenn die Plasmaspiegel des Opiats bereits wieder ein subanalgetisches Niveau erreicht haben [6].

Trotz der vorwiegend spinalen regionalen Wirkung lassen sich einige zentrale Nebenwirkungen nachweisen [7]. Wir haben zwar bei unseren Karzinompatienten nur harmlosere Nebenwirkungen beobachtet; dennoch sollte die Methode mit äußerster Vorsicht eingesetzt werden [2]. Um die möglichen zentralen Nebenwirkungen gering zu halten, haben wir die peridurale Katheterposition soweit wie möglich vom Gehirn entfernt gewählt. Unsere Ergebnisse belegen, daß eine lumbale Katheterposition in den meisten Fällen ausreicht, nur bei 14 Patienten war eine thorakale Katheterposition notwendig. Untersuchungen von Gustafsson et al. [7] geben einen Hinweis darauf, daß bei thorakaler Katheterlage die Gefahr der Atemdepression größer ist.

Insgesamt aber scheint die Gefahr einer Atemdepression bei Krebspatienten geringer zu sein als postoperativ [7]. Nur wenn systemisch Opiate zusätzlich appliziert wurden, trat eine Atemdepression auf [7]. Dies steht in deutlichem Widerspruch zu Untersuchungen mit CO_2-Antwortkurven, die allerdings alle an schmerzfreien Patienten durchgeführt wurden [14, 15, 16]. Hier war sogar noch 6 und 18 h nach epiduraler Opiatgabe ein atemdepressiver Effekt nachweisbar. Schmerz ist ohne Zweifel ein wichtiger Stimulator der Atmung [8]; dies sollte bei Untersuchungen der Atemdepression nicht vergessen werden.

Dies bedeutet aber auch, daß theoretisch die Kombination von epiduralen Opiaten mit Lokalanästhetika die Gefahr einer Atemdepression erhöht. Dies belegen auch Zusammenstellungen von de Castro [4] und Gustafsson et al. [7]. Eine Erklärung sehen wir darin, daß bei einem bereits schmerzfreien Patienten möglicherweise die Empfindlichkeit der Opiatrezeptoren verstellt ist. Auf diese Weise würde ein appliziertes Opiat auf Schmerzrezeptoren treffen, die im Augenblick nicht empfindlich sind. Das Opiat würde also weiter frei im Liquor oder Blut bleiben und dann so das Atemzentrum erreichen. Oder wie sonst sollte man erklären, daß Patienten mit stärksten Schmerzen – z. B. Krebspatienten – Dosierungen von 4800 mg Morphin ohne Nebenwirkungen vertragen [18]? Bei diesen Patienten, so muß man annehmen, ist der Schmerz-Opiat-Rezeptor so empfindlich, daß er die Substanz fest bindet, oder die Zahl der Rezeptoren hat sich erhöht, so daß trotz hoher Applikation die Konzentration am Atemzentrum zu gering bleibt, um eine Atemdepression auszulösen.

Eine weitere Senkung der Gefahr von Nebenwirkungen ist vielleicht auch dadurch möglich, daß man zur epiduralen Applikation möglichst lipophile Opiate wählt. Wir haben Buprenorphin erfolgreich eingesetzt. Es ist erheblich lipophiler als Morphin [4]. Sowohl postoperativ [24] als auch in der vorliegenden Studie war die Nebenwirkungsrate unter Buprenorphin geringer als unter Morphin bei gleicher analgetischer Potenz. Die Substanz mit höherer Fettlöslichkeit – hier Buprenorphin – hat eine schnellere Liquor-Plasma-Rediffusion [2, 4]. So wird der Teil der fettlöslichen Substanz, der nicht an die spinalen Opiatrezeptoren gebunden ist, schneller aus dem Liquor ausgewaschen und kann nicht im Liquor nach rostral transportiert werden. Damit ist hier die Frequenz an zentral ausgelösten Nebenwirkungen wie Nausea und Atemdepression geringer.

Die Opiatdosis bei epiduraler Applikation war gering im Vergleich zu den Dosen, die bei oraler oder intravenöser Gabe notwendig sind [18, 19]. Unsere Höchstdosis von 80 mg Morphin liegt weit unter den von Rane et al. [18] beschriebenen 4800 mg Morphin bei oraler Applikation. Twycross [20] beschreibt Dosierungen von 1000 mg Morphin und mehr. Dies belegt auch den unterschiedlichen Angriffspunkt des Opiats bei spinaler oder systemischer Applikation. Der geringe Dosisanstieg, den wir beoabachten konnten, ist sicher nicht Zeichen einer Toleranz [3, 5, 9], sondern lediglich Ausdruck der stärker werdenden Schmerzen [20], wie dies für ein terminales Karzinomstadium verständlich ist. In jedem Fall ist der Dosisanstieg kein praktisches Problem [20].

Im Gegensatz zu einfacheren Methoden der Schmerztherapie erfordert die dargestellte Methode die Anlage und Pflege eines Periduralkatheters evtl. über lange Zeit. Daher ist in jedem Fall die orale Opiatapplikation, wann immer möglich, für den Patienten und die Familie des Patienten einfacher und vorzuziehen. Die epidurale Opiatanalgesie ist erst die Methode der zweiten Wahl. Wenn orale Opiate in ihrer Wirkung versagen oder mit starken Nebenwirkungen verbunden sind, kann die epidurale Opiatanalgesie eine effektive regionale Schmerzdämpfung mit weniger Nebenwirkungen auslösen. Es ist aber große Vorsicht geboten, daß der Patient nicht unnötig der Gefahr einer spinalen Infektion ausgesetzt wird. Wir sahen dies bei 2 Patienten, die beide nach entsprechender Therapie symptomfrei wurden. Trotz der Gefahr einer lokalen oder spinalen Infektion ziehen wir die perkutane Periduralkatheterlage einem implantierten System vor. Mit unserer Methode kann der Katheter jederzeit leicht gewechselt oder entfernt werden, wenn die Schmerzlokalisation wechselt. Als wichtigstes Argument für eine perkutane Technik sehen wir aber an, daß bisher mit keinem implantierten System ähnlich umfangreiche und positive Ergebnisse gewonnen werden konnten. Coombs et al. [3] haben mit implantierten Systemen Liegezeiten von 6 Monaten erreicht, Harbaugh et al. [9] eine Liegedauer von 175 Tagen. Dies wird von unserer Technik bei einer Liegezeit von 353 Tagen weit übertroffen, so daß wir keine Notwendigkeit sehen, den Patienten mit einer Operation zu belasten. Der wichtigste Nachteil eines implantierten Systems mit Infusionsreservoir liegt aber in der Methode selbst. Die Infusionsgeschwindigkeit ist bei dem hauptsächlich benutzten Modell [3, 9] abhängig von der Körpertemperatur. Fieberperioden oder hypotherme Phasen führen zu einer Erhöhung bzw. Erniedrigung der Flußrate um bis zu 25% [3]. Bei einer Nachfüllung des Reservoirs alle 14 Tage kann die injizierte Opiatmenge nicht individuell auf das Schmerzniveau des Patienten eingestellt werden, so daß teilweise erhebliche Schmerzspitzen beschrieben werden [9]. Schließlich übersteigen die Kosten der Pumpe im Augenblick noch weit ihren Nutzen.

Unsere Patienten haben die dargestellte Methode der periduralen Opiatanalgesie gut akzeptiert, die Schmerzlinderung war gut, die Nebenwirkungsrate gering. Die Patienten zogen die epidurale Applikation wegen ihrer stärkeren Wirkung gegenüber der oralen Applikation vor. Die vorliegenden Erfahrungen haben die positiven Ergebnisse der ersten Studien [23, 25, 26] bestätigt. Die epidurale Opiatanalgesie ist ohne Zweifel eine wichtige und wirksame Alternative bei der Therapie von Karzinomschmerzen. Auch die ambulante Therapie ist möglich, so daß eine Hospitalisation vermieden werden kann. Die epidurale Opiatanalgesie sollte den Patienten vorbehalten bleiben, bei denen einfachere Methoden der Schmerztherapie versagen.

Literatur

1. Bahar M, Magora F, Olshwang D, Davidson JT (1979) Epidural morphine in treatment of pain. Lancet I:527
2. Bromage PR (1981) The price of intraspinal narcotic analgesia: basic constraints. Anesth Analg (Cleve) 60(7):461
3. Coombs DW, Saunders RL, Gaylor MS, Pageau MG, Leith MG, Schaiberger C (1981) Continuous epidural analgesia via implanted morphine reservoir. Lancet I:425
4. De Castro J, Lecron L (1981) Peridurale Opiat-Analgesie. Verschiedene Opiate. Komplikationen und Nebenwirkungen. In: Zenz M (Hrsg) Peridurale Opiat-Analgesie. Fischer, Stuttgart New York, S 103
5. Greenberg HS, Taren J, Ensminger WD, Doan K (1982) Benefit from and tolerance to continuous intrathecal infusion of morphine for intractable cancer pain. J Neurosurg 57:360
6. Gustafsson LL, Friberg-Nielsen S, Garle M, Mohall A, Rane A, Schildt B, Symreng T (1982) Extradural and parenteral morphine: kinetics and effects in postoperative pain. A controlled clinical study. Br J Anaesth 54:1167
7. Gustafsson LL, Schildt B, Jacobsen K (1982) Adverse effects of extradural and intrathecal opiates: report of a nationwide survey in Sweden. Br J Anaesth 54:479
8. Hanks GW, Twycross RG, Lloyd JW (1981) Unexpected complication of successful nerve block: Morphine induced respiratory depression precipitated by removal of severe pain. Anaesthesia 36:37
9. Harbaugh RE, Coombs DW, Saunders RL, Gaylor M, Pageau M (1982) Implanted continuous epidural morphine infusion system. J Neurosurg 56:803
10. Howard RP, Milne LA, Williams NE (1981) Epidural morphine in terminal care. Anaesthesia 36:51
11. Jensen PJ, Siem-Jörgensen P, Bang-Nielsen T, Wichmand-Nielsen H, Wintherreich E (1982) Epidural morphine by the caudal route for postoperative pain relief. Acta Anaesth Scand 26:511
12. Jörgensen BC, Andersen HB, Engquist A (1982) Influence of epidural morphine on postoperative pain, endocrine-metabolic, and renal responses to surgery. A controlled study. Acta Anaesth Scand 26:63
13. Magora F, Olshwang D, Eimerl D, Shorr J, Katzenelson R, Cotev S, Davidson JT (1980) Observations on extradural morphine analgesia in various pain conditions. Br J Anaesth 52:247
14. McCaughey W, Graham JL (1982) The respiratory depression of epidural morphine. Anaesthesia 37:990

15. Möller IW, Vester-Andersen T, Steentoft A, Hjortsö E, Lunding M (1982) Respiratory depression and morphine concentration in serum after epidural and intramuscular administration of morphine. Acta Anaesth Scand 26:421

16. Nielsen CH, Camporesi EM, Bromage PR, Bukowski EM, Durant PAC (1981) CO_2 sensitivity after epidural and i.v. morphine. Anesthesiology 55(3):372

17. Poletti CE, Cohen AM, Todd DP, Ojemann RG, Sweet W, Zervas NT (1981) Cancer pain relieved by long-term epidural morphine with permanent indwelling systems for self-administration. J Neurosurg 55:581

18. Rane A, Säwe J, Dahlström B, Paalzow L, Kager L (1982) Pharmacological treatment of cancer pain with special reference to the oral use of morphine. Acta Anaesth Scand 74:97

19. Selz B, Bürgi H (1979) Erfahrung mit einer oralen Cocain-Morphin-Lösung („Brompton-Mixture") in der Behandlung schwerer Schmerzzustände bei Krebspatienten. Schweiz Med Wochenschr 109:1161

20. Twycross RG (1979) Overview of analgesia. In: Bonica JJ, Ventafridda V (eds) Advances in pain research and therapy, vol II. Raven Press, New York, pp 617

21. Welchew EA, Thornton JA (1982) Continuous thoracic epidural fentanyl. Anaesthesia 37:309

22. Yaksh TL (1981) Spinal opiate analgesia: characteristics and principles of action. Pain 11:293

23. Zenz M (1981) Peridurale Morphin-Analgesie zur Schmerztherapie bei Karzinompatienten. In: Zenz M, Peridurale Opiat-Analgesie. Gustav Fischer, pp 83

24. Zenz M, Piepenbrock S, Hübner B, Glocke M (1981) Peridurale Analgesie mit Buprenorphin und Morphin bei postoperativen Schmerzen. Anästh Intensivther Notfallmed 16:333

25. Zenz M, Piepenbrock S, Hüsch M, Schappler-Scheele B, Neuhaus R (1981) Erfahrungen mit längerliegenden Periduralkathetern — Peridurale Morphin-Analgesie bei Karzinompatienten. Regional-Anaesthesie 4:26

26. Zenz M, Schappler-Scheele B, Neuhaus R, Piepenbrock S, Hilfrich J (1981) Long-term peridural morphine analgesia in cancer pain. Lancet I:91

Therapeutische Dauerblockaden (zentral und peripher)

H. Kreuscher

Chronische Schmerzzustände — welche Ursache sie auch immer haben — beeinflussen und verändern das psycho-physische Gleichgewicht des Leidenden und das Wechselspiel mit seinem sozialen Umfeld:

> Nicht nur der Leidende erkrankt zusätzlich an Leib und Seele, sondern auch die Menschen seiner Umgebung werden durch ihn mehr oder weniger stark beeinflußt.

Darum gehört die Bekämpfung des Schmerzes zu den wichtigsten Aufgaben des Arztes, indem er die Ursache des Schmerzes zu erkennen versucht und diese bekämpft und zugleich aber auch bemüht ist, seinen Patienten von der „Pein" zu befreien. In diesem ärztlichen Verhaltensmuster hat sich über die Jahrtausende nichts geändert: „Divinum opus est sedare dolorem". Nur die Möglichkeiten und Methoden haben sich bis heute geändert. Ich möchte Ihre Aufmerksamkeit mit meinem Vortrag auf die Behandlung chronischer Schmerzen durch Nervenblockaden lenken.

Grundsätzlich kann die Schmerzausschaltung in verschiedenen Ebenen des Nervensystems erfolgen (Abb. 1).

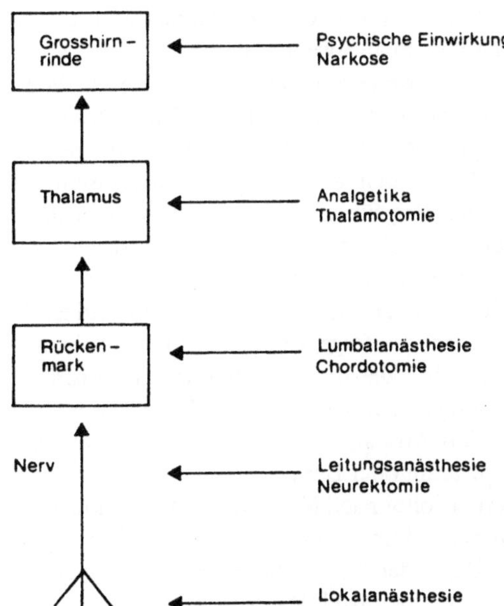

Abb. 1. Möglichkeiten der Schmerzausschaltung

Demnach wollen wir uns also nur mit den unteren drei Ebenen

— der Lokalanästhesie,
— der peripheren Leitungsblockade und
— der rückenmarknahen Blockade befassen.

Wir können versuchen, die verschiedenen chronischen Schmerzzustände nach Lokalisation, Ursache und auch Beeinflußbarkeit durch Nervenblockaden zu „ordnen" und kommen dann zu folgendem Ergebnis: Schmerzen können

— als Primärschmerz durch unmittelbare Einwirkung auf den Nerven (z. B. Kompression, Verletzung, Erkrankung), oder
— als Sekundärschmerz durch mittelbare Einwirkung infolge von Stoffwechselstörungen im Gewebe (z. B. Hypoxie bei Durchblutungsstörungen, Entzündungen) auftreten.

Sofern die Schmerzursache nicht rasch beseitigt werden kann, sollte die Schmerzunterbrechung frühzeitig in das therapeutische Regime einbezogen werden. (Allein hieraus wird die interdisziplinäre Aufgabenstellung der Schmerztherapie deutlich.) Durch die frühzeitige Einbeziehung der Schmerztherapie soll der Patient nicht nur von seiner psychischen Pein befreit, sondern auch vor den Sekundärschäden durch seinen Schmerz geschützt werden. Ich möchte diesen Gedanken anhand eines einfachen Beispiels erläutern: Ein Patient „verhebt" sich und bekommt eine Lumbago. Durch den muskulären Schmerz nimmt er eine Schonhaltung ein. Infolgedessen kommt es auf rein mechanischem Wege zum Wurzelreizsyndrom. Aus dem ursprünglichen Sekundärschmerz wird ein Primärschmerz. Sofortige komplette Schmerzbefreiung führt zur Normalisierung der Statik und damit zur Heilung. Unvollständige Schmerzbefreiung führt dagegen zur Verzögerung des Heilungsprozesses: Daher der oft unbefriedigende Effekt von Wärmeanwendung oder Massagen in Kombination mit schwachen Analgetika. Eine paravertebrale oder peridurale Blockade mit ihren vollständigen analgetischen und muskelrelaxierenden Effekten führt dagegen zu sehr schnellem Erfolg. Wir haben viele Patienten die monatelange Arbeitsunfähigkeit und wochenlange stationäre Aufenthalte hinter sich hatten in wenigen Tagen wieder arbeitsfähig machen können, indem wir dieses einfache therapeutische Prinzip angewendet haben.

Eine weitere, dankbare Aufgabe ist die Behandlung primärer Schmerzen infolge Tumorkompression, sei sie durch den Primärtumor oder durch dessen Metastasen verursacht. Voraussetzung ist jedoch die „Angehbarkeit" des betroffenen Nerven. Sehr häufig handelt es sich um Metastasen im Bereich der Wirbelsäule, die zu unstillbaren Schmerzen mit segmentaler Ausbreitung führen. Bekanntlich werden die Wirbelkörper durch die Rami dorsalis nervi spinalis sensibel versorgt. Eine probatorische Blockade mit Bupivacain würde zeigen, ob die permanente Blockade dieses Nerven mit einer neurolytischen Substanz wie Alkohol, Ammoniumsulfat oder Phenol erfolgversprechend ist. Handelt es sich aber um segmental ausgebreitete Schmerzen infolge Kompression der spinalen Wurzel, ist die paravertebrale Blockade angezeigt. Sind die damit verbundenen motorischen Ausfälle nicht zu tolerieren, wird man auf die Möglichkeit der intrathekalen Alkoholblockade zurückgreifen (Abb. 2).

Mit Ausnahme der intrathekalen Blockade wird zunächst eine temporäre Blockade mit Mepivacain oder Bupivacain durchgeführt, um die Erfolgschancen erkennen zu können. Schon hierbei sollte nach Möglichkeit die exakte Lokalisation der Kanüle mit Hilfe eines Nervstimulators erfolgen (Abb. 3). Zur Durchführung der permanenten Blockade bedienen wir uns in der Regel der Röntgenkontrolle der Kanülenposition und der Ausbreitung des Injektats mittels Kontrastmittel. Die Röntgenaufnahme dient hierbei der Dokumentation.

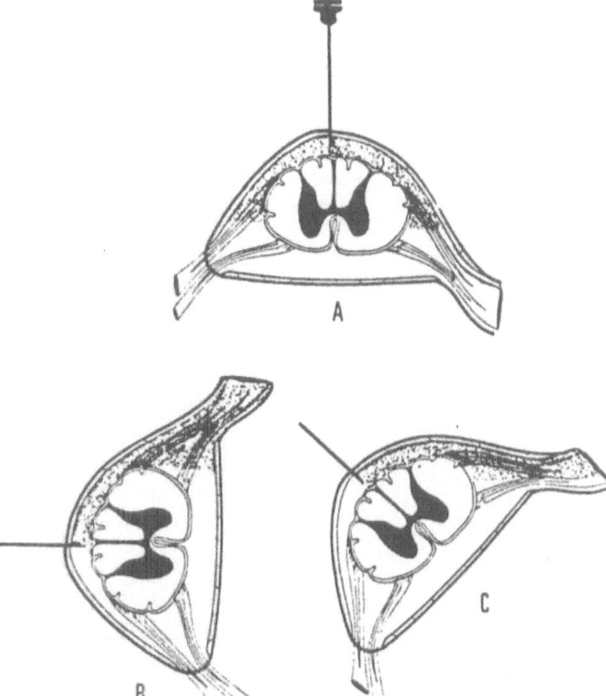

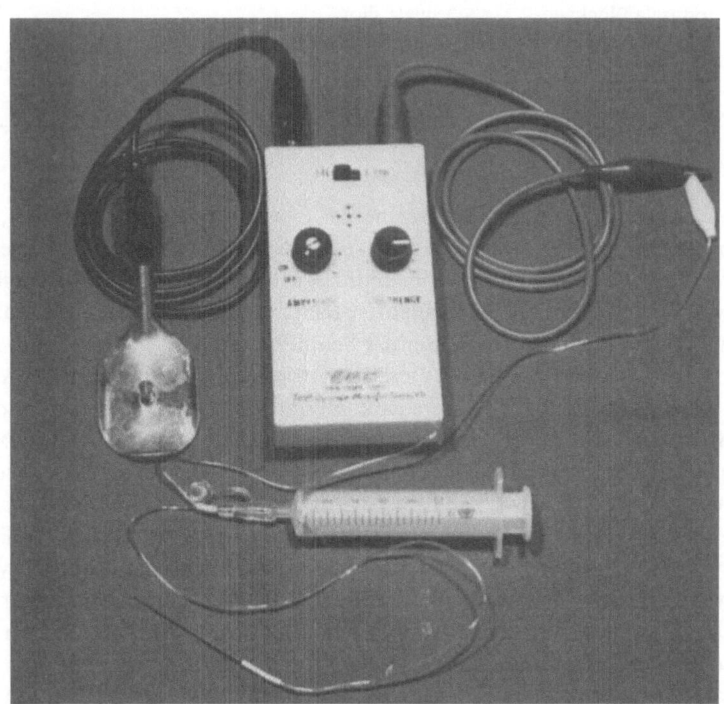

Abb. 2. Intrathekale Alkoholblockade.
Verteilung hypobarer Lösungen. *A* Patient in Bauchlage zur Ausschaltung
beider hinteren Wurzeln. *B* Patient in
Seitenlage zur Ausschaltung einer
hinteren und einer vorderen Wurzel.
C Patient in anterolateraler Lage zur
einseitigen Ausschaltung einer hinteren Wurzel

Abb. 3. Impulsgerät
„Neurotracer" zur Lokalisation einer Nervenbahn zur
Blockade

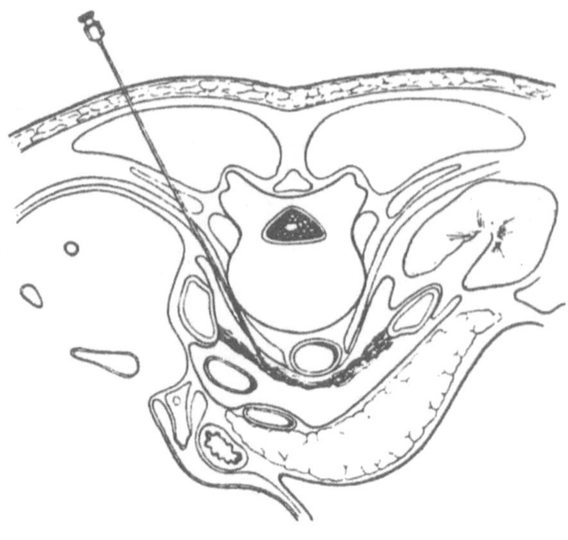

Abb. 4. Querschnittschema zur Blockade der Ganglia coeliaca mit den Fasern der Nn. splanchnici. (Aus H. Kilian: Lokalanaesthesie und Lokalanaesthetika, 2. Aufl. Thieme, Stuttgart, 1973) Zeichnung nach Symington

Tabelle 1. Blockadetypen

Infiltration	
Periphere Leitungsblockade	
Sympathikusblockaden des	Ganglion stellatum
	Ganglion coelicum
	lumbalen Grenzstrangs
Peridurale Blockade	single shot
	Katheter
Paravertebrale Blockade	
Intrathekale Alkoholblockade	

Maligne Tumoren der Organe des Oberbauchs (z. B. Pankreas-, Magenkarzinome, Peritonealkarzinose) sind oft mit schwersten Schmerzen verbunden, die durch systemisch verabreichte Analgetika kaum zu beeinflussen sind und auch schon zu ihrer sehr frühzeitigen Anwendung führen. Die permanente Splanchnikusblockade mit Alkohol führt in vielen Fällen zu Wochen bis Monate anhaltender Schmerzbefreiung und muß nur selten wiederholt werden, zumal die Lebenserwartung dieser Patienten ohnehin limitiert ist (Abb. 4).

Wir haben kürzlich unsere Dokumentation über 495 Patienten, die wir wegen chronischer Schmerzzustände behandelten, ausgewertet. 70 Patienten, d. h. 14%, wurden wegen Schmerzen bei Tumorerkrankung behandelt. Dabei handelt es sich überwiegend um Karzinome und wenige Sarkome. Zwischen dem Beginn der Schmerzen und der Inanspruchnahme unserer Behandlungseinheit lagen im Mittel $2^1/4$ Jahre. Bis dahin wurden die Patienten überwiegend mit systemisch angewendeten Analgetika, oft in Kombination mit Psychopharmaka mehr oder weniger insuffizient behandelt. Bei 53, also 76% der Patienten wurden die Schmerzen durch Metastasen verschiedener Lokalisation verursacht. Wir behandelten unsere Patienten mit verschiedenen Blockadetypen (Tabelle 1); wir verwendeten temporär wirkende Lokalanästhetika und neurolytische Substanzen (Tabelle 2). Außerordentlich schwierig ist die Erfolgsbeur-

Tabelle 2. Verwendete Mittel für Nervenblockaden

Bupivacain	0,5%
Alkohol	95%
Phenol	8%
Ammoniumsulfat	10%

Tabelle 3. Gruppierung der Behandlungserfolge

I.	Kein Erfolg	Keine Schmerzbefreiung
II.	Geringer Erfolg	Leichte Schmerzlinderung für kurze Zeit
III.	Befriedigender Erfolg	Schmerzbefreiung für begrenzte Zeit
IV.	Vollständiger Erfolg	Komplette, unbegrenzte Schmerzbefreiung

teilung. Wir haben das Ergebnis unserer Behandlungen willkürlich in 4 Gruppen eingeteilt (Tabelle 3).

Dann interessierten wir uns für die Lokalisation der Schmerzen im Verhältnis zur Lokalisation des Primärtumors. Sofern hier Abweichungen auftraten, handelte es sich in der Regel um Metastasen als Schmerzursache. Die entsprechende Verteilung bei unseren Patienten sowie der erzielte Behandlungserfolg zeigt die Tabelle 4. Schließlich interessierte uns die Erfolgsquote der einzelnen Blockadetechniken, einschließlich der von uns seit kurzem angewendeten transkutanen Nervenstimulation (TNS) (Tabelle 5).

Das Ergebnis unserer kleinen Studie zeigt, daß bei 10% der behandelten Patienten kein Erfolg erzielt werden konnte. Bei 22% konnte eine leichte Besserung und bei 43% sogar eine, wenn auch zeitlich begrenzte, Schmerzbefreiung erreicht werden. Bei 25% der behandelten Patienten trat eine nicht begrenzte, vollständige Schmerzbefreiung ein. Diese letzte Gruppe ist im Hinblick auf die Zeitaussage allerdings unsicher, weil sich nicht in allen Fällen der Langzeiteffekt unserer Behandlung verfolgen ließ: Entweder verstarben die Patienten an den Folgen ihres Grundleidens oder unsere Behandlung wurde aus anderen Gründen nicht mehr in Anspruch genommen, obwohl sie erfolgreich war.

Die Behandlung chronischer Schmerzzustände durch die verschiedenen Methoden der Nervenblockade ist nicht neu, denn schon in den 20iger Jahren unseres Jahrhunderts wurden sie, besonders von Chirurgen, erfolgreich, aber wie auch heute noch, nur von wenigen sporadisch angewendet. Es ist das Verdienst John Bonicas die interdisziplinär organisierte „Schmerzklinik" inauguriert zu haben, die leider erst an wenigen Plätzen, so hier in unserer unmittelbaren Nachbarschaft in Mainz zur Begründung ähnlicher Institutionen führte. Es ist sicher nicht erforderlich, daß jede größere Stadt über eine großzügig ausgestattete Schmerzklinik verfügt; jede größere Klinik sollte sich aber um die Einrichtung einer Schmerzbehandlungseinheit bemühen, um einerseits der gewaltigen Zahl leidender Menschen effektivere Hilfe geben zu können und andererseits durch Verkürzung der Behandlungszeiten und in vielen Fällen durch frühere Wiedereingliederung des Patienten in den Arbeitsprozeß einen Beitrag zur Kostenersparnis im Gesundheitswesen zu leisten.

Tabelle 4 (s. Text)

Primärlokalisation	N	Schmerzlokalisation										Behandlungserfolg			
		HWS	BWS	LWS	Bek-ken	Obere Extr.	Untere Extr.	Tho-rax	Abdo-men	Uro-gen.	Son-stige	I	II	III	IV
Bronchien, Lunge	11		1			3		6	1			2	1	6	2
Mamma	11	3	5	5	3			4					2	7	2
Ovarien	1								1					1	
Hoden	2			1						1			1	1	
Uterus	5			3			1		1			1	1	3	
Nieren	6			2			1	1	3	1		1	3		2
Blase	2			1						1				1	1
Prostata	6		1	2	1			2	1			1	3	2	
Magen	4		1	1					3				1	2	1
Darm	4		1	1			1		1				2	2	
Rektum	3			1	1				2				1	1	1
Pankreas	3								3						3
Knochen	1					1		1					1		
Sonstige, unbekannt	11		1		1	2	2	3	2	1		2	2	4	3
Σ	70	3	10	17	6	6	5	17	18	4		7	18	30	15
%												10	22	43	25

Tabelle 5 (s. Text)

Technik	N	Erfolg (n)				Verteilungsindex $\frac{N}{\Sigma N} \times n$			
		I	II	III	IV	I	II	III	IV
1. Infiltration	2	1	1			0,02	0,02		
2. Periphere Leitung, Plexus	26	3	5	11	7	0,80	1,33	2,92	1,86
3. Sympathikus									
3.1. Ganglion cervicale	3		1	2			0,03	0,06	
3.2. Lumbaler Grenzstrang	1	1					0,01		
3.3. Ganglion coeliacum	10	1	2	1	6	0,10	0,20	0,10	0,61
4. Peridural									
4.1. „single shot"	15		6	7	2		0,37	0,43	0,12
4.2. Kontinuierlich (Katheter)	3		2	1			0,06	0,03	
5. Intrathekal (Alkohol)	11		4	5	2		0,45	0,56	0,22
6. Paravertebral	21	2	4	11	4	0,43	0,86	2,36	0,86
7. Transkutane Nervenstimulation (TNS)	6	3	1	1	1	0,18	0,06	0,06	0,06
Σ N	98	10	27	39	22	1,53	3,39	6,52	3,73
%						10	22	43	25

Therapeutische Möglichkeiten bei Schmerzen im Bereich der Wirbelsäule

U. Drechsel

Schmerzen im Bereich der Wirbelsäule beschäftigen verschiedene Fachgebiete. Durch Sprachbarrieren und wechselseitige Informationslücken voneinander getrennt sprechen sie Diagnosen eigener Definition aus [10].

Hier liegt das Hauptproblem für den Anästhesisten, nicht in seinen Techniken; diese sind zahlenmäßig begrenzt, überschaubar in der Anwendung und relativ risikoarm.

Da eine Systematik der Wirbelsäulentherapie ohnehin nicht gegeben werden kann, sollen im ersten Teil die Schwierigkeiten für den Anästhesisten bewußt gemacht werden, im zweiten Teil dann anhand der einzelnen Schmerzrezeptionen an der Wirbelsäule therapeutische Möglichkeiten besprochen werden, besonders für die Gruppe der chronischen benignen wirbelsäulenabhängigen Leiden.

Problemstellung

Bezeichnungen wie HWS-Syndrom, Nacken-Schulter-Arm-Syndrom, Lumbalgie und Lumboischialgie geben lediglich grob eine Schmerzregion an, aber keine genaue Lokalisation, keine Gewebeart, dadurch keinen Auslösemechanismus, nichts über die grundsätzliche Frage nach radikulärer Beteiligung und enthalten deshalb — vom Erkenntniswert ganz zu schweigen — nichts von der Grundanforderung einer medizinischen Diagnose, nämlich als Handlungsanweisung zu dienen.

Grund hierfür ist, daß das pathomechanische Konzept der degenerativen Bandscheiben-Entwicklung als wesentliche Ursache aller Folgestörungen angesehen wird. Während sich bei der akuten Form des Bandscheibenvorfalls mit der radikulären Störung keine Verständnisschwierigkeiten ergeben, sind bei den chronischen Prozessen, den gut gesicherten pathologisch-anatomischen und radiologischen Befunden, regelmäßig keine ensprechenden klinischen Bilder zuzuordnen, weder für die aktuelle Situation, noch für den Verlauf [16, 17, 18, 19].

Entscheidend ist die Diskrepanz zwischen einem morphologischen Endzustand, der stationär ist, und den doch ganz offenbar mit und ohne Therapie wechselnden Funktionsstörungen des Beschwerdeverlaufs [3, 20].

Entsprechend den undefinierten Diagnosen ist die Therapie von einer gewissen Beliebigkeit bzw. sogar Uniformität gekennzeichnet [11, 21]. Mögen akute Störungen damit gebessert werden, so gilt für chronische Schmerzen das Verdikt von Cyriax [5], wonach die Verordnung von Wärme, Massage und Übungsbehandlung hierfür logisch nicht mehr vertretbar ist, sondern lediglich ein teures Spielen auf Zeit darstellt.

Bei den chronischen wirbelsäulenabhängigen Beschwerden kann der Anästhesist aus den ihm gelieferten diagnostischen Bezeichnungen keine Indikation für seine einzelnen Techniken ableiten. Eine Handlungsanweisung ergibt sich dagegen eher, wenn anhand der einzelnen Schmerzrezeptionen auf vermutliche Schmerzentstehungsmechanismen geschlossen wird.

Therapie nach Schmerzrezeption

Folgende Strukturen müssen differenziert werden:

1. Ligamente
2. Muskeln, Sehnen
3. Gelenk und -kapsel
4. Nerven (Kompression)
5. Weniger häufig: Knochen und Periost, Haut; übertragener Schmerz von intraabdominell oder retroperitoneal her.

Aus Anamnese und Inspektion des Patienten, der genauen körperlichen Untersuchung nach Struktur und Funktion, zusammen mit dem Ausstrahlungsmuster des Schmerzes, erhält man einen Pathomechanismus, in den der Anästhesist u. U. eingreifen kann (ergänzt durch orientierende Laboruntersuchungen und Röntgenbilder, evtl. neurologische Untersuchung, Knochenszintigramm usw.). Beim chronisch Schmerzkranken ist neben der kompletten organisch-medizinischen Untersuchung die ebenso kompetente Aufarbeitung der psychosozialen Verhältnisse unabdingbar.

Im eigenen Patientengut, das Herr Dücker zusammenstellte, hatten von 667 Patienten mit chronischen Schmerzen, die im Jahre 1981 in der Schmerzambulanz von uns untersucht und teilweise behandelt wurden, über 3/4 Beschwerden im Bereich der Wirbelsäule. Aus Anamnese, Befund und ggfs. Probeinfiltrationen ergaben sich folgende Häufigkeiten für die vermutliche Schmerzrezeption: Bänder 51%, Muskeln 31%, Kostotransversal- bzw. kleine Wirbelgelenke 11%, radikuläre Ursachen 10%. Weitere 10% verteilten sich auf die übrigen Schmerzrezeptionen, wobei Mehrfachangaben möglich waren.

1. Ligamentäre Störungen: Für diese weitaus größte Gruppe unseres Patientenguts, die häufig mißdeutet wird, zunächst eine Anmerkung zur vermutlichen Pathogenese: Konstitutionelle Faktoren, auch Übergangsstörungen im Lumbosakralbereich, begünstigen das Auftreten bei den jugendlichen Patienten, typischerweise vor dem 40. Lebensjahr. Das sog. Gelenkspiel („joint play" der Osteopathen) an den Wirbelgelenken, am Ileosakralgelenk, aber auch an anderen peripheren Gelenken ist vermehrt. Zeichen allgemeiner Hypermobilität liegen vor. Leptosome und Frauen sind häufiger betroffen. Die Diagnose wird wesentlich nach der Anamnese gestellt: Charakteristisch ist ein Ruheschmerz, der immer dann entsteht, wenn länger eine Position beibehalten wird, wie Sitzen, Stehen oder Liegen, der aber in Bewegung fast völlig verschwindet. Der Befund dient der Lokalisation und wird durch spezielle Federungs- und Bänderprovokationstests gesichert. Dabei ist gezielt der lokale Schmerz oder auch die pseudoradikuläre Schmerzausstrahlung zu provozieren, z. B. am iliolumbosakralen Übergang die Schmerzausstrahlung des Lig. iliolumbale, sacroiliacum oder sacrotuberosum in die entsprechenden mehr lateralen oder mehr dorsalen Anteile des Ober- und Unterschenkels [12, 22]. Hackett hat durch Einstechen einer Nadel in die entsprechenden Bandansätze bzw. durch Injektion von Kochsalzlösung den lokalen und übertragenen Schmerz reproduziert und anschließend durch Lokalanästhetikum zum Verschwinden gebracht [8].

Zur Beurteilung von Kreuzschmerzen, besonders im Zusammenhang mit Beschwerden innerhalb des kleinen Beckens beim Sitzen, gehört die rektale Untersuchung der Bänder und Muskeln des Beckenausgangs [24]. Für die Gruppe mit Kreuzschmerzen und Beschwerdezunahme im Sitzen hat Lewit darauf hingewiesen, daß die vorsichtige manuelle Mobilisation verspannter kokzygeospinaler Band-Muskel-Strukturen und des M. levator ani eine wirksame Behandlung darstellt [12]. So ergibt sich die Therapie der Bandinsuffizienz häufig organisch aus der Probebehandlung, die der Diagnosesicherung diente. Beispielsweise verfolgt am lumbosakralen Übergang die erste Injektion, mit kleiner Menge Lokalanästhetikum von 1–2 ml an die einzelnen Bandansätze gespritzt, rein diagnostische Zwecke, um vom Ergebnis, auch der psychischen Akzeptanz des Patienten, das weitere Vorgehen abhängig zu machen: eine Serie von 6–10 Infiltrationen mit Lokalanästhetikum; bei Nichtansprechen erneute Überprüfung der Diagnose, danach evtl. Infiltrationen mit sog. sklerosierender Lösung (z. B. 20%ige Dextrose, 20%iges Glycerin, 2%iges Phenol, Wasser ad 100) [5]. Damit wird weniger eine Sklerosierung als eine Deafferenzierung, d. h. periphere Neurolyse der Bandansätze vorgenommen, die die Schmerzen verringert. Dazu kommt ein spezifisches Trainingsprogramm mit isometrischen Übungen, besonders für die Bauch- und Becken-Hüft-Muskulatur, um die stets vorhandene Fehlhaltung zu korrigieren. Zur Therapie gehört die ständige Überwachung des kinesiologischen Gesamtstatus und seiner Korrektur, entsprechend der jeweiligen Aktualität der Beschwerden (s. unten) [7].

Ligamentäre Beschwerden mit muskulärer Insuffizienz und Haltungsstörungen gehören zum jüngeren Alter; bei adäquater Therapie können sie wesentlich gelindert, häufig aber nicht ganz beseitigt werden; sie vermindern sich spontan mit zunehmendem Alter und zeigen dann häufig deutliche radiologische Veränderungen, die aber hier als kompensatorische Vorgänge lediglich anamnestische Bedeutung haben. Treten im fortgeschrittenen Alter, jenseits des 60. Lebensjahrs, Schmerzen vom ligamentären Typ auf, d. h. Ruheschmerzen mit bestimmten Provokationsmerkmalen und genereller Besserung bei Bewegung, handelt es sich meist um Folgen degenerativer Prozesse mit ausgesprochenen Gefügestörungen, die z. B. die Wirbelabstände stark verändert haben.

Ligamentäre Störungen können in allen Etagen und an allen Bändern des Achsenskeletts auftreten. Besonders hingewiesen sei auf die Supra- und Intraspinalbänder, die ein dankbares Infiltrationsobjekt darstellen. Immer gilt es, vor dem Griff zur Infiltrationsspritze, nach übergeordneten Ursachen wie Fehlhaltungen und lokal benachbarten Ursachen wie Blockwirbel zu forschen. Die Störungen des vorderen und hinteren Längsbandes, die in Zusammenhang mit der Bandscheibenentwicklung eine wichtige Rolle spielen, sind der Infiltration nicht zugänglich.

2. Eine muskuläre Schmerzrezeption steht gegenüber der ligamentären Schmerzrezeption dann im Vordergrund, wenn die aktive Komponente des Bewegungsapparats Gegenstand der aktuell gesteigerten Irritation ist. Über die Ursachen ist in beiden Fällen nichts entschieden; wir suchen lediglich aus Anamnese, genauer klinischer Funktionsuntersuchung und ggfs. der gezielten Probebehandlung durch Infiltration eine Handlungsanweisung für die derzeit im Vordergrund stehende Therapie zu gewinnen. Wie der Begriff „Haltung" eine geistige und körperliche Dimension zugleich hat, sind die Zusammenhänge zwischen psychischen Problemen und Muskelspannung bekannt. Von den Entwürfen zur Deutung übergeordneter Störungen des Bewegungssystems mißt Brügger, der den Begriff der Tendomyose entwickelt hat, der muskulären Seite eine erhöhte Bedeutung bei. Die von ihm beschriebenen Systeme von Tendomyosen und Gelenkirritationen mit ihrem jeweils typischen pseudoradikulären Schmerzausstrahlungsmuster sind ungemein häufig und charakteristisch [4].

Ebenfalls zum grundsätzlichen Verständnis von Muskelfunktionen sei auf die Unterscheidung zwischen posturalen und phasischen Muskeln, d. h. vorwiegend der Haltung oder dem Bewegungsablauf dienenden Muskeln hingewiesen [9].

Umschriebene Muskelstörungen können als schmerzhafte Knötchen oder Bänder an typischen Lokalisationen getastet werden, deren klassische Zusammenstellung als Triggerpunkte mit ihrem Ausstrahlungsmuster von Travell u. Rinzler stammt [23].

Der gezielten Infiltration durch den Anästhesisten kommt bei den muskulären Störungen im wesentlichen eine diagnostische Bedeutung zu. Therapeutisch wird man die Ursache von Fehlhaltung, Überlastung, Trauma und reflektorischer Muskelverspannung zu reduzieren suchen. Dehnung der verkürzten posturalen Muskeln und Kräftigung der erschlafften phasischen Muskeln sind besonders wichtig. Biofeedback und autogenes Training haben hier ihren Platz. Eine neuere Behandlung besteht in der sog. postisometrischen Relaxation [13], einer praktikablen Durchführung der von amerikanischen Osteopathen entwickelten „muscle-energy-techniques". Hierbei handelt es sich um eine elegante krankengymnastische Methode, die zugleich muskuläre und wirbelgelenkbedingte Schmerzrezeption behandelt und damit beweist, wie unfruchtbar häufig die mechanistische Suche nach kausalen Abhängigkeiten am Bewegungssystem ist.

3. Kleines Wirbelgelenk, Kostotransversalgelenk und Ileosakralgelenk können in ihrer Funktion beeinträchtigt sein. Ihre Ausstrahlungsschmerzen sind charakteristisch. Auch wenn sie, bis zur Fußsohle gehend, radikuläre Muster nachahmen, kann man sie doch z. B. mit gezielten Infiltrationen am Wirbelgelenk provozieren (mit Kochsalz) oder ausschalten (mit Lokalanästhetikum) [4].

Der Begriff der Blockierung eines Gelenks stammt aus der manuellen Medizin oder Chirotherapie, einer Betrachtungsweise mit jahrtausendealtem Erfahrungsschatz, die jedoch in den letzten 100 Jahren von der wissenschaftlichen Medizin ausgeschlossen war. Erst innerhalb der letzten Jahre werden ihre subtile Untersuchungstechnik und ihre schonenden Verfahren zur Mobilisation und Manipulation von bewegungsgestörten Gelenken zunehmend anerkannt und neurophysiologisch zu begründen versucht [12, 25]. Die Erlernung v. a. ihrer diagnostischen Techniken ist empfehlenswert, weil sie palpatorisch eine Struktur- und Funktionsbeurteilung der einzelnen mechanischen Wirbelsäulenelemente erleichtert [6]. Die therapeutische Anwendung ihrer Methoden der Deblockierung sollte nur nach intensiver Ausbildung und genauer Kenntnis der Indikationen und Kontraindikationen erfolgen.

Therapeutisch zugänglich sind dem Anästhesisten gezielte Infiltration von Kapsel- und Bandapparat der Gelenke, die bei chronischen Störungen auch als sog. Facettendenervierung durchgeführt wird. Diese Neurolyse des Gelenkastes des Ramus dorsalis des Spinalnerven kann mittels Kryotechnik oder Elektrokoagulation unter Röntgenbildwandlerkontrolle ambulant ausgeführt werden. Vorbedingung: Eine diagnostische Blockade mit 1—2 ml Lokalanästhetikum muß praktisch zur Schmerzfreiheit führen. Pro Facette wird jeweils der darüber- und der darunterliegende Nerv ausgeschaltet, da für jedes Wirbelgelenk eine doppelte Innervation vorliegt [1]. Die Erfolge sind ermutigend, obwohl noch keine Langzeitergebnisse vorliegen.

4. Radikuläre Störungen, die kleinste Gruppe in unserem Patientengut, als Wurzelirritation oder Kompression bei Bandscheibenvorfall sind diagnostisch und therapeutisch eindeutig — in Zusammenarbeit mit dem Neurologen oder Orthopäden ein dankbares Betätigungsfeld für den Anästhesisten. Die Behandlung erfolgt grundsätzlich zunächst konservativ. Wie umfangreiche Studien nachgewiesen haben, wird sie durch lumbale Epiduralblockaden oder Sakralblockaden mit Steroidzusatz wirkungsvoll unterstützt [2]. Abbruch der konservativen Behandlung und Indikation zur Operation stellen sich, wenn

— Blasen-Mastdarm-Störungen auftreten,
— die radikulären Ausfälle zunehmen,
— wenn trotz energischer konservativer Therapie keine Schmerzreduktion zu erreichen ist.

Die Entscheidung zur Operation wird im wesentlichen klinisch gestellt, Computertomogramm und Myelographie dienen der Höhenlokalisierung. Gerade bei chronischen Wurzelirritationen oder bei Zuständen nach Diskushernienoperation ist eine konservative Behandlungsserie von 6—8 Blockaden zu empfehlen.

Zu den Kompressionssyndromen gehört auch die nicht so seltene Einklemmungsneuropathie des Ramus dorsalis des Spinalnerven, dort, wo er die Faszie der Rückenstrecker durchbricht und mit einem rein sensiblen Ast das paravertebrale Hautareal innerviert. Charakteristisch ist ein umschriebener, relativ oberflächlich auslösbarer Schmerz an jeweils typischer Stelle. Er läßt sich mit dem Nervenstimulator provozieren und durch 1 ml Lokalanästhetikum zum Verschwinden bringen [10]. Therapie: Wiederholte Infiltrationen mit Lokalanästhetikum, in hartnäckigen Fällen kann eine Neurolyse mit wäßriger Phenollösung [15] oder besser eine umschriebene Neurotomie durchgeführt werden.

Zusammenfassend ist festzustellen, daß die therapeutischen Möglichkeiten des Anästhesisten an der Wirbelsäule begrenzt sind. Sie kommen überhaupt nur dann zum Einsatz, wenn vorher Diagnose und Differentialdiagnose der Schmerzentstehung erarbeitet wurden. Dazu bedarf es Kenntnisse und klinischer Untersuchungstechniken, die über die Fachgrenzen weit hinausgehen.

Eine organisierte Zusammenarbeit mit allen notwendigen anderen Disziplinen ist deshalb unabdingbar.

Die eigentlichen anästhesiebezogenen Maßnahmen bei den erwähnten chronischen benignen wirbelsäulenabhängigen Störungen sind:

1. Gezielte Infiltration von Triggerpunkten an Muskel, Sehne, Ligament, Gelenkkapsel; mit Lokalanästhetikum, evtl. sklerosierender Lösung.
2. Regionalanästhesie
   — im Bereich des Ramus dorsalis nervi spinalis, z. B. für die Wirbelfacetten, auch als Facettendenervierung
   — als Epidural-, Subarachnoideal- oder Paravertebralblockade.

Bei den wirbelsäulenabhängigen Beschwerden sind die Maßnahmen des Anästhesisten mehr diagnostisch und therapiebegleitend als kausal wirksam. Er sollte nicht vergessen, daß — nach einer Darstellung von Loeser [14] — sein Betätigungsfeld im Schmerzgeschehen noch umschlossen wird von der psychischen und psychosozialen Dimension des chronisch schmerzkranken Individuums.

Literatur

1. Boas RA (1982) Facet joint injections. In: Stanton-Hicks M, Boas RA (eds) Chronic low back pain. Raven Press, New York, pp 199–211
2. Breivik H, Hesla PE, Molnar J, Lind B (1976) Treatment of low back pain and sciatica. In: Bonica JJ, Albe-Fessard D (eds) Advances in pain research and therapy, vol 1. Raven Press, New York, pp 927–932
3. British Association of Physical Medicine (1966) Pain in the neck and arm. A multi-centre trial of the effects of physiotherapy. Br Med J I:253–258
4. Brügger A (1977) Die Erkrankungen des Bewegungsapparates und seines Nervensystems. Fischer, Stuttgart New York
5. Cyriax J (1975) Textbook of orthopaedic medicine, vol 1, 6th edn. Baillière Tindall, London
6. Dvorak J, Dvorak V (1983) Manuelle Medizin. Thieme, Stuttgart New York
7. Eder M, Tilscher H (1978) Schmerzsyndrome der Wirbelsäule. Hippokrates, Stuttgart
8. Hackett GS (1958) Ligament and tendon relaxation, 3rd edn. Thomas, Springfield/Ill.
9. Janda V (1979) Muskelfunktionsdiagnostik. Verlag für Medizin Dr. E. Fischer, Heidelberg
10. Kaeser HE (1976) Rückenschmerzen nicht-radikulären Ursprungs. In: Lechner H, Kugler J, Fontanari D (Hrsg) Chronische Schmerzzustände in Neurologie und Psychiatrie. Hippokrates, Stuttgart, S 90–97
11. Küster HH (1982) Das Zervikalsyndrom: Ursachen und Diagnose. Diagnostik 15:747–758
12. Lewit K (1977) Manuelle Medizin im Rahmen der medizinischen Rehabilitation. Barth, Leipzig
13. Lewit K (1981) Muskelfazilitations- und Inhibitionstechniken in der Manuellen Medizin. Man Med 19:12–22
14. Loeser JD (1982) Concepts of pain. In: Stanton-Hicks M, Boas RA (eds) Chronic low back pain. Raven Press, New York, pp 145–148
15. Mehta M (1975) Intractable pain. Saunders, Philadelphia London
16. Mumenthaler M (1982) Der Schulter-Arm-Schmerz, 2. Aufl. Huber, Bern Stuttgart Wien
17. Niethard FU (1982) Die Form-Funktionsproblematik des lumbosakralen Überganges. Hippokrates, Stuttgart
18. Rösli A (1981) Röntgendiagnostik bei Lumbo-Ischialgie. In: Müller W, Wagenhäuser FJ (Hrsg) Die Lumboischialgie. Karger, Basel, S 49–65
19. Schlumpf U, Wagenhäuser FJ (1981) Das Lumbovertebralsyndrom. In: Müller W, Wagenhäuser FJ (Hrsg) Die Lumboischialgie. Karger, Basel, S 76–85
20. Senn E (1981) Physiotherapeutische Behandlungsmöglichkeiten bei Lumboischialgie. In: Müller W, Wagenhäuser FJ (Hrsg) Die Lumboischialgie. Karger, Basel, S 205–211
21. Springorum HW (1982) Diagnostik und Therapie des Lendenwirbelsyndroms. Diagnostik 15:738–746
22. Tilscher H (1975) Die Rehabilitation von Wirbelsäulengestörten. Verlag für Medizin Dr. E. Fischer, Heidelberg
23. Travell J, Rinzler SH (1952) Myofascial genesis of pain in the neck and shoulder girdle. Postgrad Med 11:425–434
24. Valera E de, Paftery H (1976) Lower abdominal and pelvic pain in women. In: Bonica JJ, Albe-Fessard D (eds) Advances in pain research and therapy, vol 1. Raven Press, New York, pp 933–937
25. Vélé F (1970) Die propriozeptive Informationsentstehung im Wirbelbogengelenk und die Verarbeitung dieser Afferenz. In: Wolff HD (Hrsg) Manuelle Medizin und ihre wissenschaftliche Grundlage. Physical. Medizin, Heidelberg, S 78–83

Falldarstellung: Therapie am Sympathikus, Anwendung von Opiaten

G. Sprotte

Das endogene antinozizeptive System mit seinen endorphinergen und enkephalinergen Rezeptoren steht funktionell in enger Verbindung mit dem sympatho-adrenergen System.

Diese funktionelle Verbindung erklärt das bekannte Phänomen der streßbedingten Analgesie in der frühen posttraumatischen Phase. Der Nachweis von endorphinhaltigen Vesikeln und Rezeptoren in unmittelbarer Nähe der chromaffinen Zellverbände des Nebennierenmarks weist darüber hinaus auch auf eine enge topographisch-anatomische Verbindung beider Systeme hin. So mag es nicht verwundern, daß auf empirischem Wege mit der lokalen Anwendung von Opiaten am Grenzstrang neue Therapiemöglichkeiten für akute und chronische Schmerzzustände gefunden wurden. Den Effekt der Opiattherapie am Grenzstrang möchte ich an drei klinischen Beispielen aus dem eigenen Erfahrungsbereich erläutern:

Beispiel 1: Ein 68jähriger Mann, seit 15 Jahren Schmerzen im Bereich der linken Schulter-Nacken-Region durch Kompression der 6. und 7. Zervikalwurzel. Keine Besserung der Beschwerden nach zervikaler Fusionsoperation nach Cloward mit Ausräumung der betroffenen Bandscheiben. Die neurologische Untersuchung zeigt eine deutliche Hypästhesie und Parästhesie im gesamten Schulter-Nacken-Bereich. Hier werden keine Berührungen durch Textilien ertragen. Längere aufrechte Körperhaltung und Bewegungen im Schultergürtel führen zu Schmerzattacken, die den coronar herzkranken Patienten wiederholt in lebensbedrohliche Zustände gebracht haben.

Die 15jährige Dauertherapie mit Analgetika hat schwerste Schäden hinterlassen und kann daher nicht mehr fortgeführt werden. TNS ist wirkungslos, SCS wird vom Neurochirurgen abgelehnt.

Die Injektion von 0,06 mg Buprenorphin in 10 ml NaCl führte zu schmerzfreien Intervallen zwischen 24 und 56 h. In dieser Zeit sind weder Hypästhesie noch Parästhesie in den betroffenen Arealen zu erkennen.

Zunächst wurde in wöchentlichen Abständen diese Opiattherapie am Halsgrenzstrang fortgeführt, später in 4- bis 8wöchigen Intervallen. Der physische und psychische Zustand des Patienten hat sich deutlich verbessert.

Die bisher in über 60 Einzelsitzungen durchgeführte Therapie hatte immer den gleichen Effekt. Es ist eine Implantation eines prävertebralen Reservoirs vorgesehen.

Beispiel 2: Ein 60jähriger Mann mit einer generalisierten arteriellen Gefäßerkrankung.

Unmittelbar nach einer Gefäßoperation (Implantation einer Aortengabel) trat ein heftiger Brennschmerzzustand im Bereich der rechten Hand auf. Trotz fehlender Pathologie im EMG wurde die Diagnose Karpaltunnelsyndrom (CTS) gestellt und operiert.

Daraufhin Ausbreitung des Brennschmerzes auf den gesamten rechten oberen Körperquadranten. Über 4 Jahre Therapieversuch in neurochirurgischen, neurologischen, psychiatrischen Abteilungen und in anästhesiologischen Schmerzambulanzen.

Unter Grenzstrangtherapie mit Buprenorphin in 2- bis 3tägigen Intervallen komplette Regeneration der dystroph-funktionslosen Hand. Es besteht noch ein Brennschmerz im Bereich der Fingerspitzen.

Beispiel 3: 58jährige Frau, Zustand nach Mammaamputation beidseits 1965 und 1969. Aufnahme in die Universitäts-Frauenklinik im Juni des Jahres mit Verdacht auf eine zervikale Knochenmetastase.

Die Patientin hat seit 3 Wochen völlig therapieresistente Schmerzen im Bereich der HWS, in Schultern und beide Arme ausstrahlend.

Sensibilitätsstörungen, Parästhesien und ein extremer Brennschmerz von okzipital bis zum oberen Segmentsprung unterhalb beider Schlüsselbeinregionen.

Beidseitige Stellatumtherapie mit 0,06 mg Buprenorphin in 6 ml NaCl führt zu sofortiger Schmerzfreiheit und zum Verschwinden der sensiblen Störungen. – Wiederholung dieser Therapie nach 3 Tagen.

Die inzwischen durchgeführte Szintigraphie und Computertomographie ergab keinen Anhalt für Raumforderungen im Bereich der Halswirbelsäule. Die Ausschlußdiagnose lautete daher: Schweres pseudoradikuläres Schmerzsyndrom der gesamten HWS nach erheblicher zervikaler Fehlhaltung durch Tragen einer neuen extrem schweren beidseitigen Brustprothese.

Die Indikation zur Opiattherapie am Grenzstrang wurde in allen 3 Fällen unabhängig von der Schmerzursache allein nach der klinischen Schmerzsymptomatik gestellt. Das Leitsymptom für eine klinisch sinnvolle Anwendung dieser Therapieform ist der kausalgieforme Brennschmerz mit Dysästhesien.

Die sofortige Analgesie, das Verschwinden der Dysästhesie nach Beendigung der Injektion und die extrem lange Wirkung bei geringster Einzeldosis lassen auf einen sicher lokalen Effekt an Rezeptoren im Grenzstrangbereich schließen.

Falldarstellung: Therapieresistente Karzinomschmerzen, Behandlung mit einem Paravertebralkatheter

B. Koßmann, W. Seeling, W. Maier und I. Bowdler

Eine Vielzahl von Behandlungsmöglichkeiten stehen in der Therapie der Karzinomschmerzen zur Verfügung. Abhängigkeit von Opiaten, die mögliche Gefahr einer Infektion über einen Periduralkatheter, mögliche Nervendefizite nach Chordotomien oder neurolytischen Blokkaden werden bei solchen Patienten in Kauf genommen, um ihnen eine adäquate Schmerzlinderung zukommen zu lassen. Trotz aller guten Erfahrungsberichte wird man dabei gelegentlich an die Grenzen der therapeutischen Möglichkeiten stoßen. Ein solcher Fall soll vorgestellt und die Therapie diskutiert werden.

Es handelt sich um eine 26jährige Patientin, die im Februar 1981 an einem Fibrosarkom des Oberschenkels operiert und im April 1981 wegen nicht vollständiger Ausräumung nachoperiert werden mußte.

Im Juli 1981 trat die erste Schmerzsymptomatik auf. Die Patientin klagte über paravertebral auftretende Beschwerden. Von Juli bis Dezember 1981 übernahm der Hausarzt die Schmerzbehandlung. Es wurden Ischialgien vermutet. Die Patientin wurde von verschiedenen Neurologen und Orthopäden untersucht und behandelt. Im Januar 1982 wurde der Verdacht auf eine Metastasierung gestellt. Die Patientin wurde in eine Innere Abteilung eingewiesen und ein medikamentöser Behandlungsversuch unternommen. Wegen weiterhin schwerster Schmerzen wurde im Februar 1982 eine palliative Bestrahlung über einen Zeitraum von 4 Wochen durchgeführt. Da bereits während dieser Zeit die Schmerzen therapieresistent waren, wurde parallel zu der Röntgenbestrahlung eine Katheter-Periduralanästhesie mit anfangs täglich 2maliger periduraler Opiatgabe, später 4mal täglicher Gabe von zwischen 3 und 5 mg Morphium vorgenommen. Da die Patientin nach Abschluß der Bestrahlungstherapie weiterhin über starke Schmerzen klagte, wurde sie in eine neurochirurgische Abteilung zur Durchführung einer Chordotomie überwiesen.

Die Chordotomie wurde am 23. 3. 1982 durchgeführt. Die Patientin hatte unmittelbar anschließend eine Schmerzlinderung um 80%. Diese Schmerzlinderung hielt 8 Tage an, um dann wieder in alter Intensität aufzutreten. Am 30. 3. 1982 wurde die Patientin deshalb mit liegendem Periduralkatheter nach Hause entlassen. Ab 8. 4. 1982 traten therapieresistente Schmerzen trotz mehrmaliger periduraler Applikation von Morphium und niederprozentigem Bupivacain auf.

Schmerzsymptomatik bei der ambulanten Untersuchung am 15. 4. 1982: Die Patientin klagte über attackenweise auftretende heftigste Schmerzen im rechten Oberschenkel und Knie und über diffuse Schmerzen im gesamten Oberbauch und beidseits paravertebral in Höhe Th11/12. Der neurologische Befund ergab ein herabgesetztes Berührungs- und Schmerzempfinden rechts bei Zustand nach linksseitig durchgeführter Chordotomie für rechtsseitige Schmerzen. Im durchgeführten EMG fand sich kein Hinweis für eine Denervierung, also keine Zeichen für eine direkte nervale Schädigung. Das EEG ergab keinen pathologischen Befund.

Das im März durchgeführte Knochenszintigramm zeigte eine diffuse Knochenmetastasierung (Abb. 1). Als ausgeprägteste Befunde fanden sich eine pathologische Mehrspeicherung im Bereich des 12. Brustwirbelkörpers, der mittleren Lendenwirbelsäule, des Os sacrum, des Os ileum links sowie des rechten Trochanter major.

Die Computertomographie des Beckens (Abb. 2) ergab im Bereich des Os sacrum und des Os ileum nahe der Ileosakralfuge osteolytische Metastasen mit Arrosionen des Knochens. Gleichzeitig fand sich ein 4,7 x 3,2 cm großer Weichteiltumor in Höhe des Promontoriums zwischen dem 3. und 4. LWK und dem Os ileum.

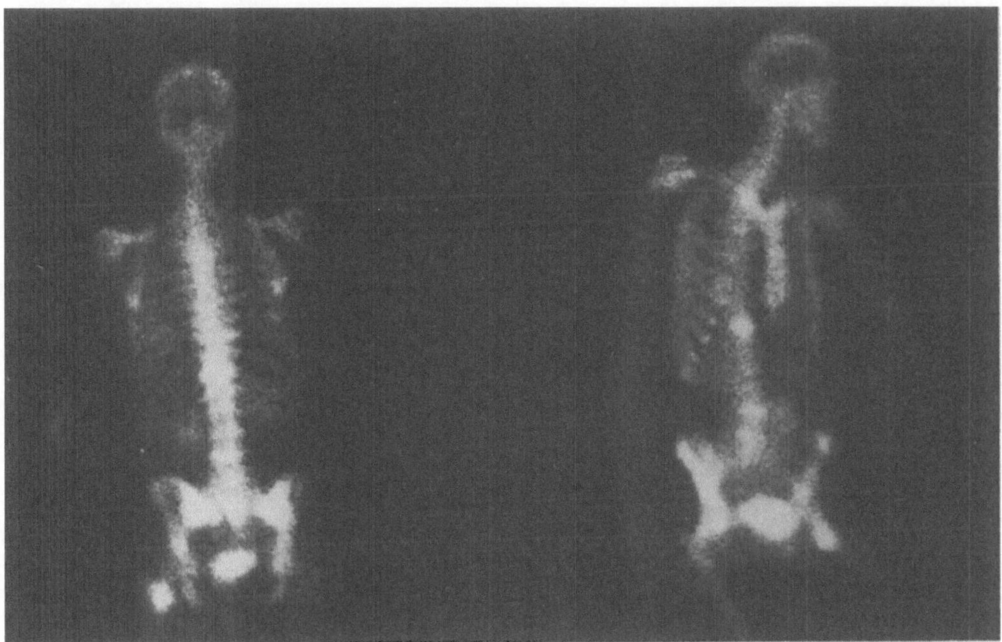

Abb. 1 Knochenszintigramm bei bekanntem Fibrosarkom des Oberschenkels. Pathologische Mehrspeicherung im Bereich des 12. BWK, der mittleren LWS, des Os sacrum, des Os ileum links sowie des rechten Trochanter major

Aufgrund der durchgeführten Untersuchung und der vorliegenden Röntgenbefunde nahmen wir an, daß es sich um unterschiedlich verursachte Schmerzen handelte: Die eine Schmerzsymptomatik, die bisher gut beherrschbar war, durch die Metastasen im Bereich des 12. Brustwirbelkörpers. Dadurch bedingt waren die paravertebralen Schmerzen, möglicherweise auch mit Ausstrahlung in den Bereich des Oberbauchs. Die zweite Schmerzsymptomatik, die attackenweise auftretenden Schmerzen im rechten Bein, die bedingt war durch eine massive Infiltration durch diesen großen Weichteiltumor im Bereich des Nervenaustritts L4 und L5.

Wir führten am 15. 4. 1982 eine diagnostische Spinalanästhesie mit 0,1 ml 1%igem Pantocain durch. Die Patientin war anschließend an diese diagnostische Blockade für 6 h völlig beschwerdefrei. Wir entschlossen uns deshalb am 16. 4. 1982 eine Alkoholblockade durchzuführen. Die Patientin befand sich jedoch in einem solch schmerzhaften Zustand, daß sie für den Zeitraum der Blockade und der anschließenden Lagerung nicht ruhighalten konnte. Der Effekt der Alkoholblockade war deshalb sehr gering und vergleichbar mit dem Effekt einer Lokalanästhesie.

Wir begannen deshalb am 22. 4. 1982 die Patientin mit einem oralen Morphincocktail zu behandeln. Da trotz dieser Morphiumgabe (Steigerung bis 60 mg 4stündlich) die einschießenden Schmerzen nicht beherrschbar waren, mußten wir zusätzlich einen lumbalen Spinalkatheter legen. Die Patientin war dabei nur schmerzfrei, wenn eine völlige motorische Blockade der Beine gleichzeitig mit auftrat. Wegen des erhöhten Infektrisikos entschlossen wir uns deshalb am 27. 4. 1982 der Patientin in Narkose einen Paravertebralkatheter bei L4 rechts zu legen.

Unter Röntgenkontrolle plazierten wir einen Paravertebralkatheter in unmittelbarer Nähe des Foramen intervertebrale (Abb. 3). Das durch den Katheter injizierte Kontrastmittel breitete sich sowohl paravertebral als auch in den Periduralraum aus. Die Patientin war nach einer Injektion von 0,5%igem Bupivacain für 2–3 h schmerzfrei. Wir entschlossen uns deshalb, der Patientin das Lokalanästhetikum über eine kontinuierliche Perfusion zuzuführen. Unter einer Perfusionsrate von 6 ml/d 0,5%igem Bupivacain war die Patientin völlig beschwerdefrei. Sie zeigte keinerlei Anzeichen einer motorischen Blockade und war unter dieser Therapie voll mobil. Die Patientin drängte deshalb nach Hause. Nach entsprechender Infor-

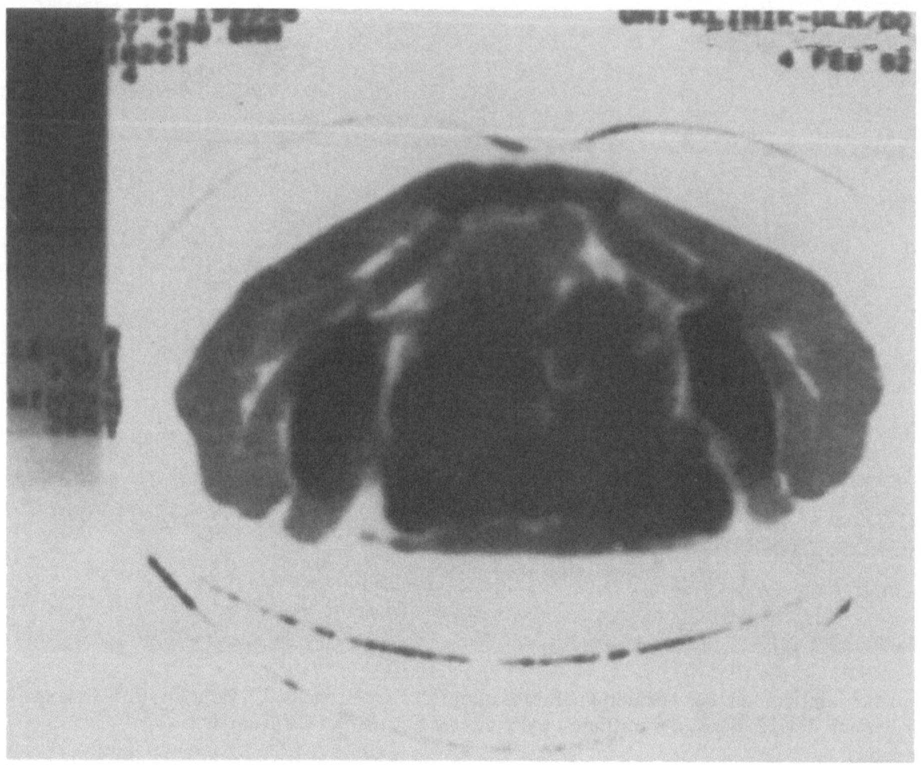

Abb. 2. Computertomographie des Beckens. 4,7 × 3,2 cm großer Weichteiltumor in Höhe des Promontoriums

mation über mögliche Nebenwirkungen konnten wir sie am 30. 4. 1982 mit Perfusor und kontinuierlicher Infusion von Lokalanästhetikum nach Hause entlassen. Die Patientin stellte sich anfangs in wöchentlichen Abständen vor. Ende Mai war dies jedoch aufgrund der weiterschreitenden Erkrankung nicht mehr möglich. Bis zu ihrem Tode am 16. 6. 1982 wurde die Patientin vom Hausarzt weiterbetreut.

In den häufigsten Fällen stellen Karzinompatienten mit Schmerzen kein großes therapeutisches Problem dar. Durch eine adäquate und regelmäßige medikamentöse Therapie [2, 3, 4] oder durch Gabe periduraler Opiate [5, 6] sind die meisten dieser Schmerzen auf ein erträgliches Maß zu reduzieren.

Problemfälle sind jedoch Patienten mit starken neuralgieformen Schmerzen, die durch unmittelbare Nervenkompression zustandekommen [1]. Eine dabei jedoch immer noch effektive Methode ist die Nervenblockade mit Lokalanästhetika. In unserem Fall war dazu die kontinuierliche Perfusion notwendig, die sich bei kooperativer Familie und Hausarzt auch ambulant ohne Probleme durchführen ließ.

Literatur

1. Bowdler I, Koßmann B, Dick W, Inoka P, Schleinzer W (1982) Wirksamkeit verschiedener Therapieformen bei karzinombedingten Schmerzen. Internationaler Kongreß Krebsschmerz, 20.–23. 5. 1982 in Heidelberg

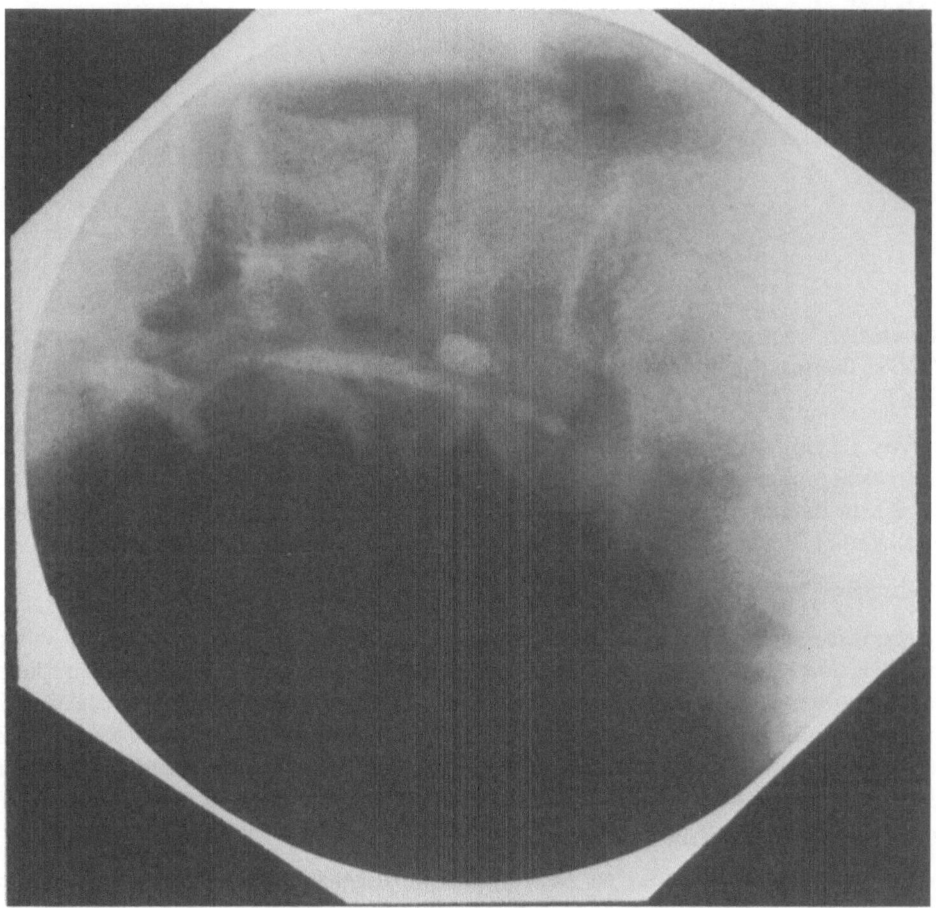

Abb 3. Liegender Paravertebralkatheter. Das Kontrastmittel breitet sich auch in den Periduralraum aus

2. Koßmann B, Bowdler I, Dick W, Hügel W, Schreml W (1982) Medikamentöse Behandlung von Karzinompatienten nach Zeitschema. Internationaler Kongreß Krebsschmerz, 20.–23. 5. 1982 in Heidelberg

3. Twycross RG (1982) Ethical and clinical aspects of pain treatment in cancer patients. Acta Anaesth Scand 74:83–90

4. Twycross RG (1982) Morphine and diamorphine in the terminally ill patient. Acta Anaesth Scand 74: 128–134

5. Zenz M (1981) Peridurale Opiat-Analgesie. Fischer, Stuttgart New York

6. Zenz M (1982) Peridurale Opiate in der Krebsschmerzbehandlung. Internationaler Kongreß Krebsschmerz, 20.–23. 5. 1982 in Heidelberg

Diskussion

(Zusammengestellt von H. C. Niesel)

Kreuscher: Ist es grundsätzlich denkbar, Patienten mit schweren pulmonalen Störungen (z. B. ARDS, Contusio pulmonis) mit Sympathikusblocken (z. B. Stellatumblockaden) zu behandeln?

Meyer: Es gibt Autoren, die diese Verfahren als erfolgreich beschreiben. Ich bin mir jedoch nicht sicher, ob man diese Verfahren empfehlen soll. Bei pulmonalen Komplikationen handelt es sich in der Regel um beidseitige Störungen, so daß in jedem Falle auch nur beidseitige gleichzeitige Stellatumblockaden indiziert wären, mit erheblich erhöhtem Risiko.

Kreuscher: Liegen Erfahrungen vor?

Gerbershagen: Es gibt skandinavische Autoren, die diese Verfahren befürwortet haben. Kasuistiken und eingehende Statistiken liegen nicht vor. Ich würde davor warnen, diese Verfahren bei diesen Risikofällen anzuwenden. Außerdem würde ich von der thorakalen Grenzstrangblockade abraten, die Häufigkeit eines Pneumothorax liegt nicht in Promille-, sondern in Prozentsätzen. Dieses Verfahren ist heute nicht mehr notwendig, man kann die thorakale Grenzstrangblockade durch eine Paravertebralanästhesie ersetzen und verwendet dabei höhere Volumina, z. B. 10 ml. Man erreicht damit die gleichen Blockadeeffekte.

Niesel: Bei der Anwendung von Neurolytika im thorakalen Bereich spielt jedoch auch das Volumen eine große Rolle. Gibt es Indikationen, den thorakalen Grenzstrang isoliert durch Neurolytika auszuschalten?

Gerbershagen: Ich kann mich nicht erinnern, daß wir dies jemals durchgeführt haben. Die thorakalen Grenzstrangblockaden mit Phenol wurden in den 20er Jahren mit hohen Erfolgsraten durchgeführt. Wegen der Komplikationsgefahr, insbesondere Pleuritiden, anderen Irritationen und der Pneumothoraxgefahr, dieses Risiko wurde von vornherein als relativ hoch einkalkuliert, hat man diese Techniken wieder aufgegeben. Wir sehen heute keine Indikation mehr für diese Methoden. Den Herpes zoster braucht man nicht mit Alkohol zu behandeln. Bei der Tumortherapie kann man wegen der begrenzten Lebenserwartung zu Paravertebralblockaden mit Alkohol greifen, wie wir es früher regelmäßig gemacht haben.

Frage: Stellt auch das Bing-Horton-Syndrom eine Indikation zu Sympathikusblockaden dar?

Meyer: Beim Bing-Horton-Syndrom, soweit dies wirklich gesichert ist, ist man mit der Stellatumblockade fehl am Platze, da die Genese des Syndroms noch unbekannt ist.

Gerbershagen: Das Bing-Horton-Syndrom ist ein ausgesprochen seltenes Krankheitsbild. Eine kontrollierte Kasuistik oder gar Statistik zu diesem Krankheitsbild gibt es nicht. Vereinzelt kann man durch Stellatumblockaden helfen, meistens versagen alle bisher bekannten Methoden, da niemand weiß, worin die Ursache für dieses Krankheitsbild liegt.

Gibt es weitere Fragen zum Referat von Herrn Drechsel, der besonders auf die Wichtigkeit der Diagnostik hingewiesen hat? Bereits in den 50er Jahren hatte Bonica betont, daß 45% aller von Anästhesisten therapierbaren Schmerzfälle durch Infiltration im muskulotendinös-ligamentären Bereich beeinflußbar sind. Absolut gesicherte Statistiken über den Erfolg oder die Erfolgsrate von Regionalanästhesieverfahren liegen kaum vor. Lediglich bei Karzinompatienten ist wegen der limitierten Lebenserwartung eine kontrollierte Untersuchung möglich und auch erfolgt.

Bei Reflexdystrophien kann man mit einer Erfolgsrate von 80% rechnen, sonst mit einer Erfolgsrate von 35%. Bei den intraspinalen Blockaden variieren die Erfolgsraten außerordentlich stark. Die Erfolgszeiten sind bei diesen intraspinalen Dauerblockaden mit etwa 4–6 Monaten zu erwarten.

Das ist in Anbetracht der Prognose der Patienten auch als zufriedenstellend anzusehen. Wenn man Schmerzfreiheit als Ziel hat, sind die Ergebnisse als miserabel zu betrachten, wenn man Schmerzlinderung als Maßstab nimmt, daß die Patienten ausreichend damit leben können, sind die Ergebnisse deutlich besser.

Kreuscher: Warum ist in der sklerosierenden Lösung Methylenblau enthalten?

Drechsel: Dies ist das Originalrezept von Barbor, damit man es nicht mit einer anderen Lösung verwechseln kann.

Frage: Sie haben in ihrem Vortrag darauf hingewiesen, daß eine Atemdepression vermieden werden kann, wenn man sehr sorgfältig die Dosis titriert. Geht bei dieser Titration nur die Gesamtmenge an Opiat- oder auch das Gesamtvolumen ein?

Zenz: Es spielt sicherlich beides eine Rolle. Beispielsweise bei einem Schmerz im Lumbalbereich kommt man mit 2 mg Morphin aus; es ist nicht notwendig, 5 mg zu geben. Dies würde zusätzliche Gefahren auslösen. Bei thorakalen Periduralkathetern ist zu berücksichtigen, daß mit 10 ml Lösungsvolumen auszukommen ist. Denn bei einer thorakalen Periduralanalgesie würde ein höheres Volumen auch eine höhere Lösung im Liquorraum bedingen und damit auch die Gefahr, daß das Opiat in Richtung auf den 4. Ventrikel getragen wird. Im übrigen stehe ich zu meinem Wort, daß ich bei entsprechenden Schmerzzuständen, wie z. B. beim Karzinompatienten, eine Atemdepression nicht erwarte. In der gesamten Weltliteratur gibt es keinen Fall eines Karzinompatienten mit periduraler Opiatapplikation und einer Atemdepression, bei der nicht ein technischer Fehler gemacht wurde. Dies gilt auch für die Fälle von Gustafsson; bei mehreren Fällen ist zusätzlich systemisch Opiat gegeben worden.

Frage: Wie kann man dieses unterschiedliche Verhalten bei Karzinom- und anderen Patienten erklären.

Zenz: Ich kann mir diese Wirkung nur so erklären, daß die Opiatrezeptoren auf spinaler Ebene bei sehr starken Schmerzen besonders empfänglich sind. Vergleichen sie dazu die Dosierung von Twycross in England, der Tagesdosen von 1000 mg Morphin gibt, das entspricht 300 mg parenteral.

Bei den Dosierungen, die ich empfohlen habe, habe ich nur eine Miosis gesehen, sonst nichts, keine Sedierung, keine Müdigkeit.

Gerbershagen: Herr Zenz sagte, daß er keine Toleranzentwicklung gesehen habe. Ich würde sagen, rein definitionsgemäß war das eine Toleranzentwicklung, wenn ich von 6 auf 14 mg steigern mußte. Wenn man viele Karzinompatienten gesehen hat, ist es sicher, daß die Schmerzen gegen das Ende hin grundsätzlich weniger werden. Ganz einfach deswegen, weil die Patienten ihr Schicksal stärker akzeptieren.

Zenz: Zur Problematik der Toleranz müssen einige Bemerkungen gemacht werden. Ich halte in diesem Zusammenhang das Wort Toleranz für sehr problematisch. Wir haben alle in Westeuropa bzw. in den deutschsprachigen Ländern eine so horrende Angst vor dem Einsatz von Opiaten, daß dies auf dem Rücken der Karzinompatienten ausgetragen wird. Natürlich steigt bei einer zunehmenden Metastasierung auch der Schmerz an.

Gerbershagen: Wir müssen mit Bewußtsein darauf achten, die Dosierung höher zu wählen, auch bei der peroralen Gabe. Sonst wird das Intervall des therapeutischen Wirksamwerdens kürzer. In der Regel muß nach einer Zeit die Dosis gesteigert oder das Intervall vermindert werden.

Frage: Herr Zenz hat geäußert, daß mit lumbalen Kathetern in der Regel bei der Schmerztherapie auszukommen ist. Ich habe jetzt 3 Patienten, bei denen ich einen thorakalen Periduralkatheter gelegt habe. Mit diesem können die Patienten sich besser bewegen als mit dem lumbalen. Diese Patienten brauchten geringere Mengen an Morphin. Ich kam anfangs mit 3— 5 mg 1mal täglich, jetzt 2mal täglich, in 10 ml Kochsalz aus.

Zenz: Wir haben keine Vergleichsuntersuchungen gemacht. Ich versuche zuerst einen lumbalen Katheter zu legen, weil ich ihn für ungefährlicher halte als einen thorakalen Katheter. Wir mußten in einigen Fällen auch thorakale Katheter legen, zunächst haben wir aber immer mit einem lumbalen begonnen.

Frage: Haben sie auch Patienten, die mit Zytostatika oder Prednison behandelt wurden?

Zenz: Wir haben auch Patienten, die mit Zytostatika oder Kortikosteroiden behandelt wurden. Wir haben auch selbst bei Patienten mit entsprechender Kompressionssymptomatik zusätzlich Kortison gegeben.

Frage: Genügt ein 12stündiges Dosierungsintervall, um ein Verstopfen zu verhüten? Muß der Katheter zwischenzeitlich gespült werden?

Zenz: Unserer Erfahrung nach genügt ein 12stündiges Intervall, darunter haben wir kein Verstopfen gesehen. Sie müssen dem Patienten und den Angehörigen eine genaue Information mitgeben, daß sie beim Verstopfen die Injektion mit einer 2-ml-Spritze probieren.

Frage: Herr Sprotte, was sehen sie bei einer Sympathikusblockade mit Opiaten an anderen Symptomen außer der Schmerzblockade?

Sprotte: Um eine Blockade handelt es sich nicht, eher um eine Therapieform. Es entsteht keine Horner-Symptomatik bei der genannten Dosierung. Gelegentlich vorübergehend Müdigkeit, sonst keine neurologische Veränderung.

Gerbershagen: Vielleicht können wir den Physiologen fragen, ob er für die Opiatwirkung am Grenzstrang eine Erklärung hat.

Zimmermann: Es gibt in sympathischen Neuronen Enkephaline, allerdings ist ihre Funktion nicht klar. Ob sie dort Hemmwirkungen erzeugen, wie im Rückenmark und im Mittelhirn, das ist unbekannt.

Es müßte noch gezeigt werden, ob die Wirkung der Stellatuminjektion auf das Opiat zurückzuführen ist oder nicht allein auf die Flüssigkeit. Wenn es sich tatsächlich um eine

Opiatwirkung handeln sollte, dann kann es auch z. B. eine lokalanästhetische sein — Opiate können die Nervenleitung blockieren. Schließlich muß man auch daran denken, daß das Opiat vaskulär aufgenommen und systemisch verteilt wird.

Gerbershagen: Es gibt englische Autoren, die mit Kochsalzlösung oder Aqua dest. vorrübergehende Effekte erzeugen können. Herr Sprotte hat jedoch diese therapeutischen Effekte über längere Zeit erzielt.

Sprotte: Bei korrekter Single-shot-Injektion ist schon beim Herausziehen der Nadel der Schmerz weg. Es ist keine Latenzzeit zu beobachten, die wir sonst kennen. Auch die Diffusion spielt dabei keine Rolle. Die Konzentration ist jedoch relativ hoch, da wir das Medikament direkt an die Strukturen heranbringen. Wenn der Effekt nicht sofort zu beobachten ist, tritt er auch später nicht ein.

Strasser: Ist eine Wirkung über die spinalen Rezeptoren denkbar?

Sprotte: Das setzt voraus, daß man bei diesen Grenzstrangblockaden eine sehr schnelle Diffusion im Bereich spinaler Opiatrezeptoren hat. Wir kennen ja die Latenzzeit bei spinaler Opiatapplikation. Das halte ich von der klinischen Erfahrung her für ausgeschlossen, mehr kann ich nicht dazu sagen. Der schnelle Wirkungseintritt schließt jede weiteren Wege der Diffusion aus. Es wirkt auch lumbal am Grenzstrang, wenn man sehr weit vom Spinalkanal entfernt ist, genausogut wie beim zerviko-thorakalen Grenzstrang.

Frage: Wie geht man bei den ambulanten Patienten und periduraler Morphingabe vor?

Zenz: Die Patienten spritzen sich das Medikament oder nach Anleitung auch die Angehörigen. Man bringt ihnen bei, daß sie die Substanz steril aufziehen, weil ich das noch für wichtiger halte als den Bakterienfilter, dann bekommen sie die ausreichende Menge mit nach Hause, machen es selber, und wir kontrollieren den Verband. Die Patienten stellen sich jeden Freitag vor und müssen für diese Zeit von 1 Woche ausgerüstet sein. Sie haben einen Merkzettel, über den sie tagsüber die Schmerzambulanz oder nachts den Diensthabenden erreichen können.

Frage: Haben Sie, Herr Sprotte, Erfahrung mit der Behandlung der Sudek-Dystrophie mit Opiaten?

Sprotte: Der eine vorgestellte Patient hatte eine Reflexdystrophie im weiteren Sinne. Diese hat sich komplett zurückgebildet.

Frage: Herr Drechsel, geben sie beim lumbalen Wurzelreizsyndrom zusätzlich zur Periduralanästhesie auch Steroide?

Drechsel: Wir geben Dexamethason bis zu 3 x 8 mg in Single-shot-Technik.

Gerbershagen: Zur Verwendung von kristallierenden Kortikosteroiden muß gesagt werden, daß kristalline Strukturen dehydrierend wirken, dadurch kann man evtl. Nervenläsionen setzen.

Frage: Haben sie Erfahrung mit periduraler Applikation von Antirheumatika?

Gerbershagen: Ich würde keine Säuren in den Periduralraum geben, das würde ich intravenös verabreichen. In der chronischen Schmerztherapie sind jedoch intravenöse Injektionen von Analgetika verpönt, weil ein deutliches Abhängigkeitsverhältnis erzeugt wird.

Frage: Ist es vorstellbar, daß es im Rahmen eines Schmerzleidens zu einer Vermehrung der Opiatrezeptoren auf den verschiedenen Strukturebenen kommt oder daß diese Rezeptoren einen erhöhten „turn over" haben?

Zimmermann: Es gibt tierexperimentelle Untersuchungen mit verschiedenen Manipulationen, bei denen man Tiere chronischen Schmerzen und Analgesiemanipulationen ausgesetzt hat. Es hat sich gezeigt, daß sich die Zahl der Opiatrezeptoren nicht ändert. Es gibt Änderungen der Affinität zwischen Opiatrezeptoren und Opiaten. Man kann dadurch vielleicht Veränderungen der Toleranzen erklären.

Sprotte: Sie erwähnten, daß es eine Differentialblockade gibt, daß also die C-Fasern empfindlicher sind. Nach eigenen Untersuchungen ist dies jedoch nicht der Fall. Wir haben eine völlig homogene Ansprechbarkeit der Fasern, unabhängig vom Myelinisierungsgrad.

Zimmermann: Es gibt Untersuchungen von Frustorfer, daß man selektive Blockaden beim Menschen zumindest andeutungsweise erzielen kann. Im Tierversuch haben wir die Bedingungen für die selektive Blockade durch Freipräparation des Nerven aus seiner Bindegewebshülle begünstigt. So gibt es keinen Konzentrationsgradienten infolge der behinderten Diffusion. Damit kann man sehr schöne selektive Blockaden bekommen.

Die Frage, wieweit man mit Blockaden von peripheren Nerven Sympathikusblockadeeffekte erzielen kann, hängt davon ab, wieviel sympathische Fasern man blockiert. Ich kann mir vorstellen, daß man mit einer Grenzstrangblockade viel mehr sympathische Fasern erreicht als mit einer Blockade eines peripheren Nerven.

Zenz: Wir haben bei gesunden und kranken, also auch bei gefäßkranken Patienten, plethysmographisch gemessen und dabei festgestellt, daß die Gegenseite bei Sympathikusblocks mitreagiert, daß aber bei den kranken Patienten die Gegenseite deutlicher reagiert als bei gesunden. Das würde auf einen zentralen Effekt hindeuten, daß die Patienten in der Erleichterung des Schmerzes zentral ihren sympathischen „output" vermindern.

Gerbershagen: Das haben wir bei entsprechenden Untersuchungen auch gesehen.

Meyer: Beim lange bestehenden Phantomphänomen ist der Effekt auf der kontralateralen Seite erwünscht. Beim lange bestehenden Phantomschmerz therapieren wir die kontralaterale Seite zeitweilig und erzielen damit gelegentlich eine gute Wirkung.

Frage: Bei kompletter Blockade der thorakalen Wurzel von Th1−12 wurde beobachtet, daß schmerzhafte Sensationen bei Traktionen am Magen ausgelöst werden. Gibt es im N. vagus schmerzführende Bahnen?

Zimmermann: Im N. vagus gibt es eine ganze Reihe sensorischer Fasern, besonders aus dem Bereich der Lunge und auch dem gastrointestinalen Trakt. Unter diesen Afferenzen sind zahlreiche Nozizeptoren enthalten, die besonders gut in der Lunge experimentell untersucht wurden.

Sprotte: Es wird ihnen nie gelingen, eine komplette Blockade aller sensiblen Fasern von Th1 bis Th12 zu erzielen. Sie werden auf der Haut eine Analgesie testen können, aber das bedeutet noch lange nicht, daß alle Fasern ihren Geist aufgegeben haben.

Frage: Hat 8%iges Phenol oder 90%iger Alkohol einen besseren Effekt?

Kreuscher: Die lumbale Grenzstrangblockade mache ich ganz unkonventionellerweise meistens nur bei L2. Ich gebe 10–15 ml 69%igen Alkohol oder 8 ml 6%iges Phenol.

Frage: Kreuscher hat auf die Notwendigkeit einer Probeblockade vor der neurolytischen Therapie bei der Behandlung des Plexus coeliacus hingewiesen. Das wird sehr kontrovers diskutiert.

Kreuscher: Bevor man eine permanente Blockade macht, die ein bleibender Eingriff mit bleibenden, wenn auch gewollten, aber auch ungewollten Schäden ist, muß die Berechtigung dieses Eingriffs bewiesen werden. Ich möchte nicht darauf verzichten, mit einem temporär wirkenden Mittel die Blockade vorher zu kontrollieren. Bei einer entsprechenden Übung ist das keine große Angelegenheit. Man führt dies in Bauchlage des Patienten durch.

Gerbershagen: Ich stimme Herrn Kreuscher völlig zu. Auch wir machen zunächst eine Probeblockade. Wir haben die Verpflichtung, dies den Patienten angedeihen zu lassen. Man sollte es am Vortag machen und nicht gemeinsam mit dem Alkohol, sonst hat man einen Verdünnungseffekt. Die Wirkungsdauer verkürzt sich sonst von 4–6 Monaten auf 6 Wochen.

Frage: Wieviel Milliliter werden bei der spinalen Blockade von Alkohol oder Phenol gebraucht?

Kreuscher: Sie meinen die intrathekale Blockade? Ich rechne pro Segment 1–1,2 ml, bei sehr langsamer Injektion (0,1 ml pro Minute). Phenol wende ich intrathekal nicht an.

Gerbershagen: Dabei muß mit der Uhr im Auge extrem langsam gespritzt werden. Ich empfehle für den, der keine Geduld hat, 1/2 ml pro Segment.

Frage: Wie lange lassen Sie die Patienten in der Position liegen?

Kreuscher: Mindestens 45 min.

Gerbershagen: Es gibt japanische Untersuchungen, die besagen, daß der Alkohol innerhalb von 2–3 min zu 98% fixiert ist. Wir haben aber aus Sicherheitsgründen die Patienten 1 h lang liegen lassen.

V Die Lunge in der Intensivtherapie

Einführung

H. Burchardi

Dieses Treffen hier hat für mich eine gewisse historische Reminiszenz: mehrere von uns, die jetzt an diesem Panel teilnehmen, haben bereits 1974 hier im Rahmen des Internistenkongresses gesessen und über die gleichen Themen diskutiert. Es scheint so zu sein, daß diese Fragen uns bis auf weiteres nicht verlassen werden.

Worum geht es heute? Wir wollen nur ausgewählte Kapitel bringen. Eines dieser ausgewählten Kapitel ist das „akute Lungenversagen", das ARDS, d. h. das „acute respiratory distress syndrome". Damit wir alle besser verstehen, worum es sich hierbei handelt, werde ich zunächst einmal erklären, was wir unter diesem ARDS verstehen.

Das akute Lungenversagen (ARDS = acute respiratory distress syndrome)

Definition

ARDS ist ein klinisches Syndrom eines schweren akuten progressiven Lungenversagens. Es ist keine primäre Lungenerkrankung, sondern die sekundäre Folge schwerer, u. U. nichtpulmonaler Erkrankungen. Es ist die uniforme, typische Reaktion der Lunge auf die unterschiedlichsten Schädigungen durch verschiedenste Noxen (z. B. Schock, Trauma, Verbrennung, Pankreatitis und Intoxikation).

Klinik

Zunächst ein symptomarmes Intervall, dann progrediente Gasaustauschstörung für Sauerstoff (intrapulmonaler Shunt), die uns zwingt, PEEP bzw. CPAP und erhöhte inspiratorische O_2-Konzentration einzusetzen.

Später wird apparative Beatmung unumgänglich. Ferner eine progrediente Störung des Gasaustauschs für CO_2 (Totraumventilation), die Beatmungsventilation muß also zunehmend erhöht werden. Verminderung der Compliance, wodurch der Beatmungsdruck erheblich ansteigt. Röntgen: In der sog. „reversiblen Phase": milchglasartige, diffuse Verschattung im Sinne eines interstitiellen Ödems. Später, in der sog. „irreversiblen Phase": streifige Verschattung im Sinne interstitieller Fibrosierung.

Trotz intensiver Therapie ist die *Letalität* auch heute noch hoch (über 50%).

Die *Behandlung* muß früh einsetzen, wenn sie Erfolg haben soll. Aber gerade die *Frühdiagnostik* ist schwierig, da die klinischen Frühsymptome uncharakteristisch und vieldeutig sind (große Funktionsreserven der Lunge). Daher sind bessere Erkenntnisse der Pathogenese un-

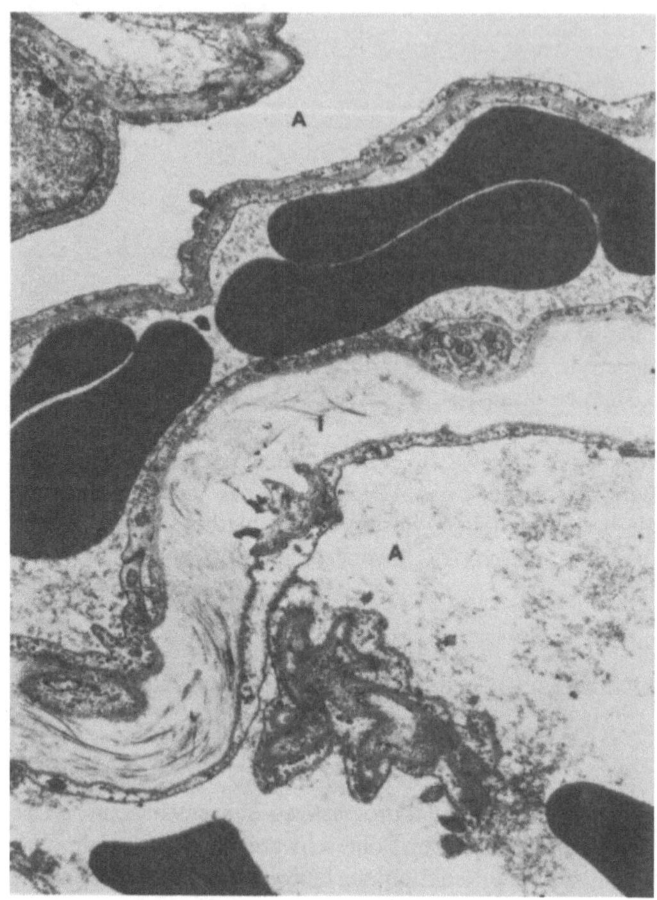

Abb. 1. Intravitale Lungen-
biopsie vom Menschen im
Schock. Frühe Veränderung im
akuten Lungenversagen: deutliches interstitielles Ödem (*I*),
endotheliale und epitheliale
Läsionen. Alveolarraum (*A*).
(Nach Staudacher et al. [1])

erläßlich. Es muß jedoch betont werden, daß auch in der sog. „irreversiblen Phase" gelegentlich noch Erfolge erreicht werden können.

Entscheidende Fortschritte können wir aber nur erzielen, wenn wir das Frühstadium der
Veränderungen besser erfassen können. Intravitale Lungenbiopsien haben gezeigt, daß die *initialen Phänomene* wenige Stunden nach dem auslösenden Ereignis einsetzen:

— eine Zunahme der Kapillarpermeabilität,
— ein interstitielles Ödem (Abb. 1),
— das „Granulozytensticking" oder „die pulmonale Leukostase" (also die selektive Ansammlung polymorphkerniger Granulozyten in der Lunge).

Diese frühen Phänomene bieten interessante neue Aspekte und weisen u. U. auf Zusammenhänge hin, die wir therapeutisch nutzen könnten. Diese Zusammenhänge wollen wir Ihnen
z. T. aus wissenschaftlicher Sicht, z. T. auch aus der klinisch-praktischen Sicht vortragen.

Zunächst wird Herr Sturm Ihnen eine Übersicht über die Probleme des interstitiellen
Lungenödems vorstellen, woraus sich erhebliche Konsequenzen für unsere therapeutische
Richtlinien ergeben. Danach wird Herr von Wichert über ein zunehmend aktuelleres Thema
sprechen: Die Lunge als Stoffwechselorgan. Wir haben den Eindruck, daß die Biochemie hier

in zunehmendem Maße an Bedeutung gewinnt. Schließlich werde ich versuchen Ihnen einige der gegenwärtig diskutierten Hypothesen zur Pathogenese des „akuten Lungenversagens" vorzustellen. Die zweite Hälfte unseres Panel-Gesprächs steht dann ganz im Zeichen der therapeutischen Maßnahmen.

Literatur

1. Staudacher C, DiCarlo V, Chiesa R, Cristallo M (1979) Morphological alterations in shock lung. An electron microscopic study. In: Mayrhofer-Krammel O, Schlag G, Stoeckel H (Hrsg). Akutes progressives Lungenversagen. In: Intensivmedizin, Notfallmedizin, Anästhesiologie, Bd 16. Thieme, Stuttgart, S 8

Pathophysiologie des Interstitiellen Lungenödems

J. A. Sturm

Zur Gewährleistung der Gasaustauschfunktion verfügt die Lunge über eine Reihe von Sicherheitseinrichtungen. So sichert z. B. die feste Haftung von Epithel auf Endothel – getrennt nur durch ein dünnes Interstitium –, daß der Kontakt zwischen Luft und Blut auch bei Flüssigkeitseinlagerungen über einen weiten Störungsbereich unbeeinflußt bleibt. Flüssigkeitsansammlungen spielen sich zuerst in perivaskulären und -bronchiolären Räumen ab, die nicht unmittelbar am Gasaustausch beteiligt sind. Die relativ durchlässigen Endothelien der Kapillaren („leaky junctions") lassen ständig einen gewissen Flüssigkeitsübertritt aus den Kapillaren in das Interstitium zu. Dieser Flüssigkeitsstrom wird aus dem Interstitium durch das Lymphsystem abtransportiert und sorgt dabei durch Mitnahme von Proteinen für eine Konzentrationsminderung großmolekularer Substanzen im Interstitium. Das „Lymphabtransportsystem" kann durch eine erhebliche Kapazitätsreserve eine pathologische Flüssigkeitsanhäufung im Interstitium über einen weiten Bereich verhindern.

Sollte eine Flüssigkeitsvermehrung im Interstitium stattgefunden haben, so wird der Alveolarraum durch eine dichte Verbindung („tight junctions") der Epithelien noch längere Zeit von einem Flüssigkeitsübertritt und damit einer Funktionseinbuße geschützt.

Gesetzmäßigkeiten zur Flüssigkeitsverteilung

Die Kräfte, die die Flüssigkeitsverteilung zwischen Kapillarsystem und Interstitium regeln, sind in der Starling-Gleichung zusammengefaßt:

$$Q_F = K_f \, (Pmv - Ppmv) - \sigma \, (\pi mv - \pi pmv).$$

Zusammen mit Konstanten, die die Eigenschaften der Gefäßmembran charakterisieren, beschreiben ein hydrostatisches (Pmv – Ppmv) und kolloidosmotisches Kräftepaar (πmv – πpmv) den dynamischen Vorgang der Flüssigkeitsverteilung.

Der hydrostatische Druckgradient (Pmv – Ppmv)

In den Lungenkapillaren herrscht etwa ein Druck von 10–15 cm H_2O (mikrovaskulärer Druck = Pmv). Dieser Wert ist in verschiedenen Lungenabschnitten, abhängig von der Höhe, unterschiedlich. Der Wert für den interstitiellen Gewebedruck (perimikrovaskulärer Druck = Ppmv) ist nicht sicher bekannt. Es gibt Hinweise darauf, daß dieser Wert leicht negativ ist

(−1 mmHg). In diesem Fall würde der aus dem Gefäßsystem hinausweisende intravasale Druckvektor sogar noch verstärkt. Aus Tierversuchen wissen wir, daß bei einer Flüssigkeitsvermehrung im Interstitium der interstitielle Druck wegen der großen Compliance dieses Raumes erst sehr spät ansteigt (Guyton) und daher erst bei einem schweren Lungenödem eine Gegenkraft gegen den intravasalen Druck darstellen kann.

Der kolloidosmotische Druckgradient (πmv − πpmv)

Der intravasale kolloidosmotische Druck beträgt etwa 20–35 cm H_2O. Er erzeugt einen Kraftvektor in Richtung zum Intravasalraum. Anders als bei den hydrostatischen Drücken gibt es jedoch im Interstitium eine beachtliche kolloidosmotische Komponente, die eine entgegengesetzt gerichtete Kraft nach außen aufbringt und dadurch einen Teil der Wirkung des intravasalen kolloidosmotischen Drucks aufhebt. Dieser hohe interstitielle kolloidosmotische Druck wird durch die hohe Proteinkonzentration erklärt. Im „steady state" beträgt z. B. die Albuminkonzentration im Interstitium etwa 70% der intravasalen Konzentration. Die resultierende Kraft aus intravasalem und interstitiellem kolloidosmotischen Druck ist daher nur gering und bewegt sich in der Größenordnung von 7–12 cm H_2O.

Wenn wir die uns bekannten Werte in der Starling-Gleichung einsetzen, können wir errechnen, daß bei intakter Membran der kolloidosmotische Druckgradient zwischen intravasalem und interstitiellem Raum nur zu etwa 25% am Gleichgewicht der Kräfte zur Flüssigkeitsverteilung mitwirkt. Die Flüssigkeitsverteilung wird zu 2/3 durch die hydrostatischen Kräfte gesteuert.

Von wesentlicher Bedeutung sind die Konstanten K_f und σ in der Starling-Gleichung. Diese beschreiben die Durchlässigkeit für Wasser und großmolekulare Substanzen, also die „Siebeigenschaften" der Kapillarmembranen.

Filtrationskoeffizient K_f

Der Filtrationskoeffizient K_f beschreibt die gesamte Permeabilitätscharakteristik der jeweiligen Membran für kleinmolekulare Substanzen, also z. B. für Wasser. Je größer der Wert von K_f wird, desto durchlässiger ist die Membran für diese Substanzen.

Reflektionskoeffizient σ

Diese Größe beschreibt die Fähigkeit der Kapillarmembran großmolekulare Substanzen innerhalb der Kapillaren zurückzuhalten. Je geringer diese Rückhaltefähigkeit z. B. für Proteine wird, um so kleiner wird σ. Im Extremfall könnte man sich ein σ von 0 vorstellen, d. h. die Siebfunktion der Kapillarmembranen für großmolekulare Substanzen wäre völlig aufgehoben. Bei einer erhöhten Durchlässigkeit für Proteine kann die Konzentration außerhalb der Gefäße bis zu annähernd dem gleichen Wert wie im Intravasalraum ansteigen. Rechnerisch ergibt sich bei kleinerwerdendem σ und ansteigender Konzentration an Proteinen im Interstitium mit einer Verminderung des kolloidosmotisches Gradienten, daß die kolloidosmotischen Kräfte in der Lunge immer mehr an Bedeutung verlieren.

Lungenödemformen

Der hydrostatische intravasale Druck (Pmv) hat keine wesentliche Gegenkraft im Extravasalraum und wirkt daher auch in pathologischem Zustand unvermindert. Eine Störung der Kapillarmembranpermeabilität, die sich in einer Änderung der Konstanten der Starling-Gleichung ausdrückt, kann ebenfalls zu einem kräftigen Flüssigkeitsausstrom führen. Der kolloidosmotische Druckgradient ist dagegen relativ gering und nur in minderem Maße für die Flüssigkeitsverteilung – also auch für die Entwicklung eines Ödems – von Bedeutung. Dementsprechend kennen wir v. a. zwei unterschiedliche Lungenödemarten:

1. Hochdrucködem: Bei einem pathologisch erhöhten intravasalen, hydrostatischen Druck wird eiweißarme Flüssigkeit aus den Lungenkapillaren ausgepreßt. Die Siebfunktion der Kapillarmembran ist erhalten. Bis zu einer gewissen Grenze kann der erhöhte Flüssigkeitsdurchtritt durch einen vermehrten Lymphabstrom kompensiert werden. Als zusätzlicher Schutzeffekt werden durch vermehrten Flüssigkeitsstrom Proteine im Interstitium ausgewaschen und in den intravasalen Raum zurückgeführt. Damit kann eine Erhöhung des kolloidosmotischen Druckgradienten erzielt werden. Die Lymphtransportkapazität findet jedoch bei 30- bis 100facher Erhöhung ihr Maximum. Häufig wird bei dieser Ödemform auch Flüssigkeit in die Alveolarräume gepreßt. Abgesaugtes Ödem zeigt eine niedrige Eiweißkonzentration. Ursachen für solche Hochdrucködeme sind ein Linksherzversagen oder auch hypervolämische Zustände.

2. Permeabilitätsödem: Durch Schädigungen der Kapillarendothelien und ihrer Verbindungen untereinander wird die Durchlässigkeit der Membranen für Proteine erhöht, die Siebfunktion nimmt ab und geht evtl. ganz verloren. Durch die entstandenen Öffnungen tritt zusammen mit Proteinen sogleich Flüssigkeit in das Interstitium über. Diese Durchlässigkeitsänderung zeigt sich in einem Anstieg des Werts von K_f und einem Abfall des Werts von σ. Bei Abnahme des Siebeffekts gleichen sich die Proteinkonzentrationen intra- und extravasal zunehmend an. Der hydrostatische Druck ist die verbleibende Kraft, die bei eingeschränkter Bedeutung der kolloidosmotischen Druckgradienten die Flüssigkeitsverteilung besonders in diesem Zustand wesentlich beeinflußt. Bereits geringe intravasale Druckerhöhungen können erhebliche Flüssigkeitsverschiebungen nach sich ziehen.

Diese Form des Lungenödems finden wir u. a. nach Trauma und bei Sepsis. Die Pathogenese der Permeabilitätsschädigung ist noch nicht vollständig geklärt.

Abgesaugtes Ödem hat eine hohe Eiweißkonzentration.

Pathophysiologische Grundlagen der Therapie

Therapie des Hochdrucködems

Hohe hydrostatische intravasale Drücke sind die Ursache für diese Ödemform. Die Therapie besteht darin, diese hohen Drücke zu senken. Falls ein Linksherzversagen ursächlich sein sollte, muß die Herzfunktion verbessert werden; falls eine Hypervolämie vorliegen sollte, muß die Volumenmenge reduziert werden (Diuretika, Hämofiltration). Kolloidosmotisch wirksame Substanzen könnten bei intakter Kapillarmembran einen günstigen Effekt bewirken. Durch unvermeidliche gleichzeitige Erhöhung der hydrostatischen Kräfte durch die Volumenvermehrung wird der Einsatz dieser Substanzen jedoch stark limitiert.

Therapie des Permeabilitätsödems

Da das Permeabilitätsödem durch eine Störung der Endothelzellen und damit der kapillären Membran bedingt ist, besteht der entscheidende therapeutische Ansatz in der Verhinderung oder Aufhebung dieser Zellschädigung.

Da uns die genauen pathogenetischen Faktoren dieser Schädigung noch nicht bekannt sind, ist dies z. Z. nicht gezielt möglich. Es können nur allgemeine Maßnahmen wie Schock- und Sepsisbekämpfung möglichst aggressiv begonnen werden, um die Schädigung zu minimieren.

Eine Therapie mit den z. Z. vorhandenen kolloidalen Substanzen ist wirkungslos, da diese ebenfalls rasch in das Interstitium austreten und dort durch Anziehung von Flüssigkeit sogar negative Effekte mit sich bringen. Eine Verminderung oder Verhinderung des Permeabilitätsödems ist dadurch in keinem Fall zu erreichen. Da im Permeabilitätsödem der hydrostatische Druck für die Flüssigkeitsverschiebung eine besondere Rolle spielt, ist es wichtig den Lungenkapillardruck möglichst niedrig zu halten. Da der Lungenkapillardruck in etwa dem Fülldruck des linken Herzens entspricht, ist eine Absenkung nur bis zu einem bestimmten Bereich möglich, da sonst die Pumpleistung des Herzens abnimmt. Der Fülldruck des Herzens muß zur Aufrechterhaltung eines ausreichenden Herzzeitvolumens gewährleistet bleiben. Es gilt daher, diesen intrakapillären pulmonalen Druck auf einem schmalen Grat so niedrig wie möglich zu halten, um den Flüssigkeitsausstrom zu minimieren und dennoch so hoch wie nötig zu belassen, damit das Herzzeitvolumen erhalten bleibt. Ein Abfall des Herzzeitvolumens entspräche einer hypodynamen Schocksituation.

Als Maß für den Lungenkapillardruck steht uns in der Klinik der Pulmonalarterien-Wedge-Druck mit Hilfe eines Pulmonalarterienkatheters zur Verfügung. Allerdings ist die Messung dieses Werts aufwendig und z. B. bei Einsatz von PEEP mit meßtechnischen Problemen belastet. Häufig wird man daher diesen Druck nicht zur Verfügung haben. Man kann dann das HZV alleine und die klinische Beurteilung einer ausreichenden Perfusion der Peripherie zur Therapiesteuerung heranziehen.

Der zentralvenöse Mitteldruck ist in diesen Situationen nur bedingt verwendbar, da durch Rechtsherzbelastung bei bestehendem Lungenödem ein hoher Fülldruck für das rechte Herz (ZVD) notwendig sein kann (Druckleistung des Herzens). Daraus können keine Rückschlüsse auf die Volumensituation gezogen werden.

Bedeutungsvoll im Permeabilitätsödem ist der Einsatz der mechanischen Überdruckbeatmung unter Verwendung von positiv endexspiratorischem Druck (PEEP).

Diskussion

Burchardi: Die Darstellung dieser Wasserhaushaltsfragen in der Lunge ist für uns von außerordentlicher Bedeutung. Sie sehen dabei, wie subtil dieser Mechanismus ist, der in der Lunge für ein Gleichgewicht zwischen Wassereinfuhr und Wasserausfuhr zu sorgen hat. Der Organismus befindet sich daher auf einer Gratwanderung, und wenn irgend etwas in diesem Gleichgewicht in Unordnung gerät, dann entstehen die Funktionsstörungen, mit denen wir dann zu tun haben. Herr Sturm hat aber weiter gezeigt, daß die Lunge an sich ein außerordentlich gutes „Gefäß" für Flüssigkeit ist, d. h. sie kann Wasser in erheblichem Maße aufnehmen, ohne daß es dadurch zunächst zu einer Funktionsstörung kommt, die klinisch meßbar wäre. Dieses Wasser sammelt sich in den Interstitiumbereichen, wo die Bronchien und Gefäße zusammenlaufen, was zunächst völlig ohne Einfluß auf den Gasaustausch bleibt. Entgegen der landläufig üblichen Meinung muß man sagen, daß die dabei evtl. später manifeste Gasaustauschstörung nicht Ausdruck einer Diffusionsstörung, sondern hauptsächlich ein pulmonaler Rechts-links-Shunt ist mit Alveolenkollaps und Atelektasen als Folge von Kompression und Überflutung durch das interstitielle Ödem. Die Lunge kann aber lange eine Wasseranflutung kompensieren; sie hat außerordentlich große Funktionsreserven; dies ist einer der Gründe, weswegen wir es in der Klinik so schwer haben. Wenn wir also in der Klinik meßbare Störungen nachweisen können, so ist es sehr, sehr spät und die Therapie muß außerordentlich forciert und aggressiv eingesetzt werden.

Herr Sturm, ein weiteres „statement" ist, wie ich glaube, ebenfalls wichtig: Sie sagten, daß es im wesentlichen darauf ankommt, den hydrostatischen Druck so niedrig wie möglich zu halten. Dieses hat natürlich dort seine Grenze, wo bei zu niedrigem Füllungsdruck die Pumpfunktion des Herzens nicht mehr ausreicht; hier müssen wir also zwischen beiden Interessen abwägen.

Sturm: Genau so ist es. Es ist ein sehr schmaler Grat, den wir begehen müssen, eine extrem schwierig anzusteuernde Größe. Überwachung und Behandlung dieser Patienten mit schwerem interstitiellen Ödem bedeutet erheblichen Aufwand und großes klinisches Fingerspitzengefühl.

Falke: Herr Sturm, Sie haben aufmerksam gemacht auf das kritische Problem des kolloidosmotischen Drucks. Das Problem entsteht besonders dann, wenn ein Permeabilitätsschaden auftritt. Welche diagnostischen Möglichkeiten gibt es, den Beginn eines Permeabilitätsschadens zu erkennen, damit man dann mit der Kolloidzufuhr entsprechend zurückhaltend sein kann?

Sturm: Der kolloidosmotische Druck spielt in der Tat nur eine relativ geringe Rolle, dieses gilt prinzipiell auch für die intakte Membran. Aber natürlich ist es — wie Sie sagen — am schwierigsten bei einem Permeabilitätsschaden. Diesen Permeabilitätsschaden kann man einzukreisen versuchen, indem man den Eiweißgehalt in der abgesaugten Bronchialflüssigkeit mißt; man kann ebenso versuchen — das wird aber nicht für jeden machbar sein — den interstitiellen Flüssigkeitsgehalt der Lunge zu messen, d. h. das extravaskuläre Lungenwasser. Hierfür gibt es heute Meßverfahren, mit denen nachgewiesen werden kann, wenn in der Lunge der Flüssigkeitsgehalt zunimmt, also das extravaskuläre Lungenwasser ansteigt — selbst wenn klinisch noch keine Störung des Gasaustausches meßbar ist. Mit diesem wichtigen Parameter haben auch wir viele unserer Überlegungen begründet.

Burchardi: Diese Messung des extravaskulären Lungenwassers beruht auf der Doppeldilutions-methode, die im Prinzip ein ganz elegantes Verfahren ist — natürlich invasiv. Sie hat aber wohl einen Nachteil: In allen Low-flow-Situationen, also im Schock, scheinen die Ergebnisse ungenau zu sein.

Sturm: Ja, wobei es etwas abhängt von den Indikatoren, die sie verwenden.

Burchardi: Ein weiteres, zunehmend faszinierendes Thema ist die Biochemie; die Stoffwech-selfunktion der Lunge wird uns, wie ich glaube, in Zukunft mehr und mehr beschäftigen. Auf diesem Sektor werden in der nächsten Zeit wahrscheinlich die wesentlichsten neuen Er-kenntnisse gewonnen werden können. Herr von Wichert, der sich seit langen Jahren mit die-sem aufregenden Problem befaßt, wird Ihnen nun hierüber einen kurzen Abriß geben. Sicher kann dabei manches nur angedeutet werden; es soll dabei aber gezeigt werden, in welche Richtung die Forschung über die Lunge heute geht.

Die Lunge als Stoffwechselorgan*

P. von Wichert

Die Lunge ist im pathophysiologischen und klinischen Verständnis vor allem, wenn nicht ausschließlich, Atmungsorgan.

Erst in den letzten Jahren sind zunächst in den theoretischen Fächern, nunmehr zunehmend auch in den klinischen Fächern Untersuchungen durchgeführt worden, die die Bedeutung der über den Strukturerhalt hinausgehenden Stoffwechselvorgänge für die Lunge selbst und für den Gesamtorganismus beleuchten. In einzelnen Bereichen sind diese zunächst theoretisch formulierten Überlegungen dabei, unmittelbar praktisch klinische Bedeutung zu erlangen.

Das Referat beschäftigt sich beispielhaft mit drei Problemkreisen, dem surfactant-korrelierten Phospholipidstoffwechsel der Lunge, der Bedeutung der Mediatorenfreisetzung aus Lungengewebe unter pathologischen Bedingungen und der Rolle der Lunge im Stoffwechsel endogener vasoaktiver Substanzen.

Schon lange ist bekannt [38, 40], daß die Lunge reich an Lipiden, insbesondere Phospholipiden ist. Die besondere Rolle dieser Phospholipide wurde erst bekannt, als es Clements [9] gelang, zwischen diesen biochemischen Befunden und der seit den Arbeiten von Neergaard [26] bekannten Bedeutung der Oberflächenspannung in den Alveolen für die Lungenfunktion eine Beziehung herzustellen. Seit seinen Arbeiten und denjenigen von Pattle [29, 30, 31], der zeigte, daß die Lungenödemflüssigkeit Phospholipide enthält und daß ihre schaumige Struktur eben auf diese Phospholipide zurückgeführt werden muß, ist der Lipidstoffwechsel der Lunge mit ganz besonderer Intensität bearbeitet worden. Die Gründe hierfür liegen in der fundamentalen Bedeutung der Oberflächenspannung für die Lungenfunktion [10, 18] und der Erkenntnis, daß die für die Senkung in der Oberflächenspannung in den Alveolen verantwortlichen Substanzen, die Phospholipide (Surfactant), in der Lunge selbst synthetisiert werden [18, 19]. Das Verständnis für die Bedeutung dieser biochemischen Vorgänge wird erleichtert, wenn die grundsätzliche Rolle der Oberflächenspannung in den Lungenalveolen und die Funktion der Surfactantsubstanz bedacht wird. Eine Reihe von hervorragenden Übersichtsarbeiten hat sich in den letzten Jahren mit diesem Problem befaßt [4, 18, 19, 24]. Die Erfordernis einer Produktion der Lipidsubstanzen am Ort bedeutet, daß die Lunge über einen außerordentlich aktiven synthetischen Stoffwechsel verfügen muß, um den jeweiligen Bedarf an oberflächenaktiven Substanzen decken zu können. Die Phospholipide werden nicht von außen über das Blut zugeführt. Die für die Surfactantproduktion verantwortlichen Zellen sind die granulären Pneumozyten (Typ-II-Zellen). Im endoplasmatischen Retikulum werden Phospholipide synthetisiert, die zunächst intrazellulär als sog. lamellierte Körperchen erscheinen, dann aus-

---

* Z. T. mit Unterstützung der Deutschen Forschungsgemeinschaft

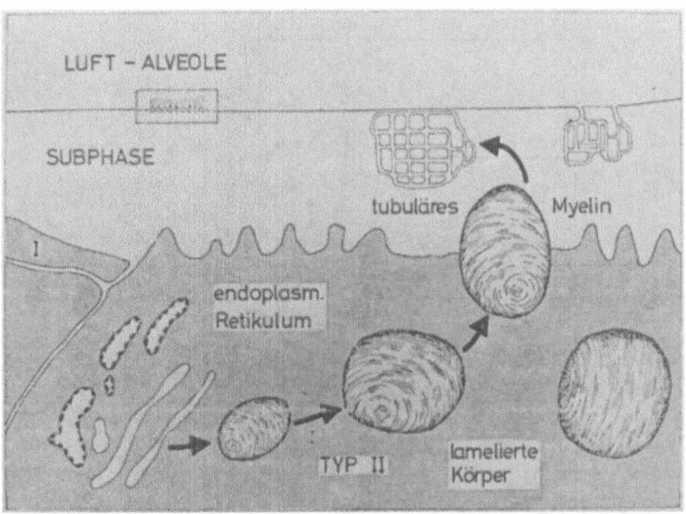

Abb. 1. Dynamik der Sekretion oberflächenaktiver Phospholipide. Die Phospholipide werden im endoplasmatischen Retikulum synthetisiert, erscheinen dann intrazellulär als sog. lamellierte Körper, werden danach in die alveoläre Subphase sezerniert und bilden dort auf Grund ihrer physikalischen Eigenschaften das sog. tubuläre Myelin. Aus diesem formt sich dann die monomolekulare Grenzschicht, das Surfactant. (Nach Goerke [18])

geschleust werden und nach Spreitung auf der Oberfläche die intraalveoläre extrazelluläre oberflächenaktive Grenzschicht bilden (Abb. 1).

Die spezifische Eigenart dieses Stoffwechsels ist es, daß Phospholipide, die i. allg. als Membranbestandteile in den Zellen dienen, hier in einem exokrinen Metabolismus auftreten. Sekretionsprodukt ist ein durch seine besonderen oberflächenspannungssenkenden physikalischen Eigenschaften gekennzeichnetes Lipid, Dipalmitoyllecithin, das in anderen Organen und Zellmembranen nirgendwo in vergleichbarer Menge wie in der Lunge vorkommt [23]. Durch die Produktion des Dipalmitoyllecithins verfügt die Lunge über einen organspezifischen und funktionskorrelierten Metabolismus. Die Bildung dieser für die Funktion unerläßlichen Substanzen am Ort, d. h. in den Alveolen, zeigt in besonderem Maße die Verbindung von Stoffwechsel und Funktion, von Biochemie und Physiologie. Diese besondere Situation rechtfertigt es, die Lunge als ein Lipidstoffwechselorgan besonderer Qualität zu bezeichnen, das in diesem Zusammenhang im Organismus einzigartig ist.

Die besonderen Anforderungen, die an die physikalische Eigenschaft der oberflächenspannungssenkenden Phospholipide in den Alveolen gestellt werden [42] und die zur Synthese ganz spezifischer, von den zellmembranständigen Phospholipiden sich unterscheidender Substanzen führen [8] beinhalten, daß der Lipidstoffwechsel der Lunge gegenüber demjenigen anderer Organe Besonderheiten aufweist, wenngleich in den grundsätzlichen Stoffwechselwegen viele Ähnlichkeiten bestehen. Charakteristisch für die Phospholipidsynthese in der Lunge ist, daß nach Zusammenfügen des Lecithingrundgerüstes in einen sog. Remodelingmechanismus für den Austausch ungesättigter durch gesättigte Fettsäuren Sorge getragen wird, um zur Synthese der allein oberflächenspannungssenkenden doppelgesättigten Lecithine zu gelangen [4] (Abb. 2).

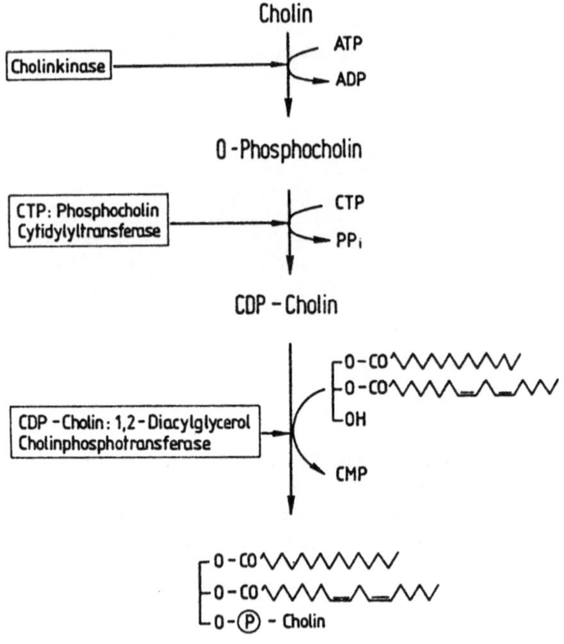

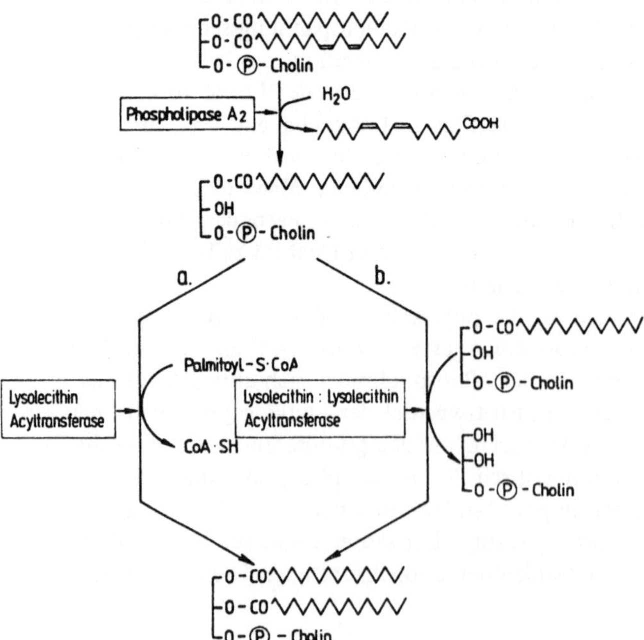

Abb. 2. Stoffwechselwege der Synthese oberflächenaktiver Phospholipide in der Lunge

In der Regel werden über die pulmonale Zirkulation ausreichend Synthesevorstufen angeliefert, jedoch kommt es bei einem Mangel an Substrat, z. B. bei der massiven Lungenembolie oder auch bei multiplen peripheren Mikroembolien, zu einer Verminderung der Phospholipidsynthese infolge von Substratverarmung. Eine Unterbrechung der Blutzufuhr vermindert die Surfactantproduktion, nachweisbar experimentell durch Pulmonalarterienligatur [39], Ischämie [43] oder Hypoxie [34]. Atelektasen und Exsudation ins Lungengewebe bei Lungenembolie haben in diesem Mechanismus ihre Ursache [25]. Hierbei spielt Glukosemangel, aber auch die ungenügende Zufuhr von Fettsäuren und Triglyzeriden eine Rolle; letztere werden durch Lipoproteidlipasen im Endothel der pulmonalen Zirkulation hydrolysiert.

Der Phospholipidstoffwechsel der Lunge hat eine weitreichende Bedeutung für die Entstehung von Krankheitszuständen. Historisch gesehen hatten zunächst Untersuchungen amerikanischer Autoren beim sog. „respiratory distress" der Frühgeborenen eine Insuffizienz der Produktion oberflächenaktiver Phospholipide nachgewiesen [17, 29, 31]. Umfangreiche Analysen dieses Sachverhalts zeigten, daß der surfactant-produzierende Stoffwechsel erst in der allerletzten Schwangerschaftszeit ausreift [17, 20]. Das insuffiziente Surfactantsystem frühgeborener Kinder steht einer Entfaltung und Beatmung der Lunge entgegen. Eine respiratorische Insuffizienz resultiert.

Die Ähnlichkeit der pathologisch-anatomischen Veränderungen des Atemnotsyndroms der Neugeborenen mit den Veränderungen, die bei der Schocklunge des Erwachsenen beobachtet werden, legte den Gedanken nahe, daß auch unter diesen Bedingungen Störungen des surfactant-produzierenden Phospholipidstoffwechsels vorliegen könnten. Anhand experimenteller Modelle läßt sich zeigen, daß der Phospholipidstoffwechsel der Lunge bei Bedingungen, wie sie zur Schocklunge führen, verändert ist [44, 45]. Insbesondere bei septischen Prozessen [45, 46] konnten wir eine verminderte Synthesekapazität des Lungengewebes für doppeltgesättigtes Phosphatidylcholin und eine massive Veränderung der Aktivitäten der phospholipidsynthetisierenden Enzyme (Abb. 3) nachweisen. Es besteht Übereinstimmung dieser metabolischen Parameter mit funktionellen Daten [5, 32, 34].

Der Phospholipidstoffwechsel der Lunge ist reguliert. Die Sekretion von Phospholipiden aus den Typ-II-Zellen in die Alveolaren unterliegt dem Einfluß des β_2-adrenergen Systems [11, 13, 28]. Wir haben in komplementären Untersuchungen am Beispiel der von uns experimentell bevorzugten septischen Lunge der Ratte wahrscheinlich machen können, daß nicht nur die Sekretion, sondern auch die Synthese oberflächenaktiver Phospholipide unter β-adrenergem Einfluß steht (Publikation in Vorbereitung) und damit Ergebnisse von Mason [13] an isolierten Zellen erweitert. Damit bestätigen sich im Stoffwechsel der surfactant-produzierenden Zellen generelle, in der Pathologie und Pathophysiologie der Lunge bekannte Prinzipien, wie die Rolle des β-adrenergen sympathischen Systems für die Aufrechterhaltung der pulmonalen Funktion auch auf einem metabolischen Niveau. Hierbei sind Biochemie und Physiologie in der Lunge ebenso eng verknüpft, wie in der Kontraktionsphysiologie der Herzmuskelfaser. Möglicherweise ergeben sich aus diesen Untersuchungen in Zukunft auch therapeutische Ansatzpunkte.

Neuere Untersuchungen zur Pathogenese des akuten Lungenversagens belegen eindeutig, daß ein sog. Leukozytensticking einer der ersten nachweisbaren Vorgänge bei diesem Krankheitsbild ist. Die Arbeitsgruppe von Demling konnte in einer Reihe von Untersuchungen zeigen, daß während des Endotoxinschocks lysosomale Enzyme in hoher Konzentration in der Lungenlymphe erscheinen [12], die aus den in die Lunge sequestrierten Leukozyten freigesetzt werden. In derartigen Experimenten stiegen auch die Arachidonsäuremetaboliten in der Lymphe an [12, 27]. Der Prostaglandinmetabolismus in der Lunge ist abhängig von der Frei-

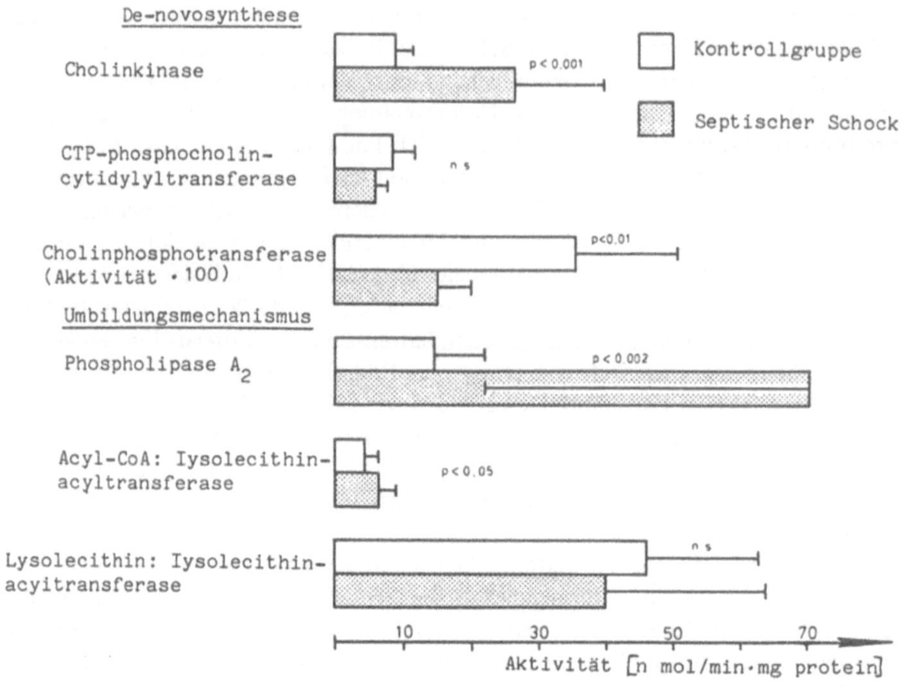

Abb. 3. Veränderungen der Aktivitäten lipidsynthetisierender Enzyme in der Lunge an einem experimentellen Modell des septischen Schocks (Rattenperitonitis). (Nach von Wichert et al. [46])

setzung von Arachidonsäure aus Phospholipiden. Während in allen anderen Organen die Arachidonsäurederivate aus membranständigen Phospholipiden abgespalten werden, ist die Lunge dadurch ausgezeichnet, daß sie darüber hinaus wegen des Surfactant freie Phospholipide enthält. Ein Anstieg der Phospholipase A_2, wie sie bei Lungenschädigungen nachweisbar ist [46], könnte nun zu einer erheblichen Überschwemmung des Organismus mit arachidonsäure-abhängigen Mediatoren aus der Prostaglandin- und Leukotrienreihe führen, die zur Membranschädigung und einem pathogenetischen Circulus vitiosus durch Intensivierung des Entzündungsprozesses führen.

Diesem Mechanismus ist bisher bei der Betrachtung der Pathogenese des akuten Atemnotsyndroms nicht die notwendige Aufmerksamkeit geschenkt worden.

Besonderes Interesse haben in den letzten Jahren Untersuchungen gefunden, die die Rolle der Lunge im Stoffwechsel bioaktiver, zumeist gefäßaktiver, endogener Substanzen und Hormone zum Ziel haben [2, 16, 22, 36, 37]. Die Lunge liegt als metabolisch aktives Organ im Hauptschluß zwischen venösem und arteriellem Kreislauf. Auch von der Gewebsmenge her kann die Lunge einen akzeptablen Beitrag an Stoffwechselaktivität leisten. Die Applikation des gesamten Herzzeitvolumens an die Lunge läßt die Clearanceleistung trotz gegenüber anderen Organen verminderter Enzymaktivität quantitativ erheblich werden.

Durch die Möglichkeit der Modifikation der Spiegel vasoaktiver Substanzen im arteriellen Blut durch die Lunge kommt eine Regulation des großen Kreislaufs auf metabolischem Wege zustande. Den großen Kreislauf schädigende Substanzen werden zumeist vollständig bei einer Lungenpassage aus dem Blut entfernt, während andere, auch biochemisch nahe ver-

Tabelle 1. Stoffwechsel vasoaktiver Substanzen in der Lunge

Substanz	Ergebnis	Bemerkungen
Acetylcholin	Vollständig entfernt	
Serotonin	fast vollständig entfernt	
Noradrenalin	zu 30% entfernt	Adrenalin nicht verändert
Histamin	nicht verändert	
Bradykinin	zu 80% entfernt	
Angiotensin I	zu Angiotensin II konvertiert	Vasopressin nicht verändert
Prostaglandine	E und F zu 2/3 entfernt	Prostaglandin A nicht verändert

Tabelle 2. Bildung von bioaktiven Peptiden in der Lunge

VIP	Bradykinin
Substance P	CCK
Bombesin	Spasmogenic lung peptide
ECF	
Angiotensin II	

Peptidehormone in Lungentumoren

Tabelle 3. Veränderungen des Stoffwechsels vasoaktiver Substanzen unter pathologischen Bedingungen. (Nach [6, 7, 14–16, 21, 33–35])

Lungenschädigung	Experiment	5-HT	Noradrenalin
Sauerstoff			
Hyperbare Hyperoxie	IPL	vermindert	vermindert
Normobare Hyperoxie	Ganztier	vermindert	
Chemisch induziert			
Paraquat	IPL	vermindert	vermindert
Alphanaphtylthioharnstoff	IPL	vermindert	
Bleomycin	Ganztier	vermindert	vermindert
Lungengefäßerkrankungen			
Pulmonale Hypertonie	Mensch	verstärkt	verstärkt
Mikroembolisation	Ganztier	vermindert	gleichbleibend
Bypass	Mensch	vermindert–verstärkt	verstärkt

wandte Substanzen selektiv das Lungengefäßsystem passieren können. Für Prostaglandine liegen experimentelle Untersuchungen vor (Tabelle 1) [33]. Biologisch aktive Substanzen werden andererseits in der Lunge gebildet (Tabelle 2).

Enzymatischer Abbau und Speicherung der Substanzen im Gewebe beeinflussen die Spiegel vasoaktiver Substanzen. Diese Prozesse können unter pathologischen Bedingungen gestört sein; Hyperoxie, Hypoxie, Mikroembolisation, Rauchinhalation oder α-Naphtylthioharnstoff vermindern die Clearanceleistung für Serotonin und andere vasoaktive Substanzen [3, 6, 7,

14, 21, 41]. Ähnliche Ergebnisse wurden auch am Beispiel einer experimentellen Lungenfibro-
se mitgeteilt [15] (Tabelle 3). Von klinisch-praktischer Bedeutung ist die Tatsache, daß einige
Pharmaka im Lungengewebe selektiv gespeichert werden. So beträgt die Lungengewebs-/Plas-
marelation für Propranolol etwa 250 [35]. Die Speicherung oder der Stoffwechsel von Medikamenten kann über entsprechende Mechanismen durch andere Pharmaka verändert werden
[1].

Der Stoffwechsel der Lunge ist somit für das Organ selbst, wie für den Gesamtorganismus
ein nicht zu vernachlässigender Faktor. Es ist sicher, daß sich diese zunächst auf experimentellen Untersuchungen basierende Ergebnisse auf die Klinik und die Therapie ausweiten werden.

Literatur

1. Angevine LS, Nabeshina T, Ho IK, Mehendale HM (1981) Effect of chlorphentermine on the pulmonary disposition of norepinephrine in the isolated perfused rabbit lung. Exp Lung Res 2:71
2. Bakhle YS (1982) Die Inaktivierung biogener Amine und Prostaglandine im Lungenkreislauf. Atemw
Lungenkr 8:12
3. Bakhle YS, Hartiala J, Toivonen H, Uotila P (1979) Effects of cigarette smoke on the metabolism of
vasoactive hormones in rat isolated lungs. Br J Pharmacol 65:495
4. Batenburg JJ, Post M, van Golde LMG (1981) Synthesis of surfactant lipids: Studies with type II
alveolar cells isolated form adult rat lung. In: Wichert von P (Hrsg) Clinical importance of surfactant
defects. Progr. Resp. Res., vol 15. Karger, Basel New York
5. Baum M, Benzer H, Blümel G, Bolcic J, Irsigler K, Tölle W (1971) Die Bedeutung der Oberflächenspannung in der Lunge beim experimentellen posttraumatischen Syndrom. Z Exp Chir 4:359
6. Block ER, Fisher AB (1977) Depression of serotonin clearance by rat lung during oxygen exposure.
J Appl Physiol 42:33
7. Block ER, Schoen FJ (1981) Effect of alpha-naphtylthiourea on uptake of 5-hydroxyhyptamine from
the pulmonary circulation. Am Rev Resp Dis 123:69
8. Burnell JM, Kyriakides EC, Edmonds RH, Balint JA (1978) The relationship of fatty acid composition and surface activity of lung extracts. Resp Physiol 32:195
9. Clements JA (1956) Dependence of pressure-volume characteristics of lung on intrinsic surface-active
material. Am J Physiol 187:592
10. Clements JA (1965) Surfactant in pulmonary disease. N Engl J Med 272:1336
11. Corbet AJS, Flax P, Rudolph AJ (1977) Role of autonomic nervous system controlling surface tension
in fetal rabbit lungs. J Appl Physiol 43:1039
12. Demling RH, Smith M, Gunther R, Flynn JT, Gee MH (1981) Pulmonary injury and prostaglandins
production during endotoxemia in conscious sheep. Am J Physiol 240:348
13. Dobbs LG, Mason JA (1979) Pulmonary alveolar type II cells isolated from rats. J Clin Invest 63:378
14. Flink JR, Pitt BR, Hammond GL, Gillis CN (1982) Selective effect of microembolization on pulmonary removal of biogenic amines. J Appl Physiol 52:421
15. Gardiner TM, McAnalley BH, Heaton J, Reynolds R (1979) Changes in the pulmonary uptake and
binding of drugs in an experimental model of lung fibrosis. Toxicol Appl Pharmacol 49:487
16. Gillis CN, Pitt BR (1982) The fate of circulating amines within the pulmonary circulation. Ann Rev
Physiol 44:269
17. Gluck L, Landowne RA, Kulovich MV (1970) Biochemical development of surface activity in mam-
malian lung. Pediatr Res 4:352
18. Goerke J (1974) Lung surfactant. Biochim Biophys Acta 344:241
19. Golde LMG von (1976) Metabolism of phospholipids in the lung. Am Rev Resp Dis 5:144 and 977
20. Hallmann M (1981) Fetal development of surfactant: Considerations of phosphatidylcholine, phos-
phatidylinositol, and phosphatidyliglycerdol formation. In: Wichert P von (ed) Clinical importance of
surfactant defects. Progr. Resp. Res., vol 15. Karger, Basel New York
21. Johnson TS, Young JB, Landsberg L (1982) Norepinephrine turnover in lung: effect of cold exposure
and chronic hypoxia. J Appl Physiol 51:614

22. Junod A (1974) The lung as a chemical filter. Ergebn Inn Med Kinderheilkd (NF) 36:1
23. Klaus MH, Clements JA, Havel RJ (1961) Composition of surface active material isolated from beef lung. Proc Natl Acad Sci USA 47:1858
24. Mason RJ (1976) Lipid metabolism. In: Crystal RG (ed) The biochemical basis of pulmonary function. Dekker, New York Basel
25. Moser KM (1979) Pulmonary vascular diseases. Dekker, New York Basel, p 341
26. Neergaard VK (1929) Neue Auffassung über einen Grundbegriff der Atemmechanik. Z Ges Exp Med 66:373
27. Ogletree ML, Oates JA, Brigham KL, Hubbard WC (1982) Evidence for pulmonary release of 5-hydroxyeincosatetraenoic acid (5-hete) during endotoxemia in unanesthetized sheep[1]. Prostaglandins 23:459
28. Oyarzùn MJ, Clements JA (1978) Control of lung surfactant by ventilation, adrenergic mediators, and prostaglandins in the rabbit. Am Rev Resp Dis 117:879
29. Pattle RE (1955) Properties, function and origin of alveolar lining layer. Nature 175:1125
30. Pattle RE, Thomas LC (1961) Lipoprotein composition of the film lining in the lung. Nature 189:844
31. Pattle RE, Claireaux AE, Davies PA, Cameron AM (1962) Inability to form a lung lining film as a cause of the respiratory distress-syndrom in the newborn. Lancet II:469
32. Petty TL, Silvers GW, Paul GW, Stanford RE (1979) Abnormalities in lung elastic properties and surfactant function in adult respiratory distress syndrom. Chest 75:571
33. Pitt BR, Gillis CN, Hammond GL (1981) Influence of the lung on arterial levels of endogenous prostaglandins E and F. J Appl Physiol 50:1161
34. Prevost MC, Vien C, Douste-Blazy L (1980) Hypobaric hypoxia on pulmonary wash fluids of rats. Respiration 40:76
35. Roth RA, Wiersma DA (1979) Role of the lung in total body clearance. Clin Pharmacokin 4:355
36. Ryan JW, Ryan US (1982) Pharmakodynamik von Angiotensinen, Kininen und Adenin-Nukleotiden sowie Prostaglandinen in der Lungenstrombahn. Atemw Lungenkr 8:20
37. Said SI (1982) Metabolic functions of the pulmonary circulation. Circ Res 50:325
38. Schrade W, Biegler R, Becker G (1955) Über die Beteiligung der Lunge am Fettstoffwechsel. Z Ges Exp Med 126:125
39. Shepard JW, Hauer D, Miyai K, Moser KM (1980) Lamelar body depletion in dogs under going pulmonary artery occlusion. J Clin Invest 66:36
40. Thannhauser SJ, Benotti J, Boncoddo F (1946) Isolation and properties of hydrolecithin from lung, its occurence in the sphingomyelm fraction of animal tissues. J Biol Chem 166:669
41. Toivonen H, Hartiala J, Bakhle YS (1981) Effects of high oxygen tension on the metabolism of vasoactive hormones in isolated perfused rat lungs. Acta Physiol Scand 111:185
42. Watkins JC (1968) The surface properties of pure phospholipids in relation to those of lung extracts. Biochim Biophys Acta 152:293
43. Wichert P von, Wilke A, Gärtner U (1975) Einbausatz von Palmitat-14C in Lecithin und Phospholipidgehalt in normalen und mikroembolisierten Kaninchenlungen. Anaesthesist 24:78
44. Wichert P von, Kohl FV (1977) Decreased dipalmitoyllecithin content found in lung specimens from patients with so-called shock-lung. Intens Care Med 3:27
45. Wichert P von, Wiegers U, Stephan W, Huck A, Eckert P, Riesner K (1978) Altered metabolism of phospholipids in the lung of rats with peritonitis. Res Exp Med 172:223
46. Wichert P von, Temmesfeld M, Meyer W (1981) Influence of septic shock upon phosphatidylcholine remodeling mechanism in the rat lung. Biochim Biophys Acta 664:487

Diskussion

Burchardi: Die Lunge ist offensichtlich nicht nur zum Atmen da, sondern hat noch ganz andere Aufgaben. Sie ahnen, was wahrscheinlich in der weiteren Zukunft hier noch für Erkenntnisse und Zusammenhänge aufgedeckt werden. Wir sind hier sicherlich noch am Anfang und das Tückische an diesem Problem ist, daß die Systeme derart ineinander verzahnt sind, daß man keines erforschen kann, ohne Rückwirkungen aus anderen Systemen zu berücksichtigen. Dieses ist der Grund, weswegen wir bis heute alle nicht weiter gekommen sind.

Lassen Sie uns zunächst noch einmal über den möglichen Stellenwert von Perfusionsstörungen und Hypoxie sprechen: Inwieweit kann die Hypoxie die Lunge schädigen? Es gibt hier widersprechende Ansichten; und es gibt sehr gute Untersuchungen darüber, daß die Lunge außerordentlich effektiv einer Hypoxie widerstehen kann; man kann sie völlig aus dem Kreislauf ausschalten, ohne daß sie Schaden erleidet. Müssen wir uns nicht von der alten, einfachen Vorstellung abwenden, daß die Perfusionsstörung und damit die Hypoxie diese Lungenschädigungen direkt verursachen? Diese Schädigungen entstehen doch möglicherweise eher über die Wirkung von Mediatoren oder ähnlichen Mechanismen.

von Wichert: In diesen Experimenten war die Ursache tatsächlich eine Hypoxie. Dies ist eigentlich auch gar nicht so erstaunlich, wenn man bedenkt, daß praktisch alle Stoffwechselvorgänge, über die ich gesprochen habe, energieabhängig sind. Nur ist es in der Regel so, daß in der Lunge dieses Ausmaß an Sauerstoffmangel eigentlich unter praktisch-klinischen Bedingungen nie erreicht wird. Wenn wir jedoch das Organ regional betrachten, könnten auch unter klinischen Bedingungen Regionen erkennbar sein, bei denen die Hypoxie ganz eindeutig zur Störung des Stoffwechsels führt. Das bekannteste Beispiel hierfür, das Sie alle kennen, ist die Lungenembolie. Es besteht gar kein Zweifel, daß bei der Lungenembolie die Störung des Surfactant und der Oberflächenspannung für die klinische und röntgenologische Symptomatik, also für die Atelektasen, die man im Röntgenbild sieht, entscheidend mitverantwortlich sind.

Suter: Herr von Wichert: Sie haben gezeigt, aus den letzten Jahren in Studien beim Tier wie auch beim Menschen, daß die pulmonale Extraktion von gewissen Substanzen, wie etwa Serotonin, z. B. bei der pulmonalen Hypertonie verändert ist. Sehen Sie da für die Zukunft eine Möglichkeit, daß die Endothelzellfunktion gemessen werden könnte, z. B. mit Hilfe der Serotonin-Extraktion? Dann könnte man u. U. voraussehen, wann die Entwicklung zum Pathologischen beginnt, wann z. B. ein Permeabilitätsödem entsteht.

von Wichert: Das ist ein interessanter Gesichtspunkt. Es gibt Arbeiten, die solche Zusammenhänge zeigen: So hat z. B. die Arbeitsgruppe um Gillis[1] tierexperimentell eine hypoxische Schädigung gesetzt und eine Vielzahl von Lungenfunktionsparametern, wie Compliance etc., ebenso wie metabolische Parameter, wie in diesem Fall die Serotonin-Extraktion, gemessen. Dabei zeigt sich, daß von all diesen Parametern die Serotonin-Extraktion als erstes reagiert. Diese Untersuchungen sind jedoch ausschließlich am isolierten, perfundierten Lungenpräparat gemacht worden. Es ist das große Problem in der Erforschung des Lungenstoffwechsels, daß das gesamte Herzzeitvolumen normalerweise die Lunge durchfließt. So entstehen unter physiologischen Bedingungen Konzentrationsdifferenzen, die unterhalb des Meßbaren liegen. Dieses Problem hat ja die ganzen Untersuchungen — seit Jahrzehnten, muß man fast sagen — derart erschwert. Erst im Tierexperiment und an der isolierten Lunge hat man zeigen können, was überhaupt geschieht. Beim Menschen ist dieses jedenfalls meines Wissens noch nicht ausreichend dokumentiert.

Burchardi: Ich werde Ihnen als nächstes einige neue Aspekte zur Pathogenese des akuten Lungenversagens, des ARDS, vorstellen.

---

1   Gillis CN, Pitt BR (1982) The fate of circulating amines within the pulmonary circulation. Ann Rev Physiol 44:269–281.

Neue Aspekte zur Pathogenese des ARDS

H. Burchardi

Hypothesen zur Pathogenese des ARDS hat es schon lange in großer Zahl gegeben: Schock, vorübergehende Hypoxämie, Überwässerung, apparative Beatmung, neurogene Reflexeinflüsse wurden als mögliche Ursachen diskutiert; doch keines dieser Konzepte hat sich bisher halten können. Auf jeden Fall müssen wir es als ein multifaktorielles Geschehen ansehen, so daß wir nicht nur nach einer einzigen, alleinentscheidenden Ursache zu suchen haben. Offensichtlich ist das akute Lungenversagen eine uniforme Reaktion der Lunge, eine einförmige, typische Antwort auf eine Vielzahl unterschiedlichster Noxen − von Schock und Hypoxie bis zur Infektion, Sepsis und Pankreatitis, bis zur Intoxikation (Paraquat, Bromcarbamide).

Gerinnungsstörungen

Auf der Suche nach gemeinsamen Nennern ist in den 70iger Jahren die Bedeutung von Gerinnungsstörungen (insbesondere disseminierte intravasale Gerinnung-DIC) erkannt worden. Die frühere Hypothese, daß pulmonale Mikrothromben im Rahmen der DIC die Lunge über eine Perfusionsbeeinträchtigung in der Kapillarbahn direkt schädigen [2, 19], muß heute relativiert werden. Dagegen ist eine indirekte Schädigung über Freisetzung von Mediatoren auch heute durchaus im Gespräch. Infrage kommen u. a. [17]:

− Thromboxan und diverse Prostaglandine, die zwar vasoaktive Effekte haben (und damit insbesondere zur charakteristischen Erhöhung des pulmonalen Gefäßwiderstands führen könnten), offensichtlich aber nicht die Membranpermeabilität beeinträchtigen.
− Serotonin, Histamin und Bradykinin: diese verursachen erwiesenermaßen eine erhöhte Membranpermeabilität.
− Fibrinabbauprodukte (Fibrinopeptide): ebenfalls mit permeabilitätssteigerndem Effekt [20].

Insgesamt scheint die entscheidende Schädigung, also die Steigerung der Membranpermeabilität an den Kapillaren, nicht mit der Plättchenaggregation, sondern mit dem disseminierten Gerinnungsvorgang in Verbindung gebracht werden zu müssen.

„Pulmonale Leukostase" („Granulozytensticking")

Diese selektive Ansammlung von polymorphkernigen Granulozyten in der Lunge ist in der Initialphase fast immer nachweisbar (intravitale Lungenbiopsien). Hieraus ergeben sich neue Aspekte zur Pathogenese: Denkbar ist eine Schädigung des Lungengewebes:

— *direkt* durch Okklusion der Lungenstrombahn (eher unwahrscheinlich),
— *indirekt* durch Freisetzung („releasing") von Mediatoren (z. B. lysosomalen Enzymen, toxischen Sauerstoffradikalen etc.), die wiederum entweder direkt schädigen oder/und indirekt mit anderen Systemen (z. B. Gerinnungssystem, Komplementsystem, Kininsystem) kombiniert wirken.

Für diese Annahmen sprechen eine Reihe interessanter Beobachtungen:

Granulozyten

Im Tierexperiment werden ARDS-ähnliche Lungenveränderungen durch ein thrombininduziertes DIC verursacht [11, 21, 26].

Die Lungenveränderungen treten jedoch nicht bei Tieren auf, bei denen vorher eine Leukopenie erzeugt worden ist [17]. Dieses unterstreicht die mögliche Rolle der Granulozyten bei der Auslösung der Schädigung.

Permeabilitätsstörungen

Am sog. Staub-Schafmodell wird die gesamte Lymphdrainageflüssigkeit der Lungen aufgefangen und gesammelt; dadurch läßt sich eine Permeabilitätsstörung nachweisen. Eine experimentelle Mikroembolisierung der Lunge mit Hilfe von Glasmikrosphären bzw. Luftembolie führt zu einem deutlichen Anstieg der Lymph- und Proteindrainage, also zu einer Permeabilitätsstörung [18]. Eine solche Permeabilitätsstörung nach Embolisierung tritt jedoch nicht ein, wenn bei den Tieren vorher eine Leukopenie induziert wurde [9].

Die Bedeutung der *Infektion* für die Entstehung des interstitiellen Ödems zeigt sich wieder am Staub-Schafmodell: So kommt es nach Infusion von Pseudomonasbakterien ebenso wie nach Endotoxininfusion zu einer erheblichen Permeabilitätsstörung, die viele Stunden anhält, dann aber sich wieder normalisiert [3, 4]. Aus klinischen Erfahrungen haben viele Fachleute den Eindruck gewonnen, daß das ARDS häufiger nach Infektionen und Sepsis (also im späteren Verlauf einer Intensivbehandlung) entsteht als nach Kreislaufschock.

Lysosomale Proteinasen

Die Granulozyten enthalten Proteinasen, lysosomale Enzyme, wie Katepsin G, Kollagenase und insbesondere Elastase. Bei der pulmonalen Leukostase sind die Granulozyten häufig degranuliert, was auf eine Freisetzung solcher lysosomaler Enzyme hindeutet. 1981 haben Lee et al. [15] bei Patienten mit beginnendem ARDS in der bronchialen Spülflüssigkeit sehr hohe Konzentrationen von granulozytärer Elastase gefunden. Elastase (und evtl. andere lysosomale Enzyme) sind durchaus in der Lage, zelluläre Lungenschädigungen zu bewirken [1, 5]: Schädigung des Kapillarendothels, Störungen der Membranpermeabilität und interstitielles Ödem sind die Folgen. Die Proteinasen ihrerseits aktivieren u. a. die Granulozyten zur Aggregatbildung (über Komplementaktivierung?) und verstärken damit weiter die pulmonale Leukostase [5]; so entsteht ein Circulus vitiosus.

Granulozytäre Proteinasen werden in vivo normalerweise durch Inhibitoren im Plasma (z. B. α_1-Antitrypsin, α_2-Makroglobulin) rasch neutralisiert. Werden sie jedoch im Überschuß freigesetzt, so könnte die Inhibitorkapazität überfordert sein; dieses wäre bei septischen Zuständen (z. B. Peritonitis) durchaus denkbar und naheliegend [8].

Toxische Sauerstoffradikale

Neben der Freisetzung lysosomaler Enzyme gibt es auch Anhaltspunkte dafür, daß die polymorphkernigen Granulozyten toxische Sauerstoffradikale (wie z. B. Superoxidanionen) abgeben, die ebenso eine Membranschädigung in der Lunge verursachen könnten; auch hierfür sprechen einige Befunde [22, 23].

Komplementaktivierung

Craddock et al. [6] konnten 1977 zeigen, daß es im Anschluß an Hämodialysen kurzfristig zu einer Granulozytopenie kommt; die Granulozyten sammeln sich selektiv in der Lunge an (pulmonale Leukostase) und verursachen zeitweilig eine Lungenfunktionsbeeinträchtigung. Ursache dieser pulmonalen Leukostase ist eine Komplementaktivierung („alternativ pathway", C3 und C5) an der Zellophanmembran der Dialyse [7]. Hierdurch wird die Oberfläche der Granulozyten aktiviert, die Granulozyten bilden Aggregate.

Diese Beobachtung erscheint als ein interessantes Analogon zum Beginn des ARDS: Es ist bekannt, daß insbesondere nach Infektionen, Septikämien und septischem Schock die Entstehung eines ARDS häufig ist. Endotoxine gelten als starke Komplementaktivatoren; In-vitro-Versuche zeigen, daß Endothelzellen bei gleichzeitiger Anwesenheit von polymorphkernigen Granulozyten und Serum mit endotoxinaktiviertem Komplement (C5a) geschädigt werden. Das schädigende Agens sind auch hier möglicherweise toxische Sauerstoffradikale, die bei der Komplementaktivierung in den Granulozyten freiwerden, da die Zellschädigung durch die Zugabe von Superoxiddismutase und Katalase verhindert werden kann [24]. Im Tierexperiment lassen sich ARDS-ähnliche Lungenveränderungen mit Störung der Membranpermeabilität durch Komplementaktivierung (C5a) erzeugen; allerdings sind auch hierbei die polymorphkernigen Granulozyten unerläßlich [12, 13].

So haben sich in letzter Zeit eine Reihe von neuen Aspekten ergeben, die die Diskussion um die Pathogenese des ARDS wieder erheblich belebt hat. Dieses ist keine wirklichkeitsfremde Grundlagenforschung, sondern könnte helfen, Diagnostik und Therapie in der Frühphase zu verbessern.

Erste Ansätze zeichnen sich bereits ab:

- Durch Nachweis von aktiviertem Komplement C5a erscheint die Diagnose eines ARDS früher gestellt werden zu können [14].
- Die seit Lillehei [16] propagierte hochdosierte Kortikoidtherapie hat sich bisher klinisch nicht durchsetzen können, da statistisch gesicherte Erfolgsdaten nicht vorliegen. Es ist jetzt aber in vitro belegbar, daß hochdosierte Kortikoide eine Granulozytenaggregation verhindern [10]. Dieses könnte ein erster Hinweis auf ihren möglichen Wirkungsansatz sein; eine Wirkung ist jedoch nur bei sehr frühem Einsatz zu erwarten [25].

Literatur

1. Anuras J, Cheng FHF, Richerson HB (1977) Experimental leukocyte-induced pulmonary vasculitis with inquiry into mechanism. Chest 71:383–387
2. Blaisdell FW, Lim RG, Stallone RJ (1970) The mechanism of pulmonary damage following traumatic shock. Surg Gynecol Obstet 130:15–22
3. Brigham KL, Bowers RE, Haynes J (1979) Increased sheep lung vascular permeability caused by escherichia coli endotoxin. Circ Res 45:292–297
4. Brigham K, Woolverton W, Blake L, Staub N (1974) Increased sheep lung vascular permeability caused by pseudomonas bacteremia. J Clin Invest 54:792–804
5. Burchardi H, Stokke T, Hensel I, Köstering H, Rahlf G, Schlag G, Heine H, Hörl WH (1984) Adult respiratory distress syndrome (ARDS): Experimental models with elastase and thrombin infusion in pigs. In: Hörl WH, Heidland A (eds) Proteases: Potential role in health and disease. Advances in exper. Medicine and Biology, vol 167, Plenum Press, New York
6. Craddock PR, Fehr J, Brigham KL, Kronenberg RS, Jacob HS (1977) Complement and leukocyte-mediated pulmonary dysfunction in hemodialysis. N Engl J Med 296:769–774
7. Craddock PR, Hammerschmidt D, White JG, Jacob HS (1977) Complement (C5a)-induced granulocyte aggregation in vitro. A possible mechanism of complement-mediated leukostasis and leukopenia. J Clin Invest 60:260–264
8. Duswald KH, Jochum M, Fritz H (1982) Neue Erkenntnisse zur Pathophysiologie und Pathobiochemie der Sepsis und des septischen Schocks. In: Intense care news, vol II. Excerpta Medica, Amsterdam, pp 1–6
9. Flick MR, Perel A, Staub NC (1981) Leukocytes are required for increased lung microvascular permeability after microembolization in sheep. Circ Res 48:344–351
10. Hammerschmidt DE, White JG, Craddock PR, Jacob HS (1979) Corticosteroids inhibit complement-induced granulocyte aggregation: a possible mechanism for their efficacy in shock states. J Clin Invest 63:798–803
11. Hensel I, Burchardi H, Stokke T, Hallecker P, Jörck J, Turner E, Weber D, Wencker KH (1980) Thrombininduzierte intravasale Gerinnung am Zwergschwein als Modell zur Schocklunge. Teil I: Veränderung der Atemmechanik und der ventilatorischen Verteilung. In: Weis KH, Cunitz G (Hrsg) 25 Jahre DGAI, Anaesthesiologie und Intensivmedizin, Bd 130. Springer, Berlin Heidelberg New York, S 612–617
12. Hohn DC, Meyers AJ, Gherini ST, Beckmann A, Markison RE, Churg AM (1980) Production of acute pulmonary injury by leukocytes and activated complement. Surgery 88:48–57
13. Hosea S, Brown E, Hammer C, Frank M (1980) Role of complement activation in a model of adult respiratory distress syndrome. J Clin Invest 66:375–382
14. Jacob HS, Craddock PR, Hammerschmidt DE, Moldow CF (1980) Complement-induced granulocyte aggregation. An unsuspected mechanism of disease. N Engl J Med 302:789–794
15. Lee CT, Fein AM, Lippmann M, Holtzman H, Kimbel P, Weinbaum G (1981) Elastolytic activity in pulmonary lavage fluid from patients with adult respiratory distress syndrome. N Engl J Med 304:192–196
16. Lillehei RC, Dietzman RH, Movsas S, Block JH (1967) Treatment of septic shock. Mod Treat 4:321–326
17. Malik AB, Johnson A, Tahamont MV (1982) Mechanism of lung vascular injury after intravascular coagulation. Ann NY Acad Sci 384:213–234
18. Malik AB, van der Zee H (1978) Lung vascular permeability following progressive pulmonary microembolization. J Appl Physiol 45:590–597
19. Mittermayer C, Vogel W, Burchardi H, Birzle H, Wiemers K, Sandritter W (1970) Pulmonale Mikroembolisierung als Ursache der respiratorischen Insuffizienz bei Verbrauchskoagulopathie (Schocklunge). Dtsch Med Wochenschr 95:1999–2002
20. MoCostabella P, Lindquist O, Kapanci Y, Saldeen T (1978) Increased vascular permeability in the delayed microembolism syndrome. Experimental and human findings. Microvasc Res 15:275–286
21. Rahlf G, Hensel I, Burchardi H (1980) Thrombininduzierte intravasale Gerinnung am Zwergschwein als Modell zur Schocklunge. Morphologische Befunde. In: Weis KH, Cunitz G (Hrsg) 25 Jahre DGAI, Anaesthesiologie und Intensivmedizin, Bd 130. Springer, Berlin Heidelberg New York, S 623–627

22. Redl H, Schlag G, Lamche H, Hammerschmidt DE (1982) Interaction of granulocytes with the lung in hypovolemic-traumatic shock. Int. Conf. Pathophysiol. and Therapy of Severe Acute Lung Disease (Abstr. of scientific papers), Tutzing
23. Repine JE (1982) Role of phagocytes in the pathogenesis of pulmonary oxygen toxicity. Int. Conf. Pathophysiol. and Therapy of Severe Acute Lung Disease (Abstr. of scientific papers), Tutzing
24. Sacks T, Moldow CF, Craddock PR, Bowers TK, Jacob HS (1978) Oxygen radicals mediate endothelial damage by complementstimulated granulocytes. An in vitro model of immune vascular damage. J Clin Invest 61:1161−1167
25. Sibbald WJ, Driedger AA, Finley RJ, Holliday RL, Austin TA, Petrakos A, Powe J, Schurch FS (1982) High-dose corticosteroids in the treatment of pulmonary microvascular injury. Ann NY Acad Sci 384:496−516
26. Stokke T, Burchardi H, Hensel I, Hallecker P, Jörck J, Turner E, Weber D (1980) Thrombininduzierte intravasale Gerinnung am Zwergschwein als Modell zur Schocklunge. Teil II: Veränderungen der pulmonalen Kapillarperfusion und der Diffusionskapazität. In: Weis KH, Cunitz G (Hrsg) (1980) 25 Jahre DGAI, Anaesthesiologie und Intensivmedizin, Bd 130. Springer, Berlin Heidelberg New York, S 618−622

Diskussion

Sturm: Herr Burchardi: Sie sagten, daß wir das interstitielle Lungenödem und das respiratorische Versagen heute vorwiegend in Verbindung mit der Sepsis sehen. Das entspricht gewiß klinischer Erfahrung. Nur hat sich ja vor etwa 10 Jahren das interstitielle Ödem nach Trauma wesentlich früher manifestiert. Glauben Sie, daß der Permeabilitätsschaden nach schwerem Trauma etwa nur mit der Sepsis zusammenhängt oder warum sehen wir dieses frühe Lungenversagen heute nicht mehr?

Burchardi: Ich glaube, daß dieser Wandel im Erscheinungsbild des akuten Lungenversagens, den wir eigentlich alle bestätigen können, vielleicht doch auf eine Verbesserung der therapeutischen Konzepte zurückzuführen ist. Ich bin überzeugt, daß gerade das frühe and aggressive Einsetzen einer Schockbehandlung beim Polytraumatisierten, evtl. schon die Behandlung durch den Notarzt, hier einen wesentlichen Beitrag geleistet hat. Die zweite wichtige Erkenntnis ist, glaube ich, daß wir mit unserer Atemtherapie früher und intensiver ansetzen müssen; wir werden sicher darüber noch im weiteren Teil zu reden haben. So ist es denkbar, daß die Permeabilitätsstörung in der Frühphase des Polytraumas zwar vorliegt, daß es aber nicht zu einer pulmonalen Funktionsstörung kommt, weil unsere Atembehandlung − sei es mit CPAP oder PEEP oder gar mit Beatmung − dieses zunächst rechtzeitig verhindert.

Sturm: Das heißt, die Permeabilitätsstörung bleibt bestehen − ist aber kompensiert; dann später, mit der Sepsis, überrollt sie praktisch unsere therapeutischen Bemühungen.

von Wichert: Ich würde dazu gerne noch folgendes sagen: die Sepsis unterscheidet sich ja in ihrer pathogenetischen Wirkung dadurch, daß ihr Einfluß kontinuierlich wirkt. Sie ist also nicht ein Sekundenphänomen oder ein kurzfristiges Ereignis, wie das Trauma. Die Sepsis wirkt, wenn sie einmal auftritt und in aller Regel nicht beseitigt wird, über eine längere Zeit, und das ist aus meiner Sicht ganz entscheidend.

Burchardi: Ich glaube, das ist eine wichtige Feststellung. Die Sepsis ist ein Langzeitphänomen. Die Bedeutung des Faktors „Zeit" sieht man ja auch immer wieder beim Trauma, wo auch der Schock um so gravierender wirkt, je länger er anhält. Dieses Phänomen ist bei der Sepsis ebenso ausgeprägt.

Hensel: Zu dem, was Herr Sturm gesagt hat über das Hochdrucködem und über das Permeabilitätsödem: Diese Zusammenhänge kann man im Tierexperiment relativ gut verifizieren: Wenn man einem gesunden Versuchstier eine größere Menge von kristalloider Flüssigkeit gibt, dann merkt man zunächst überhaupt nichts. Diese Flüssigkeitsbelastung wird symptomlos von der Lunge vertragen und dann wohl auch in anderen Strukturen, z. B. im Darm oder in der Haut, abgelagert. Dieses ändert sich aber ganz rasch, wenn der Pulmonalisdruck experimentell angehoben wird, z. B. durch Infusion von Katecholaminen, Adrenalin und Noradrenalin. Dann kommt es in sehr kurzer Zeit zu einem Ödem in der Lunge. Mit der Doppeldilutionsmethode läßt sich ein steiler Anstieg des extravaskulären Lungenwassers nachweisen. Bei gesunden Tieren ist dieses Lungenwasser aber nach kurzer Zeit (etwa einer halben oder dreiviertel Stunde) auch wieder verschwunden. Anders verhält es sich beim Permeabilitätsödem: Wir haben tierexperimentell durch Thrombininfusion, also durch eine induzierte intravasal disseminierte Gerinnung einen solchen Permeabilitätsschaden gesetzt. Nun entstand bei Flüssigkeitsbelastung ein interstitielles Ödem, das sich konstant über lange Zeit nachweisen ließ.

Sturm: Gerade dieser Unterschied macht die Behandlung des interstitiellen Ödems bei Permeabilitätsstörung so schwierig. Das Hochdrucködem oder das kardiogene Ödem können Sie, wie wir es aus der kardiologischen Therapie kennen, recht gut und schnell beeinflussen.

Suter: In der Klinik stellt der Röntgenologe relativ häufig die Diagnose „Lungenödem" bei Patienten, bei denen wir es eigentlich gar nicht erwarten. Das sind z. B. Patienten, die postoperativ überwacht werden, wo die Röntgenkontrolle vielleicht anläßlich der Lage eines zentralvenösen Katheters erfolgt. Diese Patienten zeigen keine blutgasanalytischen Veränderungen, ein alveoläres Ödem scheidet also aus; es müßte sich dann schon um ein interstitielles Ödem handeln. Darunter sind aber auch Patienten, bei denen es eigentlich keinen Hinweis gibt auf Überfüllung des Kreislaufs, auf einen erhöhten Pulmonalarteriendruck oder auf eine Permeabilitätsstörung. Deshalb meine Frage an Sie, Herr Sturm: Hat diese Röntgendiagnose „Lungenödem" eigentlich eine klinische Relevanz? Ist sie vielleicht als Warnzeichen, als Frühzeichen einer Überwässerung anzusehen, oder hat sie keine besondere Bedeutung?

Sturm: Wir haben ebenfalls versucht, diese Frage gemeinsam mit dem Röntgenologen in einer vergleichenden Untersuchung zu beantworten. Wir sind zu dem Schluß gekommen, wie das in der Literatur gleichermaßen beschrieben ist, daß die Röntgendiagnostik eines Lungenödems sehr stark abhängt von den Fähigkeiten des Röntgenologen. Wichtig ist auch, ob z. B. ein Ausgangsröntgenbild vorgelegen hat oder nicht. Die sog. Curley-Linien sind sehr schwierig und problematisch. Wir konnten nachweisen, daß ein Lungenödem von einem sehr erfahrenen Röntgenologen nachweisbar wird, wenn das gemessene extravaskuläre Lungenwasser das 2- bis 3fache der Norm erreicht hat; darüber hinaus waren graduierte Unterschiede fast überhaupt nicht mehr quantitativ festzustellen. Wir neigen daher eher dazu, uns mehr nach der Klinik zu richten als nach der Aussage eines Röntgenbilds, v. a. unter Intensivstationsbedingungen.

Suter: Zu bedenken ist natürlich, daß sich das Lungenödem angesichts der großen Reserveräume der Lunge erst sehr spät in einer Gasaustauschstörung manifestiert, so daß der Radiologe vielleicht dort schon einen gewissen Vorsprung haben könnte.

Sturm: Ein kleiner praktischer Hinweis, der aus dieser Zusammenarbeit stammt: Sehr oft gibt es das Problem der Differenzierung: „Lungenödem" oder „Pneumonie". In Seitenlage nimmt die röntgenologische Verschattung in der obenliegenden Lunge eher ab, wenn sie durch Lungenödem verursacht ist (Änderung der Druckverhältnisse durch Schwerkraft); liegt hier dagegen eine Pneumonie vor, so wird sich die Verschattung nicht ändern.

Frage: Es war nicht Gegenstand Ihres Vortrags, über die therapeutischen Möglichkeiten zu sprechen; Sie haben dieses Thema jedoch kurz gestreift und haben gesagt, daß Sie unter bestimmten Umständen hochkonzentrierte Salzlösungen infundieren. Als klinisch tätige Anästhesistin ist mir dieses unverständlich. Wie wollen Sie verhindern, daß dieses Salz nicht ins Interstitium geht und dort weiteres Wasser an sich zieht?

Sturm: Das ist ja das, was wir besonders den großmolekularen Substanzen vorwerfen: diese bleiben extravasal liegen und binden dort zusätzlich Wasser; insofern ist Ihre Frage sehr berechtigt. Die hypertonen Salzlösungen scheinen den Effekt zu haben (wir verfügen noch über keine eigenen Erfahrungen), osmotisch an den Zellen wirksam zu werden und dennoch durch den Lymphtransport relativ leicht beweglich zu sein. Aber hierüber wissen wir noch nicht viel. Es gibt darüber in Amerika einige experimentelle Studien. Vielleicht diskutieren wir in ein paar Jahren darüber eingehender.

Frage: Nimmt nicht in solchen Fällen die Transportkapazität des Lymphsystems ab? Dann wäre es natürlich gefährlich, einen solchen Therapieansatz vorzunehmen.

Sturm: Nach den Vorstellungen von Staub kann die Transportkapazität des Lymphsystems etwa bis zum 40- bis 50fachen gesteigert werden. Diese Kapazität kann also eine ganze Menge extrazellulären Wassers bewältigen. Werden im Permeabilitätsödem Protein und großmolekulare Substanzen zugeführt, so läßt sich die Transportkapazität der Lymphe nicht voll ausnutzen. Nach Arbeiten von Wiederhelm[1] und der Gruppe um Pfeiffer[2] sollen sie im Interstitium zusammen mit Gerüstsubstanzen sogar einen höheren onkotischen Druck verursachen und das Wasser dort länger halten. Dieses stimmt mit klinischen Arbeiten von Lukas[3] überein, der nach Zufuhr von großmolekularen Substanzen eine Verlängerung der Beatmungszeit um 4–5 Tage beobachtet, da hierdurch das interstitielle Ödem länger erhalten bleibt. Die Transportkapazität der Lymphe ist zwar voll vorhanden, kann aber mit großmolekularen Substanzen nicht ausgenutzt werden.

Falke: Ich möchte noch gern eine Anmerkung zu Herrn Sturms Vortrag machen: Ich möchte die Forderung aufstellen, daß man beim therapieresistenten akuten Lungenversagen grundsätzlich den Kapillardruck messen sollte. Da sind wir uns, glaube ich, alle einig. In unserem Krankengut haben Patienten mit akuten Störungen der Lungenfunktion sicher in mehr als der Hälfte der Fälle einen Lungenkapillardruck über 15 mmHg, etwa zwischen 15 und 25 mmHg. Ich glaube, das ist Grund genug für eine sorgfältige Überwachung. Persönlich stehe ich auf dem Standpunkt, daß bei vielen dieser Patienten ein gewisses linksventrikuläres Versagen vorliegt — und nicht so sehr, jedenfalls nicht in der Frühphase, eine intrapulmonale Ursache mit all den biochemischen Aspekten, die Herr Burchardi dargestellt hat.

---

1 Wiederhelm CA, Black LL (1976) Osmotic interaction of plasma proteins with interstitial macromolecules. Am J Physiol 231:638–641
2 Pfeiffer U (1982) Effects of cristalloid and colloid solutions on extravascular lung water in altered capillary permeability. Int. Conf. Pathophysiol. Ther. of Severe Acute Lung Disease. Abstract of scientific papers, Tutzing 1982
3 Lucas CE, Ledgerwood AM, Higgins RF, Weaver DW (1980) Impaired pulmonary function after albumin resuscitation from shock. J Trauma 20:446–451

Harke: Herr Sturm, würden Sie mir nicht auch zustimmen, daß gerade im Frühstadium des beginnenden Volumenmangels, des beginnenden Schocks, d. h. auch in der Phase einer erhöhten Katecholaminfreisetzung die Aufrechterhaltung des kolloidosmotischen Druckgradienten von ganz überragender Bedeutung ist — besonders um den Flüssigkeitsrücktransport vom Interstitium zum Kapillarsystem aufrecht zu erhalten und das Drainagesystem vor Überlastung zu schützen? Ich würde aus klinischer Sicht hier davon Abstand nehmen, den kolloidosmotischen Druck so weit herabzumindern, daß er keine Bedeutung hat.

Sturm: Nein, da stimme ich nicht zu! Der kolloidosmotische Druck sinkt unter dieser Art von Therapie nicht derart stark ab, wie man das allgemein annimmt. Unter der kolloidfreien, vor allem eiweißfreien Therapie (die ja im Permeabilitätsschaden absolut ihren Sinn hat) sinkt der Gesamtproteingehalt höchstens auf 3,5 g% und nicht mehr. Wenn Sie Dextran geben, sinkt der Eiweißgehalt noch stärker, das ist beschrieben. Ich habe versucht anzudeuten, woran das liegt.

Harke: Ich möchte kein Dextran geben, aber ich darf vielleicht an den Fall erinnern, den Sie im letzten Jahr in Berlin vorgestellt haben: Bei diesem Patienten hatten Sie den Hämoglobinwert und den Proteingehalt unter kritische Grenzbereiche absinken lassen; dieser Patient hat dann ein ganz massives Lungenödem bekommen. Ich meine, daß dieses doch ein ganz deutlicher Hinweis dafür ist, daß man sicherlich nicht ohne Beachtung des kolloidosmotischen Drucks auskommen kann.

Sturm: Damals handelte es sich aber um ein Kontusions- und Hochdrucködem!

Suter: Ich hatte leider nicht das Vergnügen, am Samstag hier gewesen zu sein. Ich muß aber aus meiner Erfahrung Herrn Sturm voll und ganz zustimmen: die kolloidosmotischen Volumenersatzmittel bringen in der Frühphase nichts.

Burchardi: Und in der Spätphase sind sie tückisch, weil wir hier ein Permeabilitätsödem bekommen.

Falke: Also, ich kann das nicht so ganz unwidersprochen lassen! Ich werde jetzt einmal ganz pragmatisch und apodiktisch! Wir geben seit Jahren in der Frühphase Kolloide, allerdings keine Plasmaersatzmittel, sondern ausschließlich Humanalbumin oder frischgefrorenes Plasma. Ich meine — das ist jetzt sehr unwissenschaftlich, was ich sage —, daß wir damit sehr viele Patienten mit Erfolg behandelt haben. Es gibt ja auch eindeutige Befunde dafür, z. B. die Befunde von Guyton, wo eindeutig diese Relation zwischen kolloidosmotischem Druck, linkem Vorhofdruck und dem Wassergehalt der Lunge nachgewiesen ist: wenn der kolloidosmotische Druck absinkt, und der linke Vorhofdruck zunimmt, dann nimmt auch der Wassergehalt der Lunge zu. Für mich ist das nach wie vor ein großes Problem. Obwohl ich den Kalkulationen von Herrn Sturm nicht ohne weiteres etwas entgegenzusetzen habe, haben wir uns in Düsseldorf noch nicht dazu durchringen können, diese Patienten in der Frühphase wirklich aggressiv mit großen Mengen von kristallinen Lösungen zu behandeln. Ich weiß nicht, ob das richtig oder falsch ist; ich möchte das nur noch einmal zur Diskussion stellen.

Burchardi: Meine Damen und Herren, was sich hier im Augenblick abspielt, ist die Aufführung der „transatlantischen kolloid-kristallinen Diskussion“. Glauben Sie nicht, daß wir verwirrter sind als andere. Alle sind eigentlich gleichermaßen verwirrt. Und um uns alle zu trösten, muß ich sagen, daß diese Diskussion einfach noch nicht beendet ist und wir noch eine Weile warten müssen, bis mehr dazu gesammelt worden ist. Ich möchte aber betonen, daß es hier zunächst einmal um die Funktion der Lunge geht, auch unter diesem Aspekt der Flüssigkeitstherapie. Nun lassen Sie uns aber bitte hier zunächst einen Punkt machen. Die Therapiemaßnahmen, die bei der Behandlung des interstitiellen Ödems eine wichtige Rolle spielen, werden anschließend noch besprochen. Wir haben also noch Gelegenheit, die Debatte erneut wieder aufzugreifen.

Frage: Meine Frage zielt nicht in diese Richtung. Dennoch möchte ich noch eine Bemerkung zu Herrn Sturm machen: Meines Erachtens sind Arbeiten von den Gruppen um Lukas oder Moss als klinisches Zeugnis ungeeignet. In den Untersuchungen von Lukas et al.[1] haben die Patienten in der postprimären Phase, also bei relativ ausgeglichenen Kreislaufverhältnissen, in der Kolloidgruppe über 4 Tage täglich 3 l 5%iges Humanalbumin bekommen. Wenn man diese Arbeiten liest, muß man sich also wundern, daß diese Patienten nicht häufiger Lungenödeme bekommen haben. In der Gruppe von Moss[2] ist es ähnlich. Doch meine eigentliche Frage ist eine Frage zur Definition: Wir unterscheiden ein kardiogenes Lungenödem von einem Lungenödem aufgrund eines Kapillarschadens. Ist nur der Begriff „nichtkardiogenes Lungenödem" identisch mit dem Begriff „ARDS", oder muß man jetzt nicht weiter differenzieren? Denn die große Gruppe des nicht kardiogenen Ödems hat ja in der Klinik eine relativ gute Prognose; es sterben nicht viele Patienten daran. Das ARDS selbst hat offenbar jedoch weiterhin eine hohe Letalität. Wie kann man aus der Gruppe des „nichtkardialen Lungenödems" die Patienten erkennen, auf die der Begriff ARDS mit der weiterhin schlechten Prognose zutrifft?

Burchardi: Ich simme Ihnen vollkommen zu, daß man dieses differenzieren muß. Eine „fluid lung" ist sicher kein ARDS, um einmal ein Beispiel zu nennen. Wenn Sie allerdings fragen, wie man das differenzieren kann, so ist dieses schwer zu beantworten. Ich meine, daß man für die Verdachtsdiagnose eines ARDS auf Anamnese und mögliche Ätiologie zurückgreifen muß. Um die ätiologischen Möglichkeiten noch einmal zu nennen: Schock, Trauma, Verbrennung, Intoxikation, Pankreatitis (vielleicht auch Aspiration, aber das ist eigentlich etwas anderes) und andere. Wenn aus der Anamnese solche ätiologischen Ursachen bekannt werden, dann lasse ich mich zur Verdachtsdiagnose ARDS leiten. Wenn dagegen ein akutes Nierenversagen vorliegt, ist eine „fluid lung" anzunehmen. Hier kommt es meiner Ansicht nach wirklich auf den Ablauf des Geschehens an. Ich sehe im Augenblick keine Möglichkeit, die Differentialdiagnose durch irgendwelche einfachen Meßparameter abzuklären. Stets handelt es sich um ein interstitielles Ödem, und dieses ist immer erst sehr spät zu diagnostizieren; es macht klinisch zunächst kaum Symptome. Das ist ja unser Problem.

von Wichert: Ich möchte das sehr nachhaltig unterstützen! Ich habe mich einmal vor Jahren bemüht zusammenzustellen, welche Faktoren in der Diagnostik hilfreich sind; zum Schluß kam tatsächlich heraus, daß das Wissen um den pathogenetischen Ablauf, d. h. das Wissen und die Starterfunktion von irgendeinem der Ereignisse, die Herr Burchardi genannt hat, im Grund für die Diagnostik wertvoller war als Röntgenbilder (die ich ausgesprochen problematisch finde), Blutgasanalysen oder andere Parameter, die wir messen. Ich glaube, daß die

---

1 Lucas (s. Fußnote 3 auf S. 145)
2 Moss GS, Das Gupta TK, Brinkman R, Sehgal L, Newsom B (1978) Changes in lung ultrastructure following heterologous and homologous serum albumin infusion in the treatment of hemorrhagic shock. Ann Surg 189:236–242

Kenntnis der Krankheit, der Krankheitsentwicklung, der Klinik und dem was da vorgeht, für uns diagnostisch wegleitend sein sollte.

Frage. Gibt es das genuine „neurogene Lungenödem"? Oder wird dieses beim Schädel-Hirn-Trauma z. B. durch iatrogene Maßnahmen am Unfallort verursacht?

Sturm: Das gibt es tatsächlich; es ist sogar mit dem Staub-Schafsmodell nachgewiesen worden. Man hat das im Experiment durch induzierte Epilepsie ausgelöst und nachgewiesen, daß es auf einer Permeabilitätsschädigung beruht.

Burchardi: Ich glaube man muß in diesem Zusammenhang auch die Möglichkeiten einer Lungenschädigung sehen, die durch Reflexmechanismen verursacht wird. Sie kennen die Untersuchungen von Metz[1] aus Freiburg, der zeigte, daß allein die Stimulation von Nerven zu erheblichen Lungenschädigungen führen kann; diese Schädigungen entstehen möglicherweise nicht direkt, vielleicht aber über Mediatoren. Eine solche Möglichkeit wäre auch beim neurogenen Lungenödem denkbar. Ich muß aber betonen: es ist sicher ein klinisch seltenes Krankheitsbild.

Wir gehen jetzt über auf das große Gebiet therapeutischer Maßnahmen. Wir möchten dabei eine kritische Bestandsaufnahme über übliche und unübliche Methoden in der Behandlung der akuten Ateminsuffizienz versuchen. Zunächst geht es um eine kritische Standortbestimmung der verschiedenen Besonderheiten in der Beatmungstherapie, wie PEEP und CPAP, IMV und SIMV. Was bringen sie wirklich? Was ist therapeutische Wunschvorstellung?

---

1 Metz G (1979) Sympathico-adrenerge Stimulation und Lungenveränderungen. In: Anaesthesiologie und Intensivmedizin, Bd 119. Springer, Berlin Heidelberg New York

PEEP – CPAP – IMV – MMV: Kritik und Einsatz heute

P.-M. Suter

Die Anwendung eines *positiven endexspiratorischen Drucks (PEEP)* während der maschinellen Beatmung ist heute aus der Therapie des akuten Lungenversagens nicht mehr wegzudenken. Die positiven und negativen Effekte auf den Gasaustausch, die Lungenperfusion, die Herz-, Nieren- und Leberfunktion sind in vielen experimentellen und klinischen Studien untersucht worden. Der Einsatz ist in all *den* Fällen gerechtfertigt, wo eine schwere arterielle Hypoxämie mit Sauerstoffgabe und maschineller Beatmung ohne PEEP nicht oder nur mit hohen inspiratorischen Sauerstoffkonzentrationen (über 50%) verbessert werden kann. Typische Erkrankungen dieser Kategorie schließen das akute Atemnotsyndrom des Erwachsenen (ARDS), das durch eine gestörte Lungenkapillarpermeabilität verursachte Lungenödem, gewisse diffuse Pneumonien sowie das kongestive Linksherzversagen mit schwerer Hypoxämie mit ein [1, 6, 12].

Anderseits darf in den folgenden Situationen die Anwendung von PEEP nur mit äußerster Vorsicht erfolgen:

— akute Linksherzinsuffizienz ohne Lungenödem,
— Bronchospasmus (Asthma, kardiogen, chronische „asthmatische" Bronchitis),
— beginnendes Nieren- oder Leberversagen,
— erhöhter intrakranieller Druck.

In diesen Fällen muß oft auf eine optimale Verbesserung des Gasaustausches verzichtet werden — zugunsten einer besseren Herzleistung, adäquater Organperfusion und tieferen zentralvenösen Drücken.

Zudem wird heute noch zu häufig PEEP nicht genügend früh, an vielen Orten zu tief, an wenigen Orten zu hoch eingestellt. PEEP unter 5 cm H_2O ist kein PEEP, über 30 cm H_2O ist er nicht zu empfehlen.

Der prophylaktische Wert des PEEP zur Verhütung des ARDS ist nicht gesichert. Es liegt heute keine kontrollierte Studie vor, welche eine Verminderung der Inzidenz oder des Schweregrads dieses Syndroms durch eine frühzeitige Beatmung oder/und PEEP zeigt [7, 13]. Ein Lungenödem wird durch PEEP nicht direkt vermindert. Es ist jedoch möglich, daß dieser Beatmungsmodus indirekt eine stärkere Schädigung des Lungengewebes verhindern kann, da er erlaubt, atelektatische Bezirke zu eröffnen und niedrigere inspiratorische Sauerstoffkonzentrationen anzuwenden.

Das optimale PEEP-Niveau wird nach wie vor viel diskutiert. Dabei sind die folgenden Variablen als „Referenzparameter" vorgeschlagen:

— die maximale Compliance des respiratorischen Systems und/oder der höchste gemischt-venöse Sauerstoffpartialdruck [11],
— der höchste Sauerstofftransport [8, 11],

Tabelle 1. PEEP 1982

Kritik:	1. Keine kontrollierte Studie beweist Effizienz
	2. Optimales Niveau muß individuell und täglich adaptiert werden
	3. Q_T kann beeinflußt werden, ebenso Organperfusion und -funktion
	4. Alternativen: IRV, MVLP, ILV
Einsatz heute:	1. Akutes Lungenversagen mit
	— tiefer FRK
	— Kollapstendenz peripherer Atemwege und Alveolen
	— Hypervolämie/kongestive Linksherzinsuffizienz
	2. So früh wie möglich

— ein intrapulmonaler Shunt (Q_S/Q_T) unter 15% [13],
— die tiefstmöglichste inspiratorische Sauerstofffraktion F_IO_2 [9, 13, 14].

Keine dieser Einstellmöglichkeiten ist für alle Patienten immer die beste, doch heute können zwei allgemein gültige Regeln vorgeschlagen werden:

1. PEEP soll so hoch gewählt werden, daß dadurch die F_IO_2 auf nichttoxische Werte reduziert werden kann ($F_IO_2 \leqslant 0,4$).
2. Der Beatmungsdruck sollte so tief eingestellt werden, daß Sekundärwirkungen auf andere Organe und Systeme (Kreislauf, Niere, Leber, Zentralnervensystem) verhindert oder durch Volumenexpansion und Dopamin kompensiert werden können.

Als Alternativmethoden können ein umgekehrtes Atemzeitverhältnis (IRV), eine maschinelle Ventilation in der lateralen Position (MVLP) oder eine seitengetrennte Beatmung (ILV) eingesetzt werden (Tabelle 1).

Die Applikation eines *kontinuierlichen positiven Atemwegdrucks (CPAP)* ist wohl die älteste Methode der Beatmungsassistenz. Aus verschiedenen Gründen wird CPAP heute wenig eingesetzt:

— die Methode ist alt,
— sie ist billig und läßt sich deshalb in Mitteleuropa schlecht verkaufen,
— die Überwachung des Patienten kann nicht gut mit elektronischen aber gut mit klinischen Mitteln erfolgen,
— der Patient ist vielfach wach und muß auch psychisch gepflegt werden,

CPAP, über einen Endotrachealtubus oder eine gut schließende Gesichtsmaske appliziert, kann besonders bei Lungenveränderungen mit erhöhter Kollapstendenz von peripheren Atemwegen und Alveolen mit Erfolg eingesetzt werden. Dabei ist jedoch wichtig, daß der positive Druck auch während der Inspiration beibehalten wird, damit die funktionelle Residualkapazität erhöht und der Gasaustausch verbessert wird. Indikationen, Vor- und Nachteile von CPAP sind in den Tabellen 2 und 3 zusammengefaßt. Diese Therapie erfordert intakte Atemzentren und adäquate Atembewegungen sowie eine gute pflegerische Überwachung. Die Möglichkeit, mit einer gut adaptierten Maske eine Intubation umgehen zu können, ist sehr wertvoll [3, 12]. CPAP wird heute noch viel zu wenig als intermittierende atemtherapeutische Maßnahme angewendet, obwohl diese Technik häufig effizienter und billiger als IPPB ist.

Tabelle 2. *CPAP,* kontinuierlich positiver Atemwegsdruck während Spontanatmung

Indikationen 1982:	– Alle Formen der akuten Lungeninsuffizienz: ARDS, Lungenödem, Pneumonie
Probleme:	– Maske / Tubus – Technisch: Klappen – Differentialdruck I–E
Zukunft:	– Vereinfachte Technik – Vermehrte Anwendung

Tabelle 3. *CPAP,* kontinuierlich positiver Atemwegsdruck während Spontanatmung

Vorteile:	Verbesserter Gasaustausch Verbesserte funktionelle Residualkapazität Applikationsmöglichkeit mit Gesichtsmaske Weniger kardiovaskuläre Nebenwirkungen als MV
Theoretische Vorteile, nicht gesichert:	Verminderte Atelektasenbildung Verbesserung des Atemmodus (V_T, f) Verbesserung der Vitalkapazität Verbesserung der inspiratorischen Kraft
Nachteile:	Erfordert intakte Atemzentren Effiziente Atembewegungen notwendig

Tabelle 4. *IMV,* intermittierende maschinelle Ventilation

Eingeführt für:	Entwöhnung von maschineller Ventilation (MV)
Angewendet 1982 für:	Modus der MV Entwöhnung von MV Zusammen mit hohem PEEP (?)
Probleme:	Vorteile diskutabel Technik: Klappen Inspiratorische Resistenz Messung von V_T SIMV/IMV?
Zukunft:	Vereinfachte Technik Börsentendenz fallend

Diese Technik hat jedoch ebenfalls spezifische Nebenwirkungen und Komplikationen: Magenblähungen mit potentieller Aspirationsgefahr, Hautnekrosen über Nasenrücken und Wangen, Pneumozephalus bei Schädelbasisfraktur [5, 13].

Die *intermittierende maschinelle Ventilation (IMV)* wurde als Entwöhnungshilfe von der maschinellen Beatmung eingeführt, wird aber immer häufiger als eigenständiger Beatmungsmodus eingesetzt (Tabelle 4 und 5). Als letzterer ist diese Technik sehr wertvoll und kaum

Tabelle 5. *IMV*, intermittierende maschinelle Ventilation

Vorteile:	Verminderter Bedarf von intensiver Überwachung während Entwöhnung Progressiver Übergang zwischen MV und SA
Theoretische Vorteile, nicht gesichert:	Geringere kardiovaskuläre Nebenwirkungen als MV Verbesserte Verteilung der Ventilation Weniger Sedierung notwendig Weniger Atemmuskelatrophie Weniger Atembewegungsdiskoordination Kürzere Entwöhnungszeit

Tabelle 6. *MMV*, „mandatory minute ventilation"

Eingeführt für:	Entwöhnung von MV nach Anästhesie
Angewendet 1982 für:	Entwöhnung von MV Konstruktion neuer Beatmungsgeräte
Probleme:	Pathophysiologie der postoperativen Phase Variationen von V_T und V_D/V_T
Zukunft:	Verbesserung (EMMV) Erfahrung sammeln

Tabelle 7. *MMV*, obligatorisches Atemminutenvolumen (EMMV: Erweitertes obligatorisches Atemminutenvolumen)

Prinzip:	Konstantes V/min Patient atmet davon spontan soviel er kann oder will Respirator verabreicht den Rest mit konstantem V_T

noch aus der Intensivstation wegzudenken. Es steht jedoch fest, daß IMV die Entwöhnungszeit nicht verkürzt [2, 10]. Die besten Indikationen liegen dort, wo der Patient die Atemarbeit, z. B. unter CPAP oder Sauerstoffzufuhr, nicht mehr allein leisten kann, d. h. wenn er in eine respiratorische Azidose rutscht.

Die mandatorische Minutenventilation (MMV) ist eine Spielart der IMV [4], welche sich aber automatisch an die Spontanatemkapazität des Patienten anpaßt und ihm nur den Teil des Atemminutenvolumens maschinell appliziert, den er spontan nicht nehmen kann oder will (Tabelle 6 und 7). Die Probleme des MMV umfassen z. B.:

— Veränderungen der metabolischen Bedürfnisse (Sauerstoffverbrauch, CO_2-Produktion) können nicht berücksichtigt werden,
— bei kleinen Spontanatemzugvolumina und hoher Atemfrequenz erreicht der Patient wohl das vorgeschriebene Atemminutenvolumen, nicht aber eine genügende CO_2-Elimination,
— die Regel des konstanten Atemminutenvolumens läßt sich nur bei stabilen Patienten anwenden.

Unsere praktischen Erfahrungen mit dem erweiterten MMV (EMMV), wobei der Patient das Atemminutenvolumen über den Einstellwert erhöhen, nicht aber darunter einstellen kann, sind bis jetzt gut. Sein Stellenwert in der Palette der Beatmungsmodi bleibt jedoch noch festzulegen.

Literatur

1. Ashbaugh DG, Bigelow DB, Petty TL, Levine BE (1967) Acute respiratory distress in adults. Lancet II:319–323
2. Benzer H (1982) The value of intermittent mandatory ventilation. Intensive Care Med 8:267–268
3. Greenbaum DM, Millen JE, Eross B, Snyder JV, Grenvik A, Safar P (1976) Continuous positive airway pressure without tracheal intubation in spontaneously breathing patients. Chest 69:615–620
4. Hewlett AM, Platt AS, Terry VG (1977) Mandatory minute volume. Anesthesia 32:163–169
5. Klopfenstein CE, Forster A, Suter PM (1980) Pneumocephalus, a complication of respiratory therapy with CPAP after trauma. Chest 77:656–657
6. Kumar A, Falke KJ, Geffin B et al (1970) Continuous positive-pressure ventilation in acute respiratory failure: effects on hemodynamics and lung function. N Engl J Med 283:1430–1436
7. Luce JM, Robertson HT, Huang J et al (1982) The effects of expiratory positive airway pressure on the resolution of oleic acid-induced lung injury in dogs. Am Rev Respir Dis 125:716–722
8. Lutch JS, Murray JF (1972) Continuous positive-pressure ventilation: effects on systemic oxygen transport and tissue oxygenation. Ann Intern Med 76:193–202
9. Pratt PC, Vollmer RT, Shelburne JD, Crapo JD (1979) Pulmonary morphology in a multihospital collaborative extracorporeal membrane oxygenation project. Am J Pathol 95:191–214
10. Schachter EN, Tucker D, Beck GJ (1976) Does intermittent mandatory ventilation accelerate weaning? JAMA 235:2208–2212
11. Suter PM, Fairley HB, Isenberg MD (1975) Optimum end-expiratory airway pressure in patients with acute pulmonary failure. N Engl J Med 292:284–289
12. Suter PM, Kobel N (1981) Treatment of acute pulmonary failure by CPAP via face mask: When can intubation be avoided? Klin Wochenschr 59:613–616
13. Weisman IM, Rinaldo JE, Rogers RM (1982) Positive end-expiratory pressure in adult respiratory failure. N Engl J Med 307:1381–1384
14. Witschi HR, Haschek WM, Klein-Szanto AJP, Hakkinen PJ (1981) Potentiation of diffuse lung damage by oxygen: determining variables. Am Rev Respir Dis 123:98–103

Diskussion

Burchardi: Ich glaube, es ist ganz wichtig, einmal darzustellen, wie vieles von dem, was wir jeden Tag quasi als „Glaubensbekenntnis" offerieren, eigentlich noch nicht gesichert ist. Es gibt jetzt eine Menge von Problemen aus der Praxis, die wir diskutieren müssen.

Opderbecke: Welchen Einfluß haben die verschiedenen Beatmungsformen auf den Lymphabfluß der Lunge?

Suter: Eine schwierige Frage! Die einzige Antwort, die wir haben, stammt wieder aus dem Schafmodell. Woolverton et al.[1] haben gezeigt, daß CPAP den Lymphabfluß vermindert. All-

---

1 Woolverton WC, Brigham KL, Staub NC (1978) Effect of positive pressure breathing on lung lymph flow and water content in sheep. Circ Res 42:550–557

gemein kann man feststellen, daß das Lungenödem durch die Überdruckbeatmung sicher nicht reduziert wird. Es gibt Studien, die zeigen, daß es sogar leicht zunimmt; bei anderen Studien bleibt es konstant. Der Lymphabfluß wird ja nicht nur durch den intrathorakalen Druck beeinflußt; Lymphgefäße haben Muskelzellen, besitzen also eigene Kontraktionsfähigkeit. Die Lymphgefäße enden in der V. cava superior, d. h. der Zentralvenendruck ist von großer Bedeutung. Die Beatmung ist wahrscheinlich dann am besten, wenn der intrathorakale Druck und der Zentralvenendruck die niedrigsten Werte aufweisen.

Burchardi: Ich glaube tatsächlich, wir werden mit dem alten Konzept aufräumen müssen, daß man durch die Überdruckbeatmung das interstitielle Ödem beseitigt, daß man sozusagen das „Wasser herausdrückt". Dieses ist sicher nicht der Fall! Immerhin ist aber auch in der Klinik deutlich zu sehen, daß der Gasaustausch verbessert wird, weil das Wasser offensichtlich in andere Bereiche weggedrängt wird, wo es die Gasaustauschfunktion nicht mehr so stark beeinträchtigt. Mit anderen Worten: Man kann mit Überdruckbeatmung den Gasaustausch verbessern, das Ödem aber nicht beseitigen.

Falke: Gibt es kontrollierte Studien, in denen bewiesen wird, daß z. B. IMV hinsichtlich der Entwöhnung überlegen ist gegenüber dem Wechsel zwischen kontrollierter Beatmung und Spontanatmung, wie das früher üblich war?

Suter: Diese Studien existieren für Kurzzeitbeatmungen. Es gibt eine Studie von Hastings et al.[1] und eine zweite Studie von Schachter et al.[2], in denen bei einer mittleren Beatmungsdauer von 2, bzw. 5 Tagen — das sind unsere leichteren Fälle — gezeigt wurde, daß zwischen konventioneller Entwöhnung (mit T-Stück) einerseits und Einsatz von IMV (randomisiert) andererseits kein Unterschied festzustellen war — hinsichtlich der Hospitalisationsdauer, der Beatmungsdauer oder der Entwöhnungsdauer. Für Langzeitbeatmung (d. h. bei Patienten, die wir 14 Tage und länger am Respirator haben), wo wir sehr gerne IMV einsetzen, gibt es meines Wissens keine kontrollierte Studie. Es gibt Fallbeschreibungen (z. B. von Downs et al.[3] 1976) in denen 2 Patienten innerhalb einiger Wochen mit IMV vom Respirator entwöhnt wurden, die seit ein paar Jahren apparativ beatmet wurden. Ich glaube jedoch nicht, daß dies als Beweis ausreicht, da die Kontrollgruppe fehlt.

Falke: Die Schwierigkeit scheint mir einfach darin zu liegen, daß bei einem Konzept, das sich in der Klinik bewährt hat, eine randomisierte Studie kaum mehr möglich ist; insofern fürchte ich, daß wir z. B. den Nutzen des PEEP nie mehr werden beweisen können.

Suter: Da haben Sie ganz recht. Aber man sollte jetzt nicht alle Doktoranden decouragieren, die sich nun darum kümmern. Ich würde es jedoch als sehr schwierig ansehen, heute eine randomisierte Studie über den Wert des PEEP zu machen. Das geht jedenfalls nicht bei den Patienten, die es am meisten nötig haben; bei anderen Fällen, wo der Einsatz von PEEP nicht zwingend indiziert ist, würde es natürlich machbar sein. Für IMV könnte sicherlich eine kon-

---

1 Hastings PR, Bushnell LS, Skillman JJ, Weintraub RM, Hedley-White J (1980) Cardiorespiratory dynamics during weaning with IMV versus spontaneous ventilation in good-risk cardiacsurgery patients. Anesthesiology 53:429—431

2 Schachter EN, Tucker D, Beck GJ (1981) Does intermittent mandatory ventilation accelerate weaning? JAMA 246:1210—1214

3 Downs JB, Perkins HM, Sutton WW (1974) Successful weaning after five years of mechanical ventilation. Anesthesiology 40:602—603

trollierte Studie durchgeführt werden – eine weitere, mit der eine etwas längere Beatmungsdauer erfaßt wird. Dies ist jedoch nicht so einfach.

Burchardi: Es gilt natürlich auch beim PEEP, daß das Ventilationsvolumen sich naturgemäß verteilt, wenn die regionale Compliance einigermaßen homogen ist; d. h. letzten Endes werden diejenigen Bereiche in der Lunge mit niedriger Compliance (und damit hohem Eröffnungsdruck) selbst durch PEEP nicht ventiliert werden können, solange in den anderen Partien der Lunge ein wesentlich niedrigerer Eröffnungsdruck erforderlich ist. Aus dieser Überlegung wird es sicherlich immer Fälle geben, bei denen PEEP letztlich nicht viel bringen kann – dann nämlich, wenn die regionalen Dehnbarkeiten sehr unterschiedlich sind, die Verteilung der regionalen Compliance sehr inhomogen ist.

Spilker: Herr Suter, viele dieser CPAP-Systeme und IMV-Systeme sind ja selbstgebastelt. Sie haben das ja auch gezeigt. Was würden Sie hier an notwendigem Monitoring prinzipiell für erforderlich halten? Oft finden wir ja eine Überwachung vor, durch die selbst eine Diskonnektion nicht bemerkt wird.

Suter: Ein Diskonnektionsalarm muß natürlich vorhanden sein, er braucht auch beim CPAP nicht fehlen. Eine Druckmessung ist bei Beatmung stets erforderlich (das kann ein ganz einfaches System sein, für ein paar hundert Mark). Für den CPAP ist die Druckmessung jedoch nicht so entscheidend; bei diesen Patienten ist immer eine EKG-Überwachung angeschlossen, vielleicht sogar eine direkte arterielle Druckmessung; so können Tachykardie oder Bradykardie als Alarmsymptome stets sicher erkannt werden. Beim IMV ist eine gute ventilatorische Überwachung ziemlich schwierig und aufwendig. Hier ist die klinische Überwachung die einfachste – und zugleich die wichtigste. Sie kostet allerdings etwas mehr: sie kostet ein Schwesternauge.

Falke: Ich möchte zur CPAP-Überwachung etwas sagen: Wird ein einfaches CPAP-System ohne jegliche Überwachung eingesetzt, so ist es nur für Masken-CPAP geeignet. Beim Einsatz am intubierten Patienten liegt eine große Gefahr, auf die Herr Spilker richtig hingewiesen hat: Kommt es an einem solchen CPAP-System zur Diskonnektion, dann atmet der Patient in ein geschlossenes System hinein, es kommt zur Rückatmung, zu CO_2-Retention, Hypoxie usw.; so kann es sehr leicht zu gefährlichen Zwischenfällen kommen. Außer der Drucküberwachung sollte man nicht vergessen, daß auch CO_2 sehr einfach überwacht werden kann. Diese (z. T. selbstgebauten) CPAP-Systeme können sehr einfach mit einem CO_2-Gasanalysator überwacht werden (das könnte sinnvoll von der Industrie aufgegriffen werden).

Herr Suter hat gesagt, er hielte SIMV für keine sehr geeignete Methode; ich möchte dem noch etwas mehr Nachdruck verleihen. Das entscheidende Problem liegt im Flowangebot: Wird für den Inspirationsbeginn kein ausreichender Flow angeboten, dann wird der Atemwegsdruck in der Inspiration nicht aufrechterhalten und man kann nicht mehr von CPAP sprechen (es ist eigentlich ein EPAP). Dieses ist bereits beim kontinuierlichen Flowsystem problematisch; viel schlimmer ist es jedoch beim Demandflow-System. Nun arbeiten aber die meisten unserer kommerziellen Respiratoren heute, die über die Einstellung „IMV" oder „CPAP" verfügen, nach dem Demand-flow-Prinzip. Ein Patient mit Atemnot unter Spontanatmung mit CPAP muß hierbei in dem System u. U. einen erheblichen Unterdruck aufbauen, bevor überhaupt das Gas fließt.

Wir haben das in einer Untersuchung nachgeprüft: Wird bei einem CPAP von 12–14 cm H_2O der inspiratorische Druck nicht gut aufrechterhalten, so kommt es zu einem deutlichen Abfall des Lungenvolumens und die sog. isovolämische Druckarbeit (d. h. die Atemarbeit), die dieser Patient leisten muß, ist wesentlich größer. Dieses scheint mir ein wesentliches Problem bei allen Demand-flow-Systemen zu sein; deswegen meine ich, müßte kritisch überprüft werden, ob sie überhaupt in dieser Form weiter verwendet und entwickelt werden sollten.

Burchardi: Ich glaube, dieses ist eine wichtige Feststellung! Wir müssen uns die technischen Systeme, die angeboten werden, mit der nötigen Kritik anschauen! Oft sind die einfachen Systeme sicherer und leisten mehr!

Ich glaube, meine Damen und Herren, wir können hier zunächst einen Punkt setzen. Wir wollen jetzt noch einmal einen Blick in die etwas „exotischen" Systeme wagen — in das, was sozusagen noch in der Entwicklung ist. Herr Mutz wird uns in Vertretung von Herrn Brenzer eine Übersicht geben, was noch in den nächsten Jahren auf uns zukommt.

Spezielle Ventilationsverfahren: "Inversed Ratio Ventilation" – "Differential Ventilation" – "High Frequency Ventilation"

N. Mutz, H. Benzer, W. Goldschmied, W. Koller und G. Pauser

Die Konfrontation mit mannigfachen, pathogenetisch unterschiedlichen Störungen pulmonaler Funktionen hat dazu geführt, besonderes Augenmerk auf Entwicklung und Anwendung der den jeweiligen Atemstörungen und deren individuellen Verläufen *angepaßten Ventilationsverfahren* zu lenken.

Insbesondere bei schweren parenchymatösen Veränderungen der Lunge, wie sie beim akuten Lungenversagen (ARDS) auftreten, ist es oftmals nicht möglich, Gasaustausch und Lungenmechanik zufriedenstellend aufrecht zu erhalten. Darüber hinaus ist das Risiko unter konventioneller künstlicher Beatmung (IPPV) groß, sekundäre Schäden der Lunge zu provozieren. Ursache dafür ist das Vorliegen von Alveolarkompartimenten unterschiedlicher Zeitkonstanten. Während „langsame" Alveolen während der Beatmung nicht ausreichend belüftet werden und daher deren funktionelle Residualkapazität (FRC) reduziert ist, werden „schnelle" Alveolen, also solche mit kurzer Zeitkonstante, überbelüftet und in der Folge überbläht. Daraus resultiert vermehrter *Surfactantverlust,* teils durch pathologische Kompression, teils durch rhythmische Überblähung von Alveolarbezirken. Folge des progredienten Surfactantverlustes, aggraviert durch zusätzlich verminderte Surfactantneuproduktion, ist letztendlich der irreversible Zusammenbruch der Lungenfunktionen.

Die Anwendung eines erhöhten endexspiratorischen Drucks (PEEP) ist wohl in der Lage einer Verminderung der FRC entgegenzuwirken, birgt aber, insbesondere beim Vorhandensein von Alveolarbezirken unterschiedlicher Zeitkonstanten, gewisse Gefahren in sich.

Generalisierter PEEP kann, insbesondere bei Alveolarkompartimenten mit kurzer Zeitkonstante zur Überblähung und damit verbundener Hypoperfusion dieses Bezirks führen. Minderventilierte Areale werden aufgrund von Redistribution vermehrt perfundiert, was zur Steigerung des intrapulmonalen Rechts-links-Shunts führt.

Einen Ausweg aus diesem Dilemma könnte jene Beatmungsform bieten, welche die individuelle Einstellung des jeweils optimalen endexspiratorischen Drucks für verschiedene Alveolarbezirke unterschiedlicher Zeitkonstanten zuläßt. Die Verlängerung des Atemzeitverhältnisses (I : E) stellt eine Möglichkeit dar, das Verhältnis: Ventilation/Perfusion durch die „individuelle" Belüftung unterschiedlicher Alveolarkompartimente günstig zu beeinflussen.

Beim Hyalinmembransyndrom des Neugeborenen konnte Reynolds durch Verlängerung des Atemzeitverhältnisses entscheidende Verbesserungen des Beatmungseffekts erzielen [6]. Basierend auf diesen ersten Erfahrungen, konnten wir diese Beatmungstechnik, welche wir „*Inversed Ratio Ventilation*" (IRV) bezeichnen, erfolgreich zur Beatmung von Patienten mit ARDS anwenden [2].

In Abb. 1 ist das Verhalten des Atemwegdrucks, des Flow, des arteriellen Blutdrucks und des pulmonalarteriellen Drucks während konventioneller IPPV (I : E = 1 : 2) und während „Inversed Ratio Ventilation" (I : E = 3 : 1) anhand einer Originalregistrierung dargestellt. Während konventioneller Beatmung ist ein rascher Anstieg des Atemwegdrucks und der von

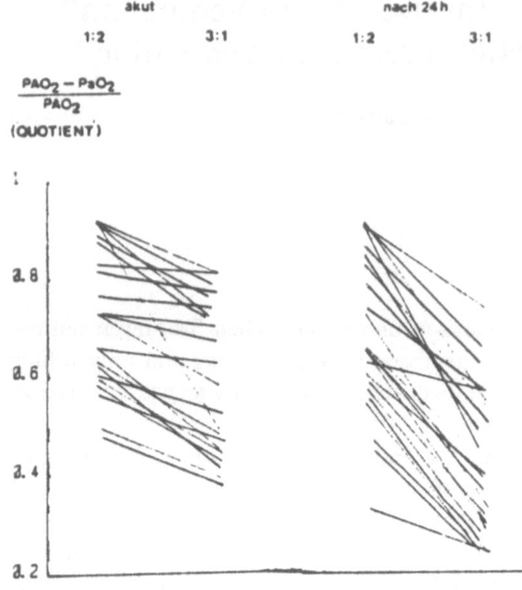

Abb. 1. Atemwegsdruck, Gasflow, arterieller Blutdruck und pulmonalarterieller Druck unter konventioneller IPPV (I:E = 1:2) und unter IRV (I:E = 3:1)

einer Pause gefolgte Abfall der Druckkurve auf ihr Ausgangsniveau zu erkennen. Die Druckkurve unter IRV hingegen ist charakterisiert durch ihr allmähliches Ansteigen, gefolgt von einem direkten Übergang in ein Plateau (ohne Resistancedruckspitze). Als direkte Folge der kurzen, der Exspiration zur Verfügung stehenden Zeit, stellt sich automatisch ein positiv endexspiratorischer Druck von etwa 3 cm H_2O über dem gewählten Niveau von 0 cm H_2O ein.

Dieser, sich selbständig „justierende" PEEP kann durch „Air-Trapping" erklärt werden, welches am Ende der Inspiration auftritt. Sehr deutlich kann dieser Effekt an der Flowregistrierung am Ende der Exspiration beobachtet werden.

Analog zur Verlängerung der Inspiration ist darüber hinaus deutlich die Verlangsamung des inspiratorischen Flusses zu erkennen.

Die Auswirkungen von IRV auf den Gasaustausch ist in Abb. 2 dargestellt. Bei 21 Patienten mit ARDS erfolgte nach primärer konventioneller Beatmung mit PEEP der Übergang auf IRV (I:E = 3:1). Als Parameter zur Charakterisierung des Gasaustausches wurde der „Quotient" $(p_AO_2 - p_aO_2/p_AO_2)$, die relative, vom FiO_2 unabhängige A–aDO_2, bestimmt. So nimmt der Quotient bei einem theoretischen A–aDO_2-Wert 0 ebenfalls den Wert 0 an. Hingegen wird der Quotient bei maximal pathologischer A–aDO_2 1 [3].

Unmittelbar nach Übergang von der Beatmung mit konventionellem Atemzeitverhältnis auf IRV kann bereits eine deutliche Verbesserung im Verhalten des Quotienten beobachtet werden, welche mit Fortdauer der Beatmung noch zunimmt.

Gleichzeitig mit der Verbesserung des Gasaustausches kann auch eine Zunahme der Compliance festgestellt werden. Als Ausdruck für die Compliance haben wir das Verhalten des *Plateaudrucks* (Hold) herangezogen, welcher bereits nach 30 min IRV merklich, nach längeren Perioden (24 h) signifikant absinkt.

Als Erklärung für diese, unter IRV zu registrierenden Beobachtungen soll das Schema in Abb. 3 herangezogen werden.

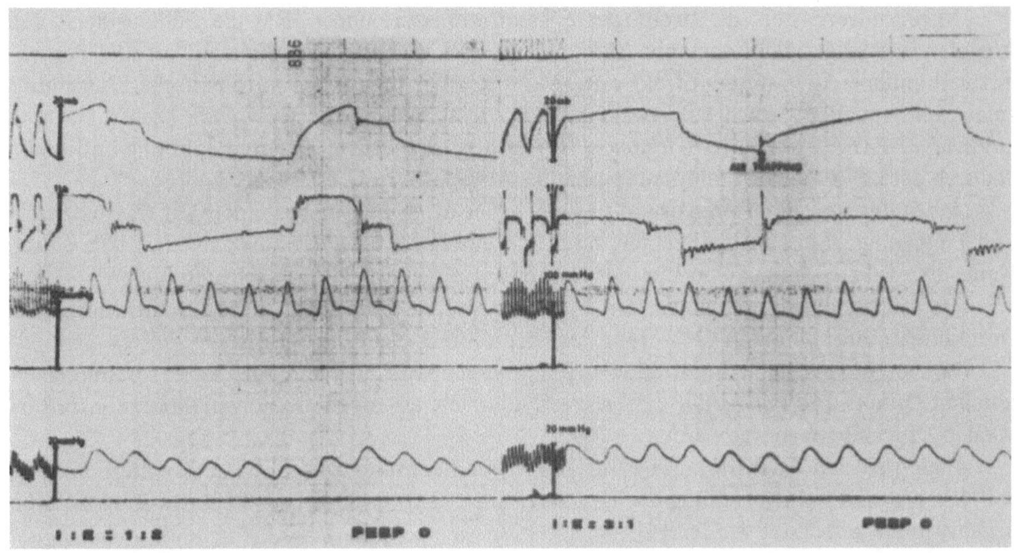

Abb. 2. Auswirkungen von IRV auf den Gasaustausch – unmittelbar nach Übergang von IPPV auf IRV bzw. 24 h nach Umschalten auf IRV

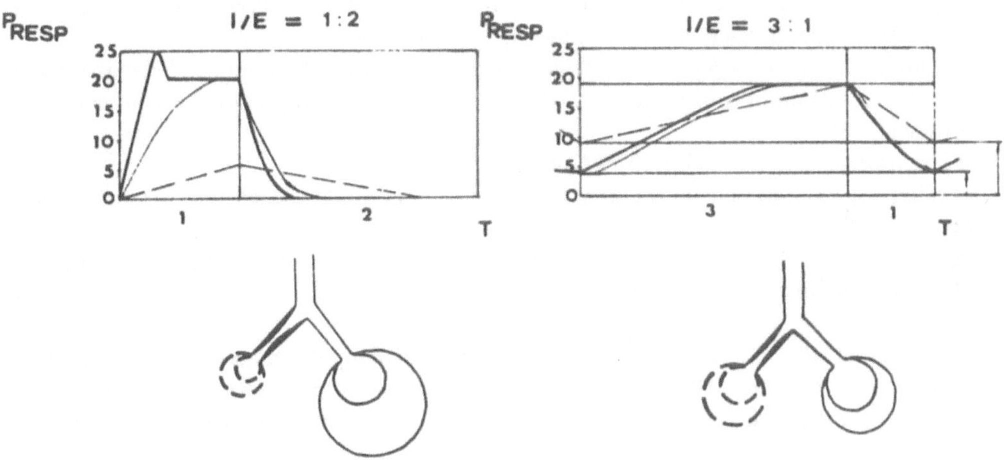

Abb. 3. Schematische Darstellung von Atemwegsdruck und Alveolardruck während IPPV (I:E = 1:2) und während IRV (I:E = 3:1)

Auf der linken Seite der Abb. 3 ist der Atemwegsdruck unter konventioneller Beatmung (I:E = 1:2) und darunter schematisiert gute und schlechte Alveolarbezirke aufgetragen. Auf der rechten Abbildungshälfte die analogen Darstellungen für IRV (I:E = 3:1).

Abhängig von der Zeitkonstante des jeweiligen Alveolarkompartiments erfolgt die Füllung der Alveolen bei konventionellem Atemzeitverhältnis als Folge der schnellen Inspiration unterschiedlich. Complianceabhängig erfolgt während der verlängerten Exspirationszeit die Entleerung der Alveolen.

Hingegen verbessert die prolongierte Inspirationszeit unter IRV die Füllung auch der Alveolen mit langer Zeitkonstante. Die anschließend verkürzte Exspirationszeit und der damit verbundene Air-trapping-Effekt ermöglicht darüber hinaus die automatische Einstellung eines „individuellen", nach der jeweiligen Zeitkonstante orientierten PEEP. Dieser, von uns *„individual PEEP"* genannte Effekt von IRV ermöglicht die uniformere Beatmung und wirkt dadurch dem FRC-Verlust mindercomplianter Alveolarbezirke entgegen.

Neben den vorteilhaften Auswirkungen, welche unter IRV insbesondere auf Gasaustausch und Lungenmechanik zu beobachten sind, müssen allerdings auch mögliche Nachteile dieser Methodik, welche sich auf Bereiche der Hämodynamik erstrecken, Beachtung finden.

Das während der prolongierten Inspirationsphase zweifellos erhöhte intrathorakale Druckniveau birgt natürlich die Gefahr des Barotraumas der Lunge in sich.

Darüber hinaus kann unmittelbar nach Übergang auf IRV ein Anstieg des pulmonalarteriellen Drucks und ein Abfall des Herzzeitvolumens als mögliche Folge erhöhten intrathorakalen Drucks beobachtet werden.

Analog zu den Auswirkungen konventioneller Beatmung mit PEEP muß natürlich auch bei IRV mit einer Umverteilung des Herzzeitvolumens mit sekundärer Beeinflussung anderer Organsysteme gerechnet werden [4].

Die Beachtung folgender Punkte erachten wir als notwendig, wenn IRV effektiv, bei minimiertem Risiko angewendet werden soll:

— Sorgfältige Indikationsstellung zu IRV mit oder ohne PEEP (Rechtsherzinsuffizienz!).
— Sorgfältige Adaption des Respirators an den Patienten. Vermeidung unnötiger intrathorakaler Druckerhöhungen durch optimale Sedierungsmaßnahmen.
— Durchführung einer exakten Flüssigkeitsbilanz (lange Inspirationszeit und damit verbundene kurze Exspiration beeinflußt durch erhöhtes intrathorakales Druckniveau den venösen Rückfluß).
— Beobachtung sekundär beeinflußter Organsysteme (Niere!).
— Erweitertes, exaktes, möglichst kontinuierliches hämodynamisches und respiratorisches Monitoring.
— Langsame („ausschleichende") Entwöhnung von IRV durch stufenweise Verkürzung des Atemzeitverhältnisses (2 : 1/1 : 1/1 : 2).

„Uniforme Belüftung" ist auch die Zielsetzung eines speziellen Beatmungsverfahrens, genannt *„Differential Ventilation"*. Hier wird über einen Doppellumentubus eine seitengetrennte Beatmung durch zwei miteinander synchronisierte oder auch unsynchronisierte Respiratoren durchgeführt.

Je nach Compliance der Lungen werden dabei unterschiedliche, bedarfsadaptierte PEEP-Niveaus eingestellt. Diese Methodik findet wohl insbesondere bei *einseitigen* pulmonalen Prozessen ihren Anwendungsbereich.

Abgesehen von nicht zu vernachlässigenden Schwierigkeiten der Positionierung des speziellen Endotrachealtubus sind hämodynamische Auswirkungen der „Differential Ventilation" noch nicht restlos geklärt. Wir glauben, daß in einer großen Zahl von einseitigen Lungenerkrankungen die technisch einfachere Methodik des IRV anstelle von „Differential Ventilation" eingesetzt werden kann. Zukünftige Untersuchungen und Verbesserungen dieser Methodik werden sicherlich noch dazu beitragen, eine bessere Stellenwertbestimmung der „Differential Ventilation" vornehmen zu können.

Als crux medicorum in der Behandlung des ARDS muß neben dem Auftreten von Barotraumen mit gesteigertem Gasvolumenverlust über bronchopleurale Fisteln auch ein gesteigerter Surfactantumsatz, bedingt durch die rhythmische Überblähung von Alveolarbezirken als Folge konventioneller Ventilationsmethoden gelten.

Das Ziel, bei niedrigem intrathorakalen Druck und gleichzeitig geringen, beatmungsbedingten Druckschwankungen eine optimale alveoläre Ventilation zu gewährleisten, kann durch eine Minimierung der zu applizierenden Atemgasportionen bei gleichzeitiger Frequenzerhöhung erfolgen.

Es scheint verständlich, daß mit konventionellen Respiratoren eine Verringerung der Atemzugvolumina durch den Totraumquotienten V_D/V_T limitiert ist und eine Steigerung der Frequenz zu ungunsten der Hubvolumina zu hyperkapnischen Zuständen führen muß.

Als Ausweg aus diesem Dilemma wurden Techniken entwickelt, bei denen Hochdruckgasimpulse variabler Frequenz über Düsen in periphere Bronchialgenerationen eingebracht werden. Gleichzeitig mit der Applikation von Frischgasportionen erfolgt über das prinzipiell gegen Atmosphäre offene System die Elimination von CO_2.

Das von Klain ursprünglich als *„High Frequency Jet Ventilation"* bezeichnete System [5], erfuhr in der Folge einige Modifikationen, wodurch einerseits höhere Frequenzen, bei gleichzeitiger weiterer Verringerung der Einzelgasportionen *(forcierte Diffusionsventilation – FDV)* [1], und andererseits verbesserte CO_2-Eliminationskapazität bei einfach zu handhabendem System *(„High Frequency Pulsation")* möglich wurden.

In Abb. 4 und 5 ist anhand von Originalregistrierungen aus tierexperimentellen Untersuchungen das Verhalten des Pleuradrucks und des Gasflusses bei einer Frequenz von 350/min und 3000/min unter forcierter Diffusion (FDV) dargestellt.

Die Pleuradruckkurve weist bei einer Frequenz von 350/min noch beatmungssynchrone Schwankungen auf, welche bei einer Frequenz von 3000/min durch Resonanzwellen, überlagert durch kardiogene Oszillationen, ersetzt werden. Das Niveau der Druckkurve bei 350/min liegt bei etwa -5 cm H_2O, was etwa der exspiratorischen Ruhelage der Lunge entspricht. Bei 3000/min ist der Pleuradruck auf ca. -3 cm H_2O, was auf PEEP-ähnliche Mechanismen, ausgelöst durch Resonanzphänomene, schließen läßt.

Bei Frequenzen um 350/min ist bei Betrachtung der Gasflußkurve noch ein „0"-Durchgang zu beobachten, was den Schluß auf noch vorhandene „Hubvolumina" zuläßt. Allerdings sind bei sehr hohen Frequenzen (3000/min) keine Gasvolumenportionen mehr meßbar (s. Flowkurve).

Prinzipiell ist es möglich auch mit sehr hohen Frequenzen (300–1500/min) und entsprechend niedrigen Einzelgasportionen auch über längere Zeiträume hinweg den Gasaustausch beim Patienten auch bei geschädigten Lungen aufrecht zu erhalten.

Aufgrund eigener Erfahrungen ergeben sich vorläufig für den klinischen Einsatz hochfrequenter Ventilationsmethoden folgende Indikationen:

– Immobilisierung der erkrankten Lunge (surfactantsparender Effekt).
– Minimierung der Atemgasportionen bei Auftreten von bronchopleuralen Fisteln.
– Mobilisierung von Bronchialsekret, Rekrutierung von Alveolarbezirken.
– Senkung der Spitzendrücke (Vermeidung von Barotraumen).
– Bronchialtoilette ohne Unterbrechung der Beatmung (Hypoxämie!)   Offenes
– Einfache Kombinationsmöglichkeit mit anderen Ventilationsverfahren   System!
  (CPAP, IMV, IPPV).

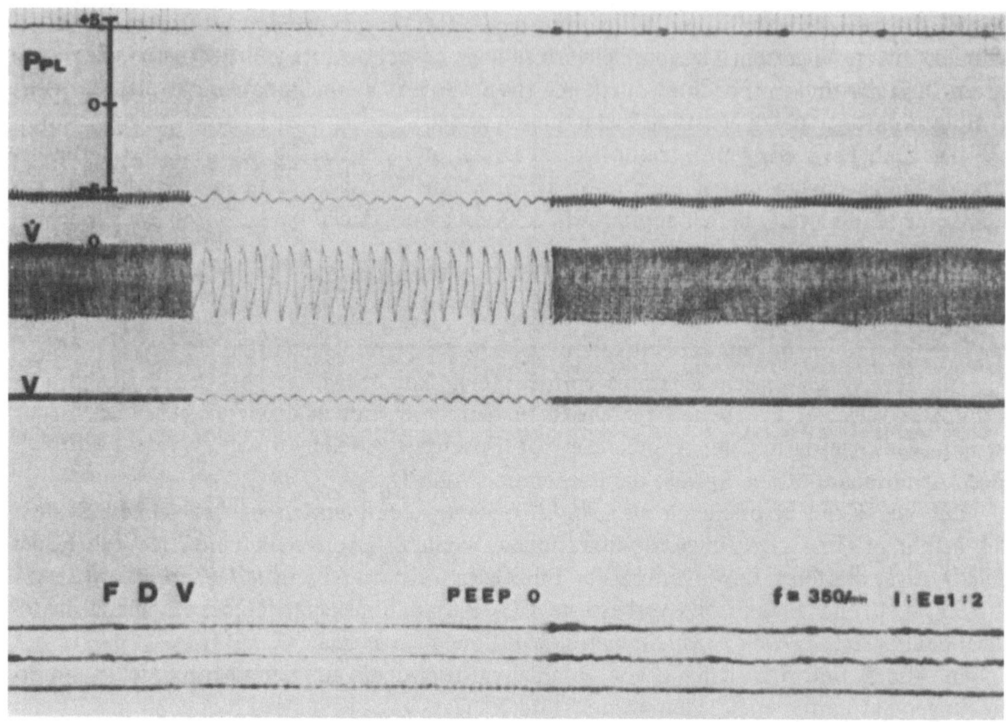

Abb. 4. Originalregistrierung von Pleuradruck (P_{PL}) und Gasflow (V) während FDV (F = 350/min)

Allerdings stehen einem breiten klinischen Einsatz z. Z. noch folgende Punkte entgegen:

- Der mittels HFV erzielbare Gasaustausch ist nicht immer besser als unter konventionellen Ventilationsverfahren, häufig konnten wir das Gegenteil feststellen.
- Notwendigkeit eines erweiterten Monitorings zum raschen Erkennen schnell wechselnder, oft bedrohlicher Zustandsbilder.
- Vorderhand limitierte CO_2-Eliminationskapazität, insbesondere bei sehr hohen Frequenzen > 500/min.
- Prinzipiell aufwendiges Geräte-Set-up und teilweise schwierige Handhabung (FDV).

Obwohl die vorgestellten speziellen Ventilationsverfahren sicherlich noch nicht den Raum wie bereits etablierte Methoden in der Palette der künstlichen Beatmung einnehmen, ist doch zu erwarten, daß sie in Zukunft Bestandteil einer bedarfsadaptierten Atemhilfe für ein differenziertes therapeutisches Vorgehen darstellen könnten.

Literatur

1. Baum M, Benzer H, Geyer A, Haider W, Mutz N (1980) Forcierte Diffusionsventilation (FDV) – Grundlagen und Anwendung. Anaesthesist 29:586
2. Baum M, Benzer H, Mutz N, Pauser G, Tonczar L (1980) Inversed ratio ventilation (IRV) –ARDS. Anaesthesist 29:592

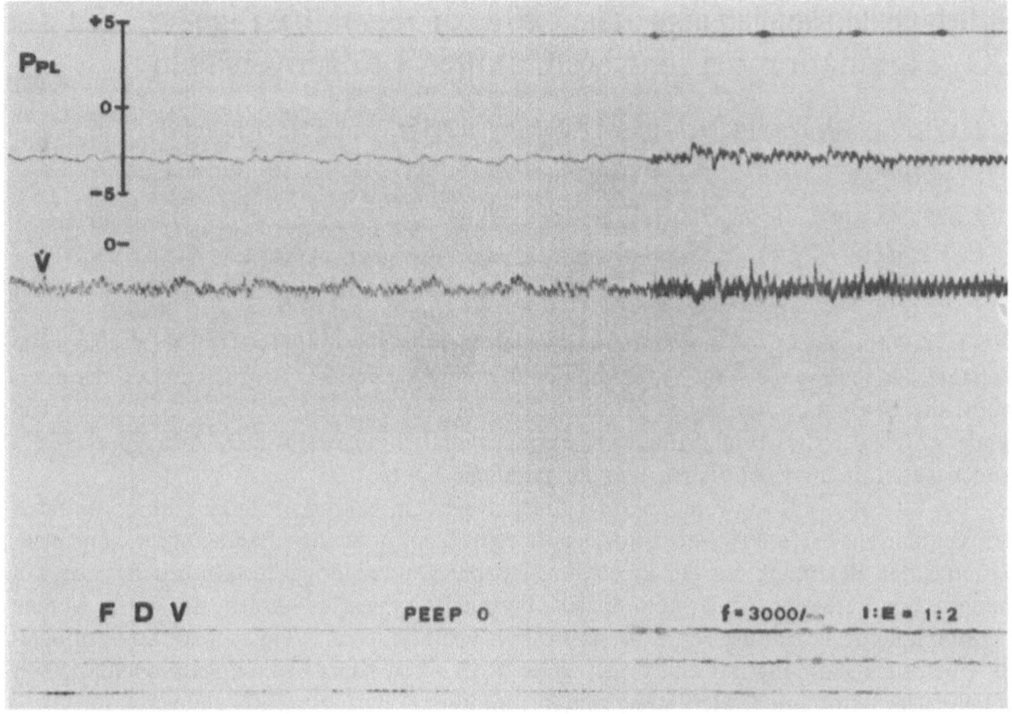

Abb. 5. Originalregistrierung von Pleuradruck (P_{PL}) und Gasflow ($\dot{V}$) während FDV (F = 3000/min)

3. Benzer H, Haider W, Mutz N, Geyer A, Goldschmied W, Pauser G, Baum M (1979) Der alveolo-arterielle Sauerstoffquotient = Quotient $P_{A}O_2 - P_aO_2/P_AO_2$. Anaesthesist 28:533
4. Beyer J, Beckenlechner P, Messmer (1982) The influence of PEEP ventilation on organ blood flow and peripheral oxygen delivery. Intensive Care Med 8:75−80
5. Klain M, Smith RB (1977) High frequency percutaneous transtracheal jet ventilation. Crit Care Med 5:280
6. Reynolds BOR (1975) Management of hyaline membrane disease. Br Med Bull 31:1

Diskussion

Burchardi: Vielen Dank Herr Mutz! Meine Damen und Herren, es ist spät geworden und es ist viel verlangt, Sie zu dieser Zeit noch mit relativ fernen Verfahren zu konfrontieren. Dennoch würde ich gerne − Ihr Einverständnis voraussetzend − Herrn Falke zum Schluß noch die Gelegenheit geben, Ihnen eine zwar sehr aufwendige, aber sehr interessante neue Methode der CO_2-Eliminierung über eine extrakorporale Membranlunge vorzustellen. Dieses von Kolobow entwickelte Verfahren wird seit einiger Zeit von Gattioni in Mailand bei schweren Fällen des akuten Lungenversagens mit beachtlichem Erfolg angewandt. Herr Falke spricht nun über seine ersten Erfahrungen beim Einsatz dieser faszinierenden Methode einer Organprotektion für die Lunge.

Falldarstellung: Erfolgreiche extrakorporale 10-Tage-CO_2-Elimination bei schwerem akuten Lungenversagen

K. J. Falke, M. Breulmann, U. Lenhsen, W. Thies, A. Pesenti und H. D. Schulte

Die extrakorporale CO_2-Elimination mit einer Membranlunge (EC-CO_2-E) ist eine neue Variante des veno-venösen (VW), präpulmonalen extrakorporalen Gasaustausches, die es erlaubt, die Ventilation der Lunge auf etwa 20% der Norm zu reduzieren, d. h. der überwiegende Anteil der CO_2-Produktion wird extrakorporal eliminiert. Die O_2-Aufnahme erfolgt jedoch weiterhin im wesentlichen über die natürliche Lunge.

Bei Patienten mit schwerem akuten Lungenversagen, bei denen starke Inhomogenitäten der Ventilations-Perfusions-Verhältnisse auftreten, kann unter den Bedingungen einer niedrigfrequenten Beatmung mit der Einstellung entsprechend niedriger respiratorischer Gasströmungen eine Verbesserung der pulmonalen Oxygenation erwartet werden. Außerdem ist eine niedrigfrequente Beatmung von 2–4 Atemzügen pro Minute im Vergleich zur konventionellen Überdruckbeatmung mit einem geringeren Risiko von Kreislaufkomplikationen und von pulmonalem Barotrauma, wie Emphysem, Pneumothorax und Lungenfisteln, verbunden.

Im Frühjahr 1982 wurde erstmals in unserer Klinik eine Patientin mit schwerem infektiös-toxisch bedingtem, akutem Lungenversagen über einen Zeitraum von 10 Tagen erfolgreich mit EC-CO_2-E behandelt.

Methode

Die EC-CO_2-E wurde entsprechend den Angaben von Gattinoni [1, 2] durchgeführt. Die untere Hohlvene wurde für den Zweck des veno-venösen Blutbypass mit einer Doppellumenkanüle kanüliert. Für die Überwachung der Lungen- und Kreislauffunktion wurden standardisierte Verfahren der Intensivmedizin, einschließlich der Messung des Herzzeitvolumens mit dem Swan-Ganz-Katheter, sowie die Doppelindikator-Verdünnungsmethode zur Bestimmung des extravaskulären Lungenwassers nach Lewis [3], verwendet.

Die extrakorporale Blutströmung betrug 1,5–2,0 l/min (25–40% des Herzminutenvolumens), und die Gasströmung durch die zwei verwendeten Membranlungen von je 3,5 m^2 Membranoberfläche lag zwischen 26–34 l/min. Vor Beginn und am Anfang der EC-CO_2-E wurde die Patientin konventionell mit PEEP beatmet. Im weiteren Verlauf atmete sie spontan mit Hilfe eines Systems, in dem während des gesamten respiratorischen Zyklus ein weitgehend konstanter Atemwegsdruck von 10–15 cm H_2O aufrecht erhalten werden konnte.

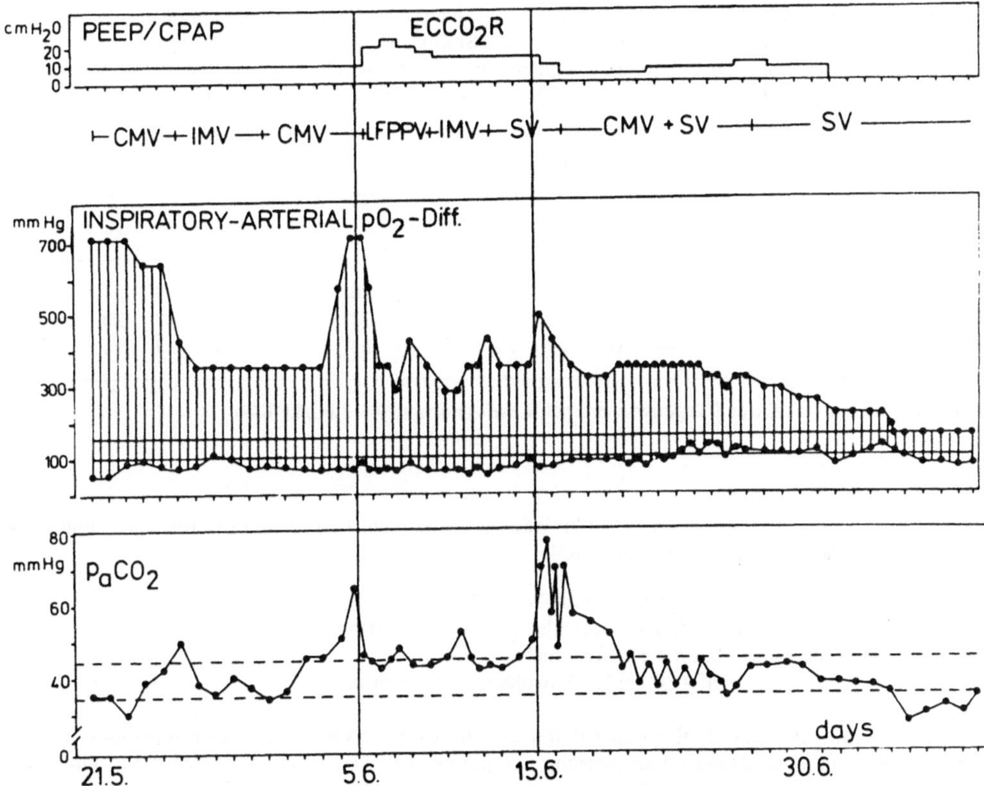

Abb. 1 Verlauf der angewendeten endexspiratorischen bzw. kontinuierlichen positiven Atemwegsdrücke (PEEP/CPAP), der inspiratorisch-arteriellen O$_2$-Partialdruckdifferenz und der arteriellen pCO$_2$-Werte vor, während und nach der klinischen Anwendung der EC-CO$_2$-E. *CMV/IMV* kontrollierte/intermittierende maschinelle Ventilation; *SV* Spontanatmung; *CPAP* kontinuierlich positiver Atemwegsdruck; *PEEP* endexspiratorischer positiver Druck. Auch während EC-CO$_2$-E waren 15−20 cm H$_2$O PEEP oder CPAP erforderlich, um eine ausreichende arterielle Oxygenation aufrechtzuerhalten bzw. sie zu verbessern. Die inspiratorische pO$_2$-Differenz zeigt den biphasischen Verlauf der Lungenfunktionsstörung. In der 2. Phase (3.−5.6) kam es zusätzlich zu einem pulmonalen Hypertonus (s. Tabelle 1) und zu Problemen mit der CO$_2$-Elimination. Der Verlauf der arteriellen pCO$_2$-Werte zeigt zwei erfolglose Entwöhnungsversuche von EC-CO$_2$-E und die Probleme, die unmittelbar nach Beendigung der EC-CO$_2$-E hinsichtlich der CO$_2$-Elimination auftraten

Ergebnisse

Fallbericht: Bei der 21jährigen Patientin kam es durch einen Motorradunfall zu einer komplizierten Oberschenkelfraktur, und es entwickelte sich nach einer 8stündigen Operation eine schwere Gasbrandinfektion mit septischem Schock. Infolgedessen wurde eine hohe Amputation des linken Oberschenkels erforderlich. Im Rahmen des Schockgeschehens kam es zu schweren Störungen der Lungenfunktion im Sinne eines akuten, toxisch-infektiösen Lungenversagens. Nach vorübergehender Besserung entwickelte sich am Ende der zweiten postoperativen Woche erneut eine progressive Verschlechterung der Lungenfunktion, wahrscheinlich als Folge einer sekundären gramnegativen Septikämie. Zusätzlich stellten sich erste Zeichen eines pulmonalen Barotraumas in Form eines Hautemphysems ein. Das Röntgenbild der Lunge zeigte teilweise homogene Verdichtungen in beiden Lungenflügeln.

Tabelle 1. Verlauf von Parametern der Lungenfunktion während extrakorporaler CO_2-Elimination: mittlerer Pulmonalarteriendruck, pulmonaler Rechts-links-Shunt und extravaskuläres Lungenwasser. Zur entscheidenden Verbesserung der pulmonalen Oxygenation kam es zwischen dem 1. und 5. Tag der Anwendung von EC$-CO_2-$E. Dies wird aus dem Abfall von R-L-Shunt und EVLW deutlich

ECCO$_2$-Elimination	vor			während										nach	
Tage	1	2	3	1	1	2	3	4	5	6	7	9	10	1	4
PA-Druck (mmHg)	25	31	40	38	35	34	34	28	28	32	31	30	25	25	18
RL-Shunt (%)	33	31	54	48	52	44	38	32	25	30	30	28	28	30	18
EVLW[a] (ml/kg KG)	11	24	20	23	21	16	18	14	10	7	13	13	11	11	—

[a] *EVLW* = extravaskuläres Lungenwasser nach Lewis (normal: $4-7$ ml/kg KG)

Die Indikation zur extrakorporalen CO_2-Elimination wurde dann beim Vorliegen folgender abnorm veränderter Parameter der Lungenfunktion gestellt:

- paO_2 = 50 mmHg bei 100% O_2 und 10 cm H_2O PEEP,
- $paCO_2$ = 66 mmHg bei ca. 150% der normalen Minutenventilation,
- pulmonaler Rechts-links-Shunt = 55% (normal $5-7$ a/o),
- maximaler Beatmungsdruck = 60 cm H_2O, drohendes Barotrauma.

Nach Beginn der EC-CO$_2$-E normalisierten sich die paCO$_2$-Werte, und es kam innerhalb der ersten beiden Tage zu einer deutlichen Verbesserung der pulmonalen Oxygenation, so daß die inspiratorische Sauerstoffkonzentration auf $40-50$% reduziert werden konnte (Abb. 1). Obwohl die Patientin sehr schonend mit einer Druckbegrenzung bei 45 cm H_2O beatmet wurde, entwickelte sie beiderseits einen Pneumothorax. Nach Legen von Thoraxdrainagen und nach einer Tracheotomie konnte die Patientin ab dem 5. Tag der EC-CO$_2$-E von niedrigfrequenter Beatmung auf Spontanatmung mit einem kontinuierlichen Überdrucksystem allmählich umgestellt werden. Nach einem erfolglosen Entwöhnungsversuch (s. Abb. 1: Anstieg des pCO$_2$ auf über 50 mmHg) und nach der Behebung verschiedener Probleme, wie mehrfache chirurgische Blutstillung, Behebung eines weiteren Pneumothorax durch Legen einer zusätzlichen Drainage und nach dem Wechsel einer Membranlunge wegen Gerinnselbildung im Oxygenator konnte die Patientin schließlich am 10. Tag der Perfusion von der EC-CO$_2$-E mit Erfolg entwöhnt werden. Die Patientin war zunächst in der Lage, selbst einen ausreichenden pulmonalen Gasaustausch aufrechtzuerhalten. In Phasen starker Erschöpfung war jedoch stundenweise manuelle und später maschinelle Unterstützung der Atmung auch weiterhin erforderlich. Ab dem 13. Tag nach dem Ende der Perfusion atmete die Patientin ausschließlich spontan, die Trachealkanüle wurde am 24. Tag nach Perfusionsende entfernt, und ebenso konnte von diesem Zeitpunkt an auf Sauerstoffgabe verzichtet werden.

2 Monate nach dem Ende der EC-CO$_2$-E war die Lungenfunktion noch stark eingeschränkt, die Vitalkapazität betrug mit 1,3 l nur 29% des Sollwerts. Dieser Wert verbesserte sich im Laufe von $4^1/_2$ Monaten auf 55% der Norm. Der Gesamtzustand der Patientin hat sich seitdem ausgezeichnet verbessert, und sie hat nach einer orthopädischen Rehabilitationsbehandlung ihr Studium an der Universtität wieder aufgenommen.

Diskussion

Die EC-CO$_2$-E hat sich in diesem Fall als eine zwar aufwendige, aber geeignete Methode zur erfolgreichen Behandlung eines schwersten, infektiöstoxischen Lungenversagens erwiesen. Dies wird v. a. durch die Verbesserung objektiver Parameter der Lungenfunktion, wie pulmonalem Rechts-links-Shunt, mittlerem Pulmonalarteriendruck und extravaskulärem Lungenwasser unterstützt (Tabelle 1). Die Röntgenbefunde sowie die totale statische Compliance der Lunge verbesserten sich hingegen während der EC-CO_2-E mit niedrigfrequenter Beatmung nicht. Die Autoren vertreten die Auffassung, daß die Patientin bei Fortsetzung der konventionellen Überdruckbeatmung an deren Folgen, nämlich in erster Linie dem Barotrauma der Lunge, gestorben wäre.

Literatur

1. Gattinoni L, Pesenti A, Rossi CP, Vesconi S, Fox K, Kolobow T, Agostoni A, Pelizzola A, Langer M, Uziel L, Damia G (1980) Treatment of acute respiratory failure with low-frequency positive pressure ventilation and extracorporeal removal of CO_2. Lancet Vol 2, Teil 1:292−294
2. Kolobow T, Gattinoni L, Tomlinson T, Pierce JE (1978) An alternative to breathing. J Thorac Cardiovasc Surg 75:261−266
3. Lewis FR, Elings VI (1978) Microprocessor determination of lung water using thermal-green dye double indicator dilution. Surgical Forum 29:182

Diskussion

Burchardi: Herzlichen Dank für diese Vorstellung einer natürlich sehr aufwendigen und sehr aggressiven Therapie. Wie Sie sehen, muß man tatsächlich alle therapeutischen Möglichkeiten aufbieten, um solche Probleme zu meistern.

Meine Damen und Herren, die Zeit ist sehr fortgeschritten. Ich hätte ein schlechtes Gewissen, wenn wir noch viel Zeit in Anspruch nehmen müßten für eine lange Diskussion − obwohl dieses interessante Verfahren es verdient hätte. Ich möchte stattdessen ein letztes, zusammenfassendes Statement abgeben: Wir haben Ihnen zu zeigen versucht, daß der Wasserhaushalt der Lunge für die pulmonale Funktion von großer Bedeutung ist. Wir meinen, daß die pulmonalen Permeabilitätsprobleme in Zukunft in der Intensivmedizin eine größere Rolle spielen werden; wir müssen uns diesen Problemen vermehrt zuwenden, da sie klinisch ausgesprochen schwer zu erfassen sind. Wir haben ferner gesehen, daß eine effektive Therapie ausgesprochen schwierig und problematisch ist. Differenzierte Beatmung ist heute schon ein Problem für Spezialisten, zumindest in den Situationen, in denen wir mit sehr schweren Lungenveränderungen zu tun haben. PEEP ist sicher ein guter Therapieansatz, doch er muß weise angewandt werden; und jedes Dogma ist hier sicher fehl am Platze. − Und dasselbe gilt für die Beatmung: Angesichts der Vielzahl unterschiedlicher, teils unüberschaubarer Methoden haben wir schon große Schwierigkeiten, über den korrekten Einsatz zu entscheiden. Ich glaube aber, wir konnten auch zeigen, daß der eine oder andere Fall, der sonst mit normaler Therapie hoffnungslos verloren wäre, mit viel therapeutischer Phantasie doch noch zu retten ist. Schließlich aber müssen wir alle bekennen, daß wir mit unseren pathogenetischen Erkenntnissen noch am Anfang stehen, und daß wir sicherlich alle wesentlich mehr Einblick gewinnen müssen, insbesondere auch in die Biochemie, die wahrscheinlich die Entwicklung der nächsten 5−10 Jahre kennzeichnen wird. −

Nun danke ich Ihnen allen, die hier als Referenten aufgetreten sind, insbesondere aber auch Ihnen, meine Damen und Herren, die Sie so lange ohne Unterbrechung bei einem sehr komplizierten Thema ausgeharrt haben.

VI Streßfreie Anästhesieverfahren mit hoher Opiatdosierung – noch Wunschdenken oder schon Realität?

Einleitung

D. Kettler

Der Begriff „Streß" hat nun auch Eingang in die Anästhesiologie gefunden.

Nach Hans Selye ist Streß die unspezifische Antwort des Organismus auf belastende Faktoren unterschiedlichster Art — auch Stressoren genannt — die eine metabolisch, hormonell und hämodynamisch uniforme Streßantwort hervorruft.

Streßreaktionen unter Anästhesiebedingungen haben die Frage aufgeworfen, ob diese das Operationsergebnis gefährden bzw. ob diese Reaktionen gegebenenfalls durch eine geeignete Variation der Anästhesietechnik verhindert werden können.

In diesem Sinne wurde z. B. von Stanley u. Mitarb. sowie zahlreichen anderen Autoren das Konzept der Kombinationsanästhesie („balanced anaesthesia") aufgegeben und durch die hochdosierte Opiat-Monoanästhesie mit Dosen bis zu 150ng/KG unter gleichzeitiger Luft/O_2-Beatmung ersetzt. Für einen normalgewichtigen Patienten ergeben sich daraus Fentanyldosen von über 10mg, entsprechend 200ml Fentanyllösung, die einmalig zu Beginn der Anästhesie gegeben wird.

Bei solchen horrenden Fentanyldosierungen, die als Routinemethode in den USA bei der Koronarchirurgie bereits einen festen Platz hat, in Europa jedoch mit größter Zurückhaltung betrachtet wird, ergibt sich die Frage nach dem Sinn solcher Verfahren, wenn man die Anzahl der zu besetzenden Opiatrezeptoren als endlich annimmt. Die entscheidende Frage ist also, welche zusätzlichen benefitären Eigenschaften über die Analgesie hinaus haben Opiate? Konkret gefragt: Haben höhere Opiatdosen einen Einfluß auf nicht schmerzbedingte „Streßeffekte" und wenn ja, welche anderen Nebenwirkungen müssen dabei in Kauf genommen werden?

Dies ist das Rahmenthema unserer heutigen Veranstaltung.

Zum Thema selbst und den sich daraus ergebenden zahlreichen Randfragen werden Experten aus unterschiedlicher Forschungsrichtung Stellung nehmen und versuchen, aus physiologischer, pharmakologischer und klinischer Sicht zur Problematisierung des Themas und eventueller Klärung beizutragen.

Am Schluß der Veranstaltung soll versucht werden, die für die praktische Anästhesiologie wichtigen Gesichtspunkte in der Diskussion noch einmal detailliert herauszuarbeiten.

Metabolischer und hormoneller Status postoperativer und posttraumatischer Patienten

A. Grünert

Seit den klassischen Untersuchungen von Selye haben sich die Erkenntnisse und Vorstellungen über die Reaktionen des Organismus nach Belastungen sehr differenziert. Das große Erkenntnismaterial zeigt, daß die von Selye aufgezeigten Reaktionen des Organismus auf äußere Belastungen auch im posttraumatischen und postoperativen Stoffwechsel uniform ablaufen und allenfalls in quantitativer Hinsicht — durch die Schwere der Belastung beeinflußt — unterschiedlich sind.

In Tabelle 1 sind die metabolischen Veränderungen aufgezeigt, die uniform nach einer Belastung, sei es ein Trauma, eine Sepsis oder psychische Ereignisse erkennbar sind.

Als Folge einer hormonellen Reaktionskaskade werden sowohl der Energiestoffwechsel als auch der Struktur- und Funktionsstoffwechsel ganz erheblich verändert. Sowohl der Kohlenhydratstoffwechsel als auch der Fettstoffwechsel als Hauptaspekte des Energiebereitstellungsprozesses zeigen hormonell verursachte charakteristische Veränderungen. Darüber hinaus treten ganz erhebliche Beeinträchtigungen des Proteinstoffwechsels auf. Uniform imponieren dabei mehr oder weniger stark ausgeprägt folgende metabolische Zustände:

Der Kohlenhydratstoffwechsel ist charakterisiert durch eine Veränderung der Glukoseverwertung, die sich meist mehr oder weniger stark ausgeprägt als Hyperglykämie darstellt. Der Anstieg der Glukosekonzentrationen im Blut ist charakteristischerweise durch eine Insulintherapie nur schlecht beeinflußbar.

Diese Einschränkung der peripheren Glukoseverwertung ist direkte Folge der hormonellen Reaktion und der Steigerung der Fettmobilisierung, die einen zumindest initial meßbaren Anstieg der Konzentration der Nichtesterfettsäuren bewirkt. Dieser Konzentrationsanstieg gestaltet sich v. a. im weiteren Verlauf der Entwicklung eher diskret, da charakteristischerweise mit dem Anstieg der Fettmobilisierung auch die Umsatzrate der freien Fettsäuren ansteigt, so daß zwar der metabolische Durchsatz an Fettsäuren hoch ist, ohne daß gleichzeitig eine besondere Erhöhung der Fettsäurenkonzentration vorliegt.

Was den Proteinstoffwechsel betrifft, ist die bemerkenswerteste Veränderung die Verstärkung der Katabolie. Das Ungleichgewicht zwischen den aufbauenden und abbauenden

Tabelle 1. Charakteristische Veränderungen des posttraumatischen Stoffwechsels

Erhöhungen von	— Energieumsatz
	— Sauerstoffverbrauch
	— Stickstoffverlust
	— Glykogenolyse
	— Glukoneogenese
	— Fettsäuren-Freisetzung
	— Eiweiß-Abbau

Prozessen liegt hormonell bedingt ganz auf der Seite der Katabolie, was zu mehr oder weniger hohen Verlusten an Stickstoff führt. Ein ganz wesentliches Charakteristikum des Belastungsstoffwechsels ist daher eine Zunahme der Stickstoffverluste, die bei aggressiven Erkrankungen genauso wie bei aggressiven Therapien maligner Erkrankungen enorme Höhen annehmen können. Bei onkologischen Patienten sind tägliche Stickstoffverluste von über 40 g nach aggressiven Therapien mit Ganzkörperbestrahlung und zytostatischer Nachbehandlung die Regel. An dieser Stelle wird bereits deutlich, daß eine inadäquate Substitution dieser belastungsabhängigen Verluste zu ganz erheblichen Einbußen der körpereigenen Stubstanz führen muß.

Aufgrund der hormonellen Konstellation, die im zweiten Teil dieses Referates etwas detaillierter anhand eigener klinischer Studien beschrieben wird, kommt es zu einer erheblichen Belastung der Stickstoffbestände im Körper durch die dabei zwangsweise ablaufenden metabolischen Prozesse, voran der Glukoneogenese. Ganz besonders bei nicht zustandsbezogener Substitution kommt es in diesem Prozeß durch die Einspeisung glukoplastischer Aminosäuren nicht nur zu einem erheblichen Verlust an Aminosäuren, sondern darüber hinaus zu einer beachtlichen energetischen Belastung, die darin besteht, daß aus den in die Glukoneogenese einfließenden Aminosäuren Harnstoff synthetisiert werden muß. Dieser Prozeß belastet nicht nur die in der posttraumatischen Situation oft grenzwertigen Ausscheidungsfunktionen der Niere, sondern stellt für sich selbst einen energieaufwendigen Prozeß dar, wenn man sich daran erinnert, daß für die Produktion von einem Mol Harnstoff drei ATP eingesetzt werden müssen. Die erhöhte Harnstoffproduktionsrate ist zusammen mit der aufgrund der hormonellen Konstellation überwiegenden Katabolie der Proteine Grund für die erheblichen Stickstoffverluste, die in einer von der Schwere des Traumas abhängigen Negativierung der Stickstoffbilanz resultieren. Diese Verhältnisse sind summarisch in Abb. 1 zusammengefaßt.

Ein Beispiel aus den Veränderungen im Bereich der Substrate soll noch einmal detaillierter auf die Schwierigkeit der Beurteilung und auch der therapeutischen Beeinflußbarkeit solcher Störungen eingehen. Im Kohlenhydratstoffwechsel imponieren mehr oder weniger starke Veränderungen der Homöostase. Postoperativ, besonders im intensivmedizinischen Bereich, ist es keine Seltenheit, daß hyperglykämische Zustände vorliegen, die zur Vermeidung hyperosmolarer Komata mit mehr oder weniger Erfolg durch Insulin behandelt werden. Dabei gilt i. allg. eine Indikationskonzentration von Glukose von 250 mg/dl. Wie problematisch die Übertragung der Kollektivmittelwerte aus klinischen Studien auf den individuellen Fall sind, soll am Beispiel der Glukosehomöostase aufgezeigt werden. Wie in Abb. 2 dargestellt wird, ist die individuelle Schwankungsbreite enorm hoch, was aus der Darstellung der Einzelwerte der Glukosekonzentration eines Kollektivs intensivmedizinischer Patienten deutlich wird. Bei der individuellen Betrachtung postoperativer Patienten werden nicht selten normoglykämische Konzentrationen vorgefunden. In Abb. 3 ist ein solcher Patient gezeigt, bei dem im Verlauf der Erkrankung über Tage normoglykämische Zustände vorliegen. Klinisch vergleichbare Patienten zeigen aber oft den oben beschriebenen Anstieg. Die analytisch nicht erkennbaren charakteristischen Veränderungen können nur durch Belastungstests ermittelt werden. Ihre Erkennung ist von außerordentlicher Bedeutung für die Art und Quantität der möglichen ernährungstherapeutischen Substitution der z. T. erheblichen Substanzverluste. Ein Verfahren, die vorliegende tatsächliche metabolische Konstellation zu erkennen, ist neben dem Glukosebelastungstest ein Verfahren unter Zugrundelegung des pathophysiologischen Mechanismus der negativen Beeinflussung der Glukoseverwertung durch die freien Fettsäuren. Gibt man bei den posttraumatischen Patienten in einer Dosierung von 1 g/kg

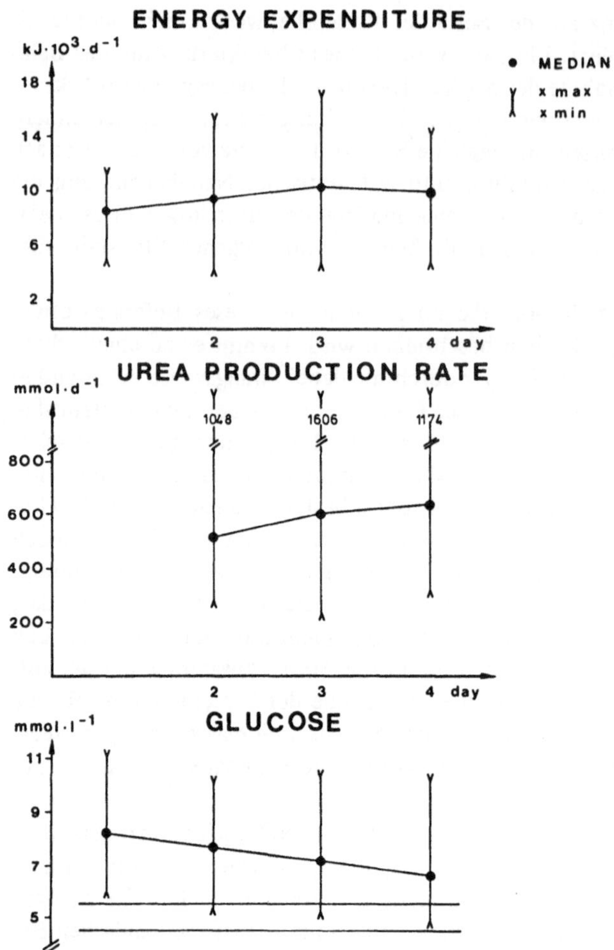

Abb. 1. Konzentrationen von Glukose sowie Energieumsatz und Harnstoffproduktion bei intensivmedizinischen Patienten

KG und Tag über einen kurzen Zeitraum eine Fettinfusion, dann wirkt sich diese Infusion in gleicher Weise aus, als würde eine Fettsäurenbelastung durchgeführt. Der Grund dafür ist, daß die intravasale Hydrolyse zwar funktioniert, aber aufgrund des gestörten Glukosestoffwechsels und der insuffizienten Verfügbarkeit von Glukose in den Fettzellen die freiwerdenden Fettsäuren nicht in die Fettdepots aufgenommen werden können. In diesem Fall imponieren die Fettinfusionen als Fettsäurenbelastung und führen zu einer zusätzlichen Verschlechterung der Glukoseverwertung in den peripheren Geweben. Als Folge davon erkennt man auch bei zunächst normoglykämischen Zuständen beim Vorliegen der spezifischen posttraumatischen metabolischen Konstellation eine auf die Fettinfusion reaktiv erfolgende Hyperglykämie (Abb. 4). Als Ausdruck der besonderen Stoffwechselsituation, die ganz wesentlich charakterisiert ist durch eine Überlagerung eines meist vorliegenden Hungerstoffwechsels und dem ganz spezifischen hormonell fixierten posttraumatischen Stoffwechsel, kommt es zu einem Anstieg bestimmter metabolischer Prozesse, die in der Tabelle 1 aufgelistet sind: Neben der Steigerung der Glykogenolyse und Glykolyse, kommt es zu einer ent-

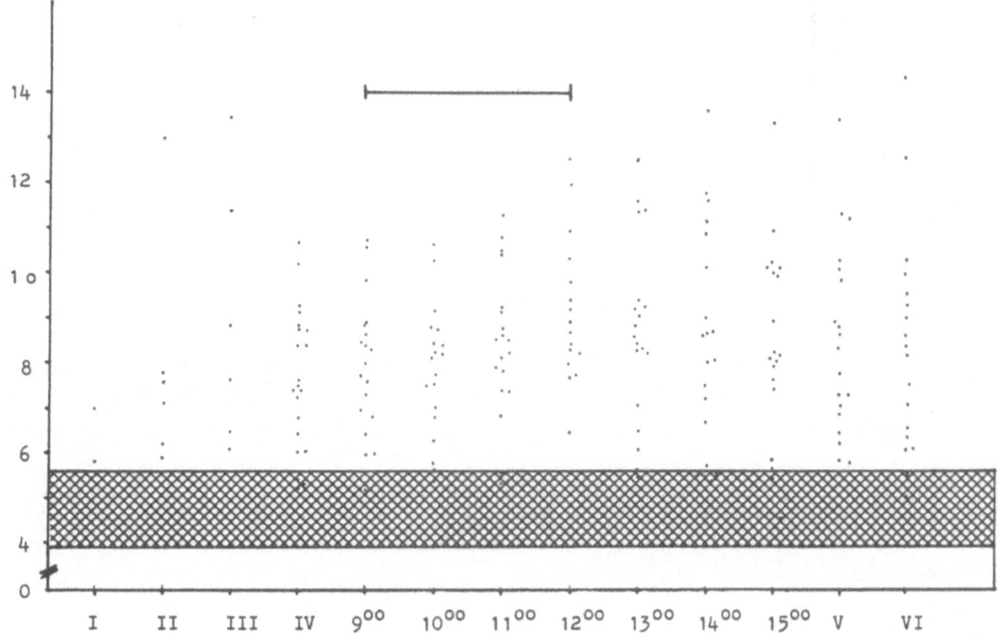

Abb. 2. Individuelle Glukosekonzentrationen bei intensivmedizinischen Patienten ohne Ernährungstherapie

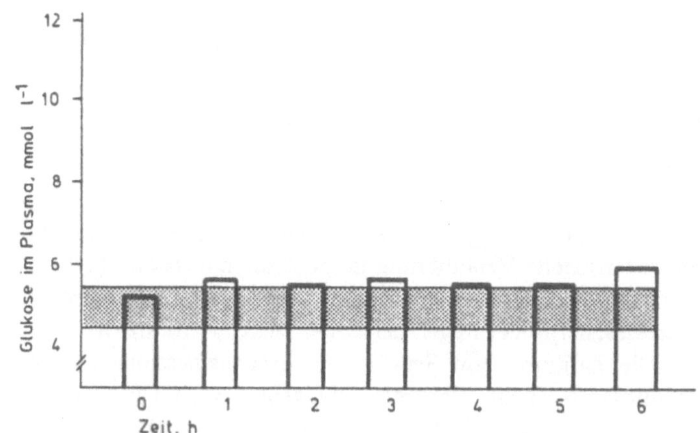

Abb. 3. Normoglykämischer
Verlauf eines intensivmedizinischen Patienten

sprechenden Zunahme der Glukoneogenese in der Leber und in der Niere. Das hat eine weitere ganz erhebliche Folge für die Homöostase des Organismus. In diesen Prozeß fließt eine
erhebliche Menge an Aminosäuren ein, die dadurch bedingt die endogene Versorgung mit
Aminosäuren für die Proteinsynthese weiterhin verschlechtern. Die Glukoneogenese ist sozusagen ein Notmechanismus, der die obligate Glukosebereitstellung für die insulinunabhän-
gigen Gewebe garantiert.

Neben der hormonell bedingten allgemeinen Katabolie ist v. a. der Glukoneogenesepro-
zeß, der eine Glukosebereitstellung von etwa 150 g am Tag sicherstellt und dafür einen Ein-

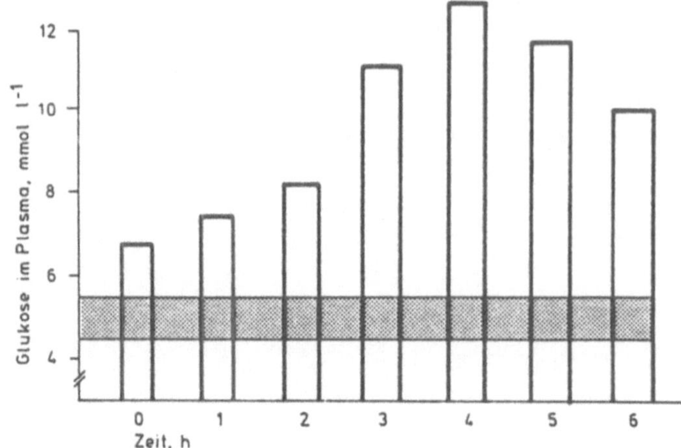

Abb. 4. Reaktive Hyperglykämie nach Fettinfusion

Tabelle 2. Posttraumatische hormonelle Konstellation

1. Sympathikotone Dominanz
   ACTH
   Katecholamine
   Glukokortikoide
   (ADH, HGH usw. erhöht)

2. Aktivitätsänderungen von
   Insulin
   Glukagon

3. Drastische Veränderungen
   Insulin/Glukagon

4. Konzentrationsabfall der Schilddrüsenhormone

satz von über 200 g Glukosepräkursoren erfordert, verantwortlich dafür, daß als weitere charakteristische Veränderung im posttraumatischen Stoffwechsel ein Anstieg der Harnstoffproduktion erfolgt. Dieser Anstieg ist eine besondere Konsequenz des Energiebereitsstellungsprozesses, der in der Regel mehr oder weniger erhöht ist.

Die aufgrund von Sauerstoffverbrauchsmessungen abgeschätzten metabolischen Substratumsätze im Energiebereitstellungsprozeß sind keineswegs drastisch gegenüber physiologischen Zuständen erhöht. Diese Tatsache ist sicherlich nicht zuletzt begründet durch den Einfluß intensivtherapeutischer Behandlungsverfahren, die aufgrund sedierender, relaxierender und korrigierender Maßnahmen zu einer erheblichen Minderung des erforderlichen Energiebereitstellungsprozesses führen.

Im zweiten Teil dieses Referats werden hormonelle Reaktionsmuster als Basis der Veränderungen im Stoffwechsel aufgezeigt (Tabelle 2). So sind die eingangs bereits angedeuteten Ausgangspunkte metabolischer Reaktionen bestimmte hormonelle Mechanismen des Körpers auf jede Art einer Belastung. Nicht nur die physiologischen Adaptationen, wie sie von Selye untersucht wurden, sondern auch die Reaktionen des Organismus auf eine Belastung, wie ein Trauma, eine Sepsis oder auch sonstige akut eintretende Schädigungen laufen in einer relativ einheitlichen Kaskade ab.

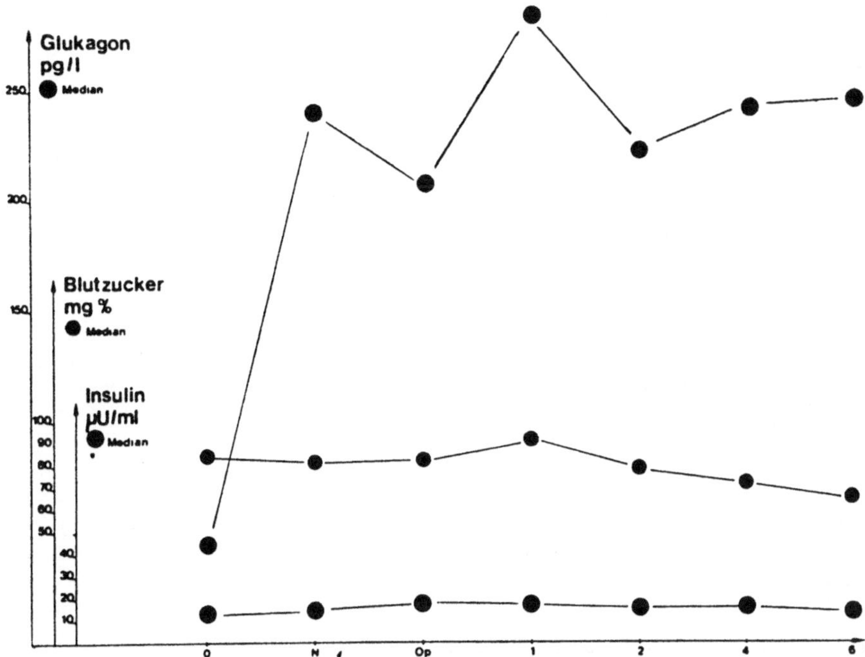

Abb. 5. Verlauf der Glukosekonzentration sowie der Aktivitäten von Insulin und Glukagon bei operierten Kindern

Ausgelöst werden alle Folgereaktionen durch den initialen Ausstoß an Katecholaminen, die zunächst selbst spezifische Reaktionen bewirken. Erkennbar ein unmittelbarer Angriff der Katecholamine in der Reaktionsachse Hypothalamus/Hypophyse und periphere Zielorgane. Darüber hinaus führen die Katecholamine als Ursache der sympathikotonen Dominanz im posttraumatischen Stoffwechsel zu einer gezielten Blockade der β-zellulären Sekretionsleistung des Pankreas, was in einer initial erkennbaren Reduzierung der Insulinfreisetzung resultiert. Gleichzeitig kommt es durch eine Stimulation der α-Zellen zu einem z. T. erheblichen Anstieg der Glukagonfreisetzung. Als Ausdruck der sympathikotonen Dominanz kommt es darüber hinaus über ein Ansteigen des ACTH zu einem weiteren Anstoß der Katecholaminfreisetzung und einem Anstieg der Glukokortikoide aus der Nebennierenrinde. Die erhöhte Aktivität der Hypophyse wird auch erkennbar in Erhöhungen der Hormone ADH und HGH. Was v. a. den Energiebereitstellungsprozeß, aber in ganz besonderem Maße die Verschiebung der Homöostase zur Seite der Katabolie entscheidend bestimmt, sind die Veränderungen im Insulin und Glukagon.

Wir erkennen, daß auch bei relativ kleinen Belastungen, wie sie an den Untersuchungsergebnissen bei Kindern, die sich einer kleinen Operation unterziehen mußten, aufgezeigt werden, diese unspezifische hormonelle Antwort erfolgt. Selbst wenn durch die Geringfügigkeit der eintretenden Schädigung die Glukosekonzentrationen noch normoglykämisch bleiben und auch die Insulinaktivität eher am unteren Rande der meßbaren Aktivität sich bewegt, erkennt man doch einen imponierenden Anstieg des gegenregulatorischen Glukagons, so daß es als Charakteristikum und vielleicht als hauptsächliche den Stoffwechsel bestimmende Veränderung zu einer mehr oder weniger drastischen Veränderung des Verhältnisses von Insulin zu Glukagon kommt. Diesen Veränderungen, die in der Abb. 5 bei den operierten

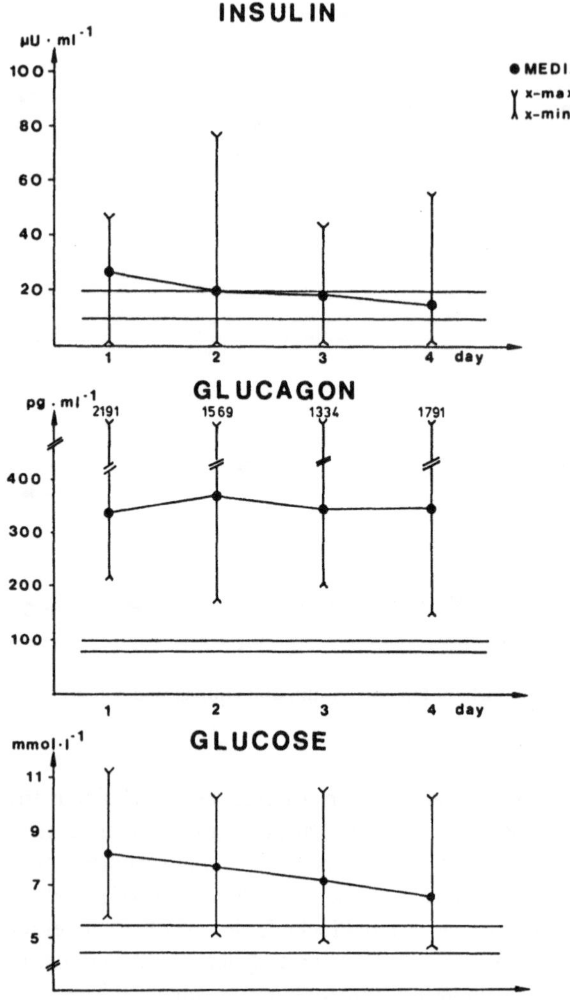

Abb. 6. Verlauf der Glukosekonzentration sowie der Aktivitäten von Insulin und Glukagon bei traumatisierten Erwachsenen

Kindern aufgezeigt werden, entspricht auch das uniforme Reaktionsmuster bei Erwachsenen, wie in Abb. 6 gezeigt wird. Die Insulinaktivitäten, die anfangs niedrig sind, imponieren allenfalls mit leicht erhöhten Aktivitäten. Ganz charakteristisch ist allerdings der massive Anstieg von Glukagon, der bei besonders schweren Schädigungen, wie bei schweren septischen Zuständen, bis zu 300 pg/l betragen kann.

Es ist darauf hinzuweisen, daß die aufgeführten Veränderungen zwar die hauptsächlich erkennbaren metabolischen und hormonellen Veränderungen posttraumatischer Stoffwechselzustände aufzeigen. Was aber nicht unterschätzt werden darf, ist die Beeinflussung der gesamten hormonellen Situation, die ganz erheblich durch das Ereignis verändert werden kann. Am Beispiel der Schilddrüsenhormone wird abschließend bei intensivmedizinischen Patienten aufgezeigt, in welcher Weise diese Veränderungen imponieren können. Wenn man davon ausgeht, daß die Schilddrüsenhormone einen ganz erheblichen Stellenwert für die Qualität und Quantität der energiebereitstellenden Prozesse in den Mitochondrien haben, kann man abschätzen, wie erheblich der Einfluß solcher Veränderungen auf die Qualität des Stoffwechsels

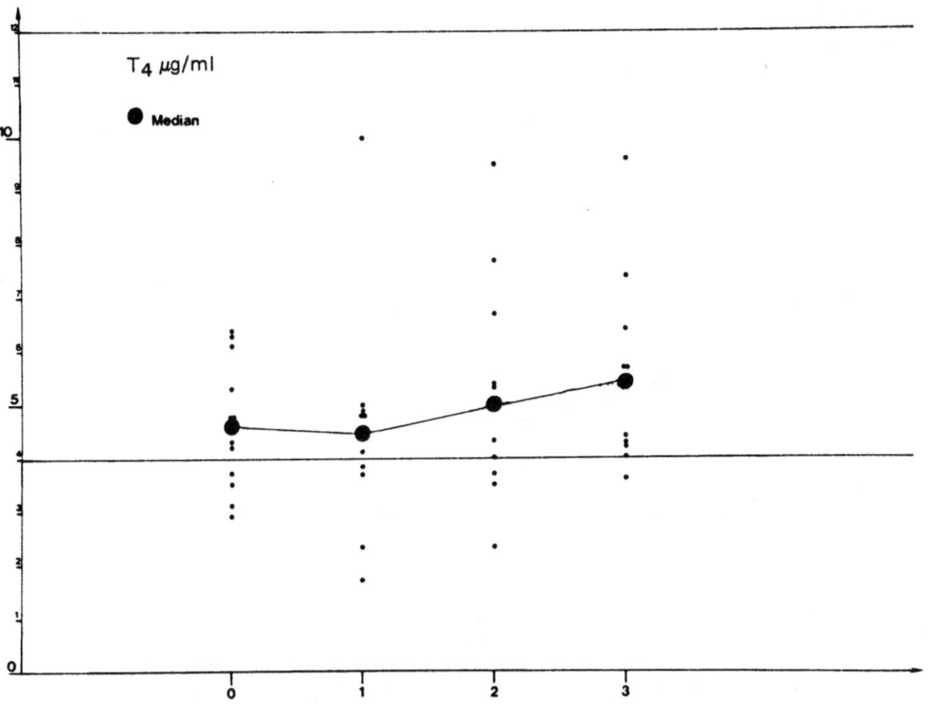

Abb. 7. Konzentrationen von T$_4$ bei traumatischen Patienten

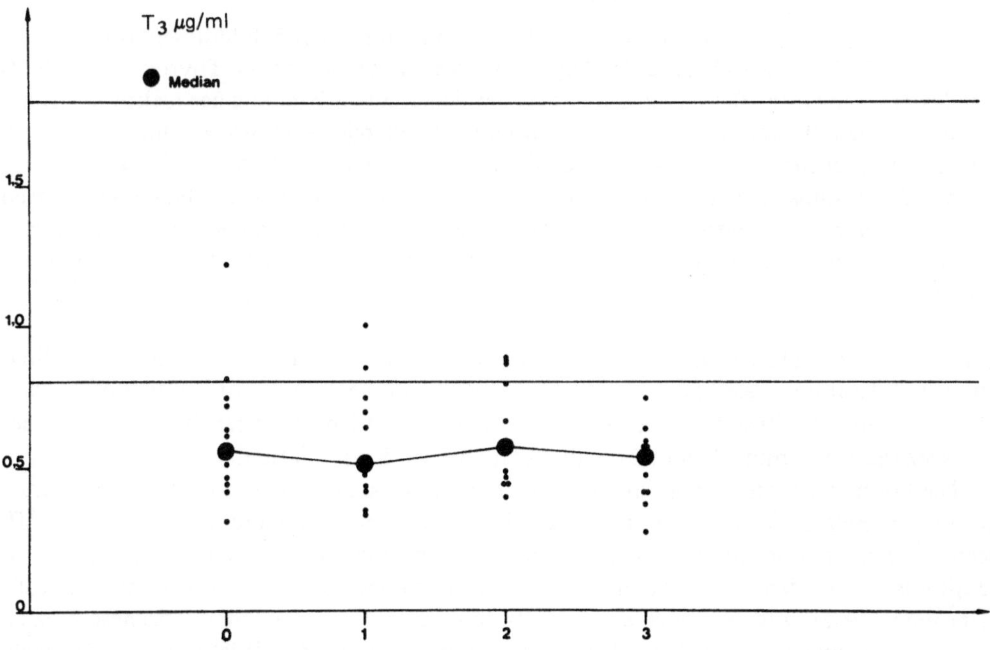

Abb. 8. Konzentrationen von T$_3$ bei traumatischen Patienten

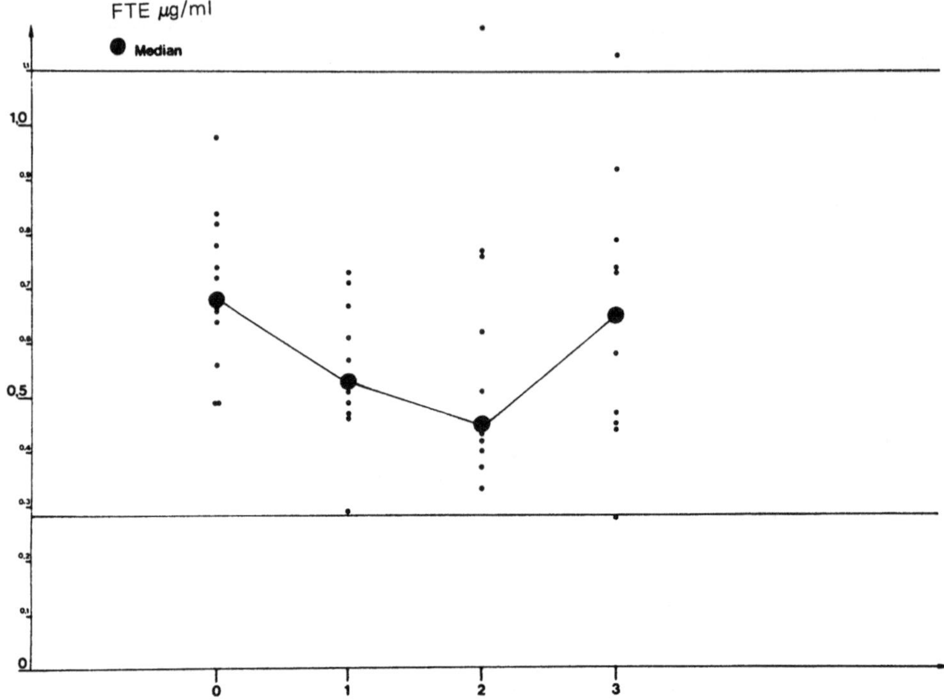

Abb. 9. Konzentrationen von FTE bei traumatischen Patienten

sein müßte. Bei Intensivpatienten wurden die Veränderungen der Schilddrüsenhormone, wie in den Abb. 7–10 dargestellt, v. a. des Thyroxins, des T_3, des sog. freien Thyroxinäquivalents und des rT_3 gemessen. Bei diesen Patienten, bei denen zur Erkennung des reaktiven Grundmusters nur der Wasser- und Elektrolythaushalt mit energiefreien Wasser- und Elektrolytlösungen ausgeglichen wurde, wird erkennbar, daß die Schilddrüse durch das schädigende Ereignis des Traumas nahezu blockiert ist. Die meßbaren Aktivitäten der biologisch aktiven Schilddrüsenhormone liegen z. T. am unteren Rand des physiologischen Referenzbereichs und sind, v. a. was die biologisch wichtige Komponente des T_3 betrifft, weit unter dem biologischen Referenzwert.

Zusammenfassend muß man feststellen, daß die Reaktion des Körpers hormonell bedingt durch eine Reaktionskaskade in charakteristischer Weise beeinflußt wird. Der Stoffwechsel ergibt sich als eine Resultante aus einem meist vorliegenden Hungerstoffwechsel und der ganz spezifischen hormonellen und damit metabolischen Konstellation.

Die hormonelle Auslösung führt in einer Reaktionskaskade zu einem charakteristischen Muster von Folgereaktionen, die im wesentlichen in einer Veränderung des Glukosestoffwechsels dergestalt resultieren, daß in den insulinabhängigen Geweben Glukose nicht als Hauptsubstrat für den Energiebereitstellungsprozeß vorliegt und ganz wesentlich durch die Fettsäuren ersetzt wird, wie auch andererseits durch Steigerung der Glukoneogenese ganz erhebliche Belastungen des Stickstoffhaushalts eintreten. Die Katabolie ist vielleicht der wichtigste Folgeprozeß eines Traumas, der zu einer erheblichen Verschlechterung der Stickstoff-

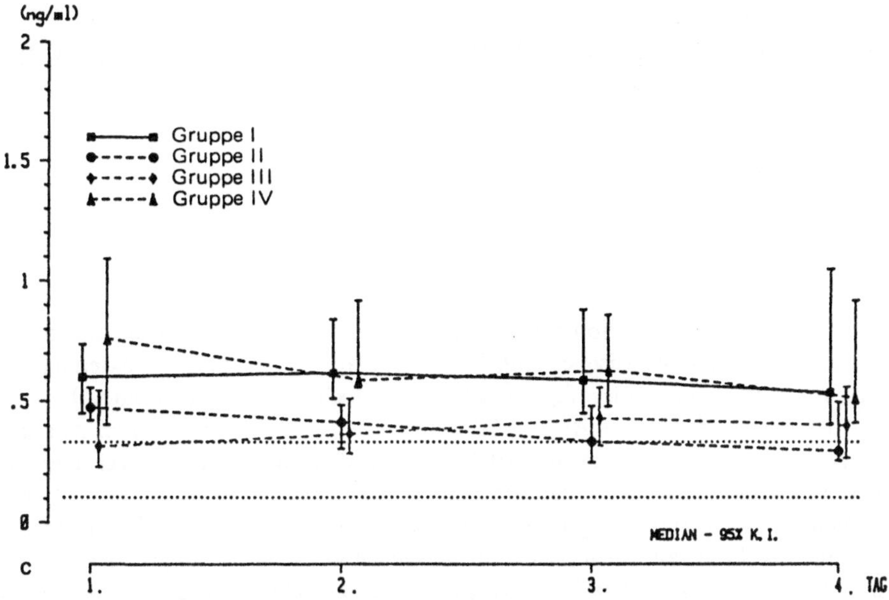

Abb. 10. Konzentrationen von rT$_3$ bei traumatischen Patienten

versorgung des Körpers führt. Es imponieren hohe Stickstoffverluste, die bei unterbrochener exogener Substitution eine erhebliche Beeinträchtigung der Reaktionsfähigkeit des Organismus zur Bewältigung der Schädigung und zum Auslösen von Regenerationsprozessen führt.

Literatur

1. Brunt EE van, Ganong WF (1971) The effects of preanesthetic medication, anesthesia and hypothermia on the endocrine response to injury. Anesthesiology 24:500
2. Dahn MS, Lange P (1982) Hormonal changes and their influence on metabolism and nutrition in the critically ill. Intensive Care Med 8:209–213
3. Lush D, Thorpe JN, Richardson DJ, Bowen DJ (1972) The effect of epidural analgesia on the adrenocortical response to surgery. Br J Anaesth 44:1169
4. Newsome HH, Rose JC (1971) The response of human adrenocorticotrophic hormone and growth hormone to surgical stress. J Clin Endocrinol Metab 33:481–487
5. Oyama T, Kimura K, Takazawa T, Takiguchi M (1969) An objective evaluation of traquillizers as preanaesthetic medication: effect on adrenocortical function. Can Anaesth Soc J 16:209–216
6. Oyama T, Shibata S, Matsumoto F, Matsuki A, Kimura K, Takazawa T, Kudo T (1968) Adrenocortical function related to methoxyflurane anaesthesia and surgery in man. Canad. Anaesth. Soc. J. 15: 362–368
7. Thomas N, Ryan PD (1976) Metabolic adaptations for energy production during trauma and sepsis. Surg Clin N Am 56/5:1073

Dosierung, Plasmaspiegel und Gewebskonzentrationen von Opiaten – Korrelation mit Organ- und systemischen pharmakologischen Effekten

K. A. Lehmann

Es scheint inzwischen schon eine Stilfrage zu sein: Kein Panel über Medikamentenwirkungen ohne ein pharmakokinetisches Alibi! Beweise statt Mutmaßungen, Fakten anstelle klinischer Erfahrung werden gefordert (und anschließend doch meist nicht geglaubt!).

Ich gestehe frei: Diese Rolle gefällt mir heute gar nicht. Dafür lassen sich drei Gründe anführen: Erstens gibt es bisher praktisch keine fundierten Untersuchungen über die Korrelation von kinetischen Daten zu den Optimierungsparametern der sog. „stress-free anaesthesia" (welche diese letzteren eigentlich sind, ist darüber hinaus ebenfalls umstritten); zweitens wacht Herr Arndt eifersüchtig darauf, daß ich ihm in dem Wenigen, das sich zu Spekulationen anbietet, nicht vorgreife; und drittens bin ich schließlich überhaupt skeptisch, ob sich pharmakodynamische Effekte rezeptorspezifischer Medikamente (wie der Opiate) aus Plasmaspiegeln oder Gewebskonzentrationen so einfach voraussagen lassen.

Gestatten Sie mir also bitte, Ihnen ein Alibi für diese Skepsis zu liefern!

Die Begeisterung über die universelle Verwendbarkeit von Morphin und seinen Derivaten, die sich aus Extrakten der Samenkapseln von Schlafmohn gewinnen ließen, findet sich schon recht früh in der Medizingeschichte und führte in der Anästhesiologie u. a. zum faszinierenden Konzept der „balanced anaesthesia", bei welcher individuelle Narkoseteilziele, wie die Analgesie, mit geringen Mengen hochwirksamer und spezifischer Pharmaka zu erreichen sind.

Die große therapeutische Breite moderner Opiate erlaubte jedoch auch die Anwendung viel höherer Dosen, wobei sich insbesondere im Bereich der kardiochirurgischen Anästhesie die gute Herz-Kreislauf-Stabilität unter derartigen „Mononarkosen" zu bewähren schien. Darüber hinaus fand man eine Verbindung der sonst unvermeidlichen Anstiege sog. Streßindikatoren wie der Katecholamine, der Kortikosteroide oder hypophysär-hypothalamischer Hormone [22–26]. Es lag nahe, eine perfekte Analgesie für diese Beobachtungen verantwortlich zu machen. Die Frage nach dem besten Präparat und seiner Dosierung mußte verständlicherweise für derartige Optimierungsparameter beantwortet werden.

Dabei zeigte sich bald (Abb. 1), daß unter diesem Gesichtspunkt die allgemein als äquipotent angenommenen Dosen verschiedener starker Analgetika durchaus unterschiedliche Wirksamkeiten besaßen. Spielt das Ausmaß der Analgesie also doch nicht eine so hervorragende Rolle? Sind vielleicht andere, unspezifische Opiatwirkungen von Bedeutung, etwa das Sedierungspotential, die hypnotische Komponente, die Unterdrückung vegetativer Reflexkreise? Die bisher besten Ergebnisse wurden mit den Präparaten aus der Fentanylfamilie erzielt: Sufentanyl (relative Potenz 1000) und Alfentanyl (30) scheinen dabei dem Fentanyl (100) selbst überlegen zu sein [12–14], was wiederum die Bedeutung der Analgesie relativiert.

Von welchem Nutzen kann unter diesen Voraussetzungen eine pharmakokinetische Betrachtungsweise sein? Pharmakokinetik beschreibt das zeitliche Verhalten von Medikamentenkonzentrationen in verschiedener meß- bzw. berechenbaren Körperkompartimenten. Den

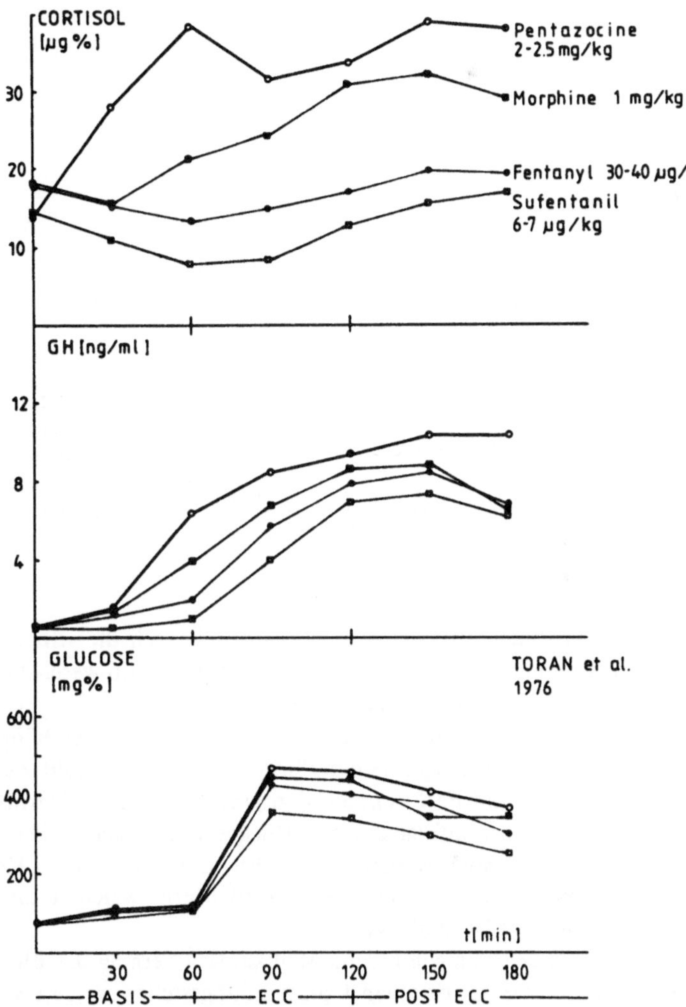

Abb. 1. Blutkonzentrationen einiger als „Streßindikatoren" angesehener endokriner Parameter bei herzchirurgischen Eingriffen mit extrakorporaler Zirkulation (ECC), wobei die Narkosen mit hohen Opiatdosen durchgeführt wurden (*GH* growth hormone). (Nach [24])

Kliniker interessiert jedoch mehr der Zeitverlauf von Wirkungen, also die „Kinetik der Pharmakodynamik". Sofern Korrelationen zu Konzentrationen nicht augenscheinlich sind (und
das ist bei Opiaten oft der Fall), entstehen neue Fragestellungen, etwa nach Arzneimittelinteraktionen, Adaptationsvorgängen oder ganz einfach nach der Bedeutung der biologischen
Variabilität [15].

Bevor in den nachfolgenden Referaten die klinische Praktikabilität hochdosierter Opiattherapie diskutiert wird, möchte ich Ihnen jetzt an einigen Beispielen die Grenzen pharmako-
kinetischer Aussagen erläutern.

Von Fentanyl wissen wir mittlerweile ziemlich genau, wie es sich im Körper verhält
(Abb. 2 und 3) [16]. Nach einer Bolusinjektion fallen die Plasmakonzentrationen infolge einer raschen Verteilung auf die gut perfundierten Gewebe sehr schnell ab. Es folgt eine etwas

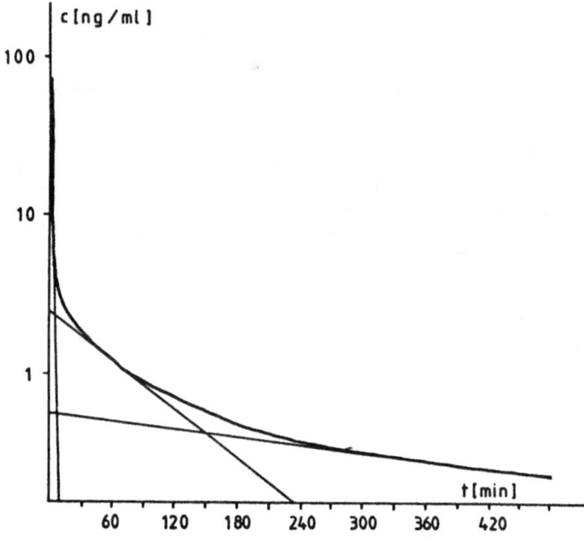

Abb. 2. Idealisierter Verlauf von Fentanyl-Blutkonzentrationen nach intravenöser Injektion: Verdünnung, Verteilung und Elimination lassen sich mit entsprechenden Halbwertszeiten belegen

langsamere Abnahme der Blutspiegel, sobald sich auch die schlechter durchbluteten Organe aufsättigen, während die terminale Eliminationsphase im wesentlichen durch Rückverteilung ins Blut und Biotransformation gekennzeichnet ist.

Dieses typische Bild (Abb. 2) ist offensichtlich dosisunabhängig. Wie wir an Ratten zeigen konnten, erhalten die eigentlichen Wirkorte im Gehirn nicht viel mehr als 1% der Gesamtmenge; Muskulatur und Fett nehmen den größten Anteil auf (Abb. 3). Die hier gespeicherte Opiatfraktion bestimmt infolge späterer Rückverteilung schließlich den Zeitraum, in welchem das Blut (und damit auch wieder das Gehirn) noch wirksamen Konzentrationen ausgesetzt sein wird. Ein vereinfachtes Schema mag erläutern, welchen Einflüssen der wirksame Teil einer Dosis ausgesetzt ist (Abb. 4).

Nur das nicht-proteingebundene Medikament vermag die Blut-Hirn-Schranke zu durchdringen, um hier die spezifischen Opiatbindungsstellen zu besetzen. Bereits die Plasmaproteinbindung ist nicht konstant, sie variiert etwa mit dem Blut-pH oder dem Alter. Die regionale Durchblutung schwankt bekanntlich nicht nur für das Gehirn, sondern auch für die peripheren Speicherorgane oder die stoffwechselaktive Leber bzw. die Nieren, ganz besonders unter den üblichen anästhesiologischen Maßnahmen wie Beatmung, Relaxation oder der Anwendung stoffwechselbeeinflussender Medikamente. So kann es nicht verwundern, daß bereits die Blutkonzentrationen nach einer vorgegebenen Dosis in verschiedenen Kollektiven u. U. ganz erheblich voneinander abweichen. Ältere Patienten weisen kleinere Verteilungsräume für Fentanyl auf als jüngere [2]; Inhalationsanästhetika wie Halothan oder Enfluran hemmen den Abbau sowohl über eine Verminderung der Leberperfusion wie über einen direkten Angriff an den verantwortlichen Leberenzymen [17]. Verständlicherweise erschweren derartige Phänomene eine einfache Interpretation von Dosis-Wirkungs-Beziehungen. Hinzu kommt, daß eine sichere Proportionalität zwischen Plasmaspiegeln und Gehirnkonzentrationen häufig nicht nachgewiesen ist.

Was für das lipophile Fentanyl auf der einen Seite gilt, nämlich eine ziemlich gute Übereinstimmung zwischen den Konzentrationsverläufen in Blut und Gehirn [1], trifft für das polare Morphin überhaupt nicht zu (Abb. 5). Hier gelangt nämlich nur ein relativ kleiner An-

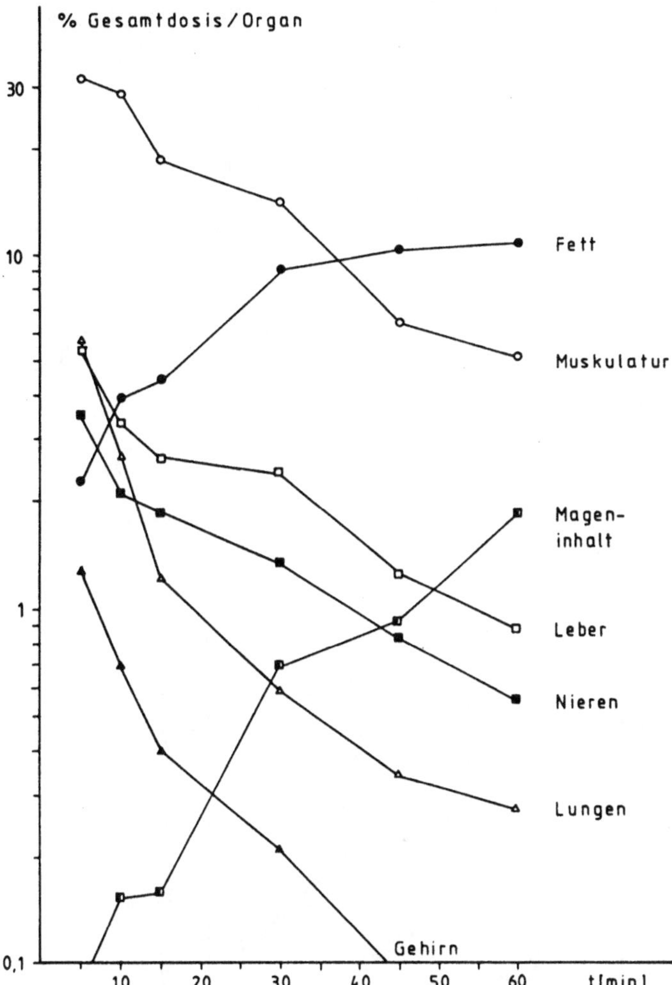

Abb. 3. Zeitlicher Verlauf der Organkonzentrationen von Fentanyl und seinen polaren Metaboliten nach intravenöser Injektion von ^{3}H-Fentanyl (Rattenexperimente). (Nach [18a])

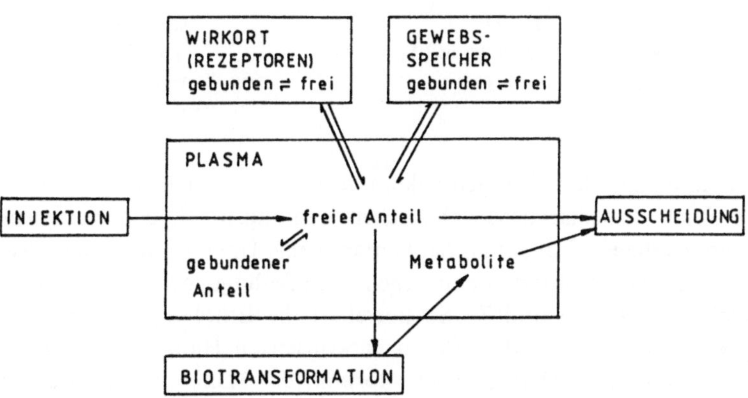

Abb. 4. Pharmakokinetische Einflüsse beim Aufbau von Wirkortkonzentrationen

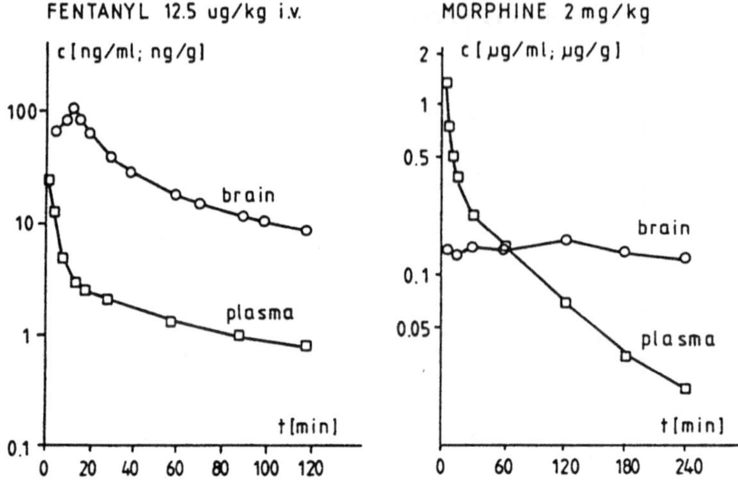

Abb. 5. Unterschiedliches Verhalten von Blut- und Gehirnkonzentrationen nach intravenöser Injektion von Fentanyl oder Morphin. (Nach [21a])

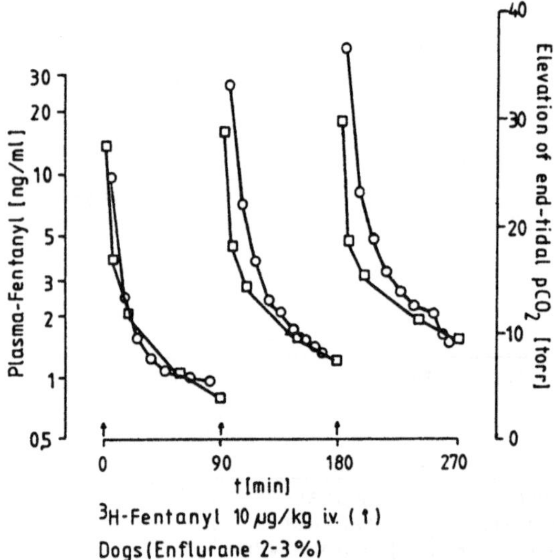

Abb. 6. Gegenüberstellung der Fentanylkonzentrationen im Plasma und der gleichzeitig bestimmten Erhöhung des endexspiratorischen pCO_2 bei spontan atmenden, Enflurannarkotisierten Hunden nach repetitiver intravenöser Fentanylinjektion. (Nach [9])

teil durch die Blut-Hirn-Schranke, um dann aber nachhaltig gebunden zu werden [10]. Ein Vergleich der pharmakodynamischen Wirkungen mit den Plasmaspiegeln sollte deshalb — wenn überhaupt — allenfalls bei Fentanyl eine Übereinstimmung zeigen.

Unter standardisierten experimentellen Bedingungen läßt sich diese Vermutung in der Tat bestätigen (Abb. 6 und 7). So korreliert die Erhöhung des endexspiratorischen pCO_2 bei spontan atmenden, mit Enfluran narkotisierten Hunden recht gut mit den Fentanyl-Blutkonzentrationen, während nach Morphin das Maximum der Atemdepression erst zu einem Zeitpunkt erreicht wird, bei dem die Plasmaspiegel bereits deutlich abgefallen sind, sich dann aber nur sehr langsam normalisiert [9, 10].

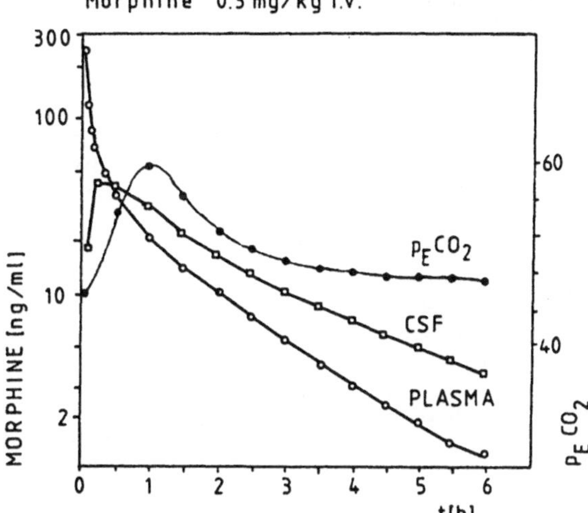

Abb. 7. Gegenüberstellung der Morphinkonzentrationen im Blut und Liquor (*CSF*) sowie der Erhöhung des endexspiratorischen pCO_2 bei spontan atmenden, Enfluran-narkotisierten Hunden nach einmaliger intravenöser Morphininjektion. (Nach [10])

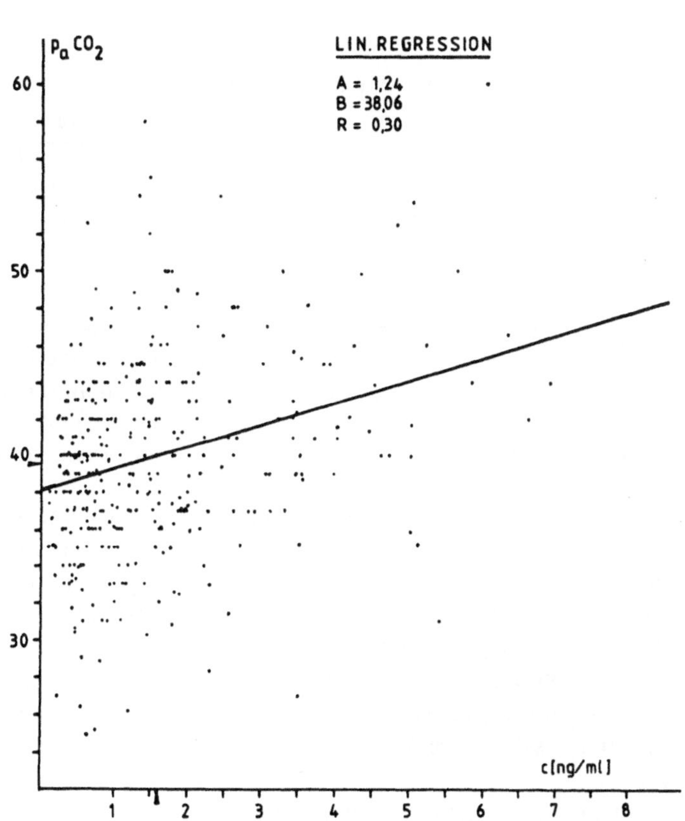

Abb. 8. Gegenüberstellung von arteriell bestimmten Fentanyl-Blutkonzentrationen und den zugehörigen p_aCO_2-Werten bei 36 wachen, postoperativen Patienten nach Routine-Neuroleptanalgesie. (Nach [18])

Die Hoffnung, nun zumindest für Fentanyl in den relativ leicht meßbaren Blutkonzentrationen ein Maß für die Wirkintensität gefunden zu haben, wird jedoch schon dann wieder zunichte gemacht, wenn man das experimentelle Modell mit der täglichen Routine vergleicht.

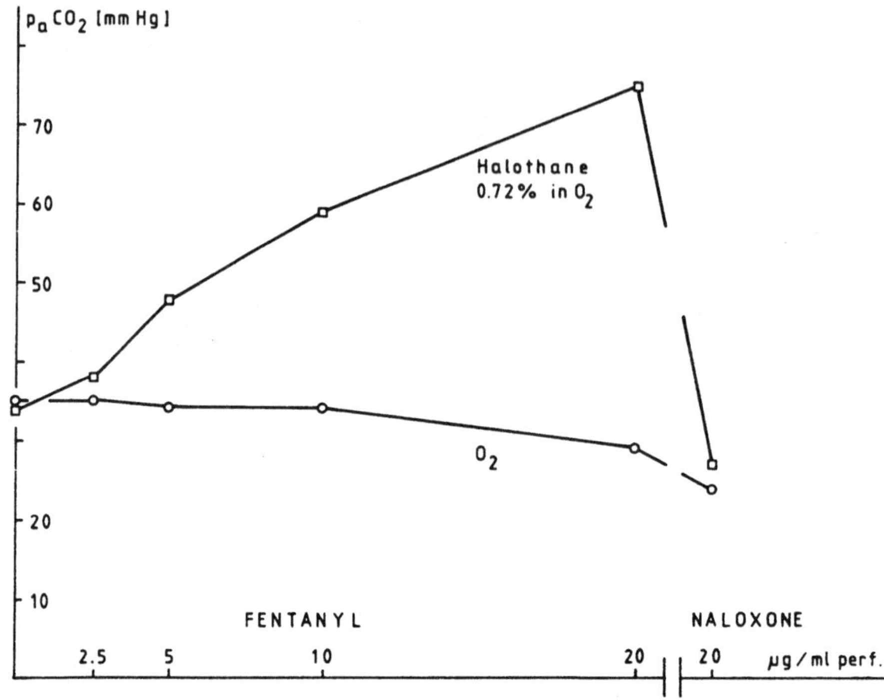

Abb. 9. p_aCO_2 von spontan atmenden Hunden im Wachzustand und unter mäßiger Halothannarkose bei selektiver Perfusion des 4. Ventrikels mit Fentanyl (nach [6]). Erläuterungen s. Text

So überprüften wir an einem Kollektiv von 36 wachen, postoperativen Patienten nach verschiedenen Eingriffen unter Neuroleptanalgesie, wie die bis zu 8 h nach der Extubation gemessenen Fentanyl-Plasmaspiegel zu den arteriellen Blutgasen, insbesondere zum pCO_2, passen (Abb. 8). Das Ergebnis ist leicht zu erkennen: praktisch gar nicht! Weder die Lage der Punktewolke noch der geringe Korrelationskoeffizient stimmen mit den übersichtlichen Resultaten aus Abb. 7 überein [18].

Wo liegt der Fehler? Es scheint mir ein wichtiges Verdienst der pharmakokinetischen Analysen zu sein, auf derartige Unstimmigkeiten aufmerksam gemacht zu haben. Eine Erklärung könnte Abb. 9 anbieten: Hier wurde bei spontan atmenden Hunden ausschließlich der 4. Ventrikel mit ansteigenden Fentanylkonzentrationen perfundiert, um eine zunehmende Besetzung der Opiatrezeptoren im bulbären Atemzentrum zu erzielen. Sie können deutlich erkennen, daß sich dabei das arterielle pCO_2 praktisch nicht verändert. Wenn die Untersuchungen jedoch am mäßig narkotisierten Tier wiederholt werden, findet man die erwartete, konzentrationsabhängige Verschlechterung, die zudem durch Naloxon zu antagonisieren ist [6].

Offensichtlich steht das bulbäre Atemzentrum unter der Kontrolle höherer Hirnareale, die es bei Bedarf (also etwa bei einer Erschwerung der autonomen Reaktionen infolge der spezifischen Opiatwirkung) übersteuern können. Erst nach deren Ausfall schlägt der Opiateffekt voll durch, ohne daß sich die Hirnkonzentrationen dabei geändert haben!

Aber selbst die Hirnkonzentrationen liegen in der täglichen Routine nicht so fest, wie man das hoffen möchte. Bereits die durch eine Beatmung hervorgerufenen Schwankungen

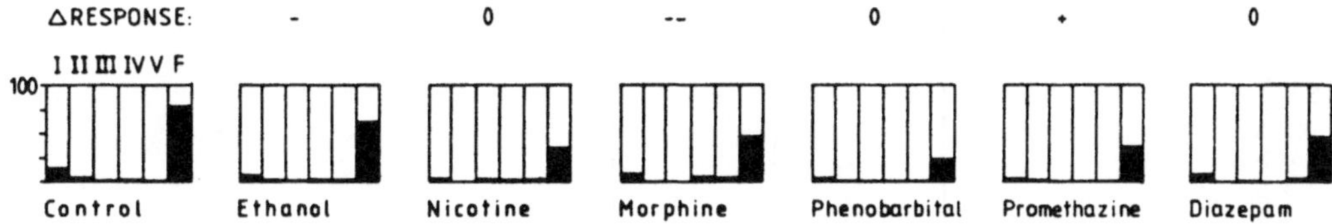

Abb. 10. Gehirnkonzentrationen von Fentanyl (*F*) und seinen polaren Metaboliten (*I–V*) 15 min nach intravenöser Injektion von 10 µg ^{3}H-Fentanyl bei Ratten, die einer chronischen Vorbehandlung mit Alkohol, Nikotin, Morphin, Phenobarbital, Promethazin oder Diazepam unterzogen wurden. Dargestellt ist ferner die Reaktion der Tiere auf die Opiatinjektion, verglichen mit der der Kontrollgruppe (0: vergleichbar, --/– – schwächer, + stärker). (Nach [18b])

im Säure-Base-Status beeinflussen die Verteilung. Eine Alkalose unter Hyperventilation erhöht den basischen, nichtprotonisierten Anteil von Fentanyl, und damit seine Lipophilie und Penetrationsfähigkeit durch die Blut-Hirn-Schranke ebenso wie die Bindung an das lipophile Hirngewebe; der Rücktransport ins Blut wird durch die Herabsetzung der Hirnperfusion verzögert, der Metabolismus bei verminderter Leberdurchblutung erschwert [1].

Wiederum an Ratten konnten wir kürzlich zeigen, daß eine chronische Medikamentenverabreichung zwar den Stoffwechsel beeinflußt und damit teilweise auch die Hirnspiegel (dargestellt sind in Abb. 10 die Konzentrationen von Fentanyl und seinen Metaboliten 15 min nach intravenöser Injektion), daß aber die so hervorgerufenen Veränderungen der zentralen Fentanylkonzentrationen überhaupt nicht zum Verhalten der Tiere nach der Injektion paßten. Die mit Phenobarbital vorbehandelte Gruppe zeigte z. B. deutlich verminderte Hirnspiegel, reagierte jedoch wie die Kontrolle, während in der Promethazingruppe die Reaktion erheblich verstärkt war. Wie viele unserer Patienten verfügen aber nicht auch über eine entsprechende Medikamentenanamnese!

Diese Befunde unterstreichen m. E. ganz deutlich die Bedeutung, die sowohl pharmakokinetische wie pharmakodynamische Interaktionen für die Entfaltung einer Medikamentenwirkung besitzen. Danach sollte es mit unserem bisherigen, begrenzten Wissen eigentlich unmöglich sein, aus einer Dosis oder einer Konzentrationsangabe den individuellen Effekt bei einem bestimmten Patienten vorauszusagen.

Wie bereits eingangs erwähnt, gibt es bis heute noch keine fundierten Studien über die Korrelation zwischen kinetischen Daten und den Kriterien streßfreier Anästhesie. Die Dosierung der verschiedenen angewandten Opiate wurde zunehmend erhöht; die erzielten Ergebnisse blieben dennoch zwischen den Arbeitsgruppen umstritten. Zwei grundsätzliche Befunde scheinen mir für eine kritische Perspektive jedoch außerordentlich wichtig: Wir wissen aus eigenen Untersuchungen an Patienten unter Routine-NLA, daß die zur Erzielung einer chirurgischen Analgesie erforderlichen Fentanyl-Blutkonzentrationen sehr breit streuen.

In Abb. 11 sind diejenigen Plasmaspiegel dargestellt, welche zum Zeitpunkt klinisch notwendiger Fentanyl-Nachinjektionen bei einem Kollektiv von 72 Patienten in verschiedenen chirurgischen Disziplinen gemessen wurden. Sie überstreichen einen Bereich von 0,3 – 50 ng/ml.

Abb. 12 beschreibt an einem experimentellen Hundemodell den Zusammenhang zwischen Fentanyl-Blutkonzentrationen und der Reduktion des MAC-Werts von Enfluran [21]. Die

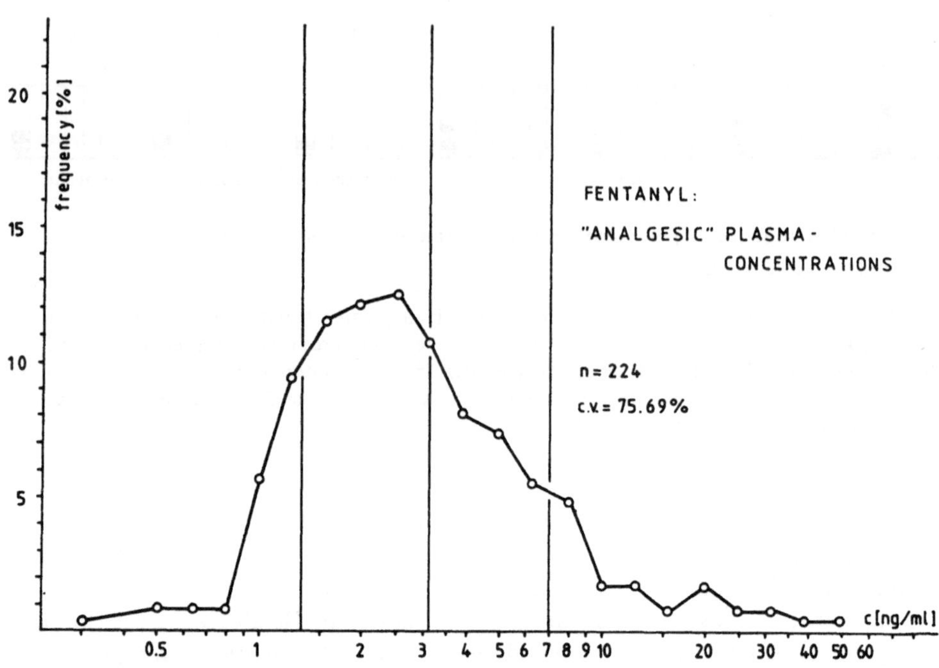

Abb. 11. Histogramm von Fentanyl-„Minimalblutspiegeln", bestimmt bei Routine-Neuroleptanalgesien jeweils zu Zeitpunkten klinisch nachlassender Analgesie. (Nach [18a])

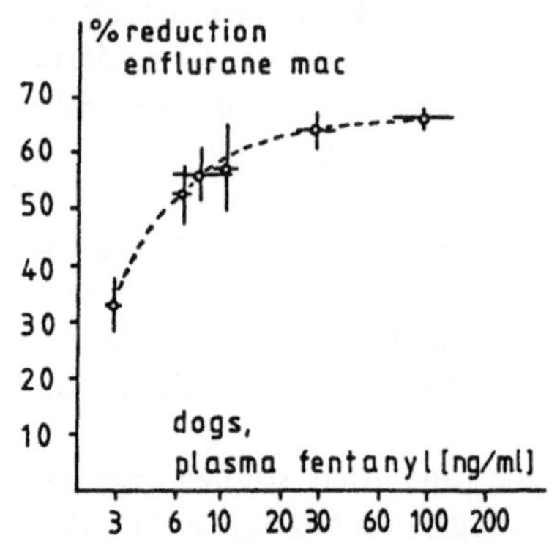

Abb. 12. Hinweise auf den „ceiling effect" von Fentanyl durch Bestimmung des MAC-Wertes von Enfluran bei Hunden (nach [21]). Erläuterungen s. Text

Abnahme erfolgt zunächst stetig, um bei etwa 50 ng/ml einen deutlichen Sättigungseffekt aufzuweisen. Dies bedeutet jedoch, daß höhere Plasmaspiegel keine verstärkte Analgesie nach sich ziehen. Wenn die als endlich anzunehmende Zahl der Opiatrezeptoren besetzt ist, ist offensichtlich das Maximum der über diese Rezeptoren vermittelten (spezifischen) Effekte erreicht. Eine weitere Dosissteigerung vermag nunmehr nur noch unspezifische Wirkungen (und Nebenwirkungen) zu vermitteln.

In Abb. 13 habe ich versucht, einige aus verschiedenen Literaturangaben stammende Befunde über Fentanyl-Blutspiegel unter „stress-free anaesthesia" graphisch zusammenzustellen. Sie werden erkennen, daß sie oft hart an der Grenze für Spezifität stehen [3–5, 7, 8, 11, 19,

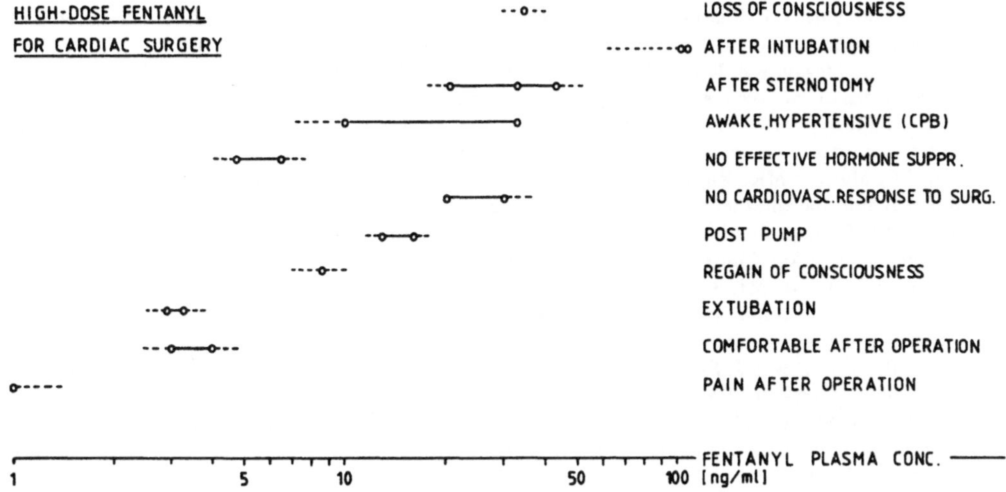

Abb. 13. Zuordnung klinischer Phänomene zu Fentanyl-Plasmakonzentrationen bei herzchirurgischen Eingriffen (nach verschiedenen Literaturangaben, s. Text)

20]. Die Dosierungen lagen dabei zwischen 50 und 150 μg/kg KG. Nur am Rande soll darauf hingewiesen werden, daß die Angaben über den Verlust des Bewußtseins (ca. 30 ng/ml) sich deutlich von denen unterschieden, bei denen das Bewußtsein zurückkehrt (ca. 8 ng/ml), wohingegen selbst im Bereich zwischen 10 und 22 ng/ml intraoperative Wachphasen zu beobachten waren. Offensichtlich korrelieren also auch die unspezifischen Opiateffekte nur sehr schlecht zu den Blutkonzentrationen! Zu einer mehr oder weniger effektiven Suppression der sog. „Streßhormone" werden augenscheinlich Steady-state-Plasmaspiegel über 10 ng/ml benötigt; eine Extubation war i. allg. erst unterhalb von 5 ng/ml möglich.

Selbst nach kritischer Diskussion der Vorteile derartiger Opiat-Mononarkosen, wie sie in den nachfolgenden Referaten geführt werden wird, bleibt die verzögerte Extubationsfähigkeit ein phamakokinetisch begründbarer Nachteil. Die Schwelle für eine effektive Spontanatmung, wo immer sie auch liegen mag, kann nach hoher Dosierung eben erst viel später unterschritten werden.

Hätten Sie sich das ohne meinen Vortrag vorstellen können?

Literatur

1. Ainslie SG, Eisele JH, Corkill G (1979) Fentanyl concentrations in brain and serum during respiratory acid-base changes in the dog. Anesthesiology 51:293–297
2. Bentley JB, Borel JD, Nenad RE (1982) Influence of age on the pharmacokinetics of fentanyl. Anesth Analg 61:171–172
3. Bovill JG, Sebel PS (1980) Pharmacokinetics of high-dose fentanyl. A study in patients undergoing cardiac surgery. Br J Anaesth 52:795–801
4. Cartwright DP, Chapman JC, Davies JR, Scoggins AM (1981) Pharmacokinetics of high-dose fentanyl. Br J Anaesth 53:780
5. Cookson RF (1980) Analgesic plasma concentrations. Br J Anaesth 52:959–960
6. Freye E, Hartung E (1981) Fentanyl in the fourth cerebral ventricle causes respiratory depression in the anesthetized but not in the awake dog. Acta Anaesthesiol Scand 25:171–173

7. Howie MB, Varma A, Sparks J, Reilley T, Cook R (1981) The relationship of plasma fentanyl levels to the postoperative course of open heart surgery patients. Anesthesiology 56:A45

8. Howie MB, Lingam RP, Reilley TE, Varma AB, Lee JJ (1982) Plasma fentanyl levels necessary for maintenance of cardiovascular stability. Anesth Analg 61:188–189

9. Hug CC, Murphy MR (1979) Fentanyl disposition in cerebrospinal fluid and plasma and its relationship to ventilatory depression in the dog. Anesthesiology 50:342–349

10. Hug CC, Murphy MR, Rigel EP, Olson WA (1981) Pharmacokinetics of morphine injected intravenously into the anesthetized dog. Anesthesiology 54:38–47

11. Koska AJ, Romagnoli A, Kramer WG (1981) Effect of cardiopulmonary bypass on fentanyl distribution and elimination. Clin Pharmacol Ther 29:100–105

12. Lange de S, Boscoe MJ, Stanley TH, de Brujin N, Philbin DM, Coggins CH (1982) Antidiuretic and growth hormone responses during coronary artery surgery with sufentanil-oxygen and alfentanil-oxygen anesthesia in man. Anesth Analg 61:434–438

13. Lange de S, Boscoe MJ, Stanley TH, Pace N (1982) Comparison of sufentanil-O_2 and fentanyl-O_2 for coronary artery surgery. Anesthesiology 56:112–118

14. Lange de S, Stanley TH, Boscoe M, Debujin N, Merman L (1982) Catecholamine and cortisol responses to high-dose sufentanil-O_2 and alfentanil-O_2 anesthesia during coronary artery surgery. Anesth Analg 61:177–178

15. Lehmann KA, Daub D (1982) Kinetik der Dynamik – Plädoyer für eine Synthese. Anästh Intensivmed 23:393–402

16. Lehmann KA, Daub D (1982) Opioide – das Beispiel Fentanyl. Klin Anaesthesiol Intensivther 24: 44–62

17. Lehmann KA, Weski C, Hunger L, Heinrich C, Daub D (1982) Biotransformation von Fentanyl. II. Akute Arzneimittelinteraktionen – Untersuchungen an Ratte und Mensch. Anaesthesist 31:221–227

18. Lehmann KA, Freier J, Daub D (1982) Fentanyl-Pharmakokinetik und postoperative Atemdepression. Anaesthesist 31:111–118

18a. Lehmann KA, Hunger L, Brandt K, Daub D (1983) Biotransformation von Fentanyl. III. Einflüsse chronischer Arzneimittelexposition auf Verteilung, Metabolismus und Ausscheidung. Anaesthesist 32:165–173

18b. Lehmann KA, Gensior J, Daub D (1982) „Analgetische" Fentanyl-Blutkonzentrationen unter Neuroleptanalgesie. Anaesthesist 31:655–659

19. Lunn JK, Stanley TH, Eisele J, Webster L, Woodward A (1979) High dose fentanyl anesthesia for coronary artery surgery: plasma fentanyl concentrations and influence of nitrousoxide on cardiovascular responses. Anesth Analg 58:390–395

20. Moldenhauer CC, Hug CC (1982) Continuous infusion of fentanyl for cardiac surgery. Anesth Analg 61:206

21. Murphy MR, Hug CC (1981) The anesthetic potency of fentanyl in terms of its reduction in enflurane MAC. Anesthesiology 55:A249

21a. Nishitateno K, Ngai SH, Finck AD, Berkowitz BA (1979) Pharmacokinetics of morphine: concentrations in the serum and brain of the dog during hyperventilation. Anesthesiology 50:520

22. Sebel PS, Bovill JG, Schellekens APM, Hawker CD (1981) Hormonal responses to high-dose fentanyl anaesthesia. A study in patients undergoing cardiac surgery. Br J Anaesth 53:941–948

23. Stanley TH, Berman L, Green O, Robertson D (1980) Plasma catecholamine and cortisol responses to fentanyloxygen anesthesia for coronary-artery operations. Anesthesiology 53:250–253

24. Toran I, El Busto JJ, Arroyo JL, Nalda MA (1976) Response sympathico-adrenergique et hypophysaire a differentes techniques d'anesthesie-analgesique. Ann Anesthesiol Fr 17:1059–1070

25. Walsh ES, Paterson JL, O'Riordan JBA, Hall GM (1981) Effect of high-dose fentanyl anaesthesia on the metabolic and endocrine response to cardiac surgery. Br J Anaesth 53:1155–1165

26. Wood C (Hrsg) (1978) Stress-free anaesthesia. Royal Society of Medicine. International Congress and Symposium Series No. 3. Academic Press, London

Gedanken zu einer rationellen Anwendung von Opiaten in der Anästhesie

J. O. Arndt

Der Titel meines Vortrags ist als Antithese zum Thema der Sitzung „Streßfreie Anästhesie mit hohen Opiatdosen" zu verstehen. Ich möchte mich bemühen, der Verunsicherung über die Beurteilung von Opiatdosen entgegenzuwirken und will deshalb eine sehr einfache Frage in den Vordergrund meiner Betrachtung stellen: Was ist eine hohe Opiatdosis? Offensichtlich ist es jene minimale Dosis, die den gewünschten maximalen Effekt, nämlich im Falle der Opiate eine komplette Analgesie erzielt, ohne dabei aber unerwünschte, toxische Nebenwirkungen ins Spiel zu bringen.

Die Möglichkeiten und Grenzen der rationalen Anwendung der Opiate werden dann sichtbar, wenn man sich die Wirkprinzipien vor Augen hält und die Wirkungen in Beziehung zur Pharmakonkonzentration bzw. - dosis betrachtet. Sie werden am Ende unschwer in der Lage sein, sich auf Grund der folgenden Diskussionen ein eigenes Urteil über die sachgerechte Anwendung der Opiate zu bilden. Sie werden nämlich erkennen, daß eine durch die einmalige Injektion einer sog. hohen Fentanyldosis (75–100μg/kg KG) ebenso wie beim klassischen Vorgehen (Initialdosis von ca. 10μg/kg KG plus intermittierender Repititionsdosis „nach Wirkung" oder Dauerinfusion von etwa 10μg/min) zwar eine komplette *Analgesie*, aber keine *Narkose* im Sinne einer vollständigen Blockade der Weckarbeit zu erzielen ist. Opiate sind nämlich Analgetika und keine Anästhetika.

Opiate wirken spezifisch über Opiatrezeptoren und unspezifisch zelltoxisch

Opiate können nach zwei verschiedenen Prinzipien wirken:

1. spezifisch über Vermittlung von Opiatrezeptoren und
2. unspezifisch auf Grund toxischer Zellwirkungen.

Bei der praktischen Anwendung sollten toxische Nebenwirkungen tunlichst vermieden werden, so daß sich die Frage meines Beitrags auf die Ermittlung jener Konzentrationen bzw. Dosen reduziert, die den Wirkungsbereich der spezifischen, über Opiatrezeptoren vermittelten Wirkungen voll ausschöpfen.

Pharmakon/Rezeptorprozeß

Die spezifische Wirkung der Opiate resultiert aus der Existenz von Opiatrezeptoren, von Zellstrukturen also, die Opiate dank deren Struktureigenschaften erkennen können, sich mit ihnen reversibel verbinden und aus dieser Verbindung einen Effekt auslösen. Opiatrezeptoren gibt es nur in nervalen Strukturen, so daß notwendigerweise die über sie vermittelten Wirkungen nervalen Ursprungs sind. Übrigens bilden Opiatrezeptoren mit den Endorphinen ein physiologisches Neuromodulatorsystem, das für die physiologische Kontrolle nicht nur der Schmerzperzeption, sondern auch des Bewußtseins, des Kreislaufs und der Atmung eine Rolle spielt.

Die über Opiatrezeptoren vermittelten Effekte, die spezifischen also, haben nun die Eigenschaft zu sättigen. Diese Eigenschaft resultiert aus der Existenz einer endlichen Anzahl von Rezeptoren, so daß einsehbar ist, daß eine durch sie vermittelte Wirkung nur so lange zunehmen kann, bis alle Rezeptoren besetzt sind. Darüber hinaus sind höhere Dosen wirkungslos, es sei denn, sie brächten unspezifische Nebenwirkungen ins Spiel.

Unspezifische, toxische Nebenwirkungen der Opiate

Unspezifische Wirkungen sind nun demgegenüber toxische Zelleffekte, wie sie z. B. auch durch die klassischen Inhalationsanästhetika ausgelöst werden. Es handelt sich also um generelle Störungen der Zellmembranfunktion, die sich an jedem Organ abspielen kann. Hierbei sind keine Rezeptoren beteiligt, folglich „sättigen" die Effekte nicht und sind übrigens auch nicht durch Antagonisten umzukehren. Die unspezifische Wirkung ist also nicht organspezifisch, sondern sie betrifft jede Körperzelle. Am ZNS führen toxische Nebenwirkungen zu komatösen Zuständen, am Herzen z. B. zu einer Verminderung bzw. vollständigen Lähmung der Kontraktionskraft. Solche Effekte treten aber erst in einem außerordentlich hohen Konzentrationsbereich zwischen etwa 2000–20000 ng/ml Fentanyl auf, während sich die spezifischen Wirkungen bei Fentanylplasmakonzentrationen zwischen 5–30 ng/ml entwickeln. (Zusammenfassende Darstellung bei Arndt [1].)

Fentanyl löst über Opiatrezeptoren in der Medulla oblongata unter Sättigung Bradykardien und schlafähnliche Zustände aus

Nach diesen Vorbemerkungen möchte ich Sie nun mit Experimenten vertraut machen, die den Spielraum des Opiatrezeptorsystems, also die spezifischen Opiatwirkungen sichtbar machen. Ich werde mich dabei im wesentlichen auf Fentanyl beziehen, weil dieses Präparat in der praktischen Anästhesie wohl die weiteste Verbreitung gefunden hat.

Fentanyl löst Bradykardien aus

Der zentrale Ursprung der Fentanylwirkung und seine Beziehungen zur Fentanylkonzentration wird besonders deutlich, wenn man Fentanyl direkt an die Opiatrezeptoren, die in besonders großer Dichte unter dem Boden des IV. Hirnventrikels nachgewiesen wurden, heranbringt. Wir haben deshalb Hunden Perfusionskanülen chronisch implantiert, so daß es möglich war, Fentanyl am wachen Tier durch den IV. Hirnventrikel zu perfundieren und damit die Fentanylkonzentration im Rezeptorgebiet unter Vermeidung peripherer Nebenwirkungen konstant zu halten, was wegen rascher Umverteilung des Fentanyls in extrazerebrale Gewebe und damit verbundenem raschen Abfall der Wirkortkonzentration bei intravenöser Applikation nicht möglich ist.

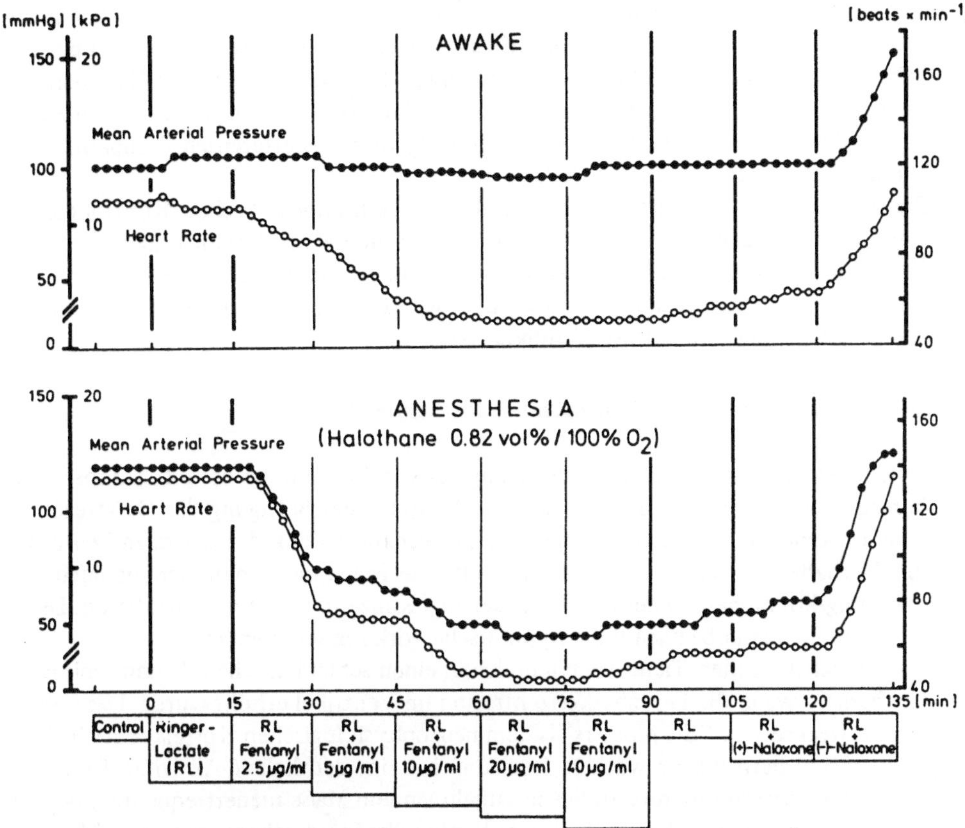

Abb. 1. Opiatrezeptoren in der Medulla oblongata mit Beziehung zum Kreislauf. Blutdruck und Herzfrequenz unter Perfusion des IV. Hirnventrikels mit Fentanyl sowie mit dem (+)- bzw. (−)-Naloxon an einem Hund im Wachzustand und in Halothannarkose. Die Pharmaka wurden in Ringer-Laktat gelöst und mit 0,1 ml/min perfundiert. Am wachen Tier wie in Narkose entwickelt sich unter Fentanyl eine ausgeprägte, konzentrationsproportionale Bradykardie mit minimalen Frequenzen um 50 Schläge/min. Dieses Minimum wird bei einer Fentanylkonzentration von 10 µg/min erreicht und wird selbst durch 4fach höhere Konzentrationen nicht unterschritten. Der Blutdruck ändert sich am wachen Tier nicht nennenswert, fällt aber in Narkose stark ab. Die Effekte lassen sich nur mit dem pharmakologisch aktiven (−)-Naloxon umkehren. Die Effekte sättigen also und sind als Hinweis auf die Beteiligung von Opiatrezeptoren stereospezifisch zu antagonisieren. (Nach Freye u. Arndt [5])

Besonders anschaulich läßt sich nun der Sättigungseffekt in solchen Versuchen an der Herzfrequenz darstellen, was in Abb. 1 zum Ausdruck kommt. Mit ansteigender Fentanylkonzentration im IV. Ventrikel fällt die Herzfrequenz von 80 Schlägen/min am wachen Tier auf minimal 50 Schläge/min ab. Dieser Effekt ist schon bei 10µg/ml voll entwickelt und wird selbst durch Vervierfachen der Konzentration nicht weiter beeinflußt. Wir erkennen also hier deutlich die konzentrationsabhängige Sättigung. Die Fentanylwirkung wird übrigens prompt antagonisiert, wenn man den IV. Ventrikel mit dem pharmakologisch aktiven Laevoisomer von Naloxon perfundiert, was als starker Hinweis auf die Beteiligung von Opiatrezeptoren gewertet wird.

Übrigens bleibt beim wachen Tier trotz des starken Frequenzabfalls der Blutdruck konstant, während er in Halothannarkose parallel mit der Bradykardie stark abfällt. Wir haben diesen Unterschied genauer analysiert und konnten nachweisen, daß Fentanyl bei alleiniger Anwendung selektiv die Herzfrequenz beeinflußt, die Funktion der Baroreflexe als blutdruck-stabilisierendes Prinzip am wachen Tier jedoch nicht beeinträchtigt. Durch Halothan jedoch werden die Baroreflexe funktionsuntüchtig, d. h. in der Kombination Halothan und Fentanyl verliert der Organismus seine Fähigkeit, durch Steigerung des efferenten Sympathikustonus seinen Blutdruck aufrechtzuerhalten [5].

Die Reagibilität des Vegetativums und damit der homöostatischen Kontrollmechanismen sind also unter alleiniger Anwendung von Opiaten in vollem Umfang erhalten. Unter diesem Blickwinkel sind übrigens Aktivitätssteigerungen des sympatho-adrenalen Systems primär Ausdruck der Funktionstüchtigkeit homöostatischer Regelmechanismen und nicht notwendigerweise negativ zu beurteilende Streßindikatoren.

Fentanyl löst einen schlafähnlichen Zustand, aber keine Narkose aus

Nach diesen Randbemerkungen zur Bewertung der sog. Streßindikatoren in Narkose möchte ich aber auf den eigentlichen Punkt, nämlich die Frage der Sättigung des Opiatrezeptorsystems zurückkommen. So weit wurde die Sättigungscharakteristik der zentralen Fentanylwirkung am Verhalten der Herzfrequenz dargestellt. Die Frage bleibt natürlich, ob auch die anderen Wirkungskomponenten der Opiate im gleichen Konzentrationsbereich sättigen. Die Antwort ist ja, zumindest in bezug auf die hypnotische Wirkung von Fentanyl.

Alle zunächst wachen Tiere fielen nämlich in einen schlafähnlichen Zustand mit erhaltener Weckbarkeit, wenn die Fentanylkonzentration im Ventrikel erhöht wurde. Das sieht man deutlich am Wechsel des EEG-Musters als dem neurophysiologischen Korrelat der Vigilanz.

Nach Abb. 2 herrscht am wachen Tier zunächst eine deutliche β-Aktivität. Doch mit jeder Fentanylkonzentrationsstufe treten in zunehmendem Maße niederfrequente, hochamplitudige Aktivitäten auf, und bereits bei einer Fentanylkonzentration von 10μg/ml besteht eine deutliche Δ-Aktivität, die auch bei weiterer Konzentrationserhöhung als Zeichen der Sättigung nicht zu beeinflussen ist. Durch Perfusion des IV. Hirnventrikels mit Naloxon am Ende des Versuchs lassen sich die Fentanyleffekte unter Aufwachen des Tieres prompt umkehren, was hier wiederum auf die Beteiligung von Opiatrezeptoren hinweist.

Niedrigere Frequenzen als im Δ-Bereich, insbesondere die narkosespezifische „burst-suppression" mit temporären Nullinien im EEG werden hier nie beobachtet [4]. Opiate lösen also vom IV. Ventrikel aus eher einen schlafähnlichen Zustand als einen komatösen Anästhesiezustand aus. Es überrascht deshalb nicht, daß trotz Sättigung der Opiatrezeptoren die Tiere weckbar bleiben.

In Abb. 3 erkennt man die deutliche Δ-Aktivität im EEG eines Hundes, dessen IV. Ventrikel mit 20μg/ml perfundiert wurde und der unter diesen Sättigungsbedingungen schlief. Lautes Pfeifen oder Kneifen der Lefze mit einer Gefäßklemme hatten einen Weckeffekt; denn das Tier öffnete die Augen, und im EEG kam es zur deutlichen Desynchronisation. Selbst wenn das vigilanzsteuernde Opiatrezeptorsystem in vollem Umfang aktiviert ist, bleibt das Tier also weckbar.

Demnach erinnert die zentrale Opiatwirkung eher an einen Zustand des natürlichen Schlafens mit erhaltener Weckbarkeit als an einen komatösen Anästhesiezustand, der auch durch stärkste sensorische Reize nicht mehr zu durchbrechen ist. Hieraus erklärt sich, warum Patienten trotz kompletter Analgesie gelegentlich durch sensorische Reize zu „wecken" sind. Oder anders gesagt: Durch Opiate allein läßt sich über das Opiatrezeptorsystem zwar eine komplette Analgesie, keinesfalls aber eine Narkose erzielen.

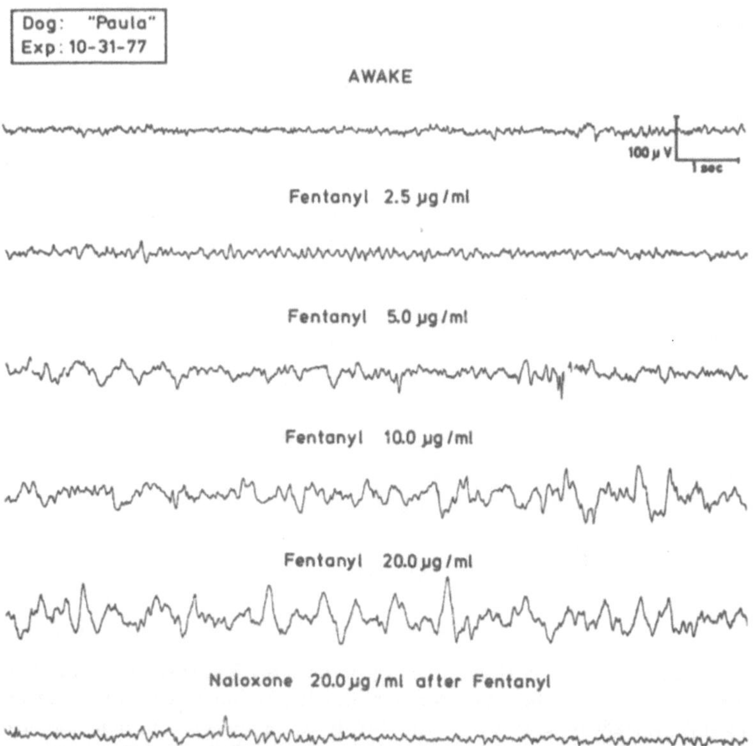

Abb. 2. EEG unter Perfusion des IV. Hirnventrikels am Hund ohne Narkose. Mit ansteigender Fentanyl-konzentration wird das EEG zunehmend synchronisiert, ein Effekt, der sich durch die nachfolgende Perfusion mit Naloxon umkehren läßt. In Übereinstimmung mit dem EEG-Muster schliefen die Tiere über einen Zustand der Sedierung ein. Der Effekt auf EEG und Verhalten ist bei einer Fentanylkonzentration von 10 µg/ml voll entwickelt, Konzentrationsverdopplung hat keinen zusätzlichen Effekt, d. h. auch hier herrscht „Sättigung". (Nach Freye u. Arndt [4])

Alle Wirkungskomponenten von Fentanyl „sättigen"
im gleichen Dosis- und Konzentrationsbereich

Nach dieser Konzentrations-Effektanalyse wurde in bezug auf Herzfrequenz und hypnotischer Wirkung der Spielraum der spezifischen Fentanyleffekte sichtbar, und es wurde deutlich, daß die Endpunkte der Wirkung durch die Sättigung angezeigt werden.

Nun fragt sich natürlich, mit welchen *Dosen*, nicht *Konzentrationen* die Sättigung zu erzielen ist und vor allem, ob die verschiedenen Wirkungskomponenten, d. h. die analgetische wie auch die atem- und kreislaufdepressorische Wirkung im gleichen Bereich sättigen. Auch hier will ich zunächst Beobachtungen an Hunden darstellen [2].

Wie der Abb. 4 zu entnehmen ist, wurden an diesen zunächst wachen Tieren verschiedene Atmungsparameter (Sauerstoffverbrauch, die Atemfrequenz, aber auch die Gasspannung im arteriellen Blut), ferner verschiedene Kreislaufparameter (Blutdruck und Herzfrequenz) und schließlich auch die Schmerzreaktion in Betracht gezogen. Als Kriterium der Schmerzempfindlichkeit diente der Anstieg der Herzfrequenz bzw. des arteriellen Blutdrucks auf ei-

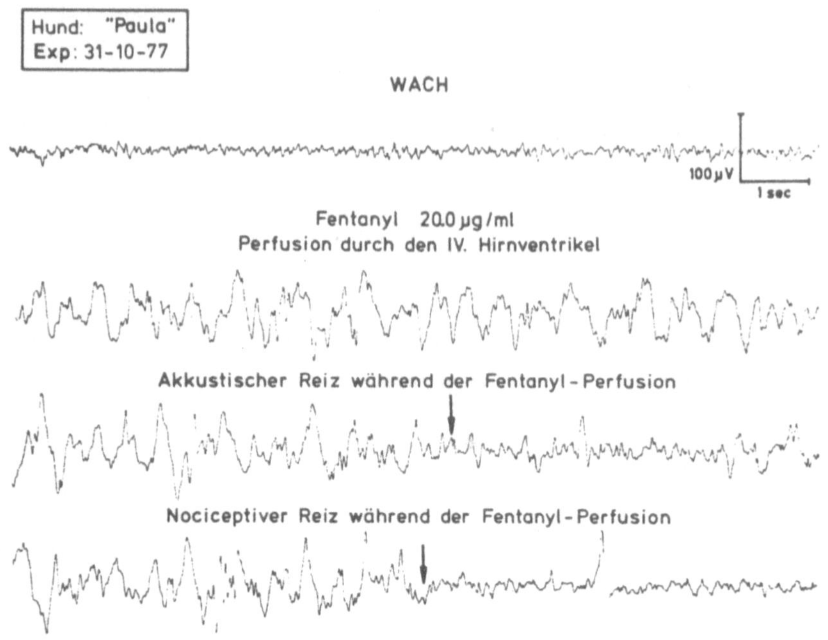

Abb. 3. EEG am wachen Hund unter Perfusion des IV. Hirnventrikels mit Fentanyl. Das EEG ist bei dieser Konzentration deutlich synchronisiert, das Tier befindet sich verhaltensmäßig in einem schlafähnlichen Zustand. Trotzdem führt ein akustischer Reiz (lautes Pfeifen) und ein schmerzhafter Berührungsreiz (Kneifen der Lefzen mit einer Gefäßklemme) unter Desynchronisierung des EEG zu einem deutlichen Weckeffekt. Demnach handelt es sich hier um einen schlafähnlichen Zustand mit erhaltener Weckbarkeit, nicht jedoch um einen komatösen Anästhesiezustand

nen schmerzhaften Standardreiz (d. h. Kneifen des Schwanzes der Hunde mit einer Arterienklemme).

Nach einer etwa 1stündigen Kontrollperiode im Wachzustand erhielten dann die Tiere Fentanyl in ansteigender Dosis, und zwar 2,5; 5; 20; 40 und schließlich 100µg/kg KG in Abständen von jeweils 5 min. Fünf Minuten nach der Injektion wurden auch die Fentanylkonzentrationen im Plasma gaschromatographisch bestimmt. Mit jeder Fentanylinjektion werden die Effekte stärker, was besonders deutlich am starken Abfall der Atem- und Herzfrequenz sowie am Ausfall der Schmerzreaktion zu erkennen ist. Nach der 4. Injektion, d. h. also nach 40µg/kg KG Fentanyl ist die Wirkung voll entwickelt; denn mehr als die Verdoppelung der Dosis auf 100µg/kg KG hat keinen zusätzlichen Effekt auf irgendeinen der Parameter.

Sämtliche Effekte sättigen also, was besonders anschaulich wird, wenn man die Änderungen der Parameter gegen die Plasmakonzentration von Fentanyl aufträgt (Abb. 5).

Alle Konzentration-/Effektkurven haben die gleiche, „sigmoide" Form mit einem Maximum oder Minimum bei Konzentrationen um 30ng/ml. Höhere Konzentrationen lassen also keinen stärkeren Effekt an irgendeinem der Parameter erwarten.

Hierbei ist beachtenswert, daß die Tiere nicht beatmet wurden, daß also trotz der starken Bradypnoe die Atmungsregulation nicht ausfiel und damit die stoffwechseladäquate Versorgung mit Sauerstoff uneingeschränkt funktionierte. Ich betone: *beim Hund!* Alle drei Wirkungskomponenten von Fentanyl, die analgetische, atemdepressorische und kreislaufdepres-

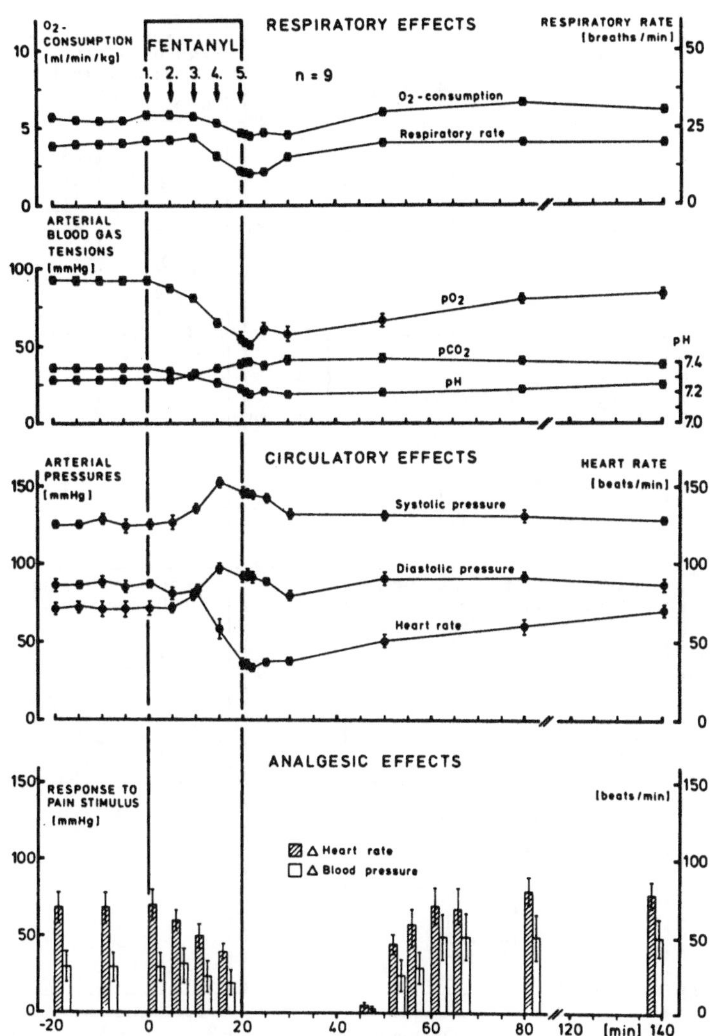

Abb. 4. Atmung, Kreislauf und vegetative Schmerzreaktionen nichtnarkotisierter Hunde nach intravenöser Injektion kumulativer Fentanylmengen. Mittelwerte (± SE) von 9 Versuchen an 9 Hunden. Während der Kontrolle waren die Tiere wach, befanden sich in linker Seitenlage und atmeten während des gesamten Versuchs spontan. Anstiege von Herzfrequenz und Blutdruck unter definiertem Schmerzreiz (Kneifen des Schwanzes der Tiere mit einer Gefäßklemme) wurden als Schmerzreaktion bewertet. Fentanyl (2,5; 5; 10; 40 und 100 μg/kg KG) wurden in Abständen von jeweils 5 min injiziert. Auffällig ist der starke Abfall der Atemfrequenz, der Herzfrequenz, des pO_2 und des pH bei wenig verändertem Sauerstoffverbrauch und mäßigem Anstieg des pCO_2. Diese Effekte haben sich schon nach der 4. Injektion (40 μg/kg KG) voll entwickelt; denn selbst das 2,5fache dieser Dosis (100 μg/kg KG) hat keinen zusätzlichen Effekt. Zwischen der 60.–120. min haben alle Parameter die Ausgangswerte wieder erreicht

sorische, „sättigen" also bei mittleren Plasmakonzentrationen von 30ng/ml an nichtnarkotisierten Hunden.

Bemerkenswerterweise liegen nun die Sättigungskonzentrationen auch für den Menschen in diesem Bereich. In Tabelle 1 wurden die für den Hund nachgewiesenen minimalen und

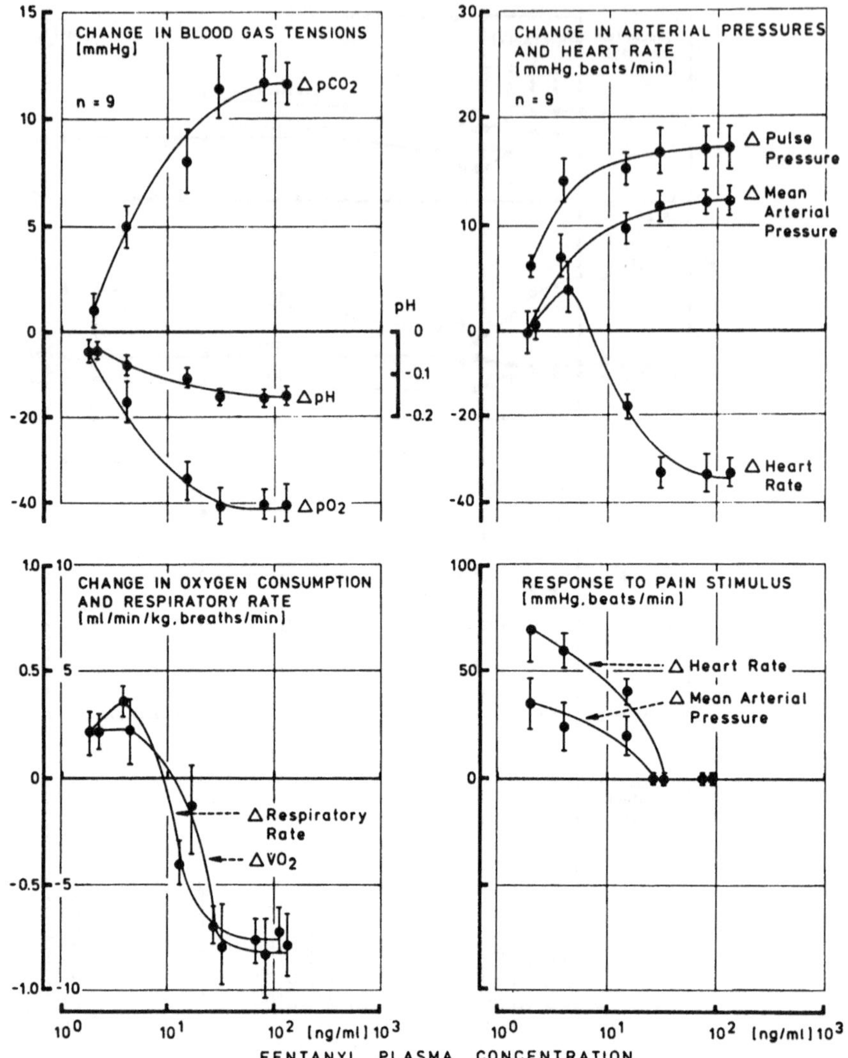

Abb. 5. Konzentration-Effekt-Beziehungen für verschiedene Wirkungskomponenten von Fentanyl. Mittelwerte (± SE) von 9 Versuchen an 9 nichtnarkotisierten Hunden. Parameteränderungen wurden in bezug auf die Werte am wachen Tier ermittelt. Anstiege von Herzfrequenz und Blutdruck durch Klemmen des Schwanzes der Tiere mit einer Gefäßklemme wurde als Schmerzreaktion bewertet. Die Maxima bzw. Minima der verschiedenen Kurven liegen bei Plasmakonzentrationen von 20–30 ng/ml und werden selbst durch Vervielfachung der Konzentration auf Werte von über 100 ng/ml nicht über- bzw. unterschritten. Sämtliche Wirkungskomponenten „sättigen" im gleichen Konzentrationsbereich, d. h. über eine bestimmte Konzentration hinaus lassen sich keine zusätzlichen Effekte erzielen

maximalen Wirkkonzentrationen denen des Menschen nach Literaturangaben gegenübergestellt. Danach liegen auch beim Menschen die analgetischen wie atemdepressorischen Grenzkonzentrationen zwischen 2–10ng/ml. Plasmakonzentration und die maximalen Effekte in bezug auf die Analgesie liegen zwischen 20–50ng/ml. Die Messungen am Menschen wurden z. T. in Kombination mit Lachgas und anderen Ingredienzien zur Neuroleptanästhesie durch-

Tabelle 1. Fentanyl-Plasmakonzentration für verschiedene Wirkungskomponenten

Species	Wirkungs-komponente	Wirkkonzentration (ng/ml)		Bemerkungen
		Mini-male	Maxi-male	
Hund	Analgesie Atemdepression Bradykardie	2–3	20–30	Nicht-narkotisiert, Spontanatmung Kumulative Dosis: 2,5–100 µg/kg (eigene Beobachtungen)
Mensch	Analgesie	~10		wach, Spontanatmung, Einzeldosen 1–2 µg/kg (Hess et al. 1972)
			~20–30	N_2O 60%, Einzelinjektion 1 µg/kg plus Infusion 7–14 µg/h (Hengstmann et al. 1979)
			1–50	NLA, Plasmaspiegel bei Nachinjektion (Lehmann et al. 1982)
			~30	O_2, 70 µg/kg *ohne* Nachinjektion (Lunn et al. 1979)
	Atemdepression	2–4		wach, Spontanatmung, Einzeldosis 1 µg/kg (de Castro, Hörig 1981)

geführt, so daß man sie mit einem Fragezeichen versehen muß. Interessant sind aber die Stanley-Beobachtungen, der ja Fentanyl unter reiner Sauerstoffatmung anwendet. Er hat 2h nach der Injektion von 75µg/kg KG Fentanyl, das sind 10–15 Ampullen zu je 0,5mg bei vollständiger Analgesie, mittlere Plasmakonzentrationen von 30ng/ml angegeben. Offensichtlich reicht diese Konzentration zur Erzielung einer vollständigen Analgesie, also zur Sättigung der Rezeptoren vollkommen aus.

Fentanylwirkung und Pharmakokinetik

Auch beim Menschen ist also die maximale Wirkung von Fentanyl bei durchschnittlichen Plasmakonzentrationen von etwa 30ng/ml zu erzielen. Es bleibt die Frage, mit welcher Applikationsform dieses Ziel zu erreichen ist. Hierbei ist zu bedenken, daß das hochlipophile Fentanyl ebenso rasch durch die Bluthirnschranke ins ZNS diffundiert, wie es durch Rückverteilung in knapp durchblutete Organe, insbesondere in die massenreiche Muskulatur bzw. in die Fettdepots wieder verschwindet.

Das Prinzipielle veranschaulicht Abb. 6. Nach Bolusinjektionen von Fentanyl (0,1, 0,5 und 1,0mg/m^2 KOF wird die Plasmakonzentration verfolgt.

Unabhängig von der Dosis ist der Kurvenverlauf ähnlich. Je größer die Dosis, um so höher die Konzentration am Ende der Injektion. Zwei Stunden nach der Injektion liegt die Plasmakonzentration bei 1,5 und etwa 10µg/ml für 0,1 0,5 und 1mg/m^2 KOF. Es besteht also eine annähernd lineare Beziehung zwischen Dosis und Plasmaspiegel im ,,steady state".

Dosisproportional ist nun aber auch die Wirkdauer. Nimmt man einmal an, daß zur Sättigung der Opiatrezeptoren Plasmakonzentrationen von etwa 30ng/ml erforderlich sind, dann

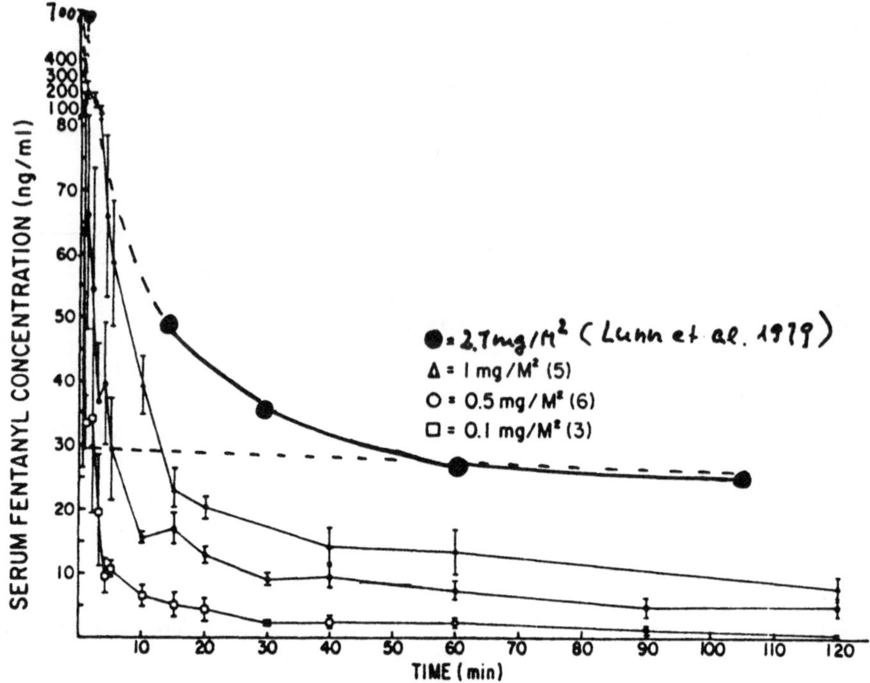

Abb. 6. Fentanyl-Plasmakonzentrationen im Zeitverlauf am Menschen in Abhängigkeit von der Dosis. (Nach Schleimer et al. [10] und Lunn et al. [9].) Die Plasmaspiegel werden in erster Annäherung dosis-proportional nach höheren Konzentrationen verlagert, was deutlich an der Lage der Steady-state-Werte 2 h nach der Injektion wie auch an den initialen Spitzenwerten (die für das Kollektiv von Lunn et al. wurden extrapoliert) zu erkennen ist. Unter der Annahme, daß zur Erzielung eines maximalen Effekts Plasmakonzentrationen von 30 ng/ml nötig sind (gestrichelte Linie), wird auch die Wirkdauer dosisproportional verlängert; denn je größer die Dosis um so später wird die „Sättigungskonzentration" wieder unterschritten

wird offensichtlich dieser Sättigungsspiegel bei der kleinsten Dosis nach 1—2, bei der mittleren nach etwa 5 und nach der höchsten Dosis nach etwa 10—15 min wieder unterschritten. Will man den vollen Wirkspiegel, d. h. die Sättigungskonzentration erhalten, dann muß man entweder kleine Mengen intermittierend „je nach Wirkung" nachinjizieren oder Fentanyl in kleinen Mengen infundieren.

Stanley, dessen Messungen hier eingetragen wurden, umgeht nun die Nachinjektion, indem er initial (übrigens innerhalb 5 min) 2,7mg/m² KOF injiziert. Ausgehend von Spitzenkonzentrationen um etwa 700ng/ml bleibt der Plasmaspiegel für eine geraume Zeit weit oberhalb der eigentlich nur nötigen Sättigungskonzentration von 30ng/ml, die tatsächlich erst nach etwa 2h unterschritten wird.

Schlußfolgerungen

Sind nun die hohen Spitzenkonzentrationen bei diesem Vorgehen bereits im toxischen Bereich? Die Antwort ist Nein. Nach Untersuchungen am isolierten Herzmuskel, der mit Sicherheit keine Opiatrezeptoren besitzt, treten toxische Nebenwirkungen erst bei Fentanylkonzentrationen von weit über 2000ng/ml auf [1].

Demnach liegen die Plasmaspiegel selbst bei den sog. hohen Dosen zwar für lange Zeit deutlich über dem notwendigen Sättigungsbereich, sie bleiben aber trotzdem deutlich unterhalb der toxischen Schwelle. Da auch mit diesen hohen Dosen lediglich die spezifische, rezeptorvermittelte Opiatwirkung ins Spiel gebracht und völlig ausgeschöpft wird, erreicht man mit diesem Vorgehen keine andere Wirkungsqualität. Diese sog. hohen Fentanyldosen sind also nicht in bezug auf die *Wirkung*, sondern nur in bezug auf die *Wirkdauer* hoch.

Einfach gesagt: Durch eine einmalige Injektion hoch genug bemessener Fentanyldosen erreicht man nicht etwa eine ausgeprägte Analgesie, sondern lediglich eine längere Wirkdauer.

Und praktisch betrachtet: Stanley bedarf für eine Operationszeit von 2h beim Erwachsenen 10–15 Flaschen Fentanyl zu je 0,5mg, bei der intermittierenden Nachinjektion braucht man dagegen nur etwa 4 Flaschen. Macht man sich deshalb die Maxime zu eigen, einen maximalen Effekt bei minimaler Dosis zu erzielen, dann kommt man diesem Ziel mit der intermittierenden Anwendung kleinerer Fentanyldosen (Einleitungsdosis $10\mu g/kg$ KG plus Nachinjektion 0,05–0,1mg je nach Bedarf bzw. Dauerinfusion von etwa $10\mu g/min$) am nächsten. Man könnte deshalb abschließend überspitzt sagen: Die Anwendung sog. hoher Fentanyldosen dient zwar der Bequemlichkeit des Anästhesisten, sie muß aber ohne Verbesserung der Wirkqualität mit unverhältnismäßig hohen Dosen und größerem personellen Aufwand bei der postoperativen Überwachung bezahlt werden.

Da auch bei voller Sättigung des Opiatrezeptorsystems trotz kompletter Analgesie nur schlafähnliche Zustände mit erhaltener Weckbarkeit zu erzielen sind, nicht aber eine Anästhesie im strengen Sinne, widerspricht es schließlich den pharmakologischen Grundprinzipien, wenn man Opiate als „Monoanästhetika" einsetzt. Damit ist mein Vortrag auf der Grundlage pharmakologischer Überlegungen letztlich ein Plädoyer für die klassische Neuroleptanalgesie.

Literatur

1. Arndt JO (1981) Bedeutung von Opiatrezeptoren im Gehirn für Kreislauf und Vigilanz. Erlanger Anaesthesie-Seminare, Bd 6
2. Arndt JO, Mikat M, Parasher C (1984) Fentanyl's analgesic, respiratory, and cardiovascular actions in relation to dose and plasma concentration in unanesthetized dogs. Anesthesiology 61:355–361
3. de Castro J, Hörig C (1981) Die Pharmakokinetik von Fentanyl und deren Konsequenzen für Atemdepression und Remorphinisierung bei der analgetischen Anaesthesie. Anaesthesiol Intensivmed 7:190–198
4. Freye E, Arndt JO (1979) Perfusion of the fourth cerebral ventricle with fentanyl induces naloxonereversible bradycardia, hypotension, and EEG synchronisation in conscious dogs. Naunyn-Schmiedebergs Arch Pharmacol 307:123–128
5. Freye E, Arndt JO (1980) Perfusion of fentanyl through the fourth cerebral ventricle and its cardiovascular effects in awake and halothane anesthetised dogs. Anaesthesist 29:208–213
6. Hengstmann JH, Stoeckel H, Schüttler J (1980) Infusion for fentanyl based on pharmacokinetic analysis Br J Anaesth 52:1021–1025
7. Hess R, Stiebler G, Herz A (1972) Pharmacokinetics of fentanyl in man and the rabbit. Eur J Clin Pharmacol 4:137–141
8. Lehmann KA, Freier J, Daub D (1982) Fentanyl-Pharmakokinetik und postoperative Atemdepression. Anaesthesist 31:111–118
9. Lunn JK, Stanley TH, Eisele J, Webster L, Woodward A (1979) High dose fentanyl anesthesia for coronary artery surgery: Plasma fentanyl concentrations and influence of nitrous oxide on cardiovascular responses. Anesth Analg 58:390–395
10. Schleimer R, Benjamini E, Eisele J, Henderson G (1978) Pharmacokinetics of fentanyl as determined by radioimmunoassay. Clin Pharmacol Ther 2:188–194

Streßfreie Anästhesie in der Herzchirurgie durch hohe Opiatdosen – gibt es so etwas?*

D. Kettler, F. Hasse und I. Hensel

In den letzten 3 Jahren hat die besonders in der anglo-amerikanischen Literatur propagierte Verwendung sehr hoher Fentanyldosen als sog. streßfreies Anästhesieverfahren erhebliches Aufsehen erregt. Es wurde berichtet, daß bei der Erhöhung der bisher üblichen Fentanyldosierung um den Faktor 10 ein sehr stabiles Kreislaufverhalten und eine Verhinderung der metabolischen und hormonalen sympatho-adrenergen Stimulation während eines operativen Eingriffs erreicht werden könne [3, 4, 7–9].

Wir sind in den hier vorgelegten Untersuchungen der Frage nachgegangen, ob bei Patienten mit koronarer Herzkrankheit die Wahl des Anästhesieverfahrens, insbesondere aber die Erhöhung der Opiatdosis, einen Einfluß auf die metabolische, hämodynamische und hormonale Reaktion während des operativen Streßgeschehens haben.

Die Abb. 1 zeigt eine Zusammenstellung möglicher und klinisch relevanter Auswirkungen von intraoperativem Streß. Betroffen ist zum einen das kardiovaskuläre System durch eine gesteigerte Herzarbeit, durch eine Arrhythmieneigung sowie der Zentralisation mit ihren Folgen. Zum anderen können Metabolismus und Hormonhaushalt durch intraoperativen

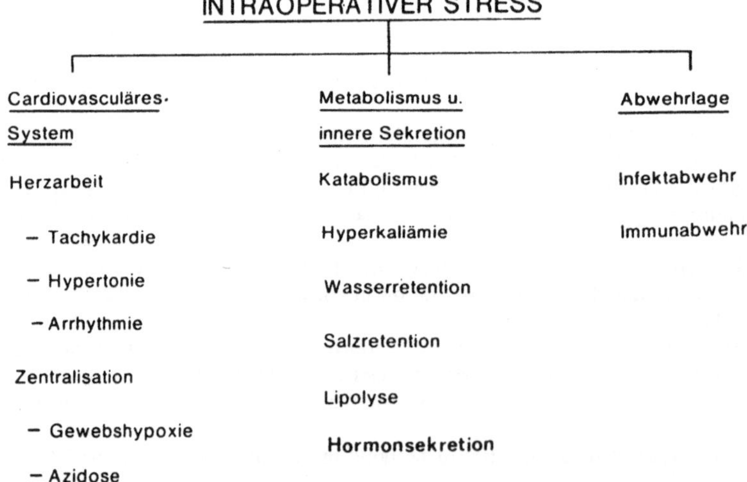

Abb. 1. Auswirkungen von intraoperativem Streß auf das kardiovaskuläre System, Metabolismus und innere Sekretion sowie die Abwehrlage des Organismus

---

* Mit Unterstützung der deutschen Forschungsgemeinschaft im Rahmen des SFB 89 – Kardiologie Göttingen

Streß nachhaltig gestört werden und deren Auswirkungen bis weit in die postoperative Phase hineinreichen. Letzteres gilt insbesondere für eine durch Streß beeinträchtigte Körperabwehrlage.

Wir begannen diese Studie mit orientierenden Untersuchungen über die Verteilungskinetik des Fentanyls im Intravasalraum. Sämtliche im folgenden aufgezeigten Messungen wurden während einer routinemäßigen aorto-koronaren Bypass-Operation vorgenommen.

Ergebnisse

In Abb. 2 wird der Plasma-Konzentrationsverlauf von Fentanyl während einer Neuroleptanalgesie mit moderaten Dosen als Dauerinfusion appliziert (untere Kurve) und hohen als einmalige Dosis zu Beginn der Anästhesie gegeben (obere Kurve) dargestellt. Auf der Ordinate ist die Fentanylkonzentration in ng/ml, auf der Abszisse sind verschiedene Abschnitte während der Operation – Wachzustand, Intubation, Sternotomie, extrakorporale Zirkula-

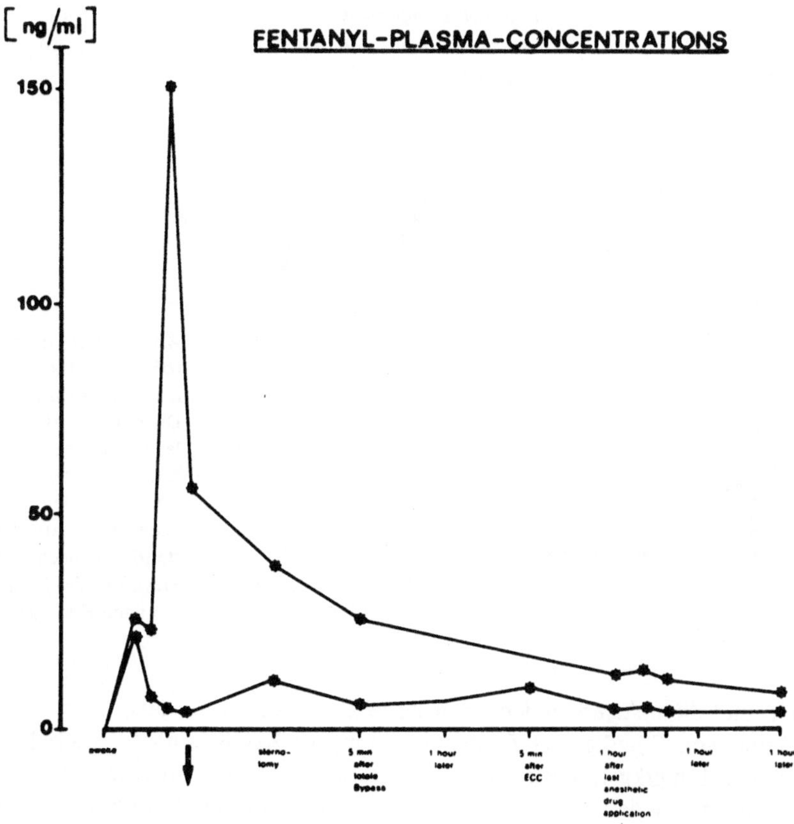

Abb. 2. Plasmaspiegel von Fentanyl bei moderater Fentanyldosierung mittels kontinuierlicher Infusion nach Gabe einer initialen loading-dose (untere Kurve) und bei hoher einmaliger Applikation von 100 ng/kg KG Fentanyl (obere Kurve)

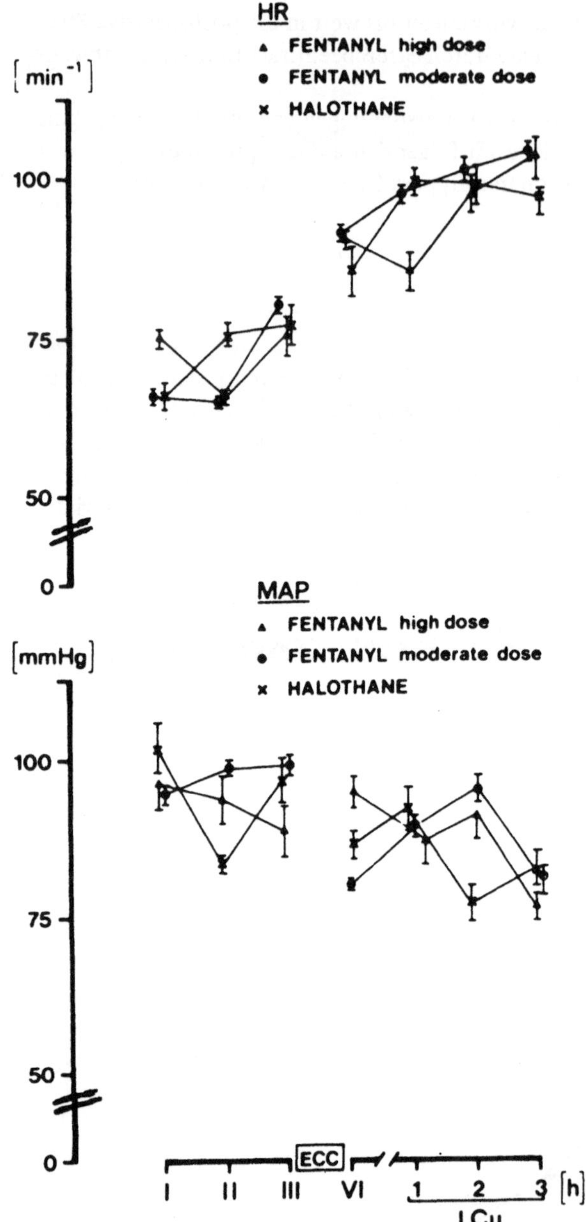

Abb. 3. Verhalten der Herzfrequenz (*oberer Teil*) und des mittleren arteriellen Drucks (*unterer Teil*) unter mittlerer Dosierung (Infusion) sowie hoher initialer Dosierung von Fentanyl-N_2O-Anästhesie sowie Halothane-N_2O-Anästhesie. Die Zahlenangaben auf der Abszisse bedeuten I: Ausgangswert (Wachzustand), II: nach Intubation, III: nach Sternotomie, IV: nach ECC, 1, 2 und 3 h nach Ende der Anästhesie

tion und die ersten Stunden im postoperativen Verlauf — aufgetragen. Nach intravenöser Injektion von 7 µg/kg KG Fentanyl, 0,3 mg/kg KG Etomidate sowie Muskelrelaxation mit initial 0,1 mg/kg KG Pancuroniumbromid wurde den Patienten über einen Fentanyltropf bis zu Beginn der Bypassphase eine Dosis von 7 µg/kg KG/h zugeführt. Diese Dosis wurde während der Bypassphase auf 13 µg/kg KG/h erhöht. Aus der unteren Kurve in der Abbildung wird deutlich, daß während des gesamten Narkosezeitraums ein sehr konstanter Fentanylspiegel im Plasma nachweisbar war, der etwa um 15 ng/ml lag.

Bei dem Verfahren wie Stanley u. a. es empfehlen, wird die gesamte Dosis von 100 $\mu g/kg$ KG Fentanyl zu Beginn der Anästhesie infundiert. Wie aus der oberen Kurve in der Abbildung hervorgeht, wies nach der Kurzinfusion einer solchen Dosis der Fentanyl-Plasma-Spiegel einen Spitzenwert von etwa 150 ng/ml auf. In der Eliminationskinetik des Fentanyls stellten sich dann zwei Kompartimente dar: ein schnelles Kompartiment, das den größeren Anteil des Fentanyls innerhalb von etwa 20 min aus dem Intravasalraum eliminierte, und ein langsames Kompartiment, das für etwa 3–4 h einen langsam abfallenden Plasmaspiegel von 50 auf 20 ng/ml zur Folge hatte. Insgesamt wurden drei Gruppen von Patienten mit koronarer Herzkrankheit untersucht. Die Patienten hatten Stenosen an einer bis zu an drei Koronararterien und hatten eine suffiziente linksventrikuläre Funktion. Die drei Gruppen setzten sich wie folgt zusammen: hohe Fentanyldosis (n = 5), mittlere Fentanyldosis per infusionem (n = 9) und Halothane (n = 6). Alle Patienten wurden zusätzlich mit Lachgas/Sauerstoff im Verhältnis 2 : 1 kontrolliert beatmet.

Die Änderungen in der Hämodynamik lassen sich wie folgt beschreiben.

Die Herzfrequenz lag in allen drei Narkosegruppen in einem vergleichbaren Bereich um 60–75/min und stieg nach Ende der extrakorporalen Zirkulation deutlich an (Abb. 3, oberer Teil). Ebenso fand sich zwischen den Patientengruppen kein relevant unterschiedliches Verhalten des arteriellen Mitteldrucks (Abb. 3, unterer Teil). Die hier nicht wiedergegebenen Werte des Pulmonalisdrucks zeigten ebenfalls keine auffälligen Unterschiede und Änderungen.

In Abb. 4 wird das Verhalten des peripheren Gesamtkreislaufwiderstands (linke Seite) und des Herzindex (rechte Seite) beschrieben. Mit beiden Fentanyldosierungen konnte in der gesamten Phase vor der extrakorporalen Zirkulation (ECC) ein relativ stabiles Gleichgewicht im Verhalten des peripheren Kreislaufwiderstands und des Herzindex beobachtet werden. Zum Zeitpunkt der Sternotomie fand sich unter mittlerer Fentanyldosierung ein geringfügiger Anstieg des Widerstands. Im Vergleich zu den Fentanylverfahren ist der Anstieg des peripheren Widerstands bis zum Beginn der extrakorporalen Zirkulation unter Halothanenarkose während der gleichen Phase unverhältnismäßig stärker ausgeprägt. Dabei müssen allerdings die signifikant niedrigeren Ausgangswerte in dieser Gruppe berücksichtigt werden. Die Phase nach der extrakorporalen Zirkulation war für alle drei Narkosearten durch einen relativ gleichförmigen Verlauf charakterisiert. Nach einem kurzfristigen Anstieg des peripheren Widerstands kam es 1 h nach ECC zu einem kontinuierlichen Widerstandsverlust. Bei unverändertem arteriellen Druck nahm der Herzindex gleichzeitig dementsprechend stetig zu. In der postischämischen Phase stand die Hämodynamik offenbar ganz unter der Restwirkung des ECC-Einflusses, sympathoadrenergen Reaktionen der Erholungsphase und dem Effekt der kontinuierlichen Aufwärmung. Narkosespezifische Effekte schlugen hier kaum noch durch. Ein ähnliches Verhalten war auch bei anderen hämodynamischen Parametern wie Herzfrequenz und den Drücken im großen und kleinen Kreislauf zu beobachten.

Zur Untersuchung etwaiger operativer Streßeffekte auf den Metabolismus und den Hormonhaushalt wurden gleichzeitig mit den Kreislaufmessungen Blutentnahmen zur Analyse der Plasmakonzentrationen der freien Fettsäuren (FFA), Kortisol (C) und Wachstumshormon (HGH) vorgenommen. Es ist bekannt, daß neben den Katecholaminen und dem ADH diese Hormone wie auch die Fettsäuren in besonders typischer Weise unter einem Streßgeschehen ansteigen. Die Analyse der beiden Hormone erfolgte mit Hilfe eines spezifischen Radioimmunoassays im endokrinologischen Labor der Medizinischen Universitätsklinik Göttingen (Leiter: Prof. Köbberling). Die Bestimmung der freien Fettsäuren erfolgte gaschromatographisch. Während die Hämodynamik unter beiden Fentanyldosierungen vor Beginn der extrakorporalen Zirkulation stabil und ausgeglichen war, stiegen die freien Fettsäu-

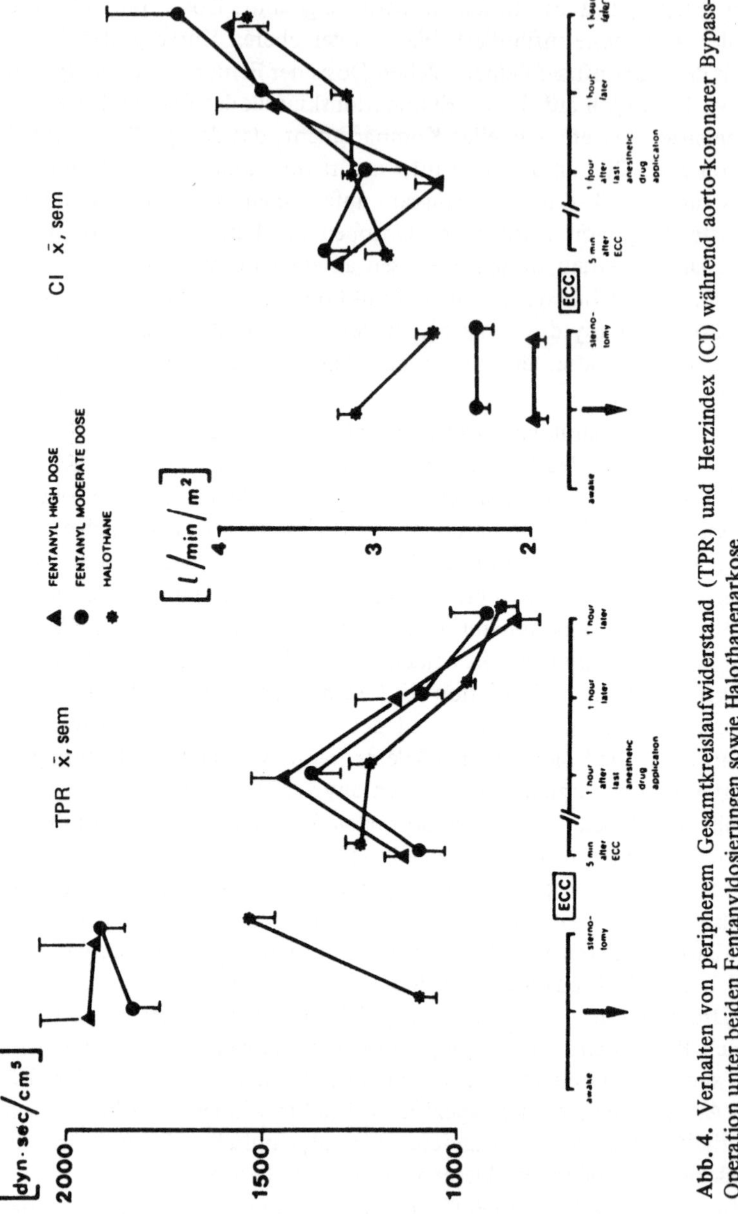

Abb. 4. Verhalten von peripherem Gesamtkreislaufwiderstand (TPR) und Herzindex (CI) während aorto-koronarer Bypass-Operation unter beiden Fentanyldosierungen sowie Halothanenarkose

ren im gleichen Zeitraum auf das Doppelte des Ausgangswerts an. Demgegenüber stieg die Plasmakonzentration der freien Fettsäuren unter Halothanenarkose nur unwesentlich an und lag zum Zeitpunkt der Sternotomie mit den Absolutwerten sogar noch unter den Kontrollwerten der Analgetikagruppen. Während der extrakorporalen Zirkulation sind spezifische Effekte der Heparinisierung auf die Spiegel der freien Fettsäuren nicht auszuschließen, so daß hierüber keine sichere Interpretation möglich ist. Der später nach Beendigung des extrakorporalen Kreislaufs einsetzende rasche Abfall der Fettsäure-Plasma-Spiegel dürfte Folge

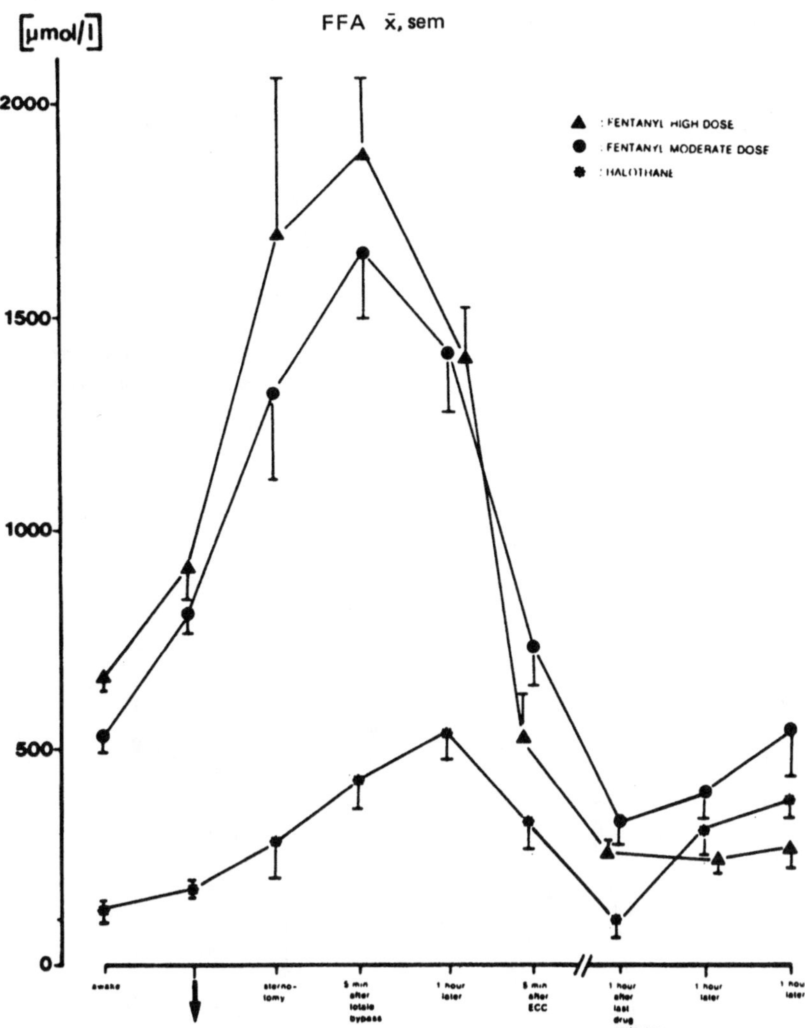

Abb. 5. Veränderungen der Plasmakonzentrationen der freien Fettsäuren (FFA) unter hoher und mittlerer Fentanyldosierung sowie unter Halothanenarkose (jeweils mit N_2O/O_2-Beatmung während aorto-koronarer Bypass-Operationen)

der zu diesem Zeitpunkt einsetzenden Utilisation der Metabolite sein. Ein ähnliches Verhalten der freien Fettsäuren wurde auch von Walsh et al. [10] beschrieben.

Ähnlich wie bei den freien Fettsäuren zeigte sich auch beim Plasma-Kortisolspiegel ein gleichsinniges Verhalten unter beiden Fentanyldosierungen (Abb. 6). Ausgehend vom Wachzustand fielen die Konzentrationen für Kortisol in beiden Gruppen auf nahezu die Hälfte der Ausgangswerte ab. In der Halothanegruppe kam es dagegen in umgekehrter Richtung zwischen dem Zeitraum von Intubation und Sternotomie zu einer erheblichen Zunahme der

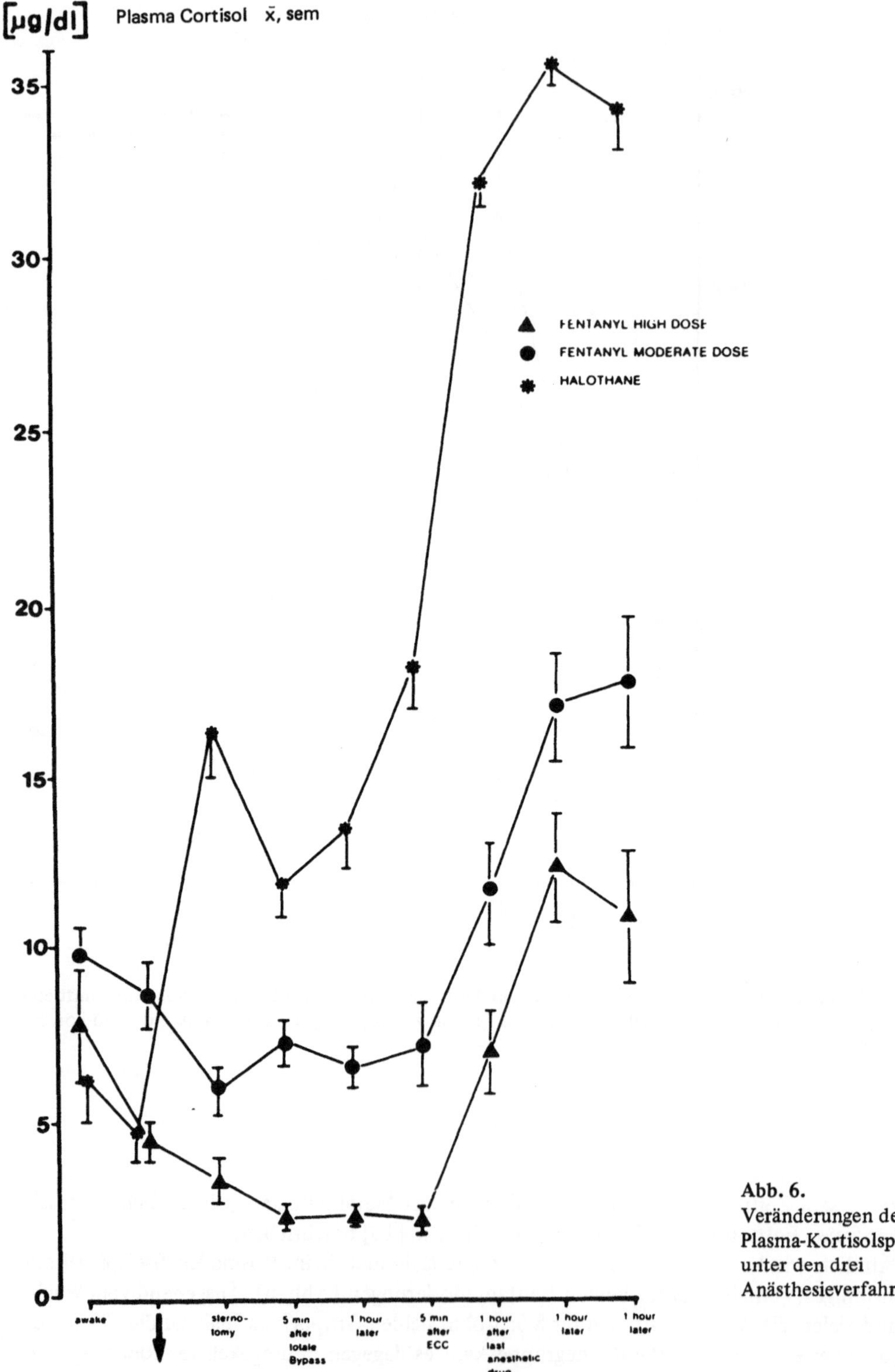

Abb. 6.
Veränderungen der
Plasma-Kortisolspiegel
unter den drei
Anästhesieverfahren

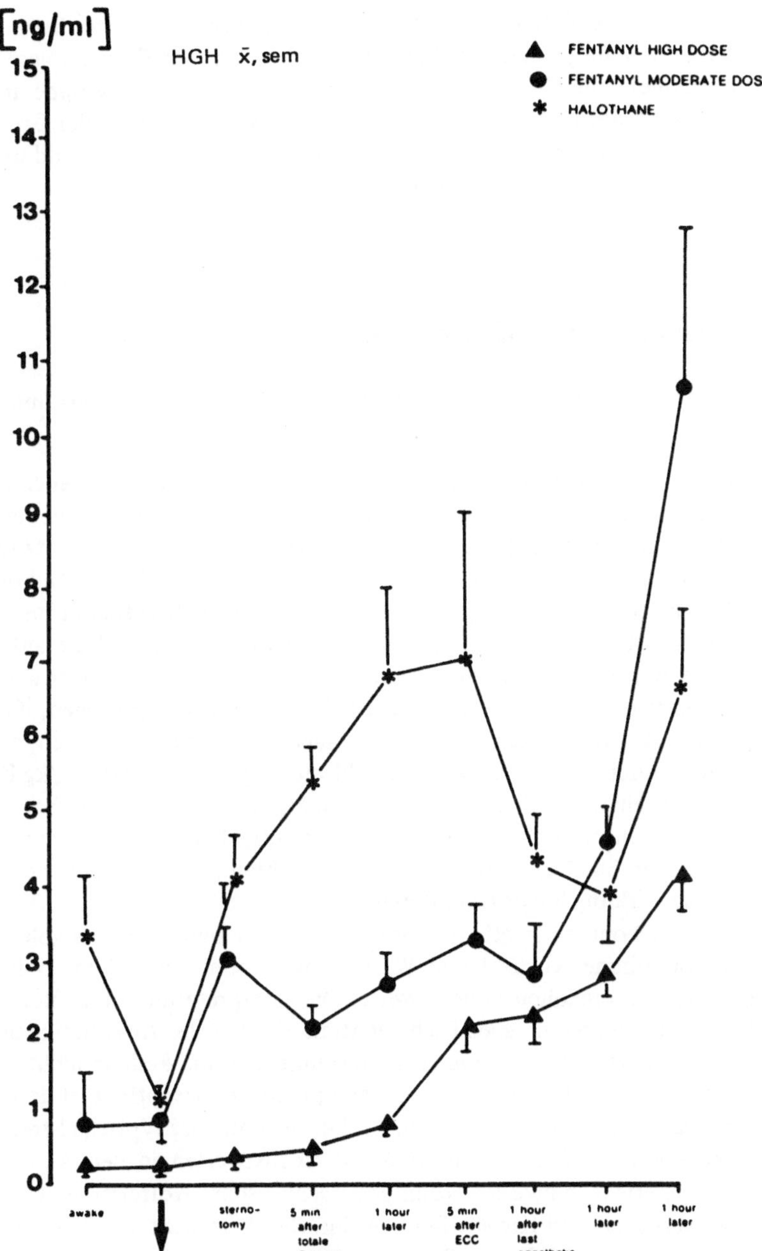

Abb. 7.
Veränderungen der
Plasmaspiegel des
Wachstumshormons
(HGH) unter den drei
Anästhesieverfahren

Kortisol-Plasma-Konzentration. In der postischämischen Phase erreichten die Plasmaspiegel von Kortisol in der Halothanegruppe schließlich das Fünffache ihres Ausgangswerts, während in den Analgetikagruppen dieser Zuwachs lediglich Faktor 2 betrug.

Die in Abb. 7 dargestellten Verläufe der Wachstumshormonkonzentrationen zeigen, daß es bei allen drei Narkoseverfahren unter dem operativen Streß zu einer Steigerung dieses Parameters kommt. Dabei ist der Anstieg des HGH-Spiegels unter hohen Dosen von Fentanyl am geringsten ausgeprägt. Ähnlich wie bei den Kortisol-Plasma-Spiegeln ist auch bei diesem Streßparameter der intraoperative Anstieg in der Halothanegruppe am größten. Der erhebliche Anstieg des HGH 3 h nach der letzten Analgetikagabe in der Gruppe mit mittlerer Fentanyldosis dürfte am ehesten durch die nachlassende Analgesie und ungenügende postoperative Schmerztherapie bedingt sein.

Diskussion und Schlußfolgerungen

Die hier wiedergegebenen Befunde können wie folgt interpretiert und zusammengefaßt werden:

1. Die aus der täglichen Praxis bekannten und vielfach beschriebenen günstigen Kreislaufverhältnisse sowohl unter Inhalationsanästhesie als auch modifizierter Neuroleptanalgesie, z. B. mit der in Göttingen üblichen Infusionsapplikation moderater Fentanyldosen bzw. auch der einmaligen Gabe extrem hoher Fentanyldosen („industrial doses"), konnte von uns bestätigt werden. Es sollte dabei eingeräumt werden, daß es sich ausnahmslos um Patienten in gutem Allgemeinzustand und guter Herzfunktion handelte. Rückschlüsse auf die Brauchbarkeit der Anästhesieverfahren bei Vorliegen kardiovaskulärer Komplikationen sind nur bedingt möglich.

Andererseits lassen sich die gefürchteten Blutdrucksteigerungen, die bei einzelnen Patienten nach Intubation, Sternotomie bzw. auch postoperativ auftreten, nach unseren Erfahrungen allein durch extrem hohe Fentanyldosierungen bis zu 100 µg/kg KG nicht sicher unterdrücken. In einer kürzlichen Veröffentlichung [8] haben wir darüber hinaus eine Laktatumkehr im Koronarsystem während derartiger Druckbelastungen nachgewiesen. Diese Feststellungen stehen im Gegensatz zu anderen Berichten [2, 3, 7, 8] über die zuverlässige streßverhindernde Wirkung hoher Opiatdosen.

2. Auch wir konnten relativ niedrige und von der Fentanyldosis abhängige Plasmawerte für die Streßhormone Kortisol und Wachstumshormon nachweisen. Halothane-Anästhesie bedingte dagegen erheblich höhere Werte. Die Interpretation dieser Befunde ist jedoch außerordentlich schwierig, da spezifische zentrale Effekte der Anästhetika und Analgetika auf die Hormonfreisetzung nicht hinreichend bekannt sind und deshalb nicht ausgeschlossen werden können [1]. Eine Abgrenzung gegen den operativen Streßeffekt ist deshalb nicht leicht. Zum anderen ist bis zur Sternotomie eine — bezogen auf das typische Streßverhalten — gegensinnige Reaktion der freien Fettsäuren mit Höchstwerten in den Analgetikagruppen, die auf einen Streßeffekt hinweisen könnten, nachweisbar. Korrelationen des Hormonverhaltens mit den verschiedenen Kreislaufgrößen sind ebenfalls nicht in jedem Fall nachweisbar.

3. Aus den hier vorgelegten Befunden lassen sich Rückschlüsse auf die Anästhesieeffekte selbst allenfalls bis zum Anschluß der ECC ziehen. Während und nach der ECC-Phase dominieren offensichtlich die durch die ECC selbst hervorgerufenen metabolischen, hormonalen und hämodynamischen Veränderungen eindeutig über die der Anästhetika, so daß es zu einem Angleich der meisten Kurvenverläufe kommt. Lediglich das Plasmakortisol und in unveröffentlichten Untersuchungen auch der Verlauf der Konzentrationen der Homovanillinsäure und der Vanillinmandelsäure im Plasma, bekannte Endprodukte des Adrenalins und des Noradrenalins, sind postoperativ nach Halothane-Anästhesie wesentlich höher. Möglicherweise sind diese Befunde als Folge eines größeren Streßeffekts unter Halothanenarkose

zu interpretieren, ohne daß es jedoch zu einer klinisch kritischen Anästhesiesituation gekommen wäre. Eine Abklärung der z. T. widersprüchlichen Befunde durch weitere klinisch-metabolische und -hormonale Untersuchungen steht noch aus.

4. Zum gegenwärtigen Zeitpunkt ist eine Klassifizierung in mehr oder weniger streßabschirmende Anästhesieverfahren allein durch die Bestimmung von Hormonparametern nicht möglich. Hinzu kommt eine gewisse Unvereinbarkeit von hämodynamischen, metabolischen und hormonalen Einzelparametern. Stellt man gar die Herzfunktion bei Koronarsklerose in den Mittelpunkt der Streßdiskussion, so dürften vor allem hämodynamische, energetisch das Herz belastende Phänomene wie Hochdruck und Tachykardie von entscheidenderer Bedeutung sein als Hormonveränderungen im Plasma. Unter dieser Bedingung schneidet die Halothane-narkose wegen ihres energiesparenden negativ-inotropen Effekts – wie wir zeigen konnten – außerordentlich günstig ab [5].

Solange keine eindeutigen Ergebnisse über die Frage der Streßbeeinflussung durch Anästhesie und operativen Eingriff und ihre klinische Relevanz für den kranken Organismus vorliegen, dürfte die traditionelle Kombinationsnarkose (balanced anaesthesia) mit spezifischen pharmakologischen Komponenten zur Erzielung der Trias von Hypnose, Analgesie und Muskelrelaxation in „normaler" Dosierung ihren Platz behaupten. Die hier vorgelegten Ergebnisse rechtfertigen es keinesfalls, die bewährten Kombinationsnarkosen unter Verwendung von Inhalationsanästhetika bzw. Analgetika in vernünftiger Dosierung zugunsten einer Opiat-Mono-Anästhesie mit exzessiven und lang über das Anästhesieende hinaus wirkenden Opiatdosen aufzugeben.

Literatur

1. George IM, Reier CE, Lanese RR, Rower IM (1974) Morphine anaesthesia blocks cortisol and growth hormone response to surgical stress in humans. J Clin Endocrinol Metab 38:736
2. Hall GM, Young C, Hadcroft A, Alaghband-Zadek J (1978) Substrate mobilisation during surgery. A comparision between halothane and fentanyl anaesthesia. Anaesthesia 33:924
3. Lowenstein E, Hallowell P, Levine FH, Daggett WM, Austin G, Laver MB (1969) Cardiovascular response to large doses of intravenous morphine in man. New Engl J Med 281:1389
4. Sebel PS (1981) Fentanyl anaesthesia in cardiac surgery. Dissertation, Amsterdam
5. Sonntag H (1980) Actions of anesthetics on the coronary circulation in normal subjects and patients with ischemic heart disease. International anesthesiology clinics, Vol 18, No. 4, 111
6. Sonntag H, Larsen R, Hilfiker O, Kettler D, Brockschnieder B (1982) Myocardial blood flow and oxygen consumption during high-dose fentanyl anesthesia in patients with coronary artery disease. Anesthesiology 56:417
7. Stanley TH, Bermann L, Green O, Robertson D (1980) Plasma catecholamine and cortisol responses to fentanyl-oxygen anaesthesia for coronary artery operations. Anesthesiology 53:250
8. Stanley TH, Lynn R, Webster LR (1978) Anesthetic requirements and cardio vascular effects of fentanyl-oxygen and fentanyl-diazepam-oxygen anesthesia in man. Anesth Analg (Cleve) 57:411
9. Waller IL, Hug CC, Nagele DM, Craver IM (1981) Hemodynamic changes during fentanyl-oxygen anesthesia for aortocoronary bypass operation. Anesthesiology 55:212
10. Wash ES, Paterson IL, O'Riordan JBA, Hall GM (1981) Effect of high-dose fentanyl anaesthesia on the metabolic and endocrine response to cardiac surgery. Br J Anaesth 53:1155

Plasma-Kortisol und -HGH unter verschiedenen Fentanyldosierungen

J. Schüttler, G. Hack, P. M. Lauven und H. Stoeckel

Untersuchungen zum Verhalten humoraler Streßparameter wie beispielsweise der Plasma-kortisol- und HGH-Spiegel unter Anästhesieverfahren mit Opiatanwendung weisen z. T. divergierende Ergebnisse auf. Unter Neuroleptanalgesie wurde bekanntlich in älteren Mitteilungen eine Sekretionssteigerung beider Hormone nachgewiesen, während Hall [3] sowie Sebel et al. [9] unter hohen Fentanyldosen von 50 µg/kg KG und mehr keine Zunahmen der Plasma-spiegel festzustellen vermochten. Darüber hinaus zeigen die von Kettler et al. [5] vorgestellten Befunde, daß im Gegensatz zur Halothannarkose nicht nur unter hoher, sondern auch bei moderater Fentanyldosierung die Kortisol- und HGH-Sekretion nur unwesentlich vom Ausgangsniveau abweichen.

Wir haben im Zusammenhang mit der Entwicklung eines pharmakokinetisch begründbaren Infusionsmodells für Fentanyl ebenfalls Plasma-Kortisol und -HGH als Parameter für die Beurteilung einer sog. „stress-free anesthesia" herangezogen und möchten im folgenden Ergebnisse vorstellen, welche aufgrund des noch kleinen Patientenkollektivs als vorläufig zu betrachten sind.

Methodik

Untersucht wurden 5 Patientinnen mit einem Durchschnittsalter von 43 Jahren sowie einem mittleren Körpergewicht von 63 kg, welche sich einer abdominellen Hysterektomie unterziehen mußten. Die mittlere Operationsdauer betrug knapp 2 h. Es kam eine kontinuierliche Fentanylapplikation mit einer initialen Schnellinfusion von 250 µg/min über 5 min zur raschen Aufsättigung sowie einer Erhaltungsinfusion von 9 µg/min zur Anwendung (Abb. 1, untere Hälfte). Die Dauer der Fentanylzufuhr betrug im Mittel 100 min. In diesem Zeitraum wurden durchschnittlich 35 µg Fentanyl/kg KG verabfolgt. Außer Etomidate (20 mg) zur Einleitung, Pancuroniumbromid zur Muskelrelaxation sowie Stickoxidul mit einem Anteil von 60% im Beatmungs-Gasgemisch wurden keine weiteren Pharmaka während der Narkose verabfolgt.

Um einen Einblick in den pharmakodynamischen Einfluß von Fentanyl auf die Sekretion von HGH und Kortisol zu gewinnen, injizierten wir 7 gesunden, freiwilligen Versuchspersonen, welche *keinem* Operationstrauma ausgesetzt waren, eine Fentanyldosis von 0,5 mg intravenös. Zum Nachweis einer evtl. Dosisabhängigkeit des Opiats auf das Sekretionsverhalten des Hypophysenvorderlappens erhielten 12 andere Probanden im Rahmen einer weiteren Untersuchung steigende Fentanyldosen von 5–30 µg/kg KG. Alle Versuchspersonen atmeten spontan.

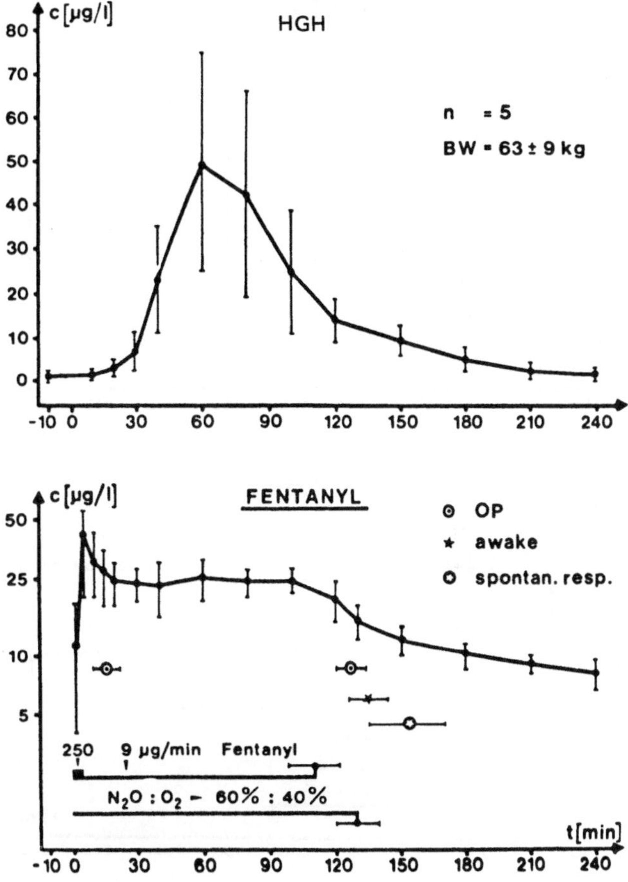

Abb. 1. Verhalten von Plasma-HGH (μg/l) bei 5 Patientinnen während und nach abdomineller Hysterektomie unter kontinuierlicher Fentanylapplikation

Die Plasmakonzentrationen von Kortisol [8], HGH [7] sowie Fentanyl [6] wurden mittels radioimmunologischer Verfahren bestimmt. In den Abbildungen sind die jeweiligen Mittelwerte und Standardabweichungen wiedergegeben.

Ergebnisse

Unter Operationsbedingungen weisen die Mittelwerte der Plasma-HGH-Spiegel (Abb. 1, oberer Teil) von der 20. min nach Narkosebeginn bis zur 60. min einen steilen Anstieg bis auf Maximalwerte auf, welche etwa um das 50fache über dem Ausgangsniveau liegen. Von der 60. min ab ließ sich noch während des Eingriffs ein kontinuierlicher Abfall der Hormonspiegel mit einer Geschwindigkeit nachweisen, welche der normalen HGH-Halbwertszeit von 30 min entspricht. Im unteren Teil von Abb. 1 und 2 sind die jeweiligen perioperativen Fentanyl-Plasmaspiegel zum Vergleich wiedergegeben.

Ein ähnliches Verhalten wie hGH weisen die mittleren Plasmawerte von Kortisol auf (Abb. 2). Rund 40 min nach Narkosebeginn zeigt sich, ausgehend von Konzentrationen, die

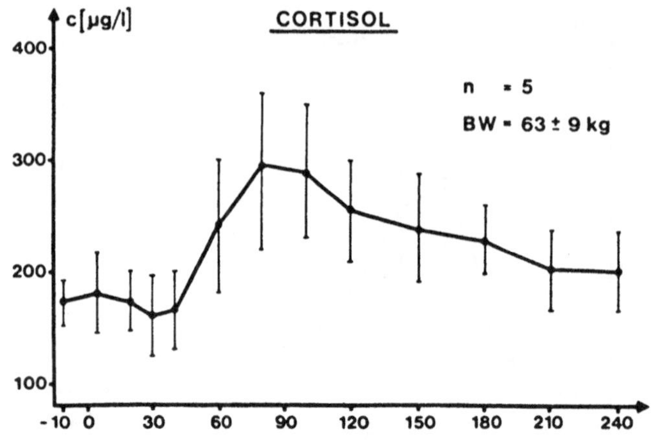

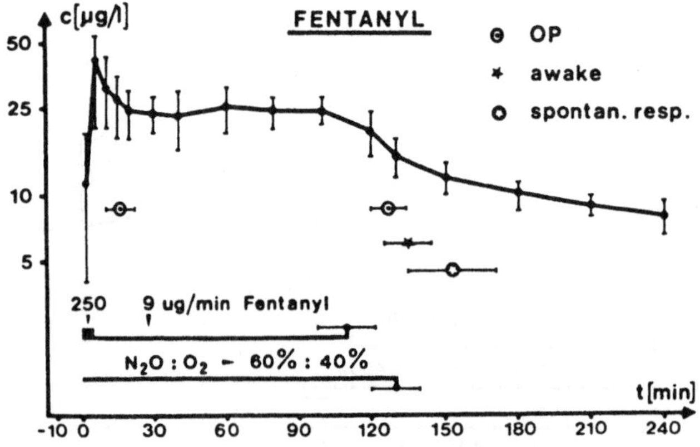

Abb. 2. Verhalten von Plasma-Kortisol (μg/l) während und nach abdomineller Hysterektomie unter kontinuierlicher Fentanylapplikation

im tageszeitlichen Normbereich lagen, ein Anstieg mit Verdoppelung der Ausgangswerte in der 85.–90. min. Auch hier folgt diesem Maximum bereits intraoperativ ein kontinuierlicher Abfall der Spiegel, entsprechend der für Kortisol üblichen Halbwertszeit von 90 min.

In den Abb. 3 und 4 sind die Befunde der 7 Probanden zusammengefaßt, welche eine Bolusinjektion von 0,5 mg Fentanyl erhalten hatten.

Im unteren Teil ist jeweils der für Fentanyl typische biphasische Blutspiegelverlauf nach Bolusinjektion, in der oberen Hälfte der Konzentrationsverlauf der beiden Hormone dargestellt. Bereits 5 min nach Fentanylinjektion zeigt sich ein Anstieg der HGH-Werte, welcher in der 45. min um das 25fache über dem Ausgangsniveau liegt. Die Geschwindigkeit des Konzentrationsabfalls entspricht auch hier der gleichen Halbwertszeit, wie sie sich nach kontinuierlicher Fentanylzufuhr nachweisen ließ. Das Plasma-Kortisol (Abb. 4) stieg ebenfalls unter den Bedingungen eines fehlenden Operationstraumas 30 min nach Injektion an und erreichte zwischen der 60. und 90. min Spiegel von 270–300 μg/l, welche den Ausgangswert um 100% übertreffen. Im weiteren Verlauf dokumentiert die starke Streuung der Einzelwerte bei abfallendem Trend relevante interindividuelle Unterschiede im Sekretionsverhalten der Nebennierenrinde für Kortisol.

Abb. 5 zeigt die Korrelation zwischen dem Sekretionsverhalten von HGH und der jeweiligen Fentanyldosis bei 12 weiteren Versuchspersonen. Nimmt man die Fläche unter der

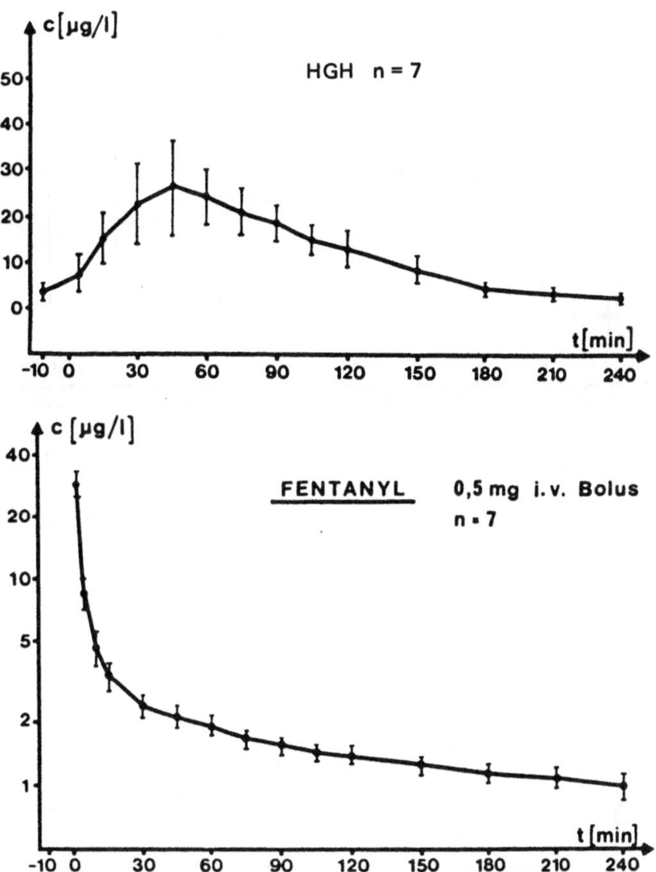

Abb. 3. Plasmaspiegel von HGH (µg/l) bei 7 Probanden nach Bolusapplikation von 0,5 mg Fentanyl

Kurve des Plasma-HGH-Anstiegs als Maß für die Sekretionsrate des Hormons, so ergibt sich eine positive signifikante Korrelation (r^2 = 0,87; p < 0,001) mit der körpergewichtsbezogenen Dosis über den untersuchten Dosierungsbereich von 5–30 µg/kg. Für Kortisol ließ sich eine ähnliche dosisabhängige Steigerung der Sekretionsraten nicht nachweisen.

Diskussion

Die bei den 5 Patientinnen während abdomineller Hysterektomie registrierte Steigerung der Sekretionsrate von HGH und Kortisol erfolgte unter Narkosebedingungen, welche aufgrund fehlender vegetativer Zeichen sowie des Kreislauf- und EEG-Verhaltens keinerlei Hinweise für eine inadäquate Analgesie oder Hypnose erbrachten. Dieser Umstand sowie die Tatsache, daß die intraoperativ beobachteten Maxima der Plasma-HGH- und -Kortisolspiegel zu einem relativ frühen Zeitpunkt auftraten und noch während des Eingriffs ein der Halbwertszeit entsprechender Abfall der Werte nachweisbar war, ließen uns an einen substanzspezifischen Effekt von Fentanyl auf die Freisetzung von HGH und ACTH, dem hypophysären Triggerhormon des Kortisols, denken. Diese Annahme wird unterstützt durch Befunde, welche einen

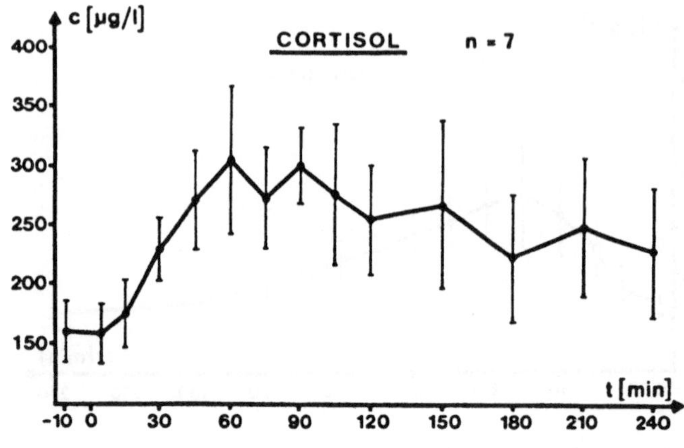

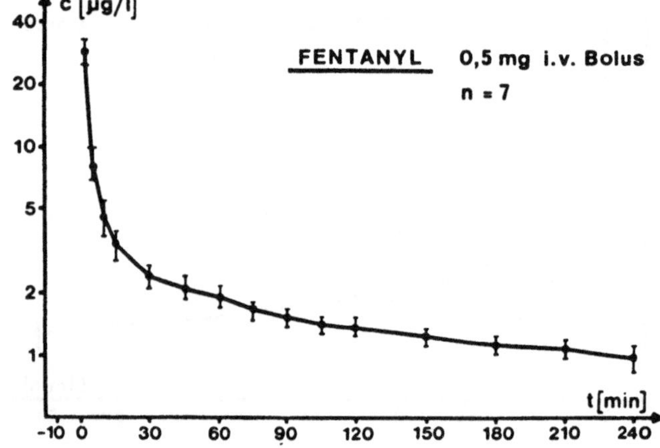

Abb. 4. Plasmaspiegel von Kortisol (µg/l) bei 7 Probanden nach Bolusapplikation von 0,5 mg Fentanyl

direkten Zusammenhang zwischen endogenen Opioiden und synthetischen Opiaten mit dem Sekretionsverhalten der Hypophyse aufzeigen [1, 2, 4, 10].

Insbesondere die bei den Versuchspersonen, welche keinem zusätzlichen Operationsstreß ausgesetzt waren, erhobenen Befunde sprechen für eine pharmakodynamische Wirkung von Fentanyl auf das Hypothalamus-Hypophysen-System im Sinne der Sekretionssteigerung. Verständlicherweise konnten unsere Untersuchungen nicht zur Klärung der Frage beitragen, inwieweit der beobachtete Effekt auf einem direkten oder indirekten Mechanismus, letzterer etwa im Sinne eines Displacement endogener Opioide von den Opiatrezeptoren mit enkephalinbedingter Hemmung dopaminerger und noradrenerger Rezeptoren im Hypothalamus, beruht. Aus den vorliegenden Befunden geht hervor, daß die Aussagekraft von Plasma-HGH- und -Kortisolspiegeln zur Beurteilung einer fentanylinduzierten Reduktion operationsbedingter humoraler Streßreaktionen erheblich eingeschränkt sein dürfte. Sie bedarf generell bei allen Anästhesietechniken mit Opiatanwendung aufgrund des pharmakodynamischen Einflusses der Opiate auf das Hypothalamus-Hypophysen-System einer kritischen Überprüfung.

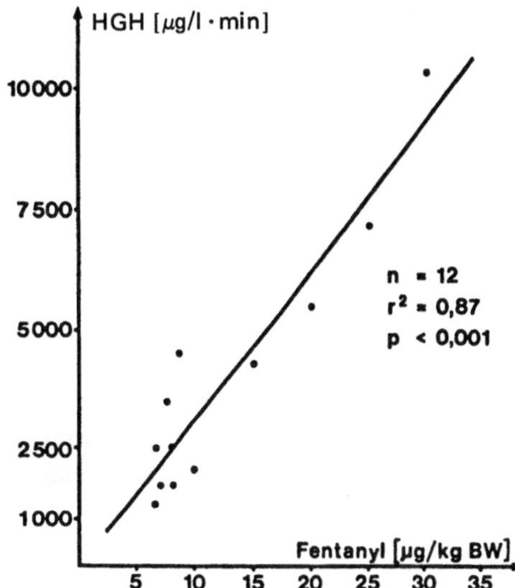

Abb. 5. Dosis-Wirkungs-Korrelation von Fentanyl (5–30 µg/l) mit Plasma-HGH (µg/l · min)

Literatur

1. Bruni JF, van Vugt D, Marshall S, Meites J (1977) Effects of naloxone, morphine and methionine enkephalin on serum prolactin, luteinizing hormone, follicle stimulating hormone, thyroid stimulating hormone and growth hormone. Life Sci 21:461
2. Buckingham JC (1980) Corticotropin releasing factor. Pharmacol Rev 31:253
3. Hall GM (1978) Analgesia and the metabolic response to surgery. In: Stress-free anesthesia: Royal society of medicine international congress and symposium, Series No 3. Academic Press, London, and the Royal Society of Medicine, p 19
4. Jaffe JH, Martin WR (1982) Opioid analgetics and antagonists. In: Goodman Gilman A, Goodman LS, Gilman A (eds) The pharmacological basis of therapeutics. Macmillan, London, p 495
5. Kettler D, Hasse F, Hensel I (1982) Streßfreie Anästhesie in der Herzchirurgie durch hohe Opiatdosen – gibt es so etwas? In: de Vivie ER, Hellberg K, Ruschewski W (Hrsg) Herzchirurgie 1982. TM Verlag, Bad Oeynhausen
6. Michiels M, Hendriks R, Heykants J (1977) Sensitive radioimmunoassay for fentanyl. Eur J Clin Pharmacol 12:153
7. Molinatti GM (1969) Radioimmunoassay of human growth hormone. J Nucl Biol Med 13:26
8. Rolleri E, Zannino M, Orlandini S, Malvano R (1976) Direct radioimmunoassay of plasma cortisol. Clin Chim Acta 66:319
9. Sebel PS, Bovill JG, Schellekens APM, Hawker CD (1981) Hormonal responses to high-dose fentanyl anaesthesia. Br J Anaesth 53:941
10. Synder SH (1977) Opiate receptors in the brain. N Engl J Med 296:266

Diskussion

(Leitung: D. Kettler)

Teilnehmer: J. O. Arndt, A. Grünert, G. Hack, K. A. Lehmann, R. D. Renemann, J. Tarnow
und Auditorium

Die Diskussion bewegte sich um mehrere grundsätzliche Aussagen der vorhergehenden Vorträge und wird im folgenden zusammengefaßt wiedergegeben.

1. Welche Relevanz hat die Kenntnis der Pharmakokinetik von Opiaten für die Pharmakodynamik?

Es wurde wegen der außerordentlich starken Streuung der individuellen Plasmaspiegel und den gleichzeitig beobachteten pharmakodynamischen Effekten hinsichtlich Analgesie und vegetativen Funktionen (Herz-Kreislauf, Atmung etc.) große Skepsis angemeldet, daß sich aus der alleinigen Betrachtung der Pharmakokinetik Dosierungsrichtlinien für die klinische Anästhesie ableiten lassen. Als Ursachen für die häufige Divergenz zwischen Plasmaspiegeln und Pharmakodynamik von Opiaten können Adaptationsvorgänge, Arzneimittelinteraktionen (z. B. mit Inhalationsanästhetika, Barbituraten und Phenothiazinen) und global die biologische Variabilität infrage kommen. pH-Veränderungen im Blut und Gewebe sowie das Alter beeinflussen die Eiweißbindung und den Ionisierungsgrad, der für das Penetrationsverhalten im Gehirn z. B. von Fentanyl wichtig ist. Eine unterschiedliche Medikamentenanamnese der Patienten kann hier eine erhebliche Rolle spielen. Das Problem läßt sich in zwei Teilaspekte zerlegen:

– Gleiche pro Gewichtseinheit injizierte Opiat(Fentanyl)-Mengen führen zu durchaus unterschiedlichen Plasmakonzentrationen, und
– selbst bei identischen Plasmakonzentrationen kommt es wegen der genannten Störeinflüsse zu häufig sehr unterschiedlichen pharmakodynamischen Reaktionen.

Lehmann z. B. fand bei ausreichender chirurgischer Toleranz während Anästhesie eine Streuung der individuellen Fentanyl-Plasmaspiegel von 0,3–50 ng/ml (Faktor 150!). Das Bewußtsein erlosch bei im Mittel 30 ng/ml, kehrte jedoch bei erheblich niedrigeren Werten um im Mittel 7 ng/ml wieder. Trotz dieser Einschränkungen ist die Opiat-Pharmakokinetik in der Lage, generelle statistische Aussagen über das zeitliche Schicksal der Substanzen im Organismus zu treffen. Daraus lassen sich wichtige Hinweise für die Applikationsform im Rahmen der Anästhesieführung – z. B. eine Empfehlung für die Anwendung von Fentanyl bei langdauernden Narkosen per infusionem – ableiten. Die individuelle Dosierung muß hingegen ausschließlich durch die anästhesiologische Situation bestimmt werden. Dosisempfehlungen von Opiaten, selbst wenn sie auf kg Körpergewicht bezogen sind, sind daher mit einer erheblichen Unsicherheit belastet.

2. Was können Opiate für die Anästhesie leisten?

Opiate erzeugen über eine spezifische Wirkung an den im ZNS lokalisierten Opiatrezeptoren Analgesie. Sie wirken also im Rahmen des physiologischen Neuromodulatorsystems von Endorphin (und ähnlichen körpereigenen Substanzen) und den Opiatrezeptoren. Eine Zufuhr von Opiaten führt also zu einer Reaktion im Sinne einer Verstärkung des Agonisteneffekts in diesem System. Wie für Rezeptorenwirkungen typisch, liegt bei Erreichen bestimmter Konzentrationen ein Sättigungseffekt vor; eine weitergehende als für die Sättigung der Rezeptoren notwendige Dosierung verstärkt lediglich die unspezifischen („toxischen") Zell- und Gewebewirkungen. Dazu gehören z. B. Effekte auf Herz- und Kreislauf, Atmung bzw. auch zerebrale komaähnliche Zustände. Die in der sog. Kombinationsanästhesie ausgenutzten Qualitäten wie Hypnose und Amnesie sowie Reflexdämpfung (einschließlich „Streßabschirmung") können jedoch mit Opiaten allein nicht in zufriedenstellender Weise erreicht werden.

3. Was ist von der hochdosierten Monoanästhesie mit Opiaten zu halten?

Die Beantwortung dieser Frage ergibt sich z. T. schon aus den Punkten 1 und 2 bzw. auch aus der nachfolgenden Besprechung unter Punkt 4 und 5.

Generell ist zu sagen, daß auch hier die Grundsätze der allgemeinen Pharmakotherapie gelten, daß Pharmaka spezifisch eingesetzt und so hoch wie zur Erzielung des angestrebten spezifischen Effekts — in diesem Fall Analgesie — dosiert werden sollen. Der neben der Analgesie bei Extremdosierung z. B. von Fentanyl beobachtete komaähnliche Schlafzustand ist als Nebenwirkung anzusehen und entspricht durchaus nicht dem Schlaf- und Amnesieverhalten, das in der Anästhesie durch andere spezifischer wirkende Substanzen wesentlich effektiver erreicht werden kann. Hinzu kommt die Fragwürdigkeit der Applikationsart von Extremdosen z. B. von Fentanyl als Einzelgabe zu Beginn der Anästhesie. Die einmal applizierte Fentanyldosis bestimmt von vornherein die Dauer der Wirkung. Eine individuelle Steuerung, z. B. in Anpassung an den Operationsverlauf, ist nicht mehr möglich, und es ist evtl. mit erheblichen Überhängen und den unerwünschten Folgen wie z. B. postoperativer Atemdepression zu rechnen. Darüber hinaus muß unter reiner Opiatanästhesie mit einem typischen Reaktionsverhalten des Organismus gerechnet werden (vgl. Punkt 4).

4. Kreislaufverhalten unter hochdosierter Opiatanästhesie

Im Gegensatz zu den Inhalationsverfahren sind unter reiner Opiatanästhesie die homöostatischen Kreislaufreflexe voll erhalten. Der operative Streß, der sich durchaus nicht nur bei ungenügender Analgesie auswirkt, wird voll auf das Blutdruckverhalten durchschlagen. Ob ein derartiges Verhalten positiv oder negativ beurteilt werden muß, hängt von der pathophysiologischen Situation des Patienten ab. Jedenfalls müssen die operativ bedingten Blutdrucksteigerungen mit konsekutiver Erhöhung des myokardialen Sauerstoffverbrauchs bei Koronarkranken als negativ angesehen werden. Diese lassen sich hingegen durch Kombination mit Inhalationsanästhetika bzw. auch mit Benzodiazepinen besser dämpfen.

5. Wie beeinflussen Opiate – insbesondere in hoher Dosierung – die sog. Streßantwort unter operativen Bedingungen?

Die durch den operativen Eingriff ausgelöste vielfache Verletzung der Integrität des Organismus führt zu einer typischen sympathoadrenergen Reaktion mit erhöhter Ausschüttung von Katecholaminen. Über die Stimulierung des hypothalamischen/hypophysären Systems kommt es zu weiteren hormonellen Reaktionen wie z. B. Erhöhung der Plasmawerte für Kortisol, Wachstumshormon (HGH) und des antidiuretischen Hormons (ADH). Gleichzeitig wird die Insulinausschüttung gehemmt und vermehrt Glukagon gebildet. Hyperglykämie und eine längerfristige Umstellung des Stoffwechsels (Katabolie, erhöhter Fettsäureumsatz) sind weitere Folgen. Im Vordergrund stehen *unter der Anästhesie* jedoch die Kreislaufeffekte, insbesondere Hypertonie und Tachykardie. Letztere sind – wie bereits unter Punkt 4 beschrieben – durch eine Erhöhung der Opiatdosis nicht sicher beeinflußbar. Die sog. indirekten Streßhormone, wie Kortisol und HGH werden darüber hinaus unter der Einwirkung von Opiaten spezifisch gehemmt. Dieser Effekt ist vermutlich durch die direkte anatomische Nähe zahlreicher Opiatrezeptoren zum Hypophysen-/Hypothalamus-System bzw. der funktionellen Interaktion der Opiatrezeptoren mit diesem System bedingt. Eine spezifische Beeinflussung des Hormonverhaltens durch Opiate ist also nicht auszuschließen. Kommt zusätzlich der Operationsvorgang während der Anästhesie ins Spiel, so steigen auch die Streßhormone meistens wieder an.

Eine Beurteilung von Anästhesieverfahren hinsichtlich ihrer Streßabschirmung ist deshalb allein aus der Bestimmung von sog. Streßhormonen – vielleicht mit Ausnahme der Katecholamine – nur in sehr unzuverlässiger Weise möglich. Für die praktische Anästhesie ist nach wie vor die Beobachtung der Parameter des Kreislaufs (Blutdrücke und Herzfrequenz) sowie der Atmung (CO_2, Säure-Basen-Haushalt) auch im Hinblick auf das Streßverhalten vorrangig.

Abschließend bleibt die Frage offen, welcher Grad von Streßminderung während Operation und Anästhesie überhaupt angestrebt werden sollte.

In diesem Zusammenhang soll an das Wort des großen Streßforschers Hans Selye erinnert werden: „Complete freedom from stress is death".

VII Kinderanästhesie

Einführung

W. Dick

Probleme der Kinderanästhesie bieten immer wieder ausreichend Diskussionsstoff und erfreuen sich auf kleinen wie auf großen Tagungen meist regen Interesses. Dominierende Themen solcher Veranstaltungen sind insbesondere die physiologischen und pharmakologischen Besonderheiten des Kindesalters, der Streit über das am ehesten geeignete Narkosesystem, in neuerer Zeit über das Für und Wider der ambulanten Anästhesie — auch im Kindesalter —, psychologische Aspekte der Narkose im Kindesalter usw.

Nachdem Herr Wawersik im vergangenen Jahr anläßlich des Zentraleuropäischen Kongresses in Berlin ein Panel mit diesen Schwerpunkten geleitet hat, haben wir uns für diesen Kongreß einige Themen herausgesucht, die gelegentlich als Stiefkinder behandelt werden, jedoch nicht von minderer Bedeutung sein könnten.

1. Voruntersuchung und Prämedikation sind Probleme unseres Fachgebiets, die im Augenblick zahlreiche Vertreter und Delegierte, Anästhesisten und Juristen, gebührend beschäftigen. In den südlichen Teilen der Bundesrepublik sind fertige Programme empfohlen. Diese Programme werden auch teilweise auf die Bedingungen des Kindesalters übertragen, rufen dann aber — insbesondere von pädiatrischer Seite — nicht selten massive Widerstände hervor. Unsere Diskussion dazu wird sich also mit folgenden Extremen zu befassen haben:
   — Das Kind braucht überhaupt nicht durch den Anästhesisten untersucht zu werden, die Untersuchung durch einen Pädiater bietet ausreichend Gewähr für eine auch durch diesen vorzunehmende Risikoabschätzung der Anästhesie oder
   — das Kind bedarf einer eingehenden körperlichen, laborchemischen und physikalischen Untersuchung durch den Anästhesisten, ohne daß — wie es ein Pädiater in diesem Zusammenhang formuliert hat — „die Laborsucht der Internisten auch in die Pädiaterie Eingang findet".
2. Ebenso wie im Erwachsenenalter ergibt sich spätestens unmittelbar vor der Anästhesie die Frage, ob diese auch im Kindesalter durch eine, wie auch immer konfigurierte, Infusionstherapie ergänzt werden soll, die nicht nur die Injektion von Medikamenten erlaubt, sondern auch gegebenenfalls entstehende Verluste der operativen und postoperativen Phase ersetzen kann. Auch hierzu sind inzwischen handfeste Kontroversen entstanden, deren Extreme etwa folgendermaßen charakterisiert werden können:
   — Kurze Eingriffe in Allgemeinnarkose im Kindesalter bedürfen überhaupt keines venösen Zugangs und keiner Infusionstherapie mit allen damit verbundenen Konsequenzen bei Komplikationen oder
   — das Kind bedarf auch bei einer kleinen Operation einer qualitativ und quantitativ suffizienten perioperativen Infusionstherapie, die bereits in der präoperativen Phase zur Substitution der durch Flüssigkeits- und Nahrungskarenz entstehenden Verluste, in der

intraoperativen Phase zum Ersatz dort entstehender Verluste und in der postoperativen Phase wieder zur Abdeckung der Nahrungs- und Flüssigkeitsverluste dient.

3. 40% aller erwachsenen Patienten, die operiert werden, beklagen sich in der postoperativen Phase über eine völlig unzureichende Analgesie. In den letzten Jahren sind eine Vielzahl von Versuchen unternommen worden, diese auch für unser Fachgebiet kaum schmeichelhaften Zahlen zu verbessern, indem unterschiedliche Techniken und Verfahren entwickelt worden sind. Toleriert das Kind die Schmerzen nach operativen Eingriffen besser als der Erwachsene? Ist die Schmerzperzeption nur kurzfristig so ausgeprägt, daß ein Analgesiebedarf besteht oder kann sich das Kind nur schlechter über mangelhafte Analgesie beklagen als der Erwachsene?

4. Der Erwachsene wird heute während eines operativen Eingriffs und einer Allgemein- wie Regionalanästhesie durch eine Vielzahl nichtinvasiver und invasiver Methoden überwacht. Dabei entsteht häufig der Eindruck, ohne extensives Monitoring sei rechtlich eine Narkose oder eine Lokalanästhesie überhaupt nicht mehr vertretbar. Für das Kindesalter werden oft immer noch Gehör, Geschmack und Gesichtsfeld des Anästhesisten ohne jegliche Hilfsmittel für ausreichend zur Überwachung der kindlichen Narkose angesehen, ungeachtet der Tatsache, daß in den letzten Jahren im Neugeborenen- und Säuglingsalter, aber auch im späteren Kindesalter, operative Interventionen durchgeführt werden, die in Qualität des operativen Eingriffs selbst und der damit verbundenen Anästhesie gleichwertigen Interventionen im Erwachsenenalter in nichts nachstehen.
Reicht also das präkordiale Stethoskop als einziges Monitoring im Kindesalter aus oder sollten daneben obligatorisch Blutdruckmessung, kontinuierliche Temperaturmessung, bei größeren Eingriffen auch weitergehende Verfahren gefordert werden?

5. Die Anästhesie beim Neugeborenen ist immer ein besonders diffiziler Aspekt, aber auch eine dankbare Seite der Kinderanästhesie gewesen. In den letzten Jahren wird in zunehmendem Umfang auch darüber diskutiert, ob der Sauerstoff gerade beim Neugeborenen und Säugling nicht ein mehr schädlicher als nützlicher Stoff ist, zumindest in höheren Konzentrationen. Nachdem uns die Pädiater jahrelang mit dem heimlichen Vorwurf verfolgt haben, eine Reihe von Schäden beim Neugeborenen durch zu hohe Sauerstoffkonzentrationen zu verursachen, hat gerade dieses Fachgebiet in letzter Zeit den Rückzug angetreten, da offensichtlich alle als ideale Vergleiche dienenden Fälle entscheidende Schönheitsfehler aufwiesen, die die bisherigen Analogien zumindest fragwürdig gemacht haben. Neben den Besonderheiten der Anästhesie im Neugeborenenalter stellt sich also die Frage: Luft als drittes Gas?

6. Die adäquate Infusions- und Schockbehandlung des verbrannten Erwachsenen stellt schon deshalb große Anforderungen an den erstversorgenden Arzt, nicht selten also den Anästhesisten, weil Prozente mit Milliliter multipliziert werden müssen, die jederzeit parat zu sein haben, auch wenn derartige Erfordernisse nur extrem selten auftreten. Erst recht stellt die Infusions- und Schockbehandlung des verbrannten Kindes Ansprüche an den erstversorgenden Arzt, die durch Probleme des venösen Zugangs, unterschiedliche Richtzahlen in unterschiedlichen Altersstufen und vieles mehr gekennzeichnet sind.

7. Zur Glaubensfrage wird Anästhesie im Kindesalter immer dann, wenn das Stichwort Lokal- und Leitungsanästhesie fällt. Die Extreme sind charakterisierbar durch folgende Standpunkte:
   — Keine Lokalanästhesie im Kindesalter bis zum 12. Lebensjahr oder
   — jede Form der Lokalanästhesie, auch beim noch so jungen Säugling.

Die Probleme sind in letzter Zeit dadurch erweitert worden, daß einige Kliniken dazu übergegangen sind, von der Lokalanästhesie zur postoperativen Schmerzbekämpfung beim Kind Gebrauch zu machen. Dieses Streitthema schien uns von so großer Bedeutung, auch für die zukünftige Entwicklung in diesem Bereich zu sein, daß wir zwei — wie ich hoffe — gegensätzliche Exponenten um ihre Auffassung und deren Begründung gebeten haben. Wir werden also im folgenden zunächst die Statements der Referenten und ihre Empfehlungen anhören, um dann in einer ausführlichen Diskussion den praktisch wichtigen Fragen dieser Themen nachzugehen und zu versuchen, eine für die meisten von uns hoffentlich akzeptable Antwort zu finden.

Voruntersuchung und Prämedikation vor Narkosen im Kindesalter

J. Wawersik

Der gegebene Rahmen reicht nicht aus, um die Aspekte der anästhesiologischen Voruntersuchung und klinischen Vorbehandlung einerseits, die möglichen Formen der Prämedikation andererseits hinreichend darzulegen. Zur Voruntersuchung und Narkosevorbereitung sei an dieser Stelle nur kursorisch ein Standpunkt angedeutet, wonach es bei der Mehrzahl aller Kinder ausreicht, eine Anamnese und eine körperliche Untersuchung mit einfachen Mitteln, d. h. Inspektion, Auskultation und Perkussion, durchzuführen. Darüber hinaus sollte man die Körpertemperatur messen und fakultativ einfache Laboruntersuchungen, wie z. B. Urinsediment und Hb-Wert, veranlassen. Die zwingende Indikation für ein EKG oder eine Röntgenaufnahme der Thoraxorgane dürfte nur in Ausnahmenfällen bestehen, wenn es konkrete Anhaltspunkte für entsprechende Erkrankungen gibt. Erfahrungsgemäß kann man allein durch eine sorgfältige Anamnese ernste organische Erkrankungen der Lunge, des Herzens, des Zentralnervensystems, der Leber und des Stoffwechsels aufdecken. Sofern ein direkter Kontakt mit den Eltern einen unangemessenen organisatorischen Aufwand verursacht, sind Fragebögen empfehlenswert (Abb. 1 und 2).

Anlaß für unmittelbare präoperative Therapiemaßnahmen sind am ehesten Störungen des Säure-Basenhaushalts oder Volumenmangelzustände der verschiedensten Ursachen. Eine spezielle Form der Vorbereitung ist dann geboten, wenn die Anamnese Anhaltspunkte für eine Disposition zur malignen Hyperthermie ergibt. Entsprechende Regeln wurden jüngst an anderer Stelle publiziert [11, 12].

Die Frage nach der optimalen Prämedikation bei Kindern verlangt eine differenzierte Betrachtung. Da die Maßnahmen zur Narkoseeinleitung jedes Kind natürlicherweise ängstigen und ein seelischer Schaden im Einzelfall eintreten kann, ist eine sicher wirksame präoperative Sedierung natürlich wünschenswert. Leider gibt es bislang kein Medikament, mit dem dies ohne personelle oder zeitliche Rückwirkungen auf den Operationsbetrieb einerseits, ohne Gefährdung der Patienten andererseits möglich wäre. Die Palette der Medikamente, die prinzipiell in Frage kommt, ist groß. Sie reicht von den verschiedenen Barbitursäurederivaten bis zu den Piperidinderivaten Glutethimid und Methyprylon oder dem Chinazolinderivat Methaqualon.

Große Verbreitung haben mittlerweile die Benzodiazepinderivate Diazepam und Lorazepam (Tabelle 1) erlangt [2, 8]. Auch die Gruppe der Neuroleptika ist bedeutsam. Die Liste reicht vom Chlorpromazin über Promecin, Promethazin, Triflupromazin bis zu Thioridazin. Andere trizyklische Wirkstoffe dieser Gruppe sind Chlorprothixen und Prothipendyl. Letzteres (Dominal) ist für die Prämedikation bei Kindern durchaus gebräuchlich. Dies gilt jedoch gleichermaßen auch für zahlreiche Substanzen anderer Wirkstoffgruppen, insbesondere den Hypnotika, Anxiolytika, Neuroleptika und Analgetika der Morphingruppe [10]. Die Vielzahl der Präparate gestattet freilich keine Wertung im einzelnen. Eine Empfehlung für die Prämedikation muß sich zwangsläufig auf eine Auswahl beschränken. Einer orientierenden prospek-

KLINIKUM DER CHRISTIAN-ALBRECHTS-UNIVERSITÄT KIEL

Abteilung: Anaesthesiologie
**ZENTRALE ABTEILUNG FÜR ANAESTHESIE
DES KLINIKUMS**
Direktor: Prof. Dr. med. J. Wawersik

Liebe Eltern!

Bei Ihrem Kind soll für eine ambulante Operation eine Narkose durchgeführt werden. Wir bitten Sie deshalb, folgendes zu beachten:

1. Ihr Kind muß zum vereinbarten Termin in der Klinik unbedingt nüchtern erscheinen, d. h. die letzte Flüssigkeitszufuhr soll 12 Stunden zurückliegen. Auch ein Glas Wasser vor der Narkose kann während der Narkose zum Erbrechen führen und Ihr Kind in Lebensgefahr bringen.

Nüchternheit

2. Geben Sie keine Medikamente vor der Narkose, die nicht mit dem Arzt abgesprochen wurden oder von denen der Arzt nichts weiß. Auch dadurch können in der Narkose gefährliche Reaktionen entstehen.

sonstige Verhaltensvorschriften

3. Ihr Kind wird sich in der Klinik bis zum völligen Wachsein ausschlafen. Wenn Sie wieder zu Hause sind, können Sie nach der vereinbarten Zeit (etwa 4 bis 5 Stunden nach Narkoseende) zuerst Tee oder Wasser in kleinen Portionen anbieten. Wird dies gut vertragen, darf andere Nahrung gereicht werden. Vorübergehende Übelkeit oder Erbrechen können eintreten. Sie brauchen darüber nicht beunruhigt zu sein. Sollten Sie jedoch Sorgen haben, setzen Sie sich mit Ihrem Hausarzt oder mit der Klinik in Verbindung.

4. Bitte beachten Sie unbedingt, daß Ihr Kind noch 24 Stunden unter Ihrer Kontrolle bleiben soll. Es ist innerhalb dieser Frist nicht straßentüchtig (Roller, Fahrrad, Schlitten usw.).

Um das Narkoserisiko zu beurteilen, bitten wir Sie außerdem, den umseitigen Fragebogen auszufüllen. Bei Unklarheiten steht Ihnen der aufnehmende Arzt, die aufnehmende Krankenschwester oder, sofern Sie es wünschen, der Anästhesist zur Verfügung.

Abb. 1. Beispiel eines Informationsblattes für Eltern

Name: ....

Alter: .... Geschlecht: ....

Größe: .... Gewicht: ....

	Ja	Nein

1. Hat Ihr Kind bereits eine Allgemeinnarkose bei einer
   Operation erhalten (Vollnarkose) - Wenn ja: ☐   ☐

   Was für eine Operation? *frühere Narkosen u. evtl.*
   Wann? ....
   Traten hierbei Komplikationen auf? *Zwischenfälle* ...
   Welche? ....

2. Sind in der engeren Familie Narkosezwischenfälle bekannt
   geworden?   ☐   ☐

   Welche? .... *organische Risikofaktoren*

3. Verliefen Geburt, körperliche und geistige Entwicklung
   Ihres Kindes normal? Wenn nein: ☐   ☐
   Medikamente
   Was für eine Störung? ....
   Wann lernte Ihr Kind laufen?   normal ☐   verspätet ☐
   Wann lernte Ihr Kind sprechen? normal ☐   verspätet ☐

4. Leidet Ihr Kind an folgenden Erkrankungen (oder hat es
   früher daran gelitten?)
   Allergien
   a) Herzklappenfehler/oder andere Herzerkrankungen   ☐   ☐
      ....
   b) Schwere Lungen- oder Bronchienerkrankungen   ☐   ☐
      (z.B. häufig Bronchitis, Pseudokrup u.a.m.)
      ....
   c) Asthma   *Muskelerkrankungen*   ☐   ☐
   d) Epileptische Anfälle (Krampfanfälle)   ☐   ☐
   e) Lebererkrankungen (z.B. Gelbsucht)   ☐   ☐
   f) Nierenerkrankungen (z.B. Nierenbeckenentzündung)   ☐   ☐
   g) Zuckerkrankheit (Diabetes)   ☐   ☐
   h) Bluterkrankheiten (z.B. Hämophilie)   ☐   ☐
   i) Andere Mißbildungen, ernste Erkrankungen oder schwere   ☐   ☐
      Unfälle? (Welche?) ....
   Blutungsneigung
5. Nimmt/oder nahm Ihr Kind regelmäßig Medikamente ein?   ☐   ☐
   (Evtl. auch Schlafmittel, Beruhigungsmittel usw.?)
   Welche? ....
   fieberhafte Infekte in jüngster Zeit
6. Sind bei Ihrem Kind Allergien bekannt?   ☐   ☐

   Welche und wie äußern sie sich (z.B. Hautausschläge,
   Schwellungen im Gesicht? Luftnot? Asthma?) ....

7. Sind in Ihrer Familie oder bei Ihrem Kind Muskelerkrankungen   ☐   ☐
   bekannt (z.B. fortschreitender Muskelschwund?)

8. Sind nach Zahnentfernungen, kleinen Unfällen o.ä. verlängerte   ☐   ☐
   Nachblutungszeiten beobachtet worden? Treten sehr leicht bei
   geringsten Stößen usw. blaue Flecken auf?

9. Hat Ihr Kind in den letzten 4 Wochen Fieber gehabt? Hat es in   ☐   ☐
   dieser Zeit eine schwere Erkältung oder eine Kinderkrankheit
   durchgemacht? Welche? ....

   Kiel, den   ...   .
                                         Unterschrift

Abb. 2. Beispiel eines präoperativen Erhebungsbogens für Eltern

Tabelle 1. Ausgewählte Medikamente zur Prämedikation bei Kindern

Stoffgruppe	Wirkstoff	Arzneimittel-spezialität	Dosierung mg/kg	Applikationsform
Vagolytika	Atropin		0,02–0,03	i.m., i.v.
	Scopolamin		0,01–0,02	i.m., i.v.
Anxiolytika	Diazepam	Valium[R]	0,25	oral, i.m., i.v., rektal
	Flunitrazepam	Rohypnol[R]	0,02	oral, i.m., i.v.
	Lorazepam	Tavor[R]	0,05	oral
Hypnotika	Pentobarbital	Nembutal[R]	5,0	oral, rektal
	Phenobarbital	Luminal[R]	4,5	oral, i.m.
Neuroleptika	Promethazin	Atosil[R]	0,75	oral, i.m., i.v.
	Triflupromazin	Psyquil[R]	0,25	oral, i.m., i.v.
Analgetika	Pethidin	Dolantin[R]	1,5	i.m., i.v.
	Morphin		0,15	i.m., i.v.

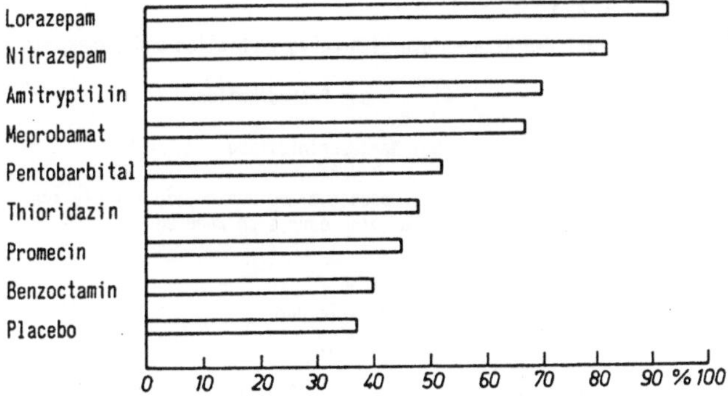

Abb. 3. Sedative Wirkung verschiedener Medikamente nach oraler Applikation bei Erwachsenen. Die Säulenlänge entspricht dem prozentualen Anteil der Patienten, die innerhalb jeder Stichprobe gut sediert waren

tiven Beobachtungsreihe (Abb. 3) ist zu entnehmen, daß man eine befriedigende Sedierung mit 100%iger Sicherheit von keinem Medikament erwarten kann. Unabhängig von statistischen Ergebnissen sind Erfolg und Mißerfolg einer Prämedikation im Einzelfall noch weniger vorhersehbar. Einer eigenen Beobachtungsreihe (Abb. 4) ist zu entnehmen, daß 25% aller Fälle sogar ohne jegliche Prämedikation nicht nur bis zur Narkoseeinleitung, sondern auch bei der Narkoseeinleitung ruhig und kooperativ bleiben. Des ungeachtet ist ein positiver Effekt der Prämedikation unleugbar. Sowohl Pethidin als auch Promethazin sowie Pentobarbital, v. a. aber die Kombination von Pethidin und Promethazin (Abb. 5) bewirken eine ausgezeichnete präoperative Sedierung.

Vergleiche mit den Ergebnissen anderer Untersucher sind freilich schwierig, weil eindeutige Kriterien darüber fehlen, wann eine Prämedikationswirkung als befriedigend zu bezeichnen ist. Viele Untersucher bedienen sich eines Punktwertesystems. Dabei berücksichtigen sie bestimmte Verhaltensweisen und Abwehrreaktionen auf narkosetechnische Maßnahmen. Eine entsprechende Untersuchung von Lindgren et al. [6] war dem Vergleich von Pethidin, Diazepam und Flunitrazepam gewidmet. Dabei fällt zunächst auf, daß zwischen Kindern unter 5 Jahren und Kindern, die älter als 5 Jahre waren, ein erheblicher Unterschied besteht. Die überwiegend besseren Punktwerte jenseits des 5. Lebensjahrs mögen jedoch

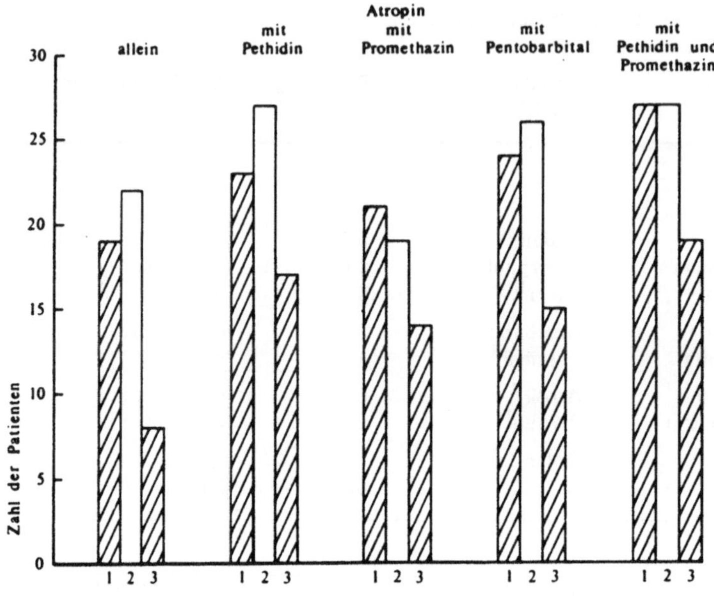

Abb. 4. Prämedikationswirkung verschiedener Medikamente bei Kindern

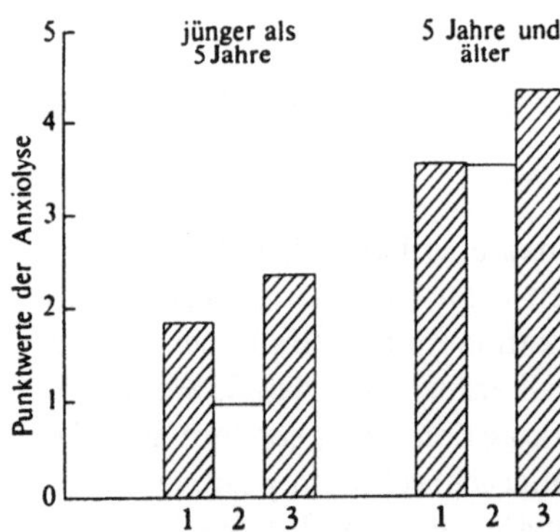

Abb. 5. Mittlere Punktwerte der anxiolytischen Wirkung von Pethidin (*1*), Diazepam (*2*) und Flunitrazepam (*3*) nach intramuskulärer Applikation bei Kindern (nach Lindgren et al. [6]). Die Punktwerte entsprachen folgenden Merkmalen: Punktwert *0*: schreiend oder strampelnd; Punktwerte *3* und darüber: schläfrig oder schlafend

auch dem Umstand zuzuschreiben sein, daß ältere Kinder bereits einem vernünftigen Zuspruch zugänglich sind. Bei jüngeren Kindern wäre dagegen eine überwiegend befriedigende Sedierung nur dann zu erreichen, wenn man die Dosierung der Medikamente erhöhen würde. Dies müßte zwangsläufig zu Lasten der Sicherheit gehen oder wäre an die Voraussetzung einer Intensivüberwachung dieser Patienten nach Applikation der Prämedikation gebunden.

Auch andere Untersucher sind mit den gleichen oder anderen Medikamenten im Prinzip zu ähnlichen Ergebnissen gekommen [1, 3–8].

Unbestritten ließe sich der Prozentsatz einer erfolgreichen Prämedikation steigern, wenn man die Dosierung heraufsetzen würde. Tatsächlich ist der Spielraum diesbezüglich beträcht-

Uhrzeit		8⁰⁰	9⁰⁰	10⁰⁰	11⁰⁰		1130		12⁰⁰	
Atropin	mg	0.4								
Pethidin	mg	30								
Promethazin	mg	15								
Triflupromazin	mg		5							
Diazepam	mg		10				5 10 5	5	5		
Bemerkungen		1. Prämedikation	2. Prä-medikation				Op.–Beginn			Op.–Ende

Abb. 6. Dosierung von Diazepam bei einem 6jährigen Kind mit einem Körpergewicht von 19,8 kg zur Zahnsanierung (Narkoseprotokoll Nr. 7314/1982) – s. dazu die Erläuterungen im Text

lich. Dies mag der Verlauf eines speziellen Falls zeigen (Abb. 6). Bei Maßnahmen zur Zahnerhaltung stellt sich gelegentlich das Problem, verhaltensgestörte Kinder zu behandeln, die keinem Zuspruch zugänglich sind. Die chirurgischen Kollegen hatten die Vorstellung, man könnte solche Kinder durch eine geeignete Prämedikation ruhigstellen, so daß es möglich wäre, die Behandlung ohne anästhesiologische Präsenz durchzuführen. Dies ist, wie der Verlauf bei einem 6jährigen Kind zeigt, nicht möglich. Obwohl – übrigens unter Intubationsbereitschaft und EKG-Überwachung – insgesamt 2 mg/kg KG Diazepam zuzüglich einer Prämedikation mit 30 mg Pethidin und 15 mg Promethazin sowie 5 mg Triflupromazin appliziert worden waren, gelang der Eingriff nicht ohne Gegenwehr. Am Ende der Zahnsanierung schlief das Kind allerdings tief und wurde vorsorglich für die Dauer von 24 h in Intensivüberwachung übernommen.

Dieser Fall soll lediglich zeigen, daß eine zuverlässige Sedierung und Ausschaltung von Abwehr gegenüber narkosetechnischen oder kleinen chirurgischen Maßnahmen durch eine Prämedikation mit 100%iger Erfolgsaussicht ohne Gefährdung vitaler Funktionen nicht möglich ist. Der Übergang von der sicheren Seite einer Prämedikationsdosierung bis zu jener Grenze, an der die Patienten nicht mehr schlafen, sondern sich in einer Narkose befinden, ist fließend und hängt auch von der individuellen Reaktion des einzelnen Kindes ab. Eine Routineanweisung für die Prämedikation muß sich deshalb auf der absolut sicheren Seite halten. Daraus ergibt sich zwangsläufig, daß der Effekt im Einzelfall unbefriedigend sein kann. Will man den Kindern die Irritation des Narkose- und Operationsbetriebs absolut zuverlässig fernhalten, muß man eine rektale Basisnarkose, z. B. mit Hexobarbital, Methohexital, Chloralhydrat oder Diazepam durchführen. Diese Form der Narkosevorbereitung ist für die Kinder zweifellos am schonendsten, verlangt aber andererseits eine exakte zeitliche Disposition und persönliche Überwachung durch eine qualifizierte Pflegekraft oder einen Anästhesisten.

Außerdem wirkt sich diese Form der präoperativen Sedierung auch auf den Verlauf der Aufwachphase aus. Neben einer Verlängerung der Aufwachphase sind auch andere Nachteile einer intensiven präoperativen Sedierung zu bedenken (Tabelle 2).

Aufgrund dieser kursorischen Überlegungen seien folgende *Schlußfolgerungen* gezogen:

Jedes Kind sollte vor Narkoseeinleitung ein Vagolytikum erhalten (Tabelle 1). Beim Scopolamin überwiegt die sekretionshemmende Wirkung, beim Atropin die parasympathi-

Tabelle 2. Wirkung und Nebenwirkungen verschiedener Prämedikationsformen bei Kindern. (Nach Eger et al. [3])

	Alter	Atropin oder Scopolamin			
		allein	mit Pethidin	mit Morphin	mit Pentobarbital
wirksame Sedierung	bis 5 Jahre	26%	48%	61%	30%
	6 bis ca. 8 Jahre	32%	33%	48%	50%
postoperative Exitation	bis ca. 8 Jahre	34%	17%	9%	26%
Erbrechen	bis ca. 8 Jahre	39%	71%	71%	18%

kolytische Wirkung am Herzen. Im eigenen Tätigkeitsbereich wird Atropin in einer Dosierung von 0,02–0,03 mg/kg KG intramauskulär oder intravenös bevorzugt.

Zur Sedierung kann man zwischen Anxiolytika, Hypnotika, Neuroleptika und Analgetika der Morphingruppe wählen. Bei längerdauernden Eingriffen, d. h. bei Eingriffen am Gehirn, am Thorax oder im Abdomen, erscheint die Kombination von Pethidin (1,5 mg/kg KG) mit Promethazin (0,75 mg/kg KG) intramuskulär nach wie vor besonders geeignet. Für die orale [9, 10] oder rektale Prämedikation sind Diazepam, Flunitrazepam und Lorazepam offensichtlich allen anderen Medikamenten überlegen. Der Dosierungsspielraum bei diesen Medikamenten ist außerordentlich groß. Die Minimaldosierung (Tabelle 1) kann unbedenklich erhöht werden (Abb. 6). Jedoch sind dann Rückwirkungen auf die Aufwachphase zu bedenken, die evtl. einen längeren Aufenthalt im Aufwachraum verlangen. Das gleiche gilt für eine rektale Basisnarkose mit Barbiturat, Chloralhydrat oder Diazepam, deren Überlegenheit vor allen anderen Prämedikationsformen im übrigen unbestritten ist, sofern es darauf ankommt, einem Kind die Irritation der Narkoseeinleitung zu ersparen.

Literatur

1. Boyd JD, Manford MLM (1973) Premedication in children. Br J Anaesth 45:501–506
2. Burtles R, Astley B (1983) Lorazepam in children. Br J Anaesth 55:275–279
3. Eger EI, Kraft MID, Keasling HH (1961) A comparison of atropine, or scopolamine, plus pentobarbital, meperidine, or morphine as pediatric preanesthetic medication. Anesthesiology 22:962–969
4. Gordon NH, Turner DJ (1969) Oral paediatric premedication. Br J Anaesth 41:136–142
5. Kühn K, Hausdörfer J (1983) Prämedikation im Kindesalter. Springer, Berlin Heidelberg New York
6. Lindgren L, Saarnivaara L, Himberg J-J (1980) Comparison of oral triclofos, diazepam and flunitrazepam as premedicants in children undergoing otolaryngological surgery. Br J Anaesth 52:283–290
7. Loan WB, Morrison JD, Dundee JW, Clarke RSJ, Hamilton RC, Brown SS (1969) Studies of drugs given before anaesthesia XVII: The natural and semi-synthetic opiates. Br J Anaesth 41:63
8. Peters CG, Brunton JT (1982) Comparative study of lorazepam and trimeprazine for oral premedication in paediatric anaesthesia. Br J Anaesth 54:623–627
9. Sueß H (1982) Alternative Prämedikation im Kindesalter: Die orale Applikation. Anästh Intensivmed 23:144–147
10. Steward DJ (1979) Manual of pediatric anaesthesia. Churchill Livingstone, New York Edinburgh London
11. Schuh FT (1981) Maligne Hyperthermie. Dtsch Med Wochenschr 43:1428–1432
12. Schuh FT, Maier Ch (1982) Narkoseführung bei Gefährdung durch maligne Hyperthermie. Anaesthesist 31:245–247

Perioperative Infusionstherapie im Kindesalter

K.-H. Altemeyer, E. Breucking, T. Fösel und W. Dick

Physiologische Voraussetzungen für eine Infusionsbehandlung im Kindesalter

Ganz im Vordergrund der perioperativen Infusionstherapie im Kindesalter stehen die Probleme des Wasser- und Elektrolythaushalts. Die Kenntnis physiologischer Besonderheiten ist für diese Altersgruppe eine wesentliche Voraussetzung für ein adäquates therapeutisches Vorgehen. Durch die Entwicklung einzelner Organe oder Organsysteme gibt es für Kinder, vor allen Dingen jedoch für Säuglinge und Kleinkinder, andere Kenngrößen, die man für den Wasser- und Elektrolythaushalt in folgenden Punkten zusammenfassen kann (Abb. 1):

- Bei Kindern ist der Anteil des Gesamtkörperwassers höher. Bei Säuglingen liegt er in der Größenordnung von 75% gegenüber 60% bei Erwachsenen (Abb. 1).
- Die Flüssigkeitsräume stehen bei Kindern, im Gegensatz zu Erwachsenen, in einer anderen Relation zueinander. Der Anteil des Extrazellulärraums kann bei Frühgeborenen bis zu 60% und bei Neugeborenen bis zu 40% betragen. Der 20%-Wert des Erwachsenen wird erst bei älteren Schulkindern erreicht (Abb. 1).
- Kleine Kinder haben, bezogen auf das Körpergewicht, eine größere Oberfläche, so daß daraus eine erhöhte Perspiratio insensibilis resultiert.

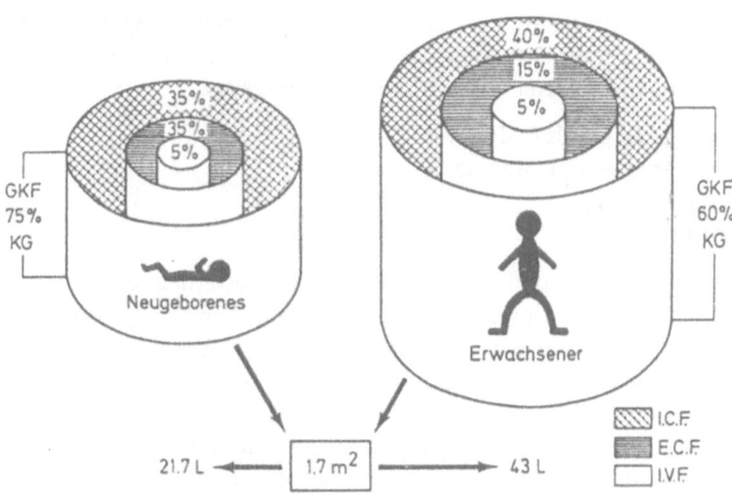

Abb. 1. Flüssigkeitsanteil am Körpergewicht und die Relation der verschiedenen Flüssigkeitsräume in Abhängigkeit vom Alter

- Bei Kindern gibt es eine altersspezifische Entwicklung der Nierenfunktion. Diese betrifft überwiegend das Säuglings- und Kleinkindesalter. Grob vereinfacht läßt sich sagen, daß in dieser Altersstufe weniger qualitative, aber deutlich ausgeprägte quantitative Unterschiede zur Nierenfunktion im Erwachsenenalter bestehen [7]. Für den Normalfall hat das zur Folge, daß mehr Flüssigkeit zur Ausscheidung der harnpflichtigen Substanzen benötigt wird. Eine dem Erwachsenenalter vergleichbare Glomerulifunktion wird etwa im Alter von 6 Monaten erreicht, eine vergleichbare Tubulusfunktion erst nach 2 Jahren [7].
- Die Quantität der harnpflichtigen Substanzen ist direkt gekoppelt an die Höhe des Grundumsatzes. Dieser Wert ist bei Säuglingen und Kleinkindern um das 3fache höher als bei Erwachsenen. Zwischen der Höhe des Grundumsatzes und der Höhe des Flüssigkeitsbedarfs besteht eine enge Beziehung. Legt man diese Größe für alle Altersstufen zugrunde, so sieht man, daß der altersbedingte, unterschiedliche Kalorienbedarf eine der entscheidenden Größen für den erhöhten Flüssigkeitsbedarf im Kindesalter ist [6].

Die in den vorangegangenen 5 Punkten aufgezeigten physiologischen Besonderheiten müssen bei der perioperativen Wasser- und Elektrolyttherapie berücksichtigt werden. Die Toleranz gegenüber fehlerhaften Infusionsregimen ist um so geringer, je jünger die Kinder sind, oder, um es noch plastischer mit einem Satz von Ewerbeck zu beschreiben: „Je kleiner der Topf, um so schneller ist er leer, um so leichter läuft er über!" [5].

Wasser- und Elektrolytsubstitution präoperativ

Die *perioperative* Phase läßt sich unterteilen in den *präoperativen* Zeitraum, die *intraoperative* Phase und die *postoperative* Zeitspanne. Im Normalfall, d. h. es handelt sich um ein gesundes Kind für einen operativen Wahleingriff, ist eine präoperative Infusionsbehandlung überflüssig. Auf der anderen Seite müssen jedoch die physiologischen Besonderheiten der verschiedenen Altersstufen bei der Festsetzung der Nüchternperiode berücksichtigt werden. Eine 10stündige Flüssigkeitskarenz ist z. B. für einen Säugling nicht tolerabel. Wir haben daher für unseren Bereich folgende Nüchternzeiten festgelegt:

Säuglinge jünger als 6 Monate:	4 h
Säuglinge älter als 6 Monate:	6 h
Kleinkinder:	6 h
Schulkinder:	6–10 h.

Für die Säuglinge und Kleinkinder wird in Abstimmung mit dem Operationsprogramm für die Nacht vor der Operation noch eine Teemahlzeit festgelegt, damit diese Kinder nicht am nächsten Tag mit einem Flüssigkeitsdefizit zur Narkose und zur Operation kommen. Folgen eines solchen Defizits sind nicht selten erhebliche Temperaturanstiege intraoperativ und ein relativ niedriger Blutdruck als Ausdruck eines instabilen Kreislaufs bei reduziertem Extrazellulärvolumen. Sind diese Nüchternzeiten, aus welchen Gründen auch immer, nicht einzuhalten, so muß bereits präoperativ eine parenterale Wasser- und Elektrolytsubstitution erfolgen. Aufgrund der von uns durchgeführten Untersuchungen zur perioperativen Wasser- und Elektrolytsubstitution bei Kindern [1, 2] können wir für den präoperativen Zeitraum folgenden *Basisbedarf* empfehlen:

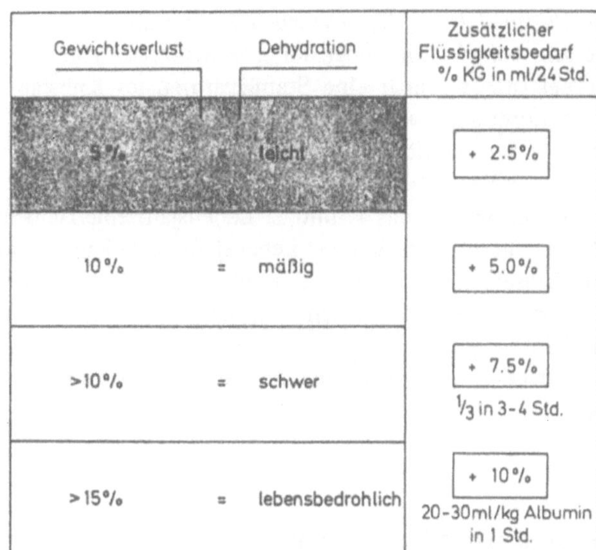

Abb. 2. Beziehung zwischen Gewichtsverlust und Ausmaß der Dehydratation. Hinweise für den Korrekturbedarf. (Nach Ewerbeck [5])

Flüssigkeitsbedarf

1. Lebensjahr:	100–140 ml/kg KG/24 h (4 –6 ml/kg KG/h)
2. Lebensjahr:	80–120 ml/kg KG/24 h (3 –5 ml/kg KG/h)
3.– 5. Lebensjahr:	80–100 ml/kg KG/24 h (3 –4 ml/kg KG/h)
6.–10. Lebensjahr:	· 60– 80 ml/kg KG/24 h (2,5–3 ml/kg KG/h)
11.–14. Lebensjahr:	50– 70 ml/kg KG/24 h (2 –3 ml/kg KG/h)

Elektrolytbedarf

Natrium	3 –5	mmol/kg KG/24 h
Kalium	1 –3	mmol/kg KG/24 h
Chlorid	3 –5	mmol/kg KG/24 h
Phosphat	0,5–0,7	mmol/kg KG/24 h
Kalzium	0,1–1,0	mmol/kg KG/24 h
Magnesium	0,1–1,0	mmol/kg KG/24 h

Pathologische Veränderungen, die bereits oräoperativ zu Störungen im Wasser- und Elektrolythaushalt geführt haben, müssen, wenn es sich nicht um vitale Operationsindikationen handelt, vorher soweit wie möglich ausgeglichen werden. In diesen Fällen muß neben dem oben angeführten *Basisbedarf* der *Korrekturbedarf* ermittelt oder abgeschätzt werden (Abb. 2).

Als Bezugsgröße für ein Flüssigkeitsdefizit ist das normale Körpergewicht ein guter Bezugspunkt. Bei einem leichten Flüssigkeitsverlust sind 5% des Ausgangsgewichts verlorengegangen, ein Verlust von 10% bewirkt eine mäßige Dehydratation, schwere Exsikkosen haben Defizite von mehr als 10% und lebensbedrohliche Verluste von mehr als 15%. Für die Therapie der *leichten* und *mäßigen* Dehydratation bedeutet das, daß zusätzlich zum altersabhängigen *Basisbedarf* ein *Korrekturbedarf* an Flüssigkeit von 2,5—5% in 24 h erforderlich ist. Für die schweren Formen liegt der *Korrekturbedarf* bei 7,5—10% des normalen Körpergewichts, hierbei ist oft primär eine Stabilisierung des Kreislaufs mit 5%igem Humanalbumin in der Größenordnung von 10—30 ml/kg KG in der ersten Stunde zusätzlich zur Flüssigkeitssubstitution erforderlich. Von der errechneten Flüssigkeitsmenge aus *Basisbedarf* und *Korrekturbedarf* wird in diesen Fällen die Hälfte in den ersten 8 h infundiert. Als *Korrekturlösungen* empfehlen wir für das 1. und 2. Lebensjahr eine Halbelektrolytlösung mit einem Zusatz von 5%iger Glukose, ab dem 3. Lebensjahr eine Ringer-Laktat-Lösung. Die Infusion sollte bis zum Einsetzen der Diurese kaliumfrei sein, danach sollte aber nach Ionogramm gezielt substituiert werden. Mit diesem Vorgehen kann der zahlenmäßig größte Teil der Exsikkosen, nämlich die isotonen Dehydratationen adäquat behandelt werden. Hypertone Dehydratationen erfordern ein spezifisches Infusionsregime, auf das hier nicht näher eingegangen werden soll.

Intraoperative Infusionstherapie

In der präoperativen Phase gibt es für den Wasser- und Elektrolythaushalt eine weitgehende Übereinstimmung mit den Empfehlungen der „konservativen Pädiatrie". Durch den Einfluß von Narkose und Operation kommt es jedoch zu spezifischen Veränderungen, die Folge einer allgemeinen Streßreaktion sind. Diese Veränderungen müssen bei der Infusionstherapie zusätzlich berücksichtigt werden. Für den Wasser- und Elektrolythaushalt von Bedeutung ist der streßinduzierte Anstieg der Aldosteron- und Adiuretinsekretion [8, 9]. Zusätzliche spezifische Besonderheiten entstehen durch das Flüssigkeitsdefizit im Rahmen der Nüchternperiode und durch die erhöhte intraoperative Perspiratio insensibilis, wenn z. B. die Bauchhöhlen eröffnet sind oder die Narkosebeatmung mit trockenen Gasen erfolgt. Bei der Bemessung der Flüssigkeitsmenge intraoperativ muß der Aldosteron und Adiuretineffekt mit der Tendenz der Wasserretention, die Dauer der präoperativen Flüssigkeitskarenz und die erhöhte Perspiratio insensibilis, die durch die Lokalisation des operativen Eingriffs erheblich varrieren kann, in Einklang gebracht werden. Unabhängig davon gibt natürlich das Alter des Kindes mit dem physiologischen Basisbedarf einen ersten Ansatz, zu dem die anderen Faktoren hinzukommen. Ausgehend von diesen Überlegungen kommen wir zu folgenden Empfehlungen (Tabelle 1):

Nicht nur die Flüssigkeitsmenge ist von Bedeutung, vielmehr ist die Zusammensetzung, d. h. vor allen Dingen zunächst einmal der Natriumanteil von ebenso großem Interesse. Wie bereits oben erwähnt, kommt es durch den Streß von Narkose und Operation zu einem starken Anstieg der Adiuretinsekretion. Dies ist eine Sofortreaktion mit Sofortwirkung auf die

Tabelle 1. Intraoperative Flüssigkeits- und Elektrolytsubstitution, NaCl-reiche Lösung (70—100 mmol/l)

Dosierung:

1.— 5. Lebensjahr:	6—10 ml/kg KG/h
6.—10. Lebensjahr:	4— 8 ml/kg KG/h
10.—14. Lebensjahr:	2— 6 ml/kg KG/h

Nierentubuli, d. h. es herrscht die Tendenz zur Wasserretention. Aus Gründen der Isotonie des Extrazellulärraums ist daran eine erhöhte Aldosteronsekretion gekoppelt, wahrscheinlich ist aber eine Wirkung erst nach Stunden zu erwarten [4]. Infundiert man in dieser Situation „freies" Wasser, z. B. in Form einer elektrolytfreien Glukoselösung, besteht nach kurzer Zeit die Gefahr der Wasserintoxikation mit allen Folgen der Überwässerung der Gewebe — ganz im Vordergrund bei Kindern das Gehirn und die Lunge. Aus diesem Grund empfehlen wir für die intraoperative Infusion bei Kindern einen Natriumanteil von mindestens 70 mmol/l, besser noch von 100 mmol/l. Die Zufuhr von „freiem", also nicht an Natrium gebundenem Wasser muß niedrig sein, um keine Wasserintoxikation zu provozieren. Kommen zusätzlich noch Natriumdefizite durch Magensaftverluste oder Transsudation isotoner Flüssigkeiten aus dem Darm hinzu, ist die ausreichende Natriumzufuhr von noch größerer Bedeutung. Bei der Bemessung der entsprechenden Infusionsmenge spielt daher die Lokalisation des Eingriffs eine entscheidende Rolle. Bei peripheren Eingriffen mit relativ niedriger Perspiratio insensibilis wird die untere Dosierung angestrebt, bei z. B. intraabdominellen Eingriffen mit der Gefahr der Transsudation isotoner Flüssigkeiten durch den Darm wird der obere Bereich gewählt. Die Flüssigkeitsmenge wird dann zusätzlich noch in Abhängigkeit vom Alter variiert. Eine zweite, spezifische streßinduzierte intraoperative Besonderheit betrifft die Glukoseregulation. In der direkten posttraumatischen Phase kommt es zu einem absoluten oder relativen Insulinmangel bei gleichzeitiger Erhöhung der antiinsulinären Hormone [3]. Für die Praxis heißt das, daß wir mit einer verringerten Toleranz gegenüber exogen zugeführter Glukose rechnen müssen. Glukosezustände von mehr als 5% in einer Elektrolytlösung können bei der altersentsprechenden Infusionsmenge zu Hyperglykämien mit hyperosmolaren Derangierungen führen. Das heißt, eine intraoperative Zufuhr einer Elektrolytlösung sollte maximal auf einen Glukoseanteil von 5% begrenzt sein (Abb. 3).

Hypoglykämien konnten wir bei diesem Vorgehen auch bei Früh- und Mangelgeburten nicht beobachten, die Regel bei einer solchen Infusionsbehandlung sind Blutzuckerwerte, die über 100 mg/dl liegen. Diese typischen metabolischen Reaktionen auf ein Trauma sind auch ein Grund dafür, warum bei Kindern, die präoperativ parenteral ernährt worden sind, die Zufuhr der Nährlösungen für die intra- und kurzzeitige postoperative Zeitspanne so lange unterbrochen werden muß, bis eine Normalisierung des Stoffwechsels nachweisbar wird.

Postoperative Infusionsbehandlung

Bei den typischen und häufigen Eingriffen in der Kinderchirurgie, wie z. B. die Operation einer Leistenhernie, Phimose, Nabelhernie oder Retentio testis, ist eine parenterale Wasser- und Elektrolytsubstitution nur für maximal 6 h nach Operationsende erforderlich. Danach können die Kinder wieder oral Flüssigkeit zu sich nehmen. In anderen Fällen muß, z. B. nach einer Appendektomie, eine Nahrungs- und Flüssigkeitskarenz von mindestens 24 h eingehalten werden. Zeiträume von mehreren Tagen können bei Darmanastomosen notwendig sein. Bei normalem präoperativen Ernährungszustand und mit Ausnahme der postoperativen Versorgung von Früh- und Neugeborenen können solche Kinder ohne Bedenken über einen Zeitraum von 3 Tagen allein mit einer Wasser- und Elektrolytsubstitution und einer geringen Zufuhr von Glukose als 5%igem Zusatz zur Lösung behandelt werden. Die Dosierung der erforderlichen Wasser- und Elektrolytmengen entspricht dabei dem für die präoperative Phase angegebenen Dosierungsschema. Für die direkte postoperative Phase gilt jedoch wegen der

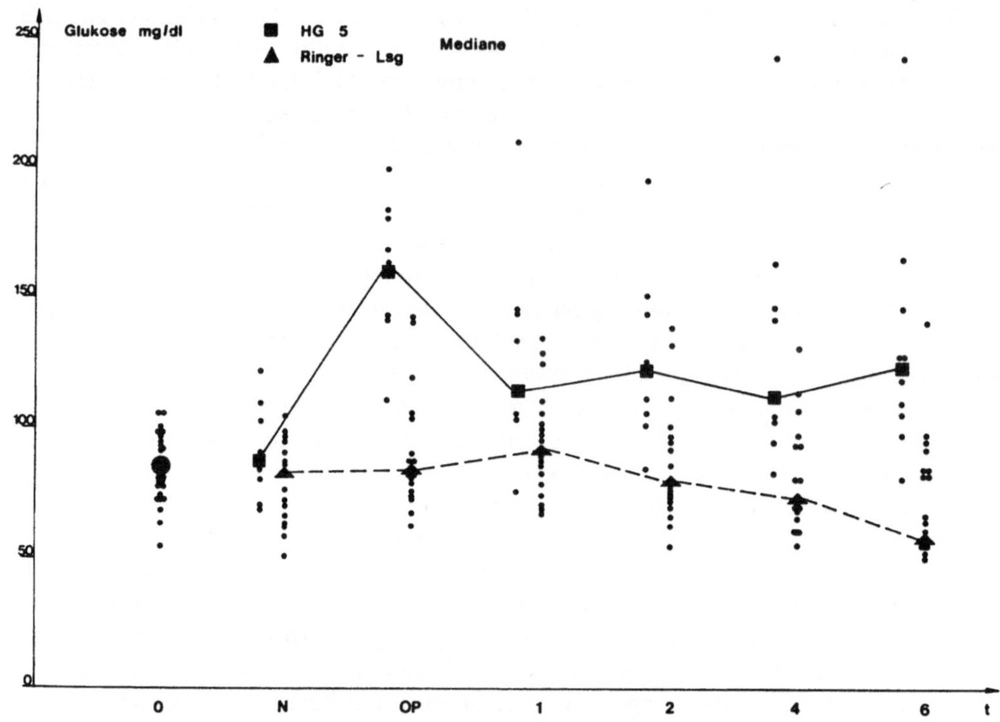

Abb. 3. Blutzuckerwerte (Einzelwerte und Median) bei zwei Gruppen von Kindern. In einer Gruppe Infusion von einer Halbelektrolytlösung mit 5%iger Glukose (HG 5) und zum Vergleich in der zweiten Ringer-Lösung (Ringer Lsg.). *O* Ausgangswerte; *N* nach Narkoseeinleitung; *OP* Operationsende, 1, 2, 4 und 6 h postoperativ

streßinduzierten Reaktion von Adiuretin und Aldosteron, daß für den Basisbedarf die Flüssigkeitsmenge der unteren Norm, für die Natriumzufuhr der Wert für die obere Norm anzusetzen ist. Verluste über Magensonden oder Drainagen müssen gemessen werden und dem altersabhängigen Basisbedarf als Korrekturbedarf hinzugerechnet und substituiert werden.

Zusammenfassung

für die perioperative Infusionsbehandlung im Kindesalter gelten folgende Grundsätze:

- Die altersspezifischen physiologischen Besonderheiten müssen bei der Wasser- und Elektrolyttherapie berücksichtigt werden.
- Die Dosierungsempfehlungen für die präoperative Phase decken sich weitgehend mit den entsprechenden Dosierungsrichtlinien der „konservativen Pädiatrie".
- Zusätzlich kommen in der direkten intra- und postoperativen Phase charakteristische, streßinduzierte Veränderungen hinzu, die sowohl auf den Wasser- und Elektrolythaushalt als auch auf den Kohlenhydratstoffwechsel Einfluß nehmen. Diese typischen posttraumatischen Reaktionen müssen bei der Therapie dann zusätzlich berücksichtigt werden.

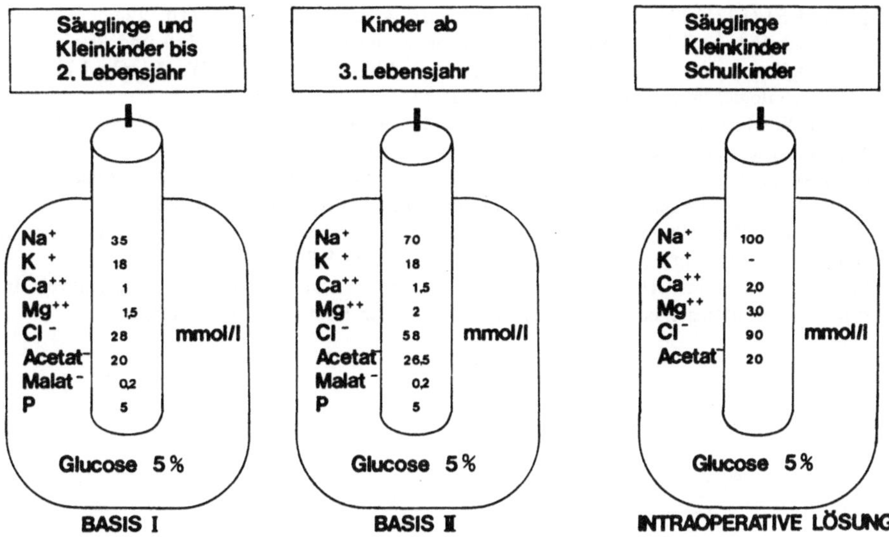

Abb. 4. Basislösungen für die perioperative Zeitspanne

Für die Routine wäre es nun wenig realistisch und auch nicht praktikabel, wollte man für jedes Kind im Rahmen einer *Basisversorgung* eine individuelle Lösung mit den einzelnen Bestandteilen mischen.

Für den prä- und postoperativen *Basisbedarf* reichen nach unserer Meinung 2 Lösungen für das gesamte Kindesalter aus. Aufgrund unserer Untersuchungen haben wir ein Konzept für solche *Basislösungen* entwickelt, mit dessen Hilfe man über die altersgemäße Flüssigkeitszufuhr den entsprechenden Elektrolytbedarf sicherstellen kann.

Für die intraoperative Zeitspanne ist unseres Erachtens eine Lösung für alle Altersstufen ausreichend. Auch hier erfolgt die Elektrolytzufuhr altersabhängig über die verschiedenen Flüssigkeitsmengen (Abb. 4).

Wir glauben, daß wir mit diesen 3 Infusionslösungen den *perioperativen Basisbedarf* des gesamten Kindesalters sicherstellen können. Liegen bereits präoperative Störungen vor oder kommt es intra- oder postoperativ zu Verlusten, die das normale Maß übersteigen, müssen diese Defizite zusätzlich als *Korrekturbedarf* den individuellen Verhältnissen entsprechend den *Basislösungen* hinzugefügt werden.

Literatur

1. Altemeyer K-H, Schäch G, Breucking E, Seeling W, Schmitz JE, Dick W (1979) Vergleichende Untersuchungen zur perioperativen Infusionstherapie im Kindesalter. Infusionstherapie 6:63–71
2. Altemeyer K-H, Breucking E, Schöch G, Seeling W, Bindewald H, Dick W (1981) Vergleichende Untersuchungen zur perioperativen Infusionstherapie im Säuglingsalter. Infusionstherapie 1:36–43
3. Altemeyer K-H, Breucking E, Fösel T, Dick W (1983) Veränderungen in der Stoffwechselregulation unter dem Einfluß von Narkose und Operation. Pädiatrische Intensivmedizin V, 21, Thieme, Stuttgart New York

4. Bennett EJ (1975) Fluid balance in the newborn. Anaesthesiology 43:210–224
5. Ewerbeck H (1973) Die Korrektur der Störungen im Wasser-, Elektrolyt- und Säuren-Basen-Haushalt bei Säuglingen und Kleinkindern. In: Ahnefeld FW, Burri C, Dick W, Halmàgyi M (Hrsg) Klinische Anästhesiologie, Bd 3. Lehmann, München 1973
6. Laupus WE (1975) Nutritional requirements. In: Nelson WE, Vaughan VC, McKay RJ (eds) Textbook of pediatrics. Saunders, Philadelphia London Toronto
7. Oetliker OH (1975) Physiologische Besonderheiten zur Therapie der Wasser-, Elektrolyt- und Säuren-Basen-Störungen im Säuglings- und Kindesalter. Infusionstherapie 2:18–23
8. Oyama T (1980 Influence of anaesthesia on the endocrine system. In: Anaesthesiologie und Intensivmedizin, Bd 132, Springer, Berlin Heidelberg New York S 39
9. Philbin DM, Coggins CH (1980) The effect of anaesthesia on antidiuretic hormone levels. In: Anaesthesiologie und Intensivmedizin, Bd 132, Springer, Berlin Heidelberg New York S 76

Postoperative Schmerzbekämpfung bei Kindern

U. Bauer-Miettinen und R. Horazdovsky-Nabak

„Obwohl für den Arzt dankbar zu behandeln und äußerst therapiezugänglich, bleibt der postoperative Schmerz immer noch der häufigste, aber auch der am meisten vernachlässigte Schmerzzustand in unseren Krankenhäusern" [4]. Der Leitartikel von Anaesthesia, dem Organ der britischen Anästhesiegesellschaft, macht in der Juninummer 1982 wiederholt seine Leser auf Mängel der heutigen postoperativen Schmerzbekämpfung aufmerksam [5]. Außer auf wenigen spezialisierten Stationen bleibt die praktische Durchführung der Schmerzbekämpfung mehrheitlich in den Händen der Krankenschwestern. Unsere Rolle beschränkt sich meistens auf die Verordnung der Analgetika „zu verabreichen nach Bedarf", selbstverständlich mit einem gewissen Sicherheitsintervall. Allerdings dürfen wir uns nicht über Mangel, weder an neuen Pharmaka noch an einschlägiger Fachliteratur, beklagen: So bieten z. B. Utting u. Smith aus Liverpool [22] in einem Übersichtsartikel nicht weniger als 153 Referenzen zum Thema „postoperative Analgesie" an. Wer sich aber für die Schmerzbekämpfung beim Kind interessiert und nach neuer Information Ausschau hält, sucht vergebens. Ausgenommen einige Arbeiten über die Regionalanästhesie zur Schmerzbekämpfung nach gewissen kinderchirurgischen Operationen [9, 10, 12] fehlen Studien über den postoperativen Analgetikabedarf beim Kind so gut wie gänzlich, ebenso vergleichende Untersuchungen in bezug auf verschiedene Medikamente, deren optimale Dosierung und Verabreichungsart.

Obwohl seit 1978 prominente Autoren eine stattliche Anzahl Lehr- und Handbücher über pädiatrische Anästhesie veröffentlicht haben, widmen sie der postoperativen Schmerzbekämpfung in diesen Werken lediglich einige Zeilen. Die von 6 verschiedenen Lehrbuchautoren [1, 3, 8, 16, 20, 21] empfohlenen postoperativen Analgetika und ihre Dosierung sind in Tabelle 1 zusammengefaßt. Die zentral wirkenden morphinähnlichen Substanzen überwiegen, die Auswahl ist wenig phantasievoll und außer Smith und Steward schlagen alle den intramuskulären Verabreichungsmodus vor. Erkennbar sind einige geographisch bedingte Unterschiede: Die Amerikaner und Kanadier gebrauchen bekanntlich gerne Codein, die Engländer Gesamtalkaloide von Opium. Einzig die zentraleuropäische Autorin Podlesch führt in ihrem Lehrbuch über Kinderanästhesie neben Pentacozin und Tilidin ganze 10 verschiedene opiatfreie, milde Analgetika auf.

Die recht mageren Quellenangaben zu meinem Thema erwecken den Eindruck, daß wir Kinderanästhesisten uns kaum darum kümmern, ob und wie sich der postoperative Schmerz unserer kleinen Patienten auf ihre spätere Einstellung der Anästhesie, den Ärzten und dem Krankenhaus gegenüber auswirkt. Diese Frage beschäftigt uns aber sehr im Zusammenhang mit der Prämedikation und Narkosevorbereitung, ein Themenkomplex, der bekanntlich in unzähligen Studien behandelt worden ist. Interessanterweise finden wir nicht selten in solchen Arbeiten auch Angaben über postoperative Schmerzmittel, die im untersuchten Patientengut zur Anwendung kamen [7, 15, 18]. Nach meiner Ansicht ist die Prämedikationsme-

Tabelle 1. Postoperative Analgetika bei Kindern (Angaben pro kg/Körpergewicht)

	Codein	Morphin	Pethidin	Papaveretum Pantopon	Pentazocin Fortral	Tilidin Valoron	Opiatfreie Analgetika
Smith Boston	1,5 mg i.m.	0,05 mg i.v.					Aspirin 10 mg p.o., rektal
Steward Toronto	1,5 mg i.m.	0,05–0,2 mg i.m. 0,02 mg i.v.	1,5 mg i.m. 0,2 mg i.v.				
Brown & Fisk Melbourne		*Kontinuierliche Infusion* 0,05 mg/kg pro Stunde	0,2 mg/kg				
Beasley & Jones Birmingham		0,2 mg i.m.	2 mg i.m.	0,3 mg i.m.			Paraceta-mol
Hatch London	1 mg i.m. *nicht i.v.*	0,2 mg i.m.	1 mg i.m.	0,2 mg i.m.			
Podlesch Düsseldorf		0,1 mg i.m.			1 mg i.m.	1 Tropfen pro Lebensjahr	10 Varian-ten

bei Neugeborenen

nur bei Respiratorpatienten

Tabelle 2. Einteilung von 300 postoperativen Patienten

	Anzahl Patienten
1. Hernienoperationen (HE)	41
2. Urogenitaloperationen (GE)	57
(Orchidopexie, Zirkumzision, Hypospadiekorrekturen etc.)	
3. Adenotonsillektomien (TA)	64
4. Orthopädisch-traumatologische Operationen (OR)	95
5. Abdominalchirurgie inkl. Nierenoperationen (AB)	26
6. Plastische und Kieferchirurgie (PL)	17
	300

Tabelle 3. Anästhesien bei 300 Kindern

Anästhetikum	Anzahl Patienten
Halothan $-$ N$_2$O	insgesamt 278 (93%)
Einleitung	
$-$ Inhalation	207 (75%)
$-$ Thiopental i.v.	71
Halothan $-$ N$_2$O	
mit Thiopental i.v. + Analgetikum i.v.	13
NLA	7
Ketanest + N$_2$O	1
Intravenöse Regionalanästhesie	1
insgesamt	300

thode gerade in der Kinderanästhesie ein Faktor, der die Art und Dosierung der postoperativen Analgetika beeinflußt.

Um konkrete Angaben darüber zu haben, wie unsere Verordnungen zur postoperativen Schmerzlinderung in die Praxis umgesetzt werden, haben wir aus der kinderchirurgischen Klinik und der kinderorthopädischen Abteilung des Basler Kinderspitals Daten von 300 Kindern gesammelt. Um die übliche Routine der Schmerzmittelverabreichung auf den Bettenstationen nicht zu beeinflussen, wurden den Schwestern kein spezielles Merkblatt verteilt. Als Quelle wurde das Überwachungsblatt benutzt, das auf der Station am Operationstag und in der darauffolgenden Nacht bis zum nächsten Vormittag geführt wird. Nur wenige Patienten kommen bei uns nach ausgedehnten Operationen auf eine besondere Überwachungsstation.

Die Patienten wurden nach der Art des chirurgischen Eingriffs in 6 Gruppen eingeteilt (Tabelle 2). Schwerkranke Patienten, Polytraumatisierte, Kinder mit ausgeprägtem psychomotorischen Entwicklungsrückstand, Neugeborene sowie ambulante Patienten wurden ausgeschlossen.

Mit Ausnahme von 9 Fällen handelte es sich um Halothannarkosen (Tabelle 3).

Tabelle 4. Prämedikation bei 300 Patienten

Prämedikation	HE	GE	TA	OR	AB	PL	insgesamt	
Chlorprothixen Taractan i.m.	21	13	14	12	7	3	70	67,7%
Chlorprothixen oral	17	32	48	22	6	8	133	
Pentazocin Fortral i.v.				2	4		6	
Chlorprothixen + Pentazocin i.m.		3		10	2	1	16	
Flunitrazepam Rohypnol oral		2		24	2	2	30	10%
Diazepam Supp. Valium	1	1	1	6	1		10	
Diazepam oral				7			7	
Diazepam Rectiolen	1	1				1	3	
Diazepam + Droperidol oral		1		6	1	1	9	
Droperidol oral				4			4	
Thalamonal i.m.				1			1	
Thiopental rektal Trapanal		2		1		1	4	
Promethazin Atosil i.m.			1				1	
keine	1	2			3		6	
Insgesamt	41	57	64	95	26	17	300	

Die Prämedikationskombinationen, die die untersuchten Patienten erhalten haben, sind in Tabelle 4 zusammengefaßt. Über zwei Drittel (67,7%) wurden mit Chlorprothixen (Taractan), einem langwirkenden Neuroleptikum, prämediziert. Dies sind hauptsächlich Kleinkinder und Kinder im Vorschul- und frühen Schulalter, die vorwiegend für diese Jahrgänge charakteristischen Hernien- und Urogenitaloperationen sowie Adenotonsillektomien unterzogen wurden. Flunitrazepam (Rohypnol) wird bei uns meistens bei älteren Kindern und Jugendlichen oral verordnet. Analgetika in der Prämedikation bilden eine Ausnahme; es handelt sich dabei meistens um Patienten mit schmerzhaften Frakturen bzw. mit akutem Abdomen.

Die bei uns von den Anästhesisten üblicherweise verordneten Analgetika umfassen einige opiatfreie Mittel (Tabelle 5), die in der frühen postoperativen Phase als Suppositorien verabreicht werden, oft abwechslungsweise mit einem Tranquilizer — meistens Diazepam. In seltenen Fällen wird bei Jugendlichen nach Skolioseoperationen zur Potenzierung der Analgetika Levomepromazin verabreicht, ausnahmsweise intramuskulär.

Tabelle 5. Postoperative opiatfreie Analgetika und Sedativa (Kinderspital Basel, Anästhesieabteilung)

Propyphenazon + Allobarbital	
Supp. für Kinder	bis 30 kg
für Erwachsene	über 30 kg
Cibalgin	
Paracetamol	
Supp. für Säuglinge	bis 12 kg
für Kinder	über 12 kg
Tropfen	10–20 mg/kg KG
Ben-u-ron	
Zomepirac Tabletten	über 12 J.
Zomax	
Metamizol-Na i.v.	10–20 mg/kg KG
Novalgin	
Diazepam Supp.	0,2–0,5 mg/kg KG
i.v., *nicht* i.m.	0,15–0,25 mg/kg KG
Valium	
Levomepromazin	0,2–0,3 mg/kg KG
i.m., *nicht* i.v.	
Nozinan	

Tabelle 6. Postoperative morphinähnliche Analgetika (Kinderspital Basel, Anästhesieabteilung)

intravenös	
Pentazocin (Tabletten)	0,3 mg/kg KG
Fortral	
Pethidin HCl	0,2–0,3 mg/kg KG
Dolantin	
Buprenorphin (sublingual)	2–3 µg/kg KG
Temgesic	

Für größere Kinder und Jugendliche wird auch Zomepirac, ein neueres orales Analgetikum, verordnet, sobald die normale Flüssigkeitszufuhr möglich ist.

Zentrale morphinähnliche Analgetika werden ausnahmslos intravenös verabreicht (Tabelle 6). Wir sehen nicht ein, warum wir den Kindern noch den zusätzlichen Injektionsschmerz zufügen sollten. Zudem sind der Wirkungseintritt und der analgetische Effekt nach intramuskulärer Applikation von der Absorption abhängig und bei kranken Kindern oft unberechenbar.

Wir interessieren uns z. Z. sehr für Buprenorphin, ein Agonist-Antagonist aus der Morphin-Thebain-Reihe. Nach Kay [11] bewirkt Buprenorphin, am Ende der Operation i.v. verabreicht, eine zweimal länger dauernde Schmerzfreiheit als Morphin. Das Mittel wurde bei uns bisher nur selten sublingual verabreicht.

Wie aus der Tabelle 7 hervorgeht, werden Kindersuppositorien, eine Kombination von Propyphenazon und Allobarbital enthaltend, sowie Pentazocin als starkes Analgetikum von unseren Anästhesisten bevorzugt.

Tabelle 7. Verteilung der postoperativen Medikamente bei 300 Patienten

Gruppe Anzahl Patienten	HE 41	GE 57	TA 64	OR 95	AB 26	PL 17	insgesamt
Propyphenazon + Allobarbital (Supp., Tabl.) Cibalgin	28	51	64	80	23	16	262
Paracetamol (Supp.)	18	5	–	4	3	2	32
Metamizol-Na (i.v.) Novalgin	–	1	–	3	–	–	4
Mefenaminsäure (Supp.) Ponstan	–	–	3	–	–	–	3
Zomepirac (Tabl.) Zomax	–	–	–	13	–	–	13
Diazepam (Supp., i.v.) Valium	3	6	14	13	3	6	45
Pentazocin (i.v.) Fortral	2	6	15	58	12	3	96
Pethidin-HCl (i.v.) Dolantin	–	–	–	1	–	–	1
Buprenorphin (i.v.) Temgesic	–	–	–	4	–	–	4

Tabelle 8. Postoperative Analgetika bei 300 Kindern (Operationstag und 1. postoperative Nacht)

	Anzahl Patienten	in %
Keine Analgetika	14	4,6
Milde Analgetika	188	62,7
Zentrale Analgetika	98	32,7

In den ersten 24 h postoperativ (Tabelle 8) bekamen 14 (4,6%) unserer 300 Patienten überhaupt keine Schmerzmittel, annähernd zwei Drittel der Kinder (62,7%) erhielten lediglich milde, peripher wirkende Analgetika und bei ca. 33% war die Verabreichung morphinähnlicher Substanzen erforderlich.

Der Zeitpunkt der ersten postoperativen Analgetikagabe (Tabelle 9) läßt einige Fragen offen. Bei 150 Kindern, 50% unseres Patientenguts, wurden keine Analgetika in der ersten halben Stunde nach Beendigung der Narkose gegeben. Dieses Intervall könnte z. B. aus praktisch-organisatorischen Gründen zustandekommen. Ein Drittel der Patienten erhielt konventionelle Kinderzäpfchen und bei lediglich 12% wurden zentrale Analgetika unmittelbar postoperativ intravenös verabreicht.

Wie wir erwartet haben, überwiegen die zentralen Analgetika in der orthopädisch-traumatologischen Patientengruppe (Abb. 1). Bei diesen 95 Patienten nimmt die Anzahl der Kinder, die morphinähnliche Analgetika erhalten haben, proportional zum Alter zu. Die Klein-

Tabelle 9. Verabreichung von Analgetika innerhalb der ersten 30 min postoperativ

Patienten-gruppe	Anzahl Patienten	Keine Analgetika	Milde Analgetika	Zentrale Analgetika	Beide .
HE	41	24 (59%)	15 (37%)	1 (2%)	1 (2%)
GE	57	35 (61,5%)	16 (28%)	2 (3,5%)	4 (7%)
TA	64	4 (6%)	52 (81%)	3 (5%)	5 (8%)
OR	95	56 (59%)	12 (13%)	23 (24%)	4 (4%)
AB	26	20 (77%)	2 (8%)	4 (15%)	–
PL	17	11 (65%)	3 (17,5%)	3 (17,5%)	–
Insgesamt	300	150 (50%)	100 (33,3%)	36 (12%)	14 (4,7%)

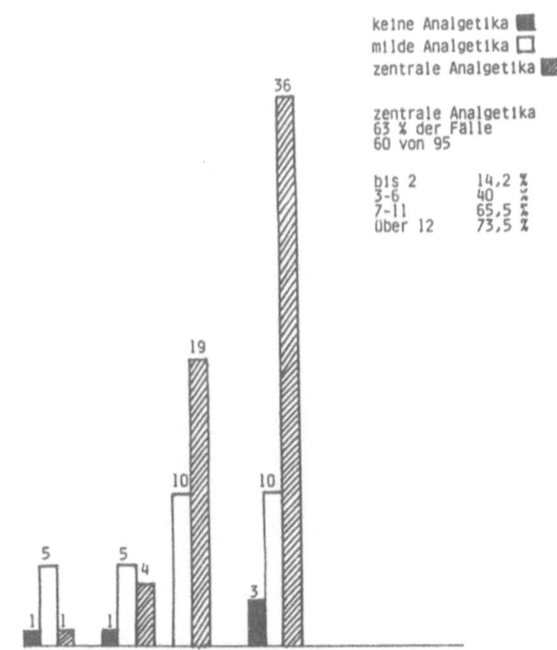

Abb. 1. Verteilung der Analgetika nach Alter bei 95 orthopädisch-traumatologischen Operationen

kinder bekamen nur selten starkwirkende Schmerzmittel, dagegen wurden solche bei fast drei Viertel der über 12jährigen verabreicht. In dieser Altersgruppe variieren übrigens die Prämedikationsmethoden am meisten: Die Patienten bekamen anstatt Chlorprothixen eher Tranquilizer aus der Benzodiazepinreihe. Bei einigen kooperativen Kindern wurde ganz auf eine Prämedikation verzichtet.

Die Anteile der verschiedenen Schmerzmittel in den Gruppen mit typischen kinderchirurgischen Routineoperationen sind anders. Von den 41 Kindern mit Hernienoperationen (Abb. 2) bekamen lediglich 2 zentrale Analgetika. In der Gruppe Urogenitaloperationen (Abb. 3) wurden Opiate nur bei 6 Patienten aus verschiedenen Altersgruppen gegeben. Bei

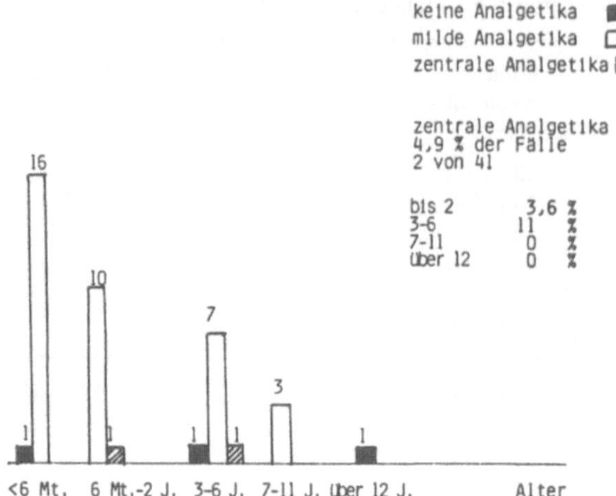

Abb. 2. Verteilung der Analgetika nach Alter bei 41 Hernienoperationen

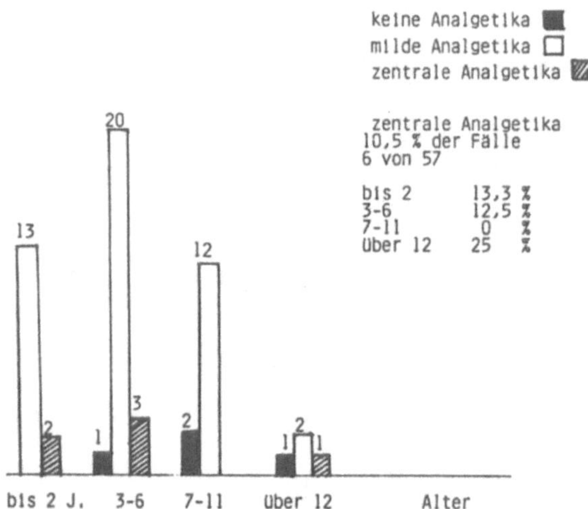

Abb. 3. Verteilung der Analgetika nach Alter bei 57 Urogenitaloperationen

4 Patienten waren Schmerzmittel überhaupt nicht indiziert und die restlichen 47 Patienten (83%) bekamen gewöhnliche Kindersuppositorien. Diese Ergebnisse sind in auffallendem Kontrast zu den Angaben in der Literatur. Gerade für die Patienten mit Zirkumzisionen, Orchidopexien usw. empfehlen verschiedene Autoren [9, 10, 12] zur postoperativen Schmerzbekämpfung Regionalanästhesien, in erster Linie Kaudalanästhesien. Nach Kay [10] reichen milde Analgetika nach Zirkumzision nicht aus. Lunn [12] hat festgestellt, daß 9 von 50 Kindern (18%), bei denen eine Kaudalanästhesie gelegt wurde, postoperativ trotzdem intramuskuläres Morphin erhielten.

Von den 64 Patienten mit Adenotonsillektomien (Abb. 4) bekamen in unserem Krankengut 15 Kinder starke Analgetika, das sind 23,4%. Nach McGarry [13] werden sogar bei bis 87% der adenotonsillektomierten Kinder zentrale Analgetika verabreicht, dies unabhängig von der Art der Prämedikation.

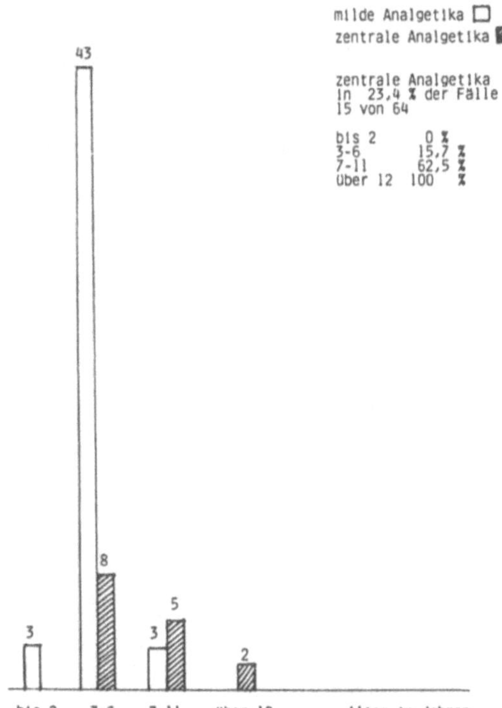

Abb. 4. Verteilung der Analgetika nach Alter bei 64 Adenotonsillektomien

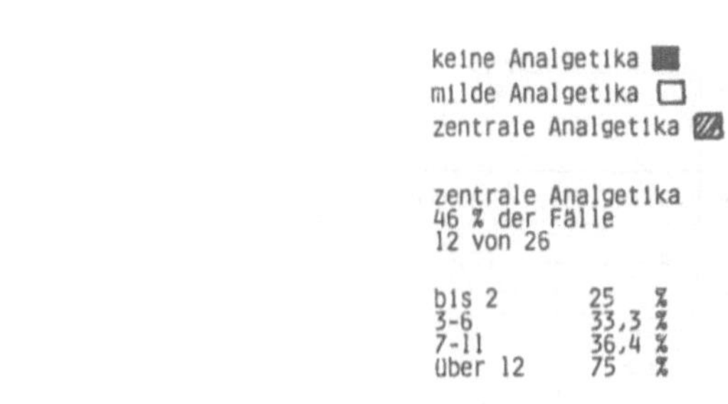

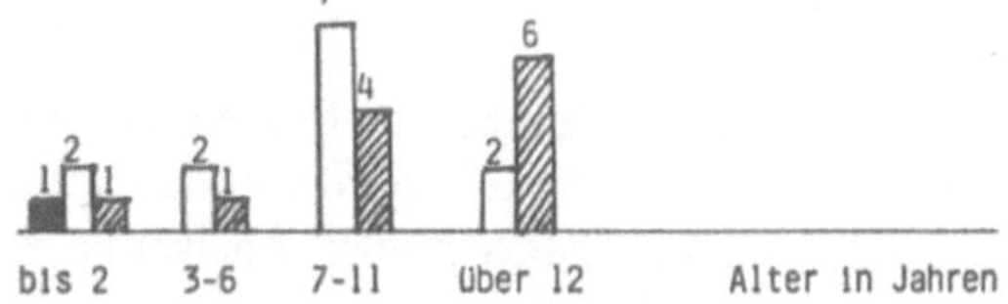

Abb. 5. Verteilung der Analgetika nach Alter bei 26 abdominalchirurgischen und Nierenoperationen

Sowohl bei den Kindern mit Adenotonsillektomien als auch in der Gruppe mit Bauch- und Nierenoperationen (Abb. 5) nimmt die Zahl der Patienten, die zentrale Analgetika bekamen, proportional zum Alter zu.

Wie oft den einzelnen Patienten wiederum milde Analgetika gegeben wurden, geht aus Tabelle 10 anhand von zwei Patientengruppen hervor. In der Tonsillektomiegruppe erhielten

Tabelle 10. Verabreichung der milden Analgetika

Häufigkeit	Adenotonsillektomien (AT		Urogenitaloperationen (GE)	
	Anzahl Patienten	%	Anzahl Patienten	%
1mal	9	18 ⎫ 55%	25	53 ⎫ 94%
2mal	18	37 ⎭	19	41 ⎭
3mal	17	35	1	2
4mal	4	8	2	4
5mal	1	2	0	0
Insgesamt	49 Patienten		47 Patienten	

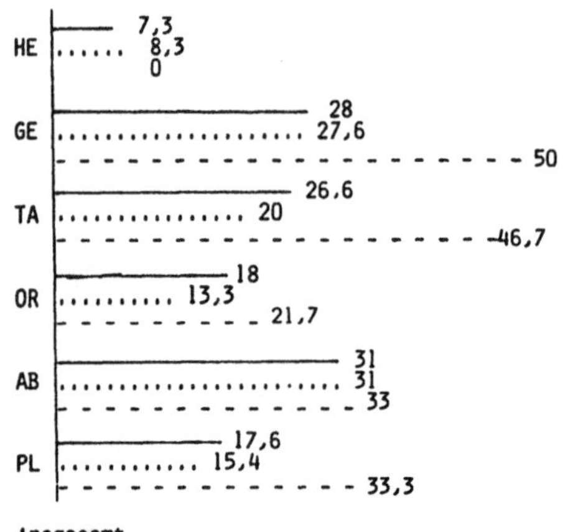

Abb. 6. Postoperatives Erbrechen (in %)

55% der Kinder, in der Gruppe mit Urogenitaloperationen 94% ein- bis zweimal Kindersuppositorien innerhalb der ersten 24 h. Es wäre scheinbar rationeller, bei den restlichen Kindern anstelle mehrerer Gaben milder Analgetika einmal ein Opiat zu verabreichen. Dabei muß man aber berücksichtigen, daß Kinder, die entweder prä- oder postoperativ morphinähnliche Schmerzmittel erhalten, oft an Erbrechen leiden [2]. Die Häufigkeit von postoperativem Erbrechen wird von Lunn [12] mit 80% angegeben bei Buben, die nach Zirkumzision Morphin bekamen. Bei den Kindern, die Kaudalanästhesien bekommen hatten, war die Häufigkeit immer noch 23%. In unserem Krankengut wurde postoperatives Erbrechen bei 64, d. h. bei 21,3% der Kinder festgestellt (Abb. 6). Der prozentuale Anteil ist am höchsten, durchschnittlich 29%, in den Gruppen mit Urogenitaleingriffen, Adenotonsillektomien und Bauch- und Nierenoperationen. Die Häufigkeit ist in den einzelnen Operationsgruppen höher

Tabelle 11. Häufigkeit des postoperativen Erbrechens

Gruppe	HE	GE	TA	OR	AB	PL	Insgesamt
Anzahl Patienten	3	16	17	17	8	3	64
Einmal erbrochen	2	6	11	10	5	2	36 = 56%
Mehrmals erbrochen	1	10	6	7	3	1	28 = 44%

bei denjenigen Patienten, die zentrale Analgetika bekamen, im Vergleich zu denen, die lediglich Kindersuppositorien erhielten. Bei der Mehrzahl der Patienten (56%) wurde Erbrechen
nur ein einziges Mal registriert (Tabelle 11). Da das postoperative Erbrechen ein überaus
komplexes Problem ist, stellt der mögliche Zusammenhang mit Analgetika und Art der Operation selbstverständlich nur einen Aspekt dar.

Von den eher ausgefallenen Methoden für die postoperative Schmerzbekämpfung seien
hier nur zwei erwähnt: Ketanest in subdissoziativen Dosen [14, 19] und Inhalationsanalgesie
mit Lachgas [6]. Da ich diese Methoden für ungeeignet halte, möchte ich nicht näher auf sie
eingehen.

Zusammenfassung

Nach unserer Erfahrung sind bei der postoperativen Schmerzbekämpfung bei Kindern folgende Punkte zu beachten:

- Nach der Mehrzahl der Routineoperationen bei den pädiatrischen Patienten reichen konventionelle Kindersuppositorien aus, v. a., wenn ihre Wirkung durch eine sedative Prämedikation bzw. durch leichte Beruhigungsmittel postoperativ unterstützt wird.
- Wenn zentrale Analgetika erforderlich sind, sollten sie immer intravenös gegeben werden.
  Das Einsetzen von Substanzen mit langer Wirkungsdauer ist voraussichtlich auch bei Kin-
  dern von Vorteil und bedarf weiterer Untersuchungen.
- Die postoperative Analgesie sollte individuell und nicht nach einem Schema verordnet
  werden, da sie dem Alter, der Prämedikation und der Art der Operation angepaßt werden
  muß.
- Es ist empfehlenswert, die Verordnung später zu kontrollieren und je nach Reaktion des
  Kindes zu ändern.
- Pflegerische Maßnahmen wie: bequeme Lagerung, Wärme und das Erlauben der oralen
  Flüssigkeitszufuhr, sobald der Patient ansprechbar ist, die Anwesenheit der Mutter beim
  Aufwachen und Lieblingsspielzeug in Reichweite, sind zur Beruhigung des Kindes oft
  effizienter als alle Medikamente.

Als Denkanstoß sei eine Äußerung von W. O. Robertson, Professor der Pädiatrie in Seattle,
aufgeführt [17]: „Wenn es sich um Kinder handelt, so behaupte ich, daß wir uns nicht im
gleichen Ausmaß um die Bekämpfung ihrer reellen oder potentiellen Schmerzen bemühen,
wie wir es unter den entsprechenden Umständen beim Erwachsenen tun würden".
Es liegt an uns, diese Behauptung zu widerlegen.

Literatur

1. Beasley JM, Jones SEF (1980) A guide to paediatric anaesthesia. Blackwell, Oxford London Edinburgh Boston Melbourne
2. Booker PD, Chapman DH (1979) Premedication in children undergoing day-care surgery. Br J Anesth 51:1083
3. Brown TCK, Fisk GC (1979) Anaesthesia for children. Blackwell, Oxford London Edinburgh Melbourne
4. Editorial (1975) Anaesthesia 30:305
5. Editorial (1982) Anaesthesia 37:627
6. Griffin GC, Campbell VD, Jones R (1981) Nitrous-oxide-oxygen-sedation for minor surgery. Experience in a pediatric setting. JAMA 245:2411
7. Gupta RK, Blades HR, Hatch DJ (1972) Oral premedication in children. Atropin or hyoscine with triclofos. Anaesthesia 27:32
8. Hatch DJ, Sumner E (1980) Neonatal anaesthesia. Arnold, London
9. Jensen BH (1982) Caudal block for post-operative pain relief in children after genital operations. A comparison between bupivacaine and morphine. Acta Anaesth Scand 26:33
10. Kay B (1974) Caudal block for post-operative pain relief in children. Anaesthesia 29:610
11. Kay B (1978) A double-blind comparison of morphine and buprenorphine in the prevention of pain after operation. Br J Anaesth 50:605
12. Lunn JN (1979) Postoperative analgesia after circumcision. A randomised comparison between caudal analgesia and intramuscular morphine in boys. Anaesthesia 54:552
13. McGarry PMF (1970) A double-blind study of diazepam, droperidol and meperidine as premedication in children. Can Anaesth Soc J 17(2):157
14. Parkhouse J, Mariott G (1977) Postoperative analgesia with ketamine and pethidine. Anaesthesia 32:285
15. Peters CG, Brunton JT (1982) Comparative study of lorazepam and trimeprazine for oral premedication in paediatric anaesthesia. Br J Anaesth 54:623
16. Podlesch J (1977) Anästhesie und Intensivbehandlung im Säuglings- und Kindesalter. Thieme, Stuttgart
17. Robertson WO (1981) Managing pain in children. Editorial. JAMA 245:2429
18. Root B, Loveland JP (1973) Pediatric premedication with diazepam or hydroxyzine: Oral versus intramuscular route. Anesth Analg (Cleve) 52:717
19. Sadove MS, Shulman M, Hatano S, Fevold N (1971) Analgesic effects of ketamine administered in subdissociative dosis. Anesth Analg (Cleve) 50:452
20. Smith RM (1980) Anesthesia for infants and children. Mosby, St Louis Toronto London
21. Steward DJ (1979) Manual of pediatric anesthesia. Churchill Livingstone, New York Edinburgh London
22. Utting JE, Smith JM (1979) Postoperative analgesia. Anaesthesia 34:320

Monitoring in der Kinderanästhesie

G. Kraus

Einleitung

Das Monitoring in der Kinderanästhesie ist mit erheblichen Schwierigkeiten verbunden. Das Kind unterscheidet sich vom Erwachsenen nicht nur durch die Größenverhältnisse. Es verfügt über eine enorme Breite seiner physiologischen Normwerte; dagegen ist die Fähigkeit, Abweichungen von diesen Normwerten zu kompensieren, stark eingeschränkt [4, 20]. Zum Beispiel kann ein Säugling mit einer normalen Atemfrequenz von 30–40/min seine Ventilation nur über eine Atemfrequenzsteigerung erhöhen. Seine physiologische Tachypnoe schränkt allerdings die Kompensation einer metabolischen Azidose durch zusätzliche Hyperventilation entscheidend ein. Der tägliche Flüssigkeitsumsatz beim Säugling beträgt 1/4 seines gesamten Extrazellulärvolumens, beim Erwachsenen nur 1/7 des Extrazellulärvolumens, so daß ein nur geringes prä- oder intraoperatives Flüssigkeitsdefizit schon zu einer Hypovolämie führen muß.

Die Niere des Säuglings ist noch in jeder Weise unreif, die glomeruläre Filtrations- und tubuläre Exkretionseinschränkung führt zu einer verringerten Konzentrationsfähigkeit der Niere. Durch den intensiven Wachstumsstoffwechsel kommt es aber zu einem doppelt so hohen Anfall von nichtflüchtigen Säuren, die über die Niere ausgeschieden werden müssen.

Es kommt also in einer ungleich kürzeren Zeitspanne zu einer Erschöpfung der Kompensationsmechanismen bis hin zur vitalen Gefährdung. Als logische Konsequenz ist bei Kindernarkosen eine möglichst engmaschige Überwachung zu fordern. Dem stehen allerdings oft technische Schwierigkeiten seitens der Größenverhältnisse der kleinen Patienten entgegen.

Andererseits ergeben sich beim Monitoring in der Kinderanästhesie auch spezifische meßtechnische Probleme:

Der Blutdruck eines 2500 g schweren Neugeborenen beträgt 50/30 mmHg (mit Manschette gemessen), der Flüssigkeitsbedarf 10 ml/h, das Atemzugvolumen 15 ml und die Urinausscheidung 2,5–7,5 ml/h. Es sind also von den in der Erwachsenenmedizin üblichen Meßinstrumenten eine größere Meßgenauigkeit oder sogar spezielle Meßverfahren erforderlich. Neben dem invasiven Monitoring haben besonders in letzter Zeit die nichtinvasiven Methoden mit Einsatz eines Computers an Bedeutung zugenommen [32, 33, 39]. Die transthorakale elektrische Impedanzmessung in Verbindung mit einem Pneumokardiogramm zur Bestimmung von Blutvolumenänderungen innerhalb des Thorax und die Messung der ein- und ausgeatmeten Narkosegase durch ein Massenspektrometer sind derzeit vielversprechende Ansätze dieser Entwicklung. Allgemein läßt sich sagen: je direkter ein Parameter gemessen werden kann, desto größer ist der informative Wert und desto kürzer die Zeit, die zur Datenanalyse und -verarbeitung benötigt wird. Je indirekter das Monitoring, desto eher sind Artefakte möglich.

Für den Kinderanästhesisten von besonderem Interesse sind die Herz-Kreislauf-Funktion, die adäquate Ventilation und Oxygenation, die Wärmeregulation, eine ausreichende Nieren-

Tabelle 1. Wichtige Parameter in der Kinderanästhesie

1. Herzkreislauffunktion	6. Flüssigkeits- und Elektrolythaushalt
2. Ventilation	7. Metabolischer Status
3. Oxygenation	8. Neurologischer Status
4. Wärmeregulation	9. Erhaltung eines normalen Blutvolumens
5. Nierenfunktion	

funktion, der Flüssigkeits- und Elektrolythaushalt, der metabolische Status, der neurologische Status und die Erhaltung eines normalen Blutvolumens (Tabelle 1).

Herz-Kreislauf-Funktion

Mit Hilfe des präkordialen Stethoskops und der indirekten Blutdruckmessung können bereits die wesentlichen hämodynamischen Parameter erfaßt werden. Das Stethoskop gibt Auskunft über Herzfrequenz, Lautstärke der Herztöne und evtl. vorhandene Herzgeräusche, darüber hinaus auch über Atemfrequenz und Atemtiefe [14]. Da bei Kindern die Lautstärke der Herztöne mit dem systemisch arteriellen Blutdruck korreliert, erlaubt die kontinuierliche intraoperative Auskultation wichtige Rückschlüsse auf das Herzzeitvolumen [26]. Hierzu hat sich die Verwendung eines individuell angepaßten Ohrstückes in Verbindung mit einem kleindimensionierten membranlosen Stethoskopkopf bewährt, der den Schalldruck im niedrigen Frequenzbereich der Herztöne am besten wiedergibt [13]. Mit dem alternativ einsetzbaren Ösophagusstethoskop sind bei richtiger Plazierung die Herz- und Atemgeräusche durch die enge Nachbarschaft zu den Thoraxorganen noch leichter zu überwachen.

Die Überwachung der elektrischen Aktivität des Herzens mit dem EKG erlaubt die Beurteilung von Herzrhythmus und Herzfrequenz. Da die zeitgerechte Vorhofkontraktion besonders im frühen Kindesalter zu einem beträchtlichen Teil zum Herzzeitvolumen beiträgt, ist auf eine gut erkennbare P-Welle in der gewählten Ableitung zu achten [7]. Die größten Ausschläge bei Kindern zeigt gewöhnlich Ableitung II, bei Neugeborenen und Säuglingen durch den physiologischen Rechtstyp Ableitung III.

Der arterielle Blutdruck ist das Endprodukt von myokardialer Kontraktionskraft, intravaskulärem Volumen und Kapazität des Gefäßsystems. Als Produkt dieser Variablen hat er einen großen Informationswert, wird aber erst durch weitere Meßdaten zu einem aussagekräftigen Parameter. Nichtsdestoweniger ist die akkurate nichtinvasive Blutdruckmessung für die weitaus überwiegende Anzahl von Narkosen notwendig und nützlich (Tabelle 2).

Zur Zeit sind mehrere Meßverfahren zur indirekten Blutdruckmessung üblich [19, 22]. Besondere Aufmerksamkeit ist bei Kindern auf die richtige Manschettenbreite zu legen: Sie soll 2/3 des kindlichen Oberarms bedecken, um korrekte Messungen zu ergeben. Da die Auskultation der Korotkoff-Töne bei den physiologisch niedrigen Blutdruckwerten im Säuglingsalter ungenau und schwierig, wenn nicht gar unmöglich ist, sollte sie im 1. Lebensjahr durch andere Verfahren ersetzt werden. Wir haben gute Erfahrungen mit dem automatisch oszillometrisch arbeitenden Gerät Dinamap der Firma Criticon gemacht. Ebenso wie das Gerät Sentry von Edward Lab. existieren die Geräte in einer Kinder-/Erwachsenenversion und einer Version für Neugeborene und Säuglinge.

Tabelle 2. Meßverfahren des systemischen Blutdrucks

Nichtinvasiv:	Auskulation der Korotkoff-Töne (erst ab 1. Lebensjahr)
	Oszillometrie
	Ultraschall-Doppler-Sonde
Invasiv:	Elektromechanischer Druckwandler

Tabelle 3. Indikationen für arteriellen Katheter

- Operation mit zu erwartendem Blutverlust > 50% des errechneten Blutvolumens (Skoliose-Operation, Wilms-Tumor-Exstirpation)
- Instabile Herzkreislaufverhältnisse
- Kontrollierte Hypotension (Phäochromozytom)
- Geplante Hämodilution
- Kardiochirurgie mit/ohne kardiopulmonalem Bypass
- Neugeborene und Säuglinge bis zur 45. Gestationswoche mit einem F_iO_2-Bedarf über 0,21 (intraabdominelle und intrathorakale Eingriffe)

Die Verwendung einer Ultraschall-Doppler-Sonde zur Strömungsdetektion in der Arterie distal der Manschette ist sehr genau und liefert im Neugeborenenalter zuverlässige systolische Blutdruckwerte, während die Messung des diastolischen Drucks schwieriger ist [25, 29]. Eine Reihe solcher Geräte sind kommerziell erhältlich, z. B. verschiedene Typen der Arteriosonde der Firma Roche, die Versatonegeräte der Firma Med Sonics oder die Dopplergeräte der Firma Parks Elektronics.

Die direkte Messung des arteriellen Blutdrucks erfolgt mit üblichen mechano-elektrischen Druckwandlern. Sie ist als kontinuierliche Überwachungsmaßnahme der Herz-Kreislauf-Funktion bei Eingriffen mit einem zu erwartenden großen Blutverlust, bei geplanter kontrollierter Hypotension und Hämodilution sowie bei Operationen in der Kardiochirurgie indiziert (Tabelle 3). Darüber hinaus ist ein direkter Zugang zum arteriellen Gefäßsystem von eminenter Bedeutung sowohl für die Überwachung der Ventilation und Oxygenation, als auch des Säure-Basen-Haushalts durch die Blutgasanalyse [15].

Die Kanülierung der A. radialis nach Überprüfung eines ausreichenden Blutflusses in der A. ulnaris kann perkutan oder nach operativer Freilegung des Gefäßes relativ einfach erfolgen, wobei die Arterie nicht unterbunden werden soll [8, 10, 15, 37]. Komplikationen sind bei richtiger Technik selten und entsprechen denen bei Erwachsenen [5, 16]. Eine Rekanalisierung erfolgt meist innerhalb 14 Tagen nach Entfernen der Kanüle. Besondere Vorsicht muß bei intermittierender Spülung der Arterie geübt werden, da in Abhängigkeit von der Körperlänge schon 0,3 ml Spüllösung bei einem Säugling zu einem retrograden Flow mit zerebraler Embolisation führen können [24].

Die alternativ angewendete Kanülierung der Temporalarterie kann zu kosmetischen Defekten führen [30]. Darüber hinaus ist durch die enge Nachbarschaft zur A. carotis eine erhöhte Gefahr der Embolisation beim Spülvorgang gegeben. Nur die über Radial- und Temporalarterien gemessenen Blutgasanalysen ergeben exakte Werte für den arteriellen Sauerstoffpartialdruck *des* Blutes, welches auch Retina und das Gehirn perfundiert, da Arterien der un-

Tabelle 4. Indikation für ZVD-Messung

- Prä- oder intraoperative Hypovolämie mit Schock
- Herzinsuffizienz
- Kardiopulmonaler Bypass
- Exzessive Verluste in den 3. Raum (über 50% des errechneten Blutvolumens, z. B. große Abdominaleingriffe, Skoliose-Operationen)
- Gefahr der Luftembolie (z. B. bei Kraniotomie in sitzender Position – Katheter muß im rechten Vorhof liegen!)

---

teren Körperhälfte im Neugeborenen- und Säuglingsalter wechselnde, auch im Einzelfall nicht genau zu bestimmende Shuntmengen über den offenen Ductus Botalli erhalten können.

Bei Neugeborenen kann eine Kanülierung der Nabelarterie durchgeführt werden. Bei strenger aseptischer Technik, röntgenologisch gesicherter Katheterspitzenlage an der Aortenbifurkation oder direkt unterhalb des Zwerchfells – unter Vermeidung unmittelbarer Nachbarschaft zu großen Abdominalarterien und der kontinuierlichen Spülung mit heparinisierter Kochsalzlösung – wird die Komplikationsrate niedrig gehalten. In 4–10% kommt es dennoch zu Thrombosen und peripheren Embolien, sowie einer verminderten Durchblutung in den Arterien, die aus der Aorta entspringen und infolgedessen zu Schädigungen der Abdominalorgane oder der unteren Extremitäten führen [28, 36]. Selbstverständlich kann auf andere periphere Arterien ausgewichen werden, die aber oft technisch schwierig zu erreichen und funktionsfähig zu erhalten sind.

Der zentralvenöse Druck spiegelt den rechtsatrialen Füllungsdruck wider. Er ist das Ergebnis von venöser Kapazität, Blutvolumen und Funktion des rechten Ventrikels. Er erlaubt somit nach Ausschluß einer angeborenen Herzerkrankung oder Herzinsuffizienz eine Schätzung des zirkulierenden Blutvolumens.

Die Messung des ZVD ist bei zu erwartenden großen Blutverlusten und Schockzuständen, bei Herzinsuffizienz sowie bei allen Operationen am offenen oder geschlossenen Herzen indiziert (Tabelle 4).

Neugeborene kommen gelegentlich mit Umbilikalvenenkathetern zur Operation. Blutungen, Leberinfarkte oder -abszeßentwicklungen und Lungenembolien tragen zur hohen Komplikationsrate von 33% bei [28, 36]. Der gemessene ZVD über einen Umbilikalvenenkatheter ist nur mit Einschränkung zu verwerten: einmal kann sich die Katheterspitzenlage im Portalvenenbett verfangen haben und damit nicht den Druck in der V. cava inferior widerspiegeln, zum anderen kann bei richtiger Lage im abdominellen Abschnitt der unteren Hohlvene eine intraabdominale Druckerhöhung den Meßwert verändern.

Die Plazierung eines zentralvenösen Katheters über die Ellenbeuge erfordert bei Säuglingen meist eine Venae sectio, und der Katheter läßt sich bei manchen Kindern nicht in das Venensystem vorschieben.

Wesentlich einfacher und komplikationsärmer ist der Zugang über die V. jugularis interna, V. subclavia oder V. jugularis externa [28, 31, 43].

Mit einem Pulmonalarterienkatheter kann der Pulmonalarteriendruck und der pulmonalkapilläre Verschlußdruck gemessen sowie das Herzzeitvolumen bestimmt werden. Damit ist eine Beurteilung des Funktionszustands des linken Herzens und des Lungengefäßsystems möglich [7, 9, 43].

Tabelle 5. Indikation zur Messung der Urinausscheidung

- Schockzustand
- Operationen mit zu erwartendem Blut- oder Flüssigkeitsverlust > 50% des errechneten Blutvolumens (Abdominalchirurgie, Tumorchirurgie, Skoliose-Operationen)
- Geplante Diuretikagabe
- Katecholamintherapie
- Herzinsuffizienz
- Kardiochirurgie mit/ohne kardiopulmonalem Bypass
- Kontrollierte Hypotension
- Geplante Hämodilution
- Geplante Hypothermie
- Langdauernde Eingriffe > 3 h

Nachdem eine reine Linksherzinsuffizienz bei Kindern ohne Herzfehler selten vorkommt, eine koronare Herzerkrankung und chronische Lungenerkrankung in dieser Altersgruppe fehlen und sich rechts- und linksatriale Drücke annähernd entsprechen, ist die Indikation des Swan-Ganz-Katheters zur intraoperativen Überwachung auf wenige Fälle beschränkt [38]. Geeignete kleindimensionierte 5/F-Pulmonalarterienkatheter sind heute kommerziell erhältlich, die technischen Probleme beim Plazieren des Katheters aber höher als bei Erwachsenen [15]. In der Kardiochirurgie genügt meist das intraoperative Einführen eines linksatrialen Vorhofkatheters, um den Füllungsdruck zu überwachen. Ein Vorteil für die Kinder liegt in der Bestimmung des Herzzeitvolumens mittels Thermodilution, die oft wiederholt werden kann und ohne den Nachteil des großen Volumenverlustes, wie bei der Farbstoffverdünnungsmethode einzugehen [2]. Wegen der sehr kurzen Kreislaufzeit beim Säugling sind nicht alle Computer zur Herzzeitvolumenbestimmung mit der Thermodilutionsmethode geeignet [44].

Nierenfunktion

Eine Urinausscheidung von 1–4 ml/kg KG/h spricht für ein adäquates Herzzeitvolumen und eine ausreichende Nierenperfusion. Sie läßt sich am besten mit einem Blasenkatheter und einem graduierten Auffangbehälter überprüfen, und sollte bei Schockzuständen, bei geplantem Einsatz von Diuretika sowie bei Operationen in Hypothermie, kontrollierter Hypotension oder Hämodilution sowie bei kardiopulmonalem Bypass kontrolliert werden (Tabelle 5).

Ventilation und Oxygenation

Die Beatmung sollte bei allen Kindern mit einem Stethoskop kontinuierlich überwacht werden.

Die an sich wünschenswerte Messung des Exspirationsvolumens ist für das Säuglings- und Kleinkindesalter bis heute technisch nicht realisiert, die Fehlerbreite der gängigen Volumeter liegen nach Untersuchungen der Ulmer Arbeitsgruppe weit über dem tolerablen Bereich [21].

Die endexspiratorische CO_2-Messung als nichtinvasive Methode zur Überwachung der Beatmung kann einen Ausweg darstellen. Bei annähernd physiologischen Ventilations-Perfusions-Verhältnissen liegt die Differenz zwischen arteriellem pCO_2 und dem massenspektrometrisch gemessenen endexspiratorischen CO_2 unter 1mmHg. Unter Beatmungsbedingungen bei Säuglingen — kleine Atemvolumina und hohe Atemfrequenzen — arbeitet z. Z. nur das Capnometer der Firma Hewlett-Packard mit hinreichender Genauigkeit [18]. Technisch zuverlässige Messungen sind nur im halboffenen Ventilsystem oder im Kreissystem zu erzielen, nicht jedoch in Spülgassystemen, bei denen es zu einer Mischung von Frischgas zur Exspirationsluft kommt.

Die transkutane pCO_2-Messung korreliert im „steady-state" gut mit dem arteriellen pCO_2 [12, 23, 27, 35]. Durch eine einmalige Blutgasanalyse kann ein für dieses Kind gleichbleibender Korrekturfaktor festgelegt werden. Da die Elektrode durch Inhalationsnarkotika nicht beeinflußt wird, ist dieses Meßverfahren als Trendmonitor sicher geeignet [17].

Sowohl die kapilläre wie die arterielle Blutgasanalyse ergeben die exaktesten Meßwerte zur Einstellung einer angepaßten Ventilation.

Die adäquate Sauerstoffversorgung des Patienten kann durch mehrere Verfahren sichergestellt und überprüft werden.

In den Empfehlungen der DGAI zur Sicherheit medizinisch-technischer Geräte ist eine inspiratorische O_2-Messung vorgesehen, die sich auch bei Spülsystemen in der Frischgaszufuhr leicht realisieren läßt. Sie gibt aber nur die vom Gerät gelieferte O_2-Konzentration wieder.

Die Messung der arteriellen Sauerstoffsättigung ist v. a. im Neugeborenen- und Säuglingsalter problematisch, da durch die linksverschobene O_2-Dissoziationskurve selbst bei hypoxischen O_2-Werten um 40 mmHg eine vollständige Sättigung gerade noch erreicht wird [20].

Die in der Intensivmedizin so effektive transkutane O_2-Messung im Säuglingsalter eignet sich nicht zur Überwachung der O_2-Versorgung während einer Narkose, da die Clark-Meßelektrode durch Lachgas um einen individuell unterschiedlichen konstanten Störfaktor, durch Halothan um einen noch nach Stunden konstanten Störfaktor beeinflußt wird [12]. Neuere Entwicklungen von Meßelektroden sollen einen zu vernachlässigenden Störfaktor aufweisen [17]. Perfusionsänderungen der Haut jedoch, die im Rahmen von Zirkulationsstörungen und Hypothermie auftreten, machen diese Messung als *alleinige* kontinuierliche Überwachung intraoperativ ungenau, korrelieren doch die Meßwerte nicht mehr mit dem arteriellen Sauerstoffpartialdruck [35, 40].

Die kapilläre Blutgasanalyse korreliert im Normalbereich sehr gut mit der arteriellen Blutgasanalyse, in den Grenzbereichen von Hypoxie oder Hyperoxie ist diese Korrelation allerdings nicht mehr gegeben. Da aber gerade diese Bereiche für die Überwachung des arteriellen pO_2 des Kindes, v. a. aber des Neugeborenen, außerordentlich wichtig sind, muß eine kapilläre Blutgasanalyse für diese Grenzbereiche abgelehnt werden [12].

Eine Gegenüberstellung von transkutaner pO_2-Messung, kapillärer pO_2-Messung und arterieller pO_2-Messung intraoperativ zeigt Tabelle 6.

Außer der diskontinuierlich durchgeführten arteriellen Blutgasanalyse besteht die Möglichkeit der kontinuierlichen Messung der arteriellen Sauerstoffspannung mit speziell miniaturisierten intravasalen pO_2-Elektroden [11, 41]. Für Neugeborene stehen Sonden, die in einem Nabelarterienkatheter integriert sind, zur Verfügung. Empfehlenswert ist die Überwachung des arteriellen pO_2 vor allem bei Operationen in der Neugeborenenperiode, um sowohl eine Hypoxie wie auch eine Hyperoxie mit einem pO_2 von über 90 mmHg zu vermei-

Tabelle 6. Unterschiede in der transkutanen, kapillären und arteriellen pO_2-Messung

	Transkutane pO_2-Messung	Kapilläre pO_2-Messung	Arterielle pO_2-Messung
Methode:	nicht invasiv	invasiv	invasiv
Komplikationen:	häufig Hautrötung evtl. Verbrennung	selten	selten, aber relevant: distale Ischämie, Infektion, Hämatom, Blutung
Gemessener Parameter:	Gewebs-pO_2 der hyperämisierten Haut in Abhängigkeit von der Durchblutung	kapilläres pO_2 der hyperämisierten Haut in Abhängigkeit von der Durchblutung	PaO_2
Intraoperative Anwendung:	15minütige Stabilisierungsphase, weitere Störfaktoren durch N_2O, Halothan Störfaktoren durch Elektrokauter	sofort einsetzbar keine Störfaktoren	sofort einsetzbar keine Störfaktoren
„Zuverlässigkeit":	abhängig von peripherer Durchblutung	abhängig von peripherer Durchblutung	groß
Hypoxie[a]:	gute Korrelation zu PaO_2	θ Korrelation	
Normoxie[a]:	gute Korrelation zu PaO_2	gute Korrelation zu PaO_2	
Hyperoxie[a]:	θ Korrelation	θ Korrelation	

[a]   Nur unter steady-state Bedingungen!

den, die bis zum Ablauf der 44. Gestationswoche zu einer retrolentalen Fibroplasie führen kann [6].

Der Beatmungsdruck in Verbindung mit einer Drucklimitierung dagegen kann mit den üblichen Manometern exakt kontrolliert werden und sollte bei allen Narkosen Anwendung finden. Dabei gilt es zu bedenken, daß bei hohen Atemfrequenzen in Verbindung mit hohen Atemwegswiderständen der am Manometer gemessene Druck nicht mit dem intraalveolären Druck übereinstimmt [42]. Die Möglichkeit der Kombination von Diskonnektions- und Stenosealarmen trägt weiter zur Sicherheit der maschinellen Beatmung bei.

Bei der Verwendung erwärmter und befeuchteter Narkosegase empfiehlt sich eine tubusnahe Temperaturmessung, um den Patienten vor einer Schädigung der Atemwege zu bewahren.

In Tabelle 7 sind die derzeitigen praktikablen Möglichkeiten der Beatmungsüberwachung zusammengefaßt. Sie beruht auf Empfehlungen, die auf einem Workshop über Beatmung in der Kinderanästhesie in Ulm erarbeitet wurden.

Tabelle 7. Empfehlungen zur Beatmungsüberwachung

	präk. Stetho.	insp. O_2	Druck	Volumen	end-exsp. CO_2	BGA Blutgas-analyse
Stufe I: Kind ohne pulmonale Risikofaktoren, Beatmung unproblematisch, kurzdauernder operativer Eingriff, wie z. B. Leistenhernien-Op, Nabelhernien-Op usw.	x	x	x	x[a]	nein	nein
Stufe II: Kind ohne pulmonale Risikofaktoren, Beatmung nach initialer Einstellung konstant, mittellang oder langdauernder operativer Eingriff wie z. B. Umstellungsosteotomie, Ureterneueinpflanzung usw.	x	x	x	x[a]	x	arteriell x
Stufe III: Alle großen operativen Eingriffe im Neugeborenenalter wie z. B. die Operation eines Enterothorax, einer Ösophagusatresie, einer Omphalocele oder Gastrochisis. Operative Eingriffe bei Frühgeborenen wie z. B. Verschluß eines offenen Ductus botalli. Kinder mit pulmonalen Risikofaktoren und/oder intraoperativ ständig wechselnden Beatmungsbedingungen	x	x	x	x[a]	x	arteriell x

[a] Für Säuglinge und Kleinkinder wünschenswert, z. Z. technisch nicht realisiert

Temperaturmessung

Intraoperative Körpertemperaturänderungen können vielerlei Ursachen und große Auswirkungen haben. Die Hypothermie löst über einen gesteigerten Sauerstoffverbrauch eine metabolische Azidose aus, die ihrerseits zu einer myokardialen und respiratorischen Depression führen kann.

Der Sauerstoffverbrauch korreliert dabei nicht unbedingt mit der Körperkerntemperatur, sondern eher mit der Temperaturdifferenz von Umgebungs- zu Hauttemperatur [1].

Beim Neugeborenen kann es zu einem verlängerten fetal persistierenden Kreislaufverhalten oder einem Zurückfallen in fetale Kreislaufreaktionen kommen [34]. Durch die Katecholaminausschüttung infolge des Hypothermiestresses kommt es zu einer weiteren Verschlechterung des kardiovaskulären und metabolischen Zustands.

Die Hyperthermie, die relativ leicht durch einen Wärmestau unter abdeckenden Tüchern erzeugt wird, steigert den Sauerstoffverbrauch proportional zur Temperaturerhöhung und ist möglichst zu vermeiden.

Ein rascher Temperaturanstieg in Verbindung mit zirkulatorischen und metabolischen Störungen kann das Vorliegen einer malignen Hyperthermie anzeigen, die im Kindesalter 3mal häufiger auftritt als im Erwachsenenalter [28]. Sie ist ausschließlich durch angewandte Anästhetika ausgelöst und bei zu spätem Erkennen mit einer Mortalität von 65% belastet [28]. Aus diesen Gründen sollte eine kontinuierliche Temperaturüberwachung bei allen Narkosen an Kindern erfolgen.

Die Kerntemperatur kann über rektale, ösophageale, nasopharyngeale oder trommel-
fellnahe Temperatursonden gemessen werden. Auch die Überwachung der Hauttemperatur ist möglich, sie sollte beim Neugeborenen im Idealfall um nicht mehr als 2 °C unter der
normalen Kerntemperatur liegen.

Metabolischer Status und Flüssigkeits- und Elektrolythaushalt

Im Einzelfall kann die engmaschige Kontrolle verschiedener Laborwerte, z. B. Elektrolyte
inkl. Kalzium, Glukose, Laktat und Gesamteiweiß, angezeigt sein, um die intraoperative
Substitution zu optimieren.

Mit der kapillären oder arteriellen Blutgasanalyse wird gleichzeitig der Säure-Basen-
Haushalt erfaßt. Eine, besonders bei Säuglingen und Kleinkindern sich unter Narkose entwickelnde Azidose ist so leicht zu behandeln.

Neurologischer Status

Die intraoperative Überwachung der Hirnfunktion mit dem EEG hat bis auf Fälle tiefer
Hypothermie in der Kardiochirurgie keine große Anwendung gefunden [7]. Die Interpretation der erhaltenen Kurven ist offenbar sehr schwierig und ohne Spezialausbildung nicht
möglich. Darüber hinaus kommt es erst zu EEG-Veränderungen, wenn bereits schwerwiegen-
de Hirnfunktionsveränderungen eingetreten sind. Vielleicht ermöglicht die Computerauswer-
tung in Zukunft eine exaktere Beurteilung der Hirnfunktion.

Die Indikation zur intraoperativen Kontrolle des intrakraniellen Drucks mittels direkter intraventrikulärer Messung oder subarachnoidaler Schrauben besteht selten, so daß hier
nur auf entsprechende Publikationen hingewiesen wird [15].

Überwachung der neuromuskulären Relaxierung

Nachdem Muskelrelaxanzien im Kindesalter häufig angewendet werden, kann man mit
einem Nervenstimulator die benötigte Dosis an Muskelrelaxans für einen gewünschten Grad
von Relaxation, den Zeitpunkt und die benötigte Menge der Nachinjektion und das Ausmaß der Relaxation am Operationsende bestimmt [3]. Säuglinge reagieren auf Muskelrelaxanzien aufgrund ihrer nicht voll ausgebildeten neuromuskulären Endplatten und ihrem
zum Erwachsenen größeren Verteilungsvolumen unterschiedlich. Die Beurteilung der neuromuskulären Blockade mit am Operationsende adäquater Antagonisierung erhöht die Sicherheit der kleinen Patienten.

Es besteht überhaupt kein Zweifel, daß der wichtigste Monitor des narkotisierten Kindes
der Anästhesist ist. Schon allein von den Informationen durch seine Augen, Ohren und Hände — ergänzt mit seiner klinischen Erfahrung — hängt entscheidend der Narkoseverlauf seines
Patienten ab. Ergeben bereits Hautfarbe, kapilläre Füllungszeit, Pulsqualität, Pupillengröße,
Herz- und Atemgeräusche wichtige Hinweise auf den Zustand der kleinen Patienten, so soll-

Tabelle 8. Basismonitoring in der Kinderchirurgie

1. Präcordiales Stethoskop
2. Blutdruckmessung
3. EKG
4. Temperaturmessung

ten als Basismonitoring in der Kinderanästhesie das präkordiale Stethoskop sowie eine Überwachung des Blutdrucks, des EKGs und die Temperaturmessung dazukommen (Tabelle 8).

Die Auswahl weiterer Parameter, die überwacht werden sollen, die angewendete Methodik und die entsprechenden Geräte hängen von vielen Faktoren ab. Die Überwachung von zahlreichen Monitoren im zeitlich begrenzten Abschnitt der Narkose birgt die Gefahr in sich, daß der Anästhesist die Flut von Informationen nicht mehr adäquat registrieren, verarbeiten und darauf entsprechend reagieren kann. Ein gedankenloses Routinemonitoring ohne Eingehen auf die Bedürfnisse des einzelnen Patienten ist gefährlich und bedeutet eine schlechte Medizin.

Allein die Kenntnis und das Verstehen der besonderen medizinischen Problematik und der spezifischen Krankheit des einzelnen Kindes sollte als Grundlage zu einem weitergehenden Monitoring dienen, wobei wir hoffen, daß uns die Technik in naher Zukunft mit ausgereiften Lösungen möglichst nichtinvasiver Methoden zu Hilfe kommt, um das Operations- und Anästhesierisiko auch in der extremen Altersklasse der Früh- und Neugeborenen gering halten zu können.

Literatur

1. Adamsons K, Towell ME (1965) Thermal homeostasis in the fetus and newborn. Anesthesiology 26: 531–548
2. Alfiere O, Agosti J, Subramanian S (1975) Thermodilution cardiac output measurement in infants and small children following intracardiac surgery. J Pediatr Surg 10:649–659
3. Ali HH, Utting JE, Gray C (1970) Stimulus frequency in the detection of neuromuscular block in humans. Br J Anesth 42:967–977
4. Bachmann KD (1978) Physiologische Grundlagen. In: Dick W, Ahnefeld FW (Hrsg) Kinderanaesthesie. Springer, Berlin Heidelberg New York
5. Bedford RF, Wollmann H (1973) Complications of percutaneous radialartery cannulation: An objective prospective study in man. Anesthesiology 38:228–236
6. Betts EK, Downes JJ, Schaffer DB et al (1977) Retrolental fibroplasia and oxygen administration during general anesthesia. Anesthesiology 47:518–520
7. Bland JW, Williams WH (1979) Anesthesia for treatment of congenital heart defects. In: Kaplan JA (ed) Cardiac anesthesia. Grune & Stratton, New York London Toronto Sydney San Francisco
8. Brodsky JB (1975) A simple method to determine potency of the ulnar artery intraoperative by prior to radial-artery cannulation. Anesthesiology 42:626–627
9. Buchbinder N, Ganz W (1976) Hemodynamic monitoring: Invasive techniques. Anesthesiology 45: 146–155
10. Chinyanga HM, Smith JM, Eng P (1979) A modified doppler-flow detector probe – an aid to percutaneous radial artery connulation in infants and small children. Anesthsiology 50:256–258
11. Conway M, Derbin GM et al (1976) Continuous monitoring of arterial oxygen tension using a catheter – trip polarographic electrode in infants. Pediatrics 57:244–250

12. Dangel P (1983) Die transcutane pO_2- und pCO_2-Messung. Eine Möglichkeit zur Narkoseüberwachung bei Kindern? In: Ahnefeld FW, Bergmann H, Burri C et al (Hrsg) Narkosebeatmung im Kindesalter. klinische Anästhesiologie und Intensivtherapie, Bd 26. Springer, Berlin Heidelberg New York
13. Dick W, Bosch K (1972) Die intraoperative Überwachung der kindlichen Herztöne mit Hilfe des praecordialen Stethoskopes. Anaesthesist 21:487–493
14. Dorette WHL (1963) The stethoskope – The anesthesiologists best friend. Anesth Analg Cur Res 42: 711
15. Downes JJ, Betts EK (1977) Anesthesia for the critically ill infant. American Society of Anesthesiologists Refresher Courses. Anesthesiology 5:47–69
16. Downs JB, Rockstein AD, Klein EF et al (1973) Hazards of radial – artery catheterization. Anesthesiology 38:283–286
17. Eberhard P, Mindt W (1981) Interference of anesthetic gases at skin surface sensors for oxygen and carbon dioxide. Crit Care Med 9:717–720
18. Fösch T, Altemeyer KH, Dick W (1983) Anforderungen an die endexspiratorische CO_2-Messung im Säuglings- und Kindesalter. Experimentelle Untersuchungen zur Genauigkeit verschiedener im Handel befindlicher Monitore. In: Ahnefeld FW, Bergmann H, Burri C et al (Hrsg) Klinische Anästhesiologie und Intensivtherapie, Bd 26. Springer, Berlin Heidelberg New York
19. Geddes LA (1970) The direct and indirect measurement of blood pressure. Year Book Medical Publishers, Chicago
20. Hatch DJ, Summer E (1981) Neonatal anesthesia. Arnold, London
21. Heinrich H et al (1983) Experimentelle Untersuchungen zur Messung des Exspirationsvolumens in der Kinderanaesthesie. In: Ahnefeld FW, Bergmann H, Burri C (Hrsg) Klinische Anästhesieologie und Intensivtherapie, Bd. 26. Springer, Berlin Heidelberg New York
22. Kirkendall WM, Burton AC, Epstein FH et al (1967) Recommersatations for human blood pressure determinations by sphymomanometers. American Heart Association, New York
23. Laptook A, Oh W (1981) Transcutaneous carbon dioxide monitoring in the newborn period. Crit Care Med 9:759–760
24. Lowenstein E, Little JW, Ill BS et al (1971) Prevention of cerebral embolisation from flushing radial-artery cannulas. N Engl J Med 285:1414–1415
25. Lowrey RL, Lichti EL, Eggers GWN (1973) The doppler: An aid in monitoring blood pressure during anesthesia. Anesth Analg Cur Res 52:531–535
26. Milewski P (1978) Überwachung der Vitalfunktion. In: Dick W, Ahnefeld FW (Hrsg) Kinderanaesthesie. Springer, Berlin Heidelberg New York
27. Monaco F, McQuithy JC (1981) Transcutaneous measurements of carbon dioxide partial pressure in sick neonades. Crit Care Med 9:756–758
28. Nemes C, Niemer M, Noack G (1979) Datenbuch Anästhesiologie. Fischer, Stuttgart New York
29. Poppers PJ (1973) Controlled evaluation of ultrasonic measurement of systolic and diastolic blood pressures in pediatric patients. Anesthesiology 38:187–191
30. Prion GW (1977) Complications and sequelae of temporal artery catheterization in the high-risk newborn. J Pediatr Surg 12:829–835
31. Prince SR, Sullivan RL, Hackel A (1976) Percutaneous catheterization of the internal jugular vein in infants and children. Anesthesiology 44:170–174
32. Ream AK (1978) Future trends in monitoring and biomedical instrumentation. In: Saidman LJ, Ty Smith N (Hrsg) Monitoring in anesthesia. Wiley, New York Chichester Brisbane Toronto
33. Reitan JA (1978) Noninvasive monitoring. In: Saidman LJ, Ty Smith N (eds) Monitoring in anesthesia. Wiley, New York Chichester Brisbane Toronto, S 85
34. Rudolph AM, Yuan SH (1966) Response of the pulmonary vasculature to hypoxia and H^+-ion concentration changes. J Clin Invest 45:399–411
35. Shoemaker WC, Vidyasagar D (1981) Physiological and clinical significance of $p_{tc}O_2$ and $p_{tc}CO_2$ measurements. Crit Care Med 9:689–690
36. Symansky MR, Fox HA (1972) Umbilical vessel catheterization: indications, management and evaluation of the technique. J Pediatr 80:820
37. Todres ID, Rogers MC, Sharron DC et al (1975) Percutaneous catheterization of the radial artery in the critically ill neonate. J Pediatr 87:273–275
38. Todres ID, Crone RK et al (1979) Swan-Ganz catheterization in the critically ill newborn. Crit Care Med 7:330–334

39. Ty Smith N (1978) Computers in anesthesia. In: Saidman LJ, Ty Smith N (eds) Monitoring in anesthesia. Wiley, New York Chichester Brisbane Toronto, p 238
40. Venus B, Patel KC et al (1981) Transcutaneous pO_2-monitoring during pediatric surgery. Crit Care Med 9:714–716
41. Vessmold KT, Riegel KP (1981) Kontinuierliche Überwachung der Blutgase beim Neugeborenen. Intensivbehandlung 6:77–80
42. Wawersik J (1968) Ventilation und Atemmechanik bei Säuglingen und Kleinkindern unter Narkosebedingungen. In: Anaesthesiologie und Wiederbelebung, Bd 24. Springer, Berlin Heidelberg New York
43. Wetzel RC, Rogers MC (1982) Pediatric hemodynamic monitoring. In: Shoemaker W, Thompson WL (eds) Critical care state of the art, Vol II. Society of Critical Care Medicine, Fullerton, pp 1–69
44. Zideman DA, Rimmer MA' Williams WG, Steward DJ (1979) Thermodilution cardiac output determination in small infants: some problems and their solutions. Anesthesiology 51:320

Die transkutane pO$_2$- und pCO$_2$-Messung –
eine Möglichkeit zur Narkoseüberwachung bei Kleinkindern?

P. Dangel

Die Überwachung von Beatmung und Sauerstoffzufuhr während der Narkose ist beim Neugeborenen besonders schwierig, weil sowohl die alveoläre Ventilation wie auch die Oxygenierung des arteriellen Blutes häufig und rasch auftretenden, manchmal großen Schwankungen unterliegen. Schon die Manipulationen des Chirurgen, nur manchmal das Gewicht seiner Hände, können gefährliche Änderungen des arteriellen pO$_2$ und pCO$_2$ hervorrufen. Selbst größere Entgleisungen können durch beste klinische Beobachtungen des Patienten nicht so leicht wie bei älteren Patienten erkannt werden. Die *Hyperventilation* ist mit keiner konstanten klinischen Symptomatik verbunden. Die *Hypoventilation*, welche sich bei großen Patienten durch Schwitzen, Tachykardie und Blutdruckanstieg bemerkbar machen kann, verläuft beim Neugeborenen ebenfalls weitgehend asymptomatisch. Wegen der nach links verschobenen Sauerstoffdissoziationskurve des Neugeborenen [6] lassen sich zudem auch *Störungen der Oxygenation* nicht ohne weiteres mit dem Auge erkennen. Man nimmt an, daß beim Neugeborenen arterielle pO$_2$-Werte von 6,0 kPa bzw. 45 mmHg wegen der Gefahr des Auftretens von *hypoxischen Schädigungen* nicht unterschritten werden sollten. Da sich das fetale Hämoglobin in diesem kritischen Bereich der Sauerstoffspannung aber noch zu über 80% mit Sauerstoff sättigt, ist die Gefahr durch bloße Beobachtung des Kindes, welches evtl. noch ganz rosig aussieht, nicht zu erkennen. Aber auch *Hyperoxie* ist gefährlich. Sie entsteht nicht selten infolge zu reichlichen Sauerstoffangebots aus Angst vor Hypoxie und gefährdet die Augen des Neugeborenen. Klinische Beobachtung allein genügt auch zum Ausschluß dieser Gefahr nicht, nur die Messung der arteriellen Sauerstoffspannung kann die gefährdeten Patienten vor hypoxischen Schäden und vor Erblindung durch retrolentale Fibroplasie schützen.

In der Neonatologie gehört die genaue Überwachung der arteriellen Sauerstoffspannung bei gefährdeten Früh- und Neugeborenen, insbesondere bei mit Sauerstoff behandelten Patienten, zur Routine. Die Überwachung erfolgt entweder in arteriellem Blut, welches aus in die Nabelarterie oder in die A. radialis eingeführten Arterienkathetern entnommen wird, oder mittels der transkutanen Sauerstoffmessung. In unstabilen Situationen werden beide Methoden kombiniert. Das Ziel der Überwachung ist es, arterielle Sauerstoffwerte unter 6,0 bzw. über 14,0 kPa (45 bzw. 105 mmHg) und damit die Gefahren von Hypoxie und Hyperoxie zu vermeiden.

Die Maßnahmen im Operationssaal zur Verhütung der gleichen Gefahren stecken noch weitgehend in den Kinderschuhen. Das Risiko während der Anästhesie durch zu wenig oder auch durch zu viel Sauerstoff geschädigt zu werden, wurde erst in den letzten Jahren erkannt. Tatsächlich können Augenschädigungen durch Sauerstoff auch während relativ kurz dauernder Sauerstoffexposition im Rahmen der Allgemeinanästhesie auftreten. Besonders eindrücklich wird dies an von Betts et al. [1] bzw. Merrit et al. [7] publizierten unfreiwilligen Kontrollversuchen an Zwillingspaaren gezeigt. Während jeweils der eine Zwilling trotz

Intensivbehandlung mit Intubation, Beatmung und Exposition an vorübergehend hohe inspiratorische Sauerstoffkonzentrationen mit gesunden Augen überlebte, erhielt in beiden Fällen der andere, vorher gesunde Zwilling einmal während einer Narkose für die Operation einer Duodenalatresie, im anderen Fall während der Laparatomie zur Behebung eines Ileus bei Malrotationssyndrom eine inspiratorische Sauerstoffkonzentration zwischen 25 und 100% ohne genügende Überwachung der arteriellen Sauerstoffspannung. Das eine Kind wies im Alter von 7 Monaten eine vernarbende retrolentale Fibroplasie mit Myopie und Astygmatismus, das zweite eine bilaterale Netzhautablösung bei einseitig geschrumpftem Augenbulbus und trotz mehreren Netzhautoperationen Erblindung auf. Aus einer Arbeit von Quinn [8] geht hervor, daß die Vaskularisation der Retina nicht bei jedem Terminkind schon reif ist, sondern daß bei 19% der Termingeborenen eine unreife und damit sauerstoffempfindliche Retina bis zum theoretischen Alter von 44 Gestationswochen besteht. Die Zahl der gut untersuchten älteren Kinder ist noch zu klein um die Möglichkeit der Retinaunreife in den folgenden Wochen der ersten 2 Lebensmonate sicher auszuschließen. Für den Anästhesisten bedeutet dies, daß jedes Neugeborene und jeder Säugling im Alter von erst wenigen Wochen als gefährdet zu betrachten sind. Es gilt arterielle Sauerstoffspannungen unter oder oberhalb des Bereichs von 6—14 kPa bzw. von 45—105 mmHg zu vermeiden. Dazu wird eine Überwachung mittels objektiver Kriterien benötigt.

Leider gibt es keine ganz einfache Methode zur Messung der arteriellen Sauerstoffspannung während Anästhesie und Operation. Weil die pO_2-Bestimmung aus Kapillarblut keine zuverlässigen Resultate liefert [2], stand bisher nur die pO_2-Messung in arteriellen Blutentnahmen aus Nabelarterienkatheter oder kanülierten peripheren Arterien zur Verfügung. Diese Technik ist zwar einfach und billig. Sie ist aber invasiv und damit nicht ganz gefahrlos, und sie liefert nur punktuelle Werte. Aus der Bauchaorta gewonnene pO_2-Werte können überdies bei Rechts-links-Shunt durch den noch oder wieder offenen Ductus Botalli von der ins Gehirn und in die Augen gelangenden O_2-Spannung erheblich differieren. Auch die transkutane Meßmethode wurde im Operationssaal angewendet. Sie hat den Vorteil, nicht-invasiv zu sein und eine kontinuierliche Überwachung der präduktalen Sauerstoffspannung zu gewährleisten, wenn die Elektrode im Bereich der rechten Schulter plaziert wird. An im Inkubator liegenden Neugeborenen wurde eine sehr gute Korrelation mit den arteriellen pO_2-Werten nachgewiesen. Die Meßgenauigkeit ist aber stark von der Hautperfusion abhängig. Schon bei leichtem Druck auf die Elektrode, wie z. B. durch Abdecktücher auf dem Operationstisch, bei schlechter Perfusion im Schock oder bei Hypothermie und bei Hautödemen können falsche Resultate entstehen. Da alle genannten Einflüsse während praktisch keiner längerandauernden Anästhesie völlig vermeidbar sind, ist die transkutane Messung als perioperative Überwachung in Frage gestellt. Dazu kommt, daß Inhalationsanästhetika wie Lachgas und Halothan die Polarisation der Sauerstoffelektrode verändern und die Meßgenauigkeit beeinflussen. Durch Lachgas entsteht an Silberelektroden ein konstanter Fehler. Dieser könnte zwar vor der Narkose in vitro ermittelt werden, die Voreichung ist aber eine zeitraubende und komplizierte Prozedur. Halothan stört noch stärker. Es wird an der Edelmetallelektrode reduziert, und durch den dabei entstehenden Zusatzstrom entstehen zu hohe pO_2-Werte. Der Drift ist konzentrationsabhängig, beträgt bei einer 1%igen Halothankonzentration 2 kPa/h und nimmt mit der Zeit dauernd zu. Die Störungen könnten durch Anwendung von Goldelektroden, von geeignetem pH der Elektrolytlösung und von halothanundurchlässigen Mylarmembranen eliminiert werden [3, 4].

In der Abb. 1 wird die Problematik der transkutanen Sauerstoffmessung unter den Bedingungen einer Narkose demonstriert. Ein 3 Monate altes Kind wurde während einer

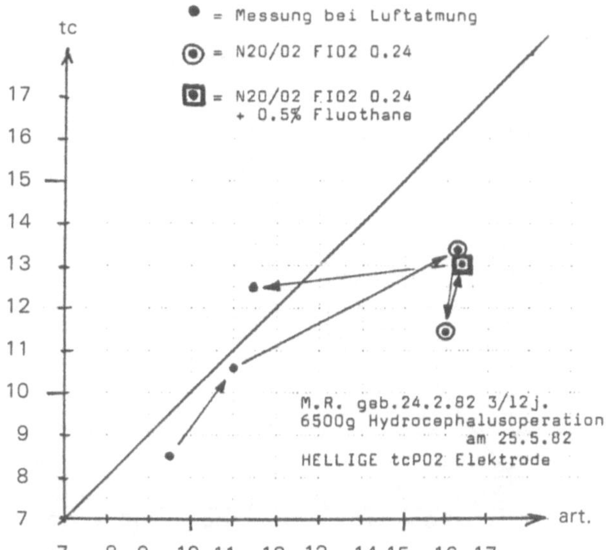

Abb. 1. Transkutane pCO$_2$-Messung während Narkose. Unter Luftatmung genügende Korrelation mit arteriellen Werten, starke Abweichungen nach Gabe von Lachgas bzw. Halothane

Hydrozephalusoperation, deren lange Dauer vorauszusehen war, zunächst mit Luft beatmet. Während unter Luftbeatmung die transkutanen Werte relativ gut mit den gleichzeitig arteriell gemessenen korrelierten, hat die Elektrode nach Zugabe von Lachgas und schließlich von Halothan immer ungenauer gemessen. Daß bei diesem Kind entgegen den Erwartungen zu tiefe transkutane Meßwerte entstanden sind, ist vermutlich auf den Einfluß der nicht konstant haltbaren Hautdurchblutung und Hauttemperatur zurückzuführen. Erst 20 min nach Abschalten von Lachgas und Sauerstoff am Ende der Operation stimmen der transkutane und der arterielle Meßwert überein. Es ist unter Anästhesie- und Operationsbedingungen schwierig, genügend genaue Messungen mit der transkutanen Sauerstoffelektrode zu erreichen. Diese teure und ziemlich zeitraubende Meßtechnik ist deshalb vorläufig im Operationssaal nicht oder höchstens gleichzeitig mit der arteriellen Kontrolle und nur während längeren Eingriffen anwendbar. Die Methode scheint vorläufig der neonatalen Intensivstation vorbehalten zu bleiben, im Operationssaal sind wir weiterhin auf die arterielle Blutentnahme angewiesen.

Besser steht es um die perioperative Überwachung der arteriellen Kohlensäurespannung. Neben der Messung in arteriellem, venösem oder kapillärem Blut, welche allerdings wieder nur punktuelle Resultate liefert, stehen heute eine transkutane Meßtechnik und auch beim Kleinkind die Möglichkeit der endexspiratorischen pCO$_2$-Messung zur Verfügung. Bei der transkutanen Meßtechnik verwendet man eine jetzt serienreife pH-Elektrode, deren Meßgenauigkeit weniger durch Änderungen der Hautdurchblutung beeinflußt ist als diejenige der pO$_2$-Elektrode und deshalb bei relativ schlechten Kreislaufverhältnissen am Kleinkind noch akzeptable Meßwerte ergibt [9]. Außerdem stören bei dieser Elektrode Lachgas und Halothane nicht. Es resultiert aber bei jedem Patienten ein individueller Meßfehler, welcher mit einer arteriellen Kontrollmessung festzustellen und nachher rechnerisch zu korrigieren ist. Die Abb. 2 ist einer Arbeit von Keller et al. [5] entnommen und zeigt, daß die transkutane pO$_2$-Messung mit einem konstanten Fehler von der arteriellen Blutgasanalyse abweicht. Die Abb. 3 und 4 zeigen die Korrelation von den in der Intensivbehandlung bzw. unter Narkose-

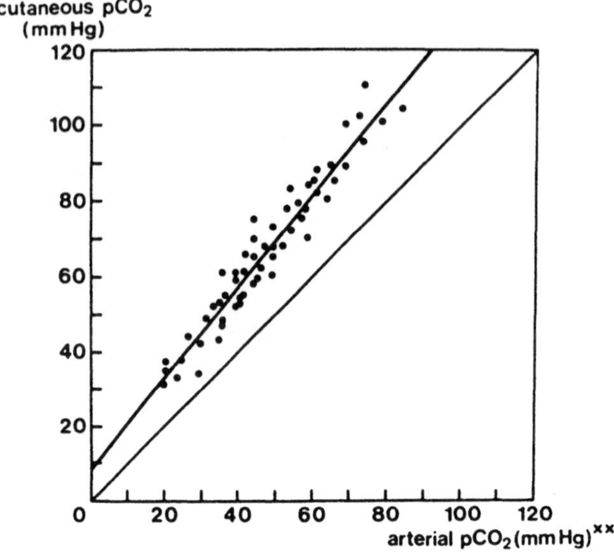

Abb. 2. Relation zwischen transkutanem und arteriellem pCO_2 bei Neugeborenen. (Nach Keller [5])

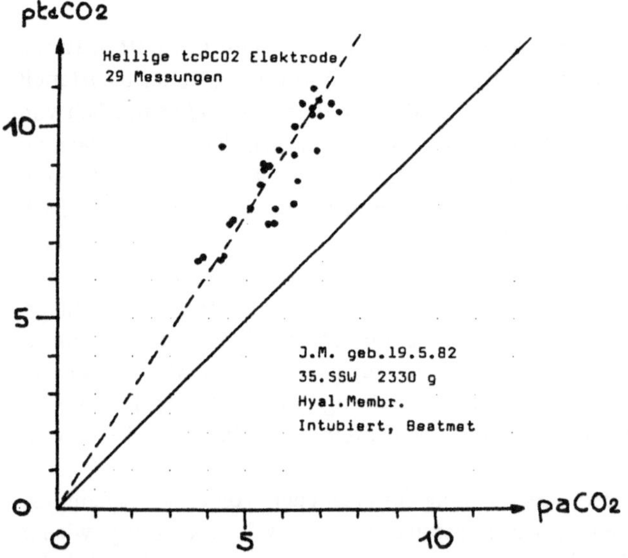

Abb. 3. Transkutane Messung und arterielle Kontrolle der CO_2-Spannung

bedingungen gemachten Bestimmungen mit den gleichzeitig abgenommenen arteriellen pCO_2-Werten. Nach einmal bestimmten Meßfehlern war es leicht möglich die Beatmung adäquat zu überwachen. Die Anzeige der transkutanen pCO_2-Werte erfolgt relativ träge, zu langsam um akute Ventilationsstörungen rechtzeitig erkennbar zu machen. Außerdem ist diese Messung an eine teuere Apparatur gebunden und dürfte vorläufig nur Anästhesisten zur Verfügung stehen, welche eng mit einer neonatologischen Intensivstation zusammenarbeiten.

Wir haben auch versucht, bei Kleinkindern mittels Kapnometrie die Einstellung der Beatmung während der Anästhesie zu beurteilen. Die endexspiratorische Kohlensäurekonzentration wurde mit zwei verschiedenen Geräten bestimmt und mit den arteriellen Werten

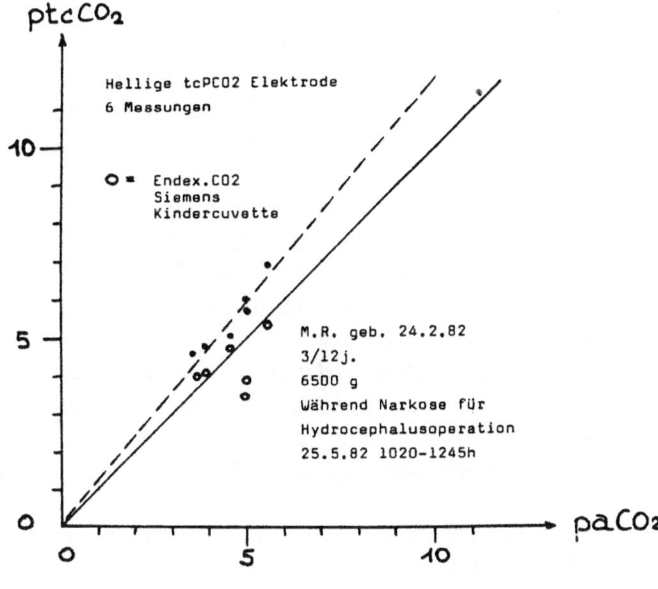

Abb. 4. Wie Abb. 3, aber während Narkose (*Punkte*), gleichzeitig endexspiratorische CO_2-Messung (*Kreise*)

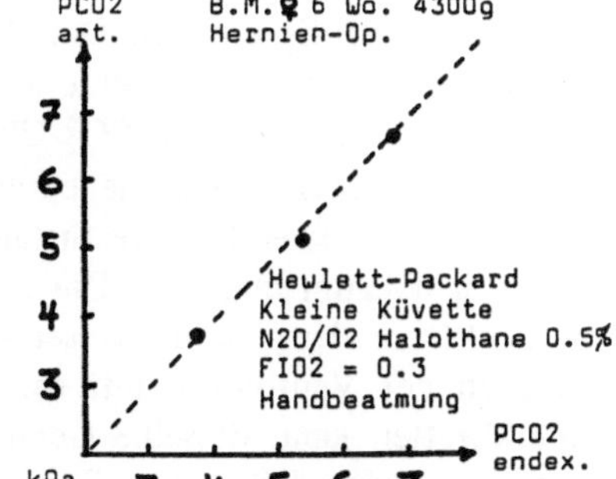

Abb. 5. Relation zwischen endexspiratorischer CO_2- und arterieller Kohlensäurespannung (Hewlett-Packard)

verglichen. Die Abb. 5 zeigt mit der Kinderküvette von Hewlett Packard aufgenommene Meßwerte. Es handelt sich um ein Kind mit einem Gewicht von 4,3 kg. Die Beatmung erfolgte mittels Normalkreisteil und Kinderschläuchen der Firma Rüsch. Die ersten Erfahrungen zeigen, daß die endexspiratorische Meßtechnik einen Entwicklungsstand erreicht hat, welcher die Anwendung auch am Kleinkind zu ermöglichen scheint. Es müssen allerdings vorerst noch weitere Erfahrungen gesammelt werden. Die endexspiratorische CO_2-Messung ist bei der Narkosebeatmung mit Spülgassystemen (Ayre-T-Stück, Kuhn-System) und während der Verwendung von Respiratoren mit kontinuierlichem Gasflow (CPAP oder Intermittent Mandatory Ventilation) nicht möglich, weil der während der Exspiration aufrecht erhaltene Frischgasstrom bis in die Meßküvette gelangt.

In unserer Abteilung gelten z. Z. die folgenden Richtlinien für die Kontrolle der Blutgase während der Narkose:

1. pO$_2$-Messung im arteriellen Blut
  – *Neugeborene*: während der lädierbaren Phase der Netzhautvaskularisation, falls Sauerstoff angewendet wird und wenn perioperativ die Gefahr von Hypoxie oder Hyperoxie besteht, z. B. bei allen größeren Operationen im Neugeborenenalter wie Ösophagusatresie, Zwerchfellhernie, Verschluß des offenen Ductus botalli, Gastroschisis, Omphalozele usw.
  – *Alle Kinder*, wenn vorbestehende Lungenprobleme eine FiO$_2$ von mehr als 0,21 erfordern und bei allen langen, risikoreichen Operationen, die auch Anlaß zur intravasalen Druckmessung geben, z. B. Kardiochirurgie, Päochromozytom, große Skolioseoperation, Operation bei Schädelhirntrauma, bei Polytrauma sowie bei Gefahr einer metabolischen Entgleisung.
2. pCO$_2$-Messung bei allen Narkosen, welche länger als etwa 1 h dauern. Wenn möglich wird endexspiratorisch oder kontinuierlich transkutan gemessen. In allen anderen Fällen erfolgt die pCO$_2$-Bestimmung zur Kontrolle der (maschinellen) Beatmung punktuell aus arteriellem, venösem oder kapillärem Blut.

Zusammenfassend kann festgestellt werden, daß die transkutane pCO$_2$-Überwachung zwar auf der Intensivstation unter idealen Bedingungen im Inkubator mit hervorragender Korrelation zur arteriellen Blutgasanalyse möglich ist, daß aber die möglichen Störungseinflüsse während Anästhesie und Operation so groß sind, daß diese Überwachungsmethode im Operationssaal vorläufig entfällt. Der Kinderanästhesist bleibt auf die Überwachung der Oxygenierung durch intermittierende arterielle Blutentnahmen, d. h. auf invasive Methoden angewiesen. Die nichtinvasive CO$_2$-Überwachung mit transkutaner Elektrode hingegen funktioniert auch unter Anästhesiebedingungen gut. Die transkutane Technik ist aber technisch und finanziell aufwendig, ihre Installation benötigt Zeit, und sie kommt für kurze Anästhesien deshalb kaum in Frage. Die endexspiratorische CO$_2$-Messung hingegen ist mit modernen direkt vor dem Tubus messenden Geräten einfach, und die Meßresultate gestatten das Einstellen der Ventilation mit genügender Genauigkeit. Bei Verwendung mehrerer Kleinkinderküvetten kann dasselbe Gerät zur Überwachung verschiedener Patienten gleichzeitig eingesetzt werden. Die Anwendbarkeit an sehr kleinen Neugeborenen wird z. Zt. erprobt.

Die Narkoseüberwachung des Neugeborenen wirft für diese Altersstufe spezifische Probleme auf. Diese können nur dort gelöst werden, wo die personelle und apparative Infrastruktur für die einwandfreie Überwachung der Ventilation und der Sauerstoffdosierung vorhanden ist. Am ehesten ist dies realisierbar in der Nähe eines Zentrums für Neonatologie, d. h. durch Zentralisation von Neugeborenenanästhesie und -chirurgie.

Literatur

1. Betts EK, Downes JJ, Schaffer DB, Johns R (1977) Retrolental fibroplasia and oxigen administration during general anesthesia. Anesthesiology 47:518–520
2. Duc GV, Cumarasam YN (1974) Digital arteriolar oxygen tension as a guide to oxygen therapy of the newborn. Biol Neonate 24:134–137
3. Eberhard P, Mindt W (1979) Interference of anesthetic gases at oxygen sensors. In: Birth defects. Original Article Series, vol XV, Nr 4. Liss, New York, pp 65–74
4. Gothgen I, Jacobsen E (1979) Transcutaneous oxygen tension measurement during halothane and neurolept anesthesia. In: Birth defects. Original Article Series, vol XV, Nr 4. The National Foundation, New York, pp 549–550

5. Keller HE, Fischer W, Wille L (1981) Continuous cutaneous bedside monitoring of carbon dioxide tensions. Int Care Med 7:253–254
6. Klaus M, Meyer BP (1966) Oxygen therapy for the newborn. Pediatr Clin N Am 13:734
7. Merrit JC, Srague DH, Merrit WE, Ellis RA (1981) Retrolental fibroplasia, a multifactorial disease. Anesth Analg 60:109–111
8. Quinn GE, Betts EK, Diamond GR, Schaeffer DB (1981) Neonatal age (human) at retinal maturation. Anesthesiology 55:A326
9. Versmold HT (1981) Transcutaneous pCO_2 monitoring of newborn infants in shock at electrode temperatures of 41 °C to 44 °C. Int Care Med 7:251–252

Anästhesieprobleme bei Verbrennungen im Kindesalter

K. Mantel

Aus den Folgen der Verbrennungskrankheit leitet sich ab, daß der ausgeglichenen Flüssigkeitsbilanzierung die größte Bedeutung zukommt: Am 1. und 2. Tag drohen hypovolämischer Schock, Hyponatriämie, Azidose, Hyperglykämie und Hyperalbuminämie.

Sofortinfusion

Rasch muß bei der Erstversorgung eines verbrannten Kindes ein venöser Zugang geschaffen und mit der Infusionsbehandlung begonnen werden. So können auch Analgetika und Sedativa dann im Rahmen eines Sekundärtransports in eine entsprechende Kinderklinik weitertransportiert werden.

Infusionsgeschwindigkeit der Sofortinfusion:

15–*20*–25 ml/kg KG/h.

Zusammensetzung der Sofortinfusion:

1. NaCl 0,9% + Glukose 5% aap.,
   zusätzlich: 15 ml Natriumbikarbonat 8,4% pro 500 ml Infusionsmenge
   Ionosteril päd III
   zusätzlich: 15 ml Natriumbikarbonat 8,4% pro 500 ml Infusionsmenge.
2. Im Wechsel mit der Elektrolyt-Glukose-Lösung von 1. gibt man:
   Humanserum oder Humanalbumin 5%
   oder die Infusionslösung von 1. wird ergänzt durch:
   Humanalbumin 20% in einer Menge von 50 ml pro 500 ml Infusion.

Weitere Infusionsbehandlung

Infusionsmenge

Die erforderliche Infusion nach der Sofortinfusion setzt sich zusammen aus dem altersentsprechenden Erhaltungsbedarf (a) plus der zusätzlichen, von der Ausdehnung der thermischen Schädigung abhängigen Infusionsmenge (b).

a) Erhaltungsbedarf:

    bis 10 kg KG: 100 ml/kg KG/Tag
    10–20 kg KG: 80 ml/kg KG/Tag
    über 20 kg KG: 60 ml/kg KG/Tag

b) Zusätzlicher Verbrennungsbedarf:

    Am 1. Tag: 5 ml x kg KG x % verbrannte Fläche
    Am 2. Tag: 3 ml x kg KG x % verbrannte Fläche
    Am 3. Tag: 1 ml x kg KG x % verbrannte Fläche.

Zusammensetzung der Infusionslösung

Am 1. Tag hat die Infusion folgende Zusammensetzung:

- NaCl 0,9% + Glukose 5% = 1 : 1   500 ml
- Natriumbikarbonat 8,4%   15 ml
- Humanalbumin 20%   50 ml

Prinzipiell gilt ab dem 2. Tag, daß weniger Elektrolyte und mehr Eiweiß zu geben ist.

Basislösung am 2. Tag:
NaCl 0,9% + Glukose 5% = 1 : 2

Basislösung ab 3. Tag:
NaCl 0,9% + Glukose 5% = 1 : 4, zusätzlich:
- Humanalbumin 20%: mindestens 100 ml pro 1000 ml Infusionslösung
- KCl: 2–4 mmol/kg KG/24 h.

Kontrollwerte

Neben der Überwachung der Vitalgrößen müssen folgende Parameter kontrolliert werden, um Infusionsmenge und Zusammensetzung korrigieren zu können:

Kontrollwert	Häufigkeit	Anzustrebender Wert
Harnmenge	stündlich	1–2 ml/kg KG
spez. Gewicht	3stündlich	unter 10–20%
Hämatokrit	3- bis 6stündlich	35–40%
ZVD	1- bis 3stündlich	nicht über 15 cm H_2O
Blutgase	3- bis 6stündlich	
Gewicht	täglich	Zunahme von 10–20% und mehr in den ersten 3 Tagen
Serumelektrolyte	2mal täglich	
Blutzucker	2- bis 4mal täglich	nicht über 200–500 mg%
Rö-Thorax	täglich	

Narkose

Bei der Verschorfungsbehandlung, dem Verbandwechsel und der Transplantation werden an unserer Klinik vorwiegend Ketamin-Diazepam-Narkosen durchgeführt. Dies mit und ohne Intubation:

Dauer (min)	Verschorfung (n = 253)	Verbandwechsel (n = 485)	Transplantation (n = 35)
0– 30	125	299	4
30– 60	87	170	6
60– 90	24	11	10
90–120	12	4	9
120–150	4	–	3
150	1	1	1

773 Ketamin-Diazepam-Narkosen: Dauer der Anästhesie.

Folgende Dosierungen von Ketamin haben sich bewährt:

1. Ketamin intramuskulär: 7–10 mg/kg KG
2. Ketamin intravenös: 2 mg/kg KG
3. Ketamin als Infusion (Infusionspumpe): 2 mg/kg KG/5 min

Stets wird Ketamin mit Diazepam kombiniert: Diazepam in einer Dosis von 0,5 mg/kg KG.

Die Ketamin-Diazepam-Narkosen wurden von den Kindern gut toleriert. Manche Patienten hatten zahlreiche Narkosen:

Anzahl der Narkosen	1	2–5	5–10	10–30	30–50	–	90–100
Anzahl der Kinder	218	27	14	10	5	–	1

275 Ketamin-Diazepam-Narkosen: Anzahl der Narkosen pro Kind.

Insbesondere haben sich größere Kinder bei Wiederholungsnarkosen häufig eine i.m. Applikation gewünscht. Durch die Kombination mit Diazepam spart man Ketamin, und das unangenehme Aufwachen wird vermieden.

Unbedingt muß darauf hingewiesen werden, daß bei der Ketaminanästhesie Nebenwirkungen wie bei allen Injektionsnarkosen auftreten können.

Bei 275 Narkosen wurden folgende Nebenwirkungen registriert:

— Unregelmäßige Atmung	5
— Kreislaufdepression	4
— Laryngospasmus	3
— Exanthem	3
— Postoperatives Erbrechen	2
— Vorübergehender Atemstillstand nach einer Bolusinjektion	1

275 Ketamin-Diazepam-Narkosen: Nebenwirkungen bei 18 Narkosen.

Auf die Kontraindikation der Muskelrelaxation mit depolarisierenden Relaxanzien bei Verbrennungspatienten soll hier nicht weiter eingegangen werden.

Lokalanästhesie in der Kinderanästhesie?

G. Sprotte

Präzision der Fragestellung

Es steht zur Diskussion, ob und wieweit ein bestimmtes Lebensalter, ein seelischer, geistiger oder körperlicher Entwicklungsstand des heranwachsenden Menschen einer sinnvollen Anwendung der Lokalanästhesie natürliche Grenzen setzt.

Therapeutische Breite der Lokalanästhetika im Kindesalter

Die erste Frage gilt der Verträglichkeit der Lokalanästhetika im Hinblick auf die besonderen physiologischen, pharmakodynamischen und auch anatomischen Bedingungen des kindlichen Organismus.

Für die Beurteilung der therapeutischen Breite der Lokalanästhetika im Kindesalter sind folgende Alters- und entwicklungsbedingten Besonderheiten von Bedeutung:

1. Der höhere Anteil des extrazellulären Wassers an der Gesamtkörpermasse bedingt beim Kind einen vergleichsweise größeren Verteilungsraum der Lokalanästhetika. Bezogen auf das Körpergewicht können daher in dieser Altersgruppe Lokalanästhetika höher dosiert werden.
2. Das relativ erhöhte Herzzeitvolumen des Kindes bedingt eine vermehrte Gewebsperfusion und damit einen schnelleren Anstieg der Blutspiegel durch eine beschleunigte Resorption der Lokalanästhetika. Durch die Anwendung niedrigerer Lokalanästhetikakonzentrationen und den generellen Zusatz eines Vasokonstriktors läßt sich dieser ungünstige Faktor kompensieren.
3. Der geringe Anteil des kindlichen Organismus an Stütz- und Bindegewebe und die geringen Querschnitte der zu anästhesierenden Nerven und Nervenplexus begünstigt die Diffusion der Lokalanästhetika. Es können daher geringere Konzentrationen eingesetzt werden um vergleichbare Wirkungen zu erzielen.
4. Der Einfluß des vegetativen Nervensystems auf die Verteilung von Blutvolumina im Kapillarbett der Körperschale und venösen Kapazitätsgefäßen ist beim Kind deutlich geringer als beim Erwachsenen. Ausgedehnte Sympathikusblockaden bei rückenmarknahen Leitungsanästhesien haben daher beim Kind so gut wie keinen Einfluß auf die Stabilität des Kreislaufs.
   Der vorteilhafte Dosierungspielraum der Lokalanästhetika im Kindesalter ist in mehreren klinisch-toxikologischen Arbeiten belegt [1—4]; so wurden als sichere obere Dosierungsgrenzen für das Lidocain und Mepivacain 10 mg/kg KG ermittelt, für das Bupivacain 4 mg/

kg KG. Die Besonderheiten des kindlichen Organismus setzen einer sicheren Anwendung der Lokalanästhesie keine Altersgrenzen. Die verkleinerten anatomischen Verhältnisse beim Kind verlangen jedoch eine gewisse Anpassung des Anästhesieinstrumentariums.

Psychische und geistige Unreife im Widerspruch zur Lokalanästhesie?

Die zweite Frage gilt der Vereinbarkeit von Lokalanästhesie und psychischer sowie geistiger Unreife des Kindes. Die Injektion eines Lokalanästhetikums und die Überprüfung seiner Wirkung sowie die Registrierung von Nebenwirkungen setzt nach den Regeln dieser Kunst einen kooperativen und wachen Patienten voraus. Bei der Lokalanästhesie im Kindesalter ist diese Voraussetzung i. allg. nicht gegeben. Säuglinge und Kleinkinder und die meisten Kinder im Schulalter müssen beim Anlegen der Lokalanästhesie schlafen. Vermutlich beruht die geringe Verbreitung praktischer Erfahrungen mit Leitungsanästhesien im Kindesalter im wesentlichen auf dieser prinzipiellen Ablehnung einer Lokalanästhesie am schlafenden Patienten. Eine differenzierte Betrachtungsweise dieser Problematik zeigt jedoch, daß ein generelles Festhalten am Prinzip der Kooperationsfähigkeit im Kindesalter nicht erforderlich ist. Wegen der Gefahr iatrogener Nervenläsionen durch intraneurale Injektionen sind *Plexusanästhesien* nur bei *kooperativen Kindern* möglich. Bei frischen Frakturen oder Verletzungen bis zum Ellbogengelenk werden Plexusanästhesien zur Erstversorgung von den meisten Kindern widerspruchslos und kooperativ toleriert — beim nicht nüchternen Kind zweifellos eine wertvolle Alternative zur Allgemeinanästhesie. Die Kooperationsfähigkeit ist in diesen Situationen unabhängig vom Lebensalter ein individueller Faktor. Bei der Durchführung *kaudaler Periduralanästhesien* ist die *Kooperation des Kindes nicht erforderlich*. Der Erfolg und die korrekte Ausbreitung der Anästhesie können problemlos über die Reflexe des sedierten Patienten getestet werden. Intravasale Fehllagen der Kanüle oder des Katheters werden über eine Testinjektion sicher ausgeschlossen:

Es wird die zur Verdünnung des Lokalanästhetikums vorgesehene Kochsalzmenge mit der für das gesamte Injektionsvolumen errechneten Adrenalindosis langsam vorweg verabreicht. Eine unveränderte Herzfrequenz im EKG-Monitor bestätigt die sicher extravasale Injektion. Intrathekale Injektionen oder Verletzungen von Nervenwurzeln können durch eine korrekte Punktionstechnik ausgeschlossen werden. Unter kaudaler Periduralanästhesie können bei Säuglingen und Kleinkindern nahezu alle Eingriffe unterhalb des Nabels durchgeführt werden. Die geistige und seelische Unreife des Kindes steht nicht prinzipiell im Widerspruch zur Lokalanästhesie.

Anwendung der Lokalanästhesie im Kindesalter — sinnvoll?

Die Kinderanästhesie hat sich auch ohne den Beitrag der Lokalanästhesie zu einer hochentwickelten und differenzierten Sparte unseres Fachgebiets entwickelt. Eine echte Notwendigkeit für die Ausweitung des Indikationsgebiets der Lokalanästhesie auf das Kindesalter besteht daher sicher nicht. Auch nicht für die oben erwähnten Situationen in der Traumatologie. Erst das Engagement um die postoperativen Schmerzprobleme und ihre Bedeutung für das Entstehen von Krankenhausängsten zeigt, daß dem Kind wesentliche Fortschritte der Analgesie vorenthalten werden, die im Erwachsenenalter zur Selbstverständlichkeit geworden sind. Kinder mit angeborenen Mißbildungen der Extremitäten, Klumpfüßen, dysplastischen Hüftgelenken oder Osteogenesis imperfecta oder mit inkurablen Tumoren erleben die für sie unbegreifliche Hospitalisierung mit z. T. stärksten postoperativen Schmerzen wiederholt und mit ständig steigendem Angstniveau. Es bedarf nur wenig an Phantasie um hier in langwirkenden oder kontinuierlichen Leitungsanästhesien eine sinnvolle Alternative in der Kinderanästhesie zu erkennen.

Literatur

1. Armitage EN (1979) Caudal block in children. Anaesthesia 34:396
2. Fortuna A (1967) Caudal analgesia: A simple and safe technique in pediatric surgery. Br J Anaesth 39: 165
3. Kosaka Y (1975) Caudal anesthesia in pediatric surgery. Jpn J Anesth 24:1289
4. Takasaki M, Dohi S, Kawabata Y et al (1977) Dosage of lidocaine for caudal anesthesia in infants and children. Anesthesiology 47:527

Regionalanästhesie bei Kindern?

H. Nolte

Bei der Durchsicht der Literatur aus den 20er und 30er Jahren über die Regionalanästhesie bei Kindern fällt auf, daß hier — besonders von Chirurgen [1–7, 10, 11] Mitteilungen gemacht werden, die der Spinal- und Periduralanästhesie im Kindesalter bei entsprechenden operativen Eingriffen deutlich den Vorzug vor den allgemeinen Anästhesieverfahren geben. Zum damaligen Zeitpunkt war das verständlich, wenn man bedenkt, daß zur Allgemeinanästhesie einerseits die endotracheale Intubation und Beatmung noch nicht zur Anwendung kamen und andererseits außer Diäthyl- und Divenyläther sowie Chloroform als Inhalationsanästhetika und Avertin zur Rektalnarkose praktisch kaum andere Möglichkeiten und Techniken zur Verfügung standen.

Mit der pharmakologischen und technischen Entwicklung der Allgemeinanästhesie in den 30er, 40er und 50er Jahren verschwand die Regionalanästhesie nicht nur bei Kinder fast völlig aus dem Repertoire der Anästhesisten. Auch heute noch, trotz der deutlichen Renaissance der Regionalanästhesieverfahren beim erwachsenen Patienten, läßt sich feststellen, daß die Anwendung von regionalen Anästhesieverfahren bei Kindern nur von wenigen empfohlen und von noch wenigeren auch praktiziert wird.

Stellt man sich positiv zur Regionalanästhesie bei Kindern, dann sollte man sich klar machen, welche Unterschiede bei der Anwendung der Regionalanästhesie für Erwachsene und für Kinder bestehen. Aus diesen Unterschieden ergeben sich dann automatisch auch die entsprechenden Indikationen und Kontraindikationen.

Generell ist festzustellen, daß natürlich die Indikationen und besonders die Kontraindikationen, wie sie sich für den Erwachsenen ergeben, auch beim Kind prinzipiell akzeptiert werden müssen. Unter Berücksichtigung der sich beim Kind ergebenden Unterschiede zum Erwachsenen in bezug auf Physis und Psyche lassen sich die unumgänglichen Einschränkungen besonders für die Indikationen erkennen.

Drei Hauptprobleme erscheinen für die Regionalanästhesie beim Kind wesentlich:

1. Aufgrund des Alters und der Lebenserfahrung ist natürlich, entsprechend dem Alter des Kindes, mit einem mehr oder weniger begrenzten *Verständnis* für die Problematik der Operation und Anästhesie sowie einer fehlenden oder mangelhaften Kritikfähigkeit in bezug auf die vom Patienten bei Regionalanästhesien erforderliche Einsicht und Mitarbeit zu rechnen. Dieses betrifft v. a. die spezielle Lagerung des Patienten, aber auch das Stillhalten während des Anlegens der Regionalanästhesie und auch während des operativen Eingriffs. Daß dieses Problem fast immer durch ausreichende Sedierung und evtl. flache Allgemeinanästhesie gelöst werden kann, ist allseits bekannt.

2. Als *psychische Faktoren*, die besonders bei kleineren Kindern nicht oder nur schwer beeinflußt werden können, sind die Furcht oder gar die Angst vor dem Unbekannten anzusehen. Darüber hinaus spielt natürlich auch, besonders bei Kindern, die individuelle emo-

tionelle Grundstimmung eine Rolle. Während sich Erwachsene durch beruhigenden Zuspruch oder in Einzelfällen auch rabiaten Kommandoton zur Einsicht und Mitarbeit bewegen lassen, ist dies bei Kindern oft nur in begrenztem Maße möglich.

Daher sind geringeres Verständnis, fehlende Kritikfähigkeit und die emotionelle Grundstimmung des Kindes in vielen Fällen limitierende Faktoren für die Anwendung der Regionalanästhesie im Kindesalter. Mit zunehmender Entwicklung des Kindes lassen sich diese Probleme besser beherrschen. Erfahrungsgemäß läßt sich sagen, daß Kinder im Alter von 6—8 Jahren und älter in zunehmendem Maße bei entsprechender psychischer Führung regionale Anästhesieverfahren ohne Schwierigkeiten akzeptieren und in vielen Fällen auch besser mitarbeiten als manche Erwachsene.

3. Durch die gegenüber dem Erwachsenen *unterschiedlichen anatomischen Bedingungen* des kindlichen Organismus ergeben sich, besonders für die technische Durchführung einiger regionaler Anästhesieverfahren, u. U. größere Schwierigkeiten als beim Erwachsenen (z. B. einige periphere Leitungsanästhesien). Andererseits kann aber auch festgestellt werden, daß — z. B. bei der Kaudalanästhesie — der pädiatrische Patient weniger Probleme in bezug auf die technische Durchführung aufwirft:

— Eine Verkleinerung der topographischen Verhältnisse ist beim Kind besonders für die peripheren Leitungsanästhesien gegeben. Dies betrifft besonders die perivaskulären Techniken für die obere und untere Extremität.

— Bei der Periduralanästhesie muß berücksichtigt werden, daß das Volumen des Periduralraums erwartungsgemäß erheblich kleiner ist als beim Erwachsenen und somit die zu injizierenden Mengen deutlich reduziert werden müssen. Dies gilt sowohl für den lumbalen wie für den kaudalen Zugang zum Periduralraum.

— Bei der Spinalanästhesie, die in früheren Zeiten ja eine der häufigsten kindlichen Regionalanästhesietechniken darstellte, ist zu beachten, daß sich das Rückenmark im Gegensatz zum Erwachsenen beim Kind bis in Höhe des 3. oder gar 4. Lendenwirbelkörpers nach kaudal erstreckt. Daher ist es erforderlich, die Punktion des Subduralraums im Bereich von L_4/L_5 durchzuführen.

— Unter Berücksichtigung der anatomischen Verhältnisse muß daran gedacht werden, daß die Gesamtflüssigkeitsmenge des zu injizierenden Lokalanästhetikums entsprechend dem Lebensalter gesenkt werden muß. Bei Kleinkindern sind u. U. nur 20—30% des für den Erwachsenen erforderlichen Volumens notwendig. Die *toxokologischen Nebenwirkungen* der Lokalanästhetika verlangen es, daß man beim Kind die Gesamtmenge des Lokalanästhetikums einschränkt — man beachte die auf das Körpergewicht bezogene Dosierung. Die Dosierungen für die einzelnen Lokalanästhesien kann man in den entsprechenden Lehrbüchern [8] nachlesen. Wo somit ein relativ großes Volumen des Lokalanästhetikums erforderlich wird, und wo bei geringem Körpergewicht daher die Gefahr toxischer Nebenwirkungen besteht, sollte daran gedacht werden, die Konzentration des Lokalanästhetikums zu senken.

Will man Empfehlungen geben, welche Techniken sich speziell für Kinder eignen oder anbieten, dann kann an dieser Stelle nur die eigene Erfahrung geäußert werden.

Die verschiedenen Techniken der *Blockade des Plexus der oberen Extremität* können ohne Schwierigkeiten bei Kindern von 6—8 Jahren — u. U. auch darunter — angewendet werden. Technisch einfach werden sie bei den Kindern, die schon über 10—12 Jahre alt sind.

Als *Periduralanästhesie* bietet sich bei Kindern bis zum Alter von 13—14 Jahren der *kaudale Zugang* an. Eingehende Untersuchungen von Schulte-Steinberg [9] haben gezeigt, daß bei Berücksichtigung des Lebensalters und der gewünschten Anzahl der blockierten Segmente sich ein genaues Dosierungsschema für Kinder erarbeiten ließ. Hieraus läßt sich deutlich erkennen, daß mit zunehmendem Alter auch die zu injizierende Menge deutlich erhöht werden muß.

Spinalanästhesien oder *lumbale Periduralanästhesien* bei Kindern sollten nur durchgeführt werden, wenn die Kinder stark sediert sind, d. h. wenn sie fest schlafen. Dies ist erforderlich, da plötzliche, unerwartete Bewegungen, besonders der Kleinkinder, möglicherweise zu schweren traumatischen Schädigungen des Zentralnervensystems führen könnten. Wir persönlich haben keine Erfahrungen mit Spinal- und lumbalen Periduralanästhesien bei Kindern unter 10 Jahren.

Natürlich lassen sich auch *Plexusanästhesien an der unteren Extremität* und *Interkostalblockaden* beim Kind durchführen. Da sie jedoch wegen der mehrfach erforderlichen Einstiche gleichzeitig eine starke Sedierung erforderlich machen, ergibt sich die Fragestellung, ob in solchen Fällen nicht primär eine Allgemeinanästhesie vorteilhafter wäre.

Wenn die Frage nach der Anwendung von Regionalanästhesien bei Kindern mit einem eindeutigen Ja oder Nein beantwortet werden soll, dann fühlt sich der Autor hierzu nicht im Stande. Die Antwort eines generellen „Nein" zur Regionalanästhesie bei Kindern ist unseres Erachtens prinzipiell nicht berechtigt. Demgemäß sollte auch das „Ja" zur Regionalanästhesie bei Kindern mit Einschränkungen empfohlen werden.

Literatur

1. Bainbridge S (1938) Quoted in spinal anesthesia by Maxon. Lippincott, Philadelphia
2. Berkowitz S, Greene BA (1951) Spinal anesthesia in children: Report based on 350 patients under 13 years of age. Anesthesiology 12/3:476–387
3. Calvert DG (1966) Direct spinal anesthesia for repair of myelomeningocele. Br Med J II:86–87
4. Etherington-Wilson W (1945) Spinal anesthesia in the very young and further observations. Proc Roy Soc Med 38:109–115
5. Junkin CI (1933) Spinal anesthesia in children. Can Med Ass J 28:51–53
6. Leigh MD (1963) Spinal anesthesia in infants and children. Int Anesth Clin 1:3
7. Leigh MD, Belton MK (1960) Pediatric anesthesiology. Macmillan, New York
8. Moore DC (1965) Regional block. Thomas, Springfield, Ill.
9. Schulte-Steinberg O, Rahlfs VW (1970) Caudal anesthesia in children and spread of 1 percent lignocaine. Br J Anaesth 42:1093–1099
10. Slater HM, Stephen CR (1950) Hypobaric pantocaine spinal anesthesia in children. Anesthesiology 11/6:709–715
11. Som MM (1964) Spinal anesthesia in pediatrics. Indian J Anaesth 12/1:86

Diskussion

(Leitung: W. Dick)

Frage: Welche Voruntersuchungen sollten vor Narkosen im Kindesalter obligatorisch durchgeführt werden?

Wawersik: Man muß zunächst unterscheiden, welchen Einfluß die chirurgische Erkrankung auf den Gesundheitszustand des Kindes hat. Bei der Vielzahl der Eingriffe, die insbesondere im Ambulanzbereich durchgeführt werden und bei denen die Indikationen zum operativen Eingriff keinen Einfluß auf den Allgemeinzustand des Kindes hat, reicht die gründliche Anamneseerhebung in Anwesenheit der Eltern sowie die gründliche körperliche Untersuchung für die Durchführung der Anästhesie aus, wenn diese beiden Maßnahmen keinen schwerwiegenden pathologischen Organbefund ergeben. Es scheint mit übertrieben, in solchen Fällen unter den genannten Bedingungen eine fachpädiatrische Untersuchung oder ein ausgedehntes laborchemisches, röntgenologisches oder EKG-Zusatzprogramm zu verlangen. Völlig anders ist die Situation bei größeren operativen Interventionen der Abdominalchirurgie, der Thorax- und Gefäßchirurgie, der Neurochirurgie etc.

Dick: Diese Auffassung wird unterstützt durch namhafte deutsche Pädiater (Ewerbeck, Bachmann) (persönliche Mitteilungen). Außerdem wird diese Auffassung auch durch zwei amerikanische Untersuchungen unterstützt, nach denen routinemäßige Röntgenaufnahmen im Kindesalter nur dann pathologische Befunde ergeben haben, wenn ein hinreichender Verdacht schon aufgrund der Anamnese und der physikalischen Untersuchungen geäußert worden war. Gegen die routinemäßige Verordnung des präoperativen EKGs wird auch angeführt, daß die EKG-Diagnostik beim Kind schon unter normalen pädiatrischen Bedingungen Schwierigkeiten bereiten könne, daß erst recht eine routinemäßige Auswertung durch den Anästhesisten, etwa in Hinblick auf eine Myokarditis vor Tonsillektomien oder Adenotomien, keine zusätzlichen Informationen erbringen würde.

Frage: Wer ist für die Information und Aufklärung der Eltern über das Narkoserisiko des Kindes zuständig?

Dick: In Anbetracht der fachlichen Belange und unter Würdigung der einschlägigen Kommentare, z. B. von Weißauer, muß davon ausgegangen werden, daß der Anästhesist die Eltern über die Anamnese befragt, ihnen den Befund und die Narkoseplanung erläutern muß und ihre Fragen gezielt zu beantworten hat. Für die Einholung der schriftlichen Einwilligung ist damit allein der Anästhesist zuständig. Das setzt voraus, daß — wie Herr Wawersik schon ausführte — die Anamnese und Untersuchung durch den Anästhesisten und nicht stellvertretend durch den Pädiater erfolgen kann.

Frage: Womit sollte bei ambulanten Kindern prämediziert werden und wie lange müssen diese Kinder in klinischer Überwachung bleiben?

Wawersik:
1. Eine zwingende Prämedikation wäre Atropin.
2. Nicht unbedingt zwingend sind Sedativa.
3. Zur Anästhesie werden Inhalationsanästhetika verwendet, nach dem Erwachen wird das Kind nicht wieder einschlafen, sondern nur wacher werden.

Wenn man im Hinblick auf die Psyche des Kindes sedieren will, hält Wawersik die Verwendung von Benzodiazepinen für am besten geeignet. Man muß aber davon ausgehen, daß die Aufwachphase verlängert wird.

Bauer-Miettinen: Grundsätzlich sollten nach meiner Auffassung ambulante Kinder genauso behandelt werden wie stationäre Kinder. Man sollte auch unterscheiden zwischen Notfalleingriffen und Wahleingriffen (z. B. Zahnsanierung). Gerade Kinder der letzten Gruppe sind z. T. sehr schwierig zu anästhesieren, weil sie sich insbesondere nicht von ihren Müttern trennen lassen wollen. Bei ambulanten Kindern geben wir Methohexital intramuskulär. Eine zweite Möglichkeit besteht darin, Methohexital oder Thiopental rektal zu verabreichen. Die Kinder, in der Schweiz zumindest, strampeln und wehren sich genauso bei der rektalen Applikation wie bei der intramuskulären Applikation von Methohexital.

Eine dritte Möglichkeit besteht darin, Diazepam rektal als Lösung zu applizieren (Rektiole oder flüssiges Diazepam für den Rektalgebrauch). Die Kinder schlafen meistens nicht ein, werden aber ca. 10–20 min nach der Instillation erstaunlich kooperativ. Bei ambulanten Notfallkindern sind Schmerzen oft vorherrschend. Den Kindern verabreichen wir ein Opiat zur Prämedikation i. m. Bei größeren Kindern wird direkt i. v. eingeleitet.

Atropin kann man m. E. in der Kinderanästhesie präoperativ weglassen. Wenn notwendig, kann man es immer noch bei entsprechender Indikation intravenös verabreichen.

Wawersik: hält den vermeintlichen psychologischen Schaden einer schonenden Narkoseeinleitung ohne sedierende Prämedikation für nicht sicher nachgewiesen. Er verweist im übrigen darauf, daß in vielen Fällen eine Prämedikation aus zeitlichen Gründen oder aus Gründen einer fehlenden Wirkung gar nicht effektiv sei, und daß umgekehrt nichtprämedizierte Kinder in etwa 30% sehr kooperativ sind. Er plädiert erneut dafür, im ambulanten Bereich in der Regel auf eine sedierende Prämedikation im Hinblick auf die postnarkotische Phase zu verzichten.

Frage: Was halten Sie von der Prämedikation mit Neuroleptika oder den Kombinationen eines Neuroleptikums mit einem Analgetikum?

Wawersik: hält z. B. DHB und Fentanyl für nicht geeignet in der Prämedikation. Im übrigen ist er der Auffassung, daß die sedierende Wirkung von DHB bei Kindern nicht mit der anderer Sedativa vergleichbar sei.

Frage: Sind Benzodiazepine tatsächlich zur Prämedikation im Kindesalter auch im Hinblick auf die postnarkotische Phase geeignet?

Altemeyer: Wenn man generell einen postnarkotischen Überwachungszeitraum in der ambulanten Narkose oder in der Tageschirurgie von 4–6h einhält, braucht man nicht zu differenzieren zwischen der Möglichkeit der Prämedikation bzw. der Notwendigkeit, die Prämedikation im Hinblick auf die postoperative Phase auszulassen. Man kann durchaus auch dann mit kurzwirksamen Mitteln prämedizieren.

Goedecke: Wo soll die Trennung zwischen Kind und Eltern erfolgen, auf der Station, im Operationssaal?

Bauer-Miettinen: Wir sorgen dafür, daß die Mutter bei den stationären Kindern auf der Station verbleibt. Bei den ambulanten Kindern lassen wir den jeweiligen Elternteil möglichst lange im Kontakt mit dem Kind. Dann kann man in Anwesenheit der Mutter z. B. Methohexital als intramuskuläre oder rektale Basisnarkose verabreichen und Mutter und Kind dann trennen, wenn das Kind eingeschlafen ist.

Frage: Was halten Sie von der Prämedikation mit Ketamin?

Altemeyer: In niedriger Dosierung kommt man in die Gefahr, unerwünschte psychomimetische Nebenwirkungen zu produzieren. Bei höherer Dosierung bedeutet die intramuskuläre Ketaminapplikation Narkoseeinleitung mit allen Notwendigkeiten der Überwachung. Im übrigen können die psychomimetischen Reaktionen, die vom Erwachsenen gelegentlich berichtet werden, unbeobachtet auch beim Kind ablaufen.

Frage: Mit welcher Dosierung von Methohexital soll intramuskulär dosiert werden?

Bauer-Miettinen: 5 mg/kg KG als 5%ige Lösung (50 mg/ml), d. h. also 0,1 ml/kg KG der 5%igen Lösung.

Frage: Ist bei kurzfristigen ambulanten oder stationären Eingriffen in Allgemeinanästhesie grundsätzlich eine perioperative Infusionstherapie erforderlich?

Altemeyer: Grundsätzlich ist eine perioperative Infusionstherapie auch bei kurzfristigen Eingriffen erforderlich. Die Begründung dafür liegt
1. in der präoperativen Nahrungs- und Flüssigkeitskarenz von mindestens 6h;
2. in der intraoperativen Phase selbst;
3. in der postoperativen Nüchternphase, bis die Fähigkeit besteht, wieder selbständig ohne Gefährdung oder ohne Übelkeit und Erbrechen Flüssigkeit und Nahrung aufzunehmen.

   Dadurch kommt eine Summation von 10h und mehr Flüssigkeits- und Nahrungskarenz zusammen.

Dick: Wir haben vor einigen Jahren noch in Mainz Untersuchungen darüber angestellt und in Gefolge der Flüssigkeitskarenz deutliche Veränderungen, insbesondere am zirkulierenden Plasmavolumen und der Kaliumkonzentration gefunden, die eine perioperative Flüssigkeitstherapie notwendig machen.

Altemeyer: Im übrigen ist während der Narkose ein venöser Zugang zwingend erforderlich. Eine ausgleichende Infusionstherapie ist auch bis zu 6h postoperativ erforderlich. Wenn z. B. aus technischen Gründen eine längerfristige postoperative Infusionstherapie nicht möglich ist (Venenprobleme, Dislokalisation der Verweilkanüle etc.), dann kann versucht werden, intraoperativ durch überschießende Flüssigkeitssubstitution den postoperativen Bedarf vorzeitig abzudecken und in der postoperativen Phase so bald als möglich ohne erneutes Anlegen einer Infusion auf orale Flüssigkeitsaufnahme überzugehen.

Hempel: Wie lange soll die präoperative Flüssigkeitskarenz dauern; es gibt Empfehlungen, gezuckerten Tee bis zu 2h vor dem operativen Eingriff zu applizieren, ohne das Aspirationsrisiko zu erhöhen.

Altemeyer: Nach Untersuchungen von Kraus (Erlangen) kann damit gerechnet werden, daß nach 4h die Magenentleerung abgeschlossen ist. Diesen Zeitraum sollte man wohl als Minimum der präoperativen Flüssigkeitskarenz ansehen.

Kraus: Die letzte Milchmahlzeit sollte spätestens 6h vor der Operation gegeben werden, eher längerfristig. Die Angaben auf kurzfristigere Flüssigkeitskarenz beziehen sich auf Tee mit Glukose.

Frage: Welches Kohlenhydrat sollte in Infusionslösungen für das Kindesalter bevorzugt werden?

Altemeyer: Vergleichende Untersuchungen haben ergeben, daß in der perioperativen Phase keine Unterschiede bestehen in Abhängigkeit vom applizierten Kohlenhydrat. Das Blutzuckerverhalten ist identisch. Fruktose ist aus Sicherheitsgründen abzulehnen, ebenso wie Sorbit. Xylit ist nicht erforderlich. Die Lösungen sollten daher Glukose enthalten.

Dölp: Sollen Infusionslösungen für die perioperative Infusionsbehandlung Phosphat enthalten?

Altemeyer: Für die kurzfristige Infusionstherapie ist ein Phosphatzusatz nicht erforderlich, wohl aber – wie eigene Messungen ergeben haben – für längerfristige Infusionsbehandlung, etwa 3–4 Tage. Derartige „Universallösungen" eignen sich nach neueren Untersuchungen sowohl für die kurzfristige Infusionstherapie als auch für eine Infusionstherapie über 3–4 Tage. Dies setzt voraus, daß in der präoperativen Phase ein ausgeglichener Ernährungszustand existiert. Ausgenommen von diesem Schema sind natürlich Früh- und Mangelgeborene.

Frage: Welches Monitoring sollte bei Kindernarkosen obligatorisch sein?

Kraus: Es sollte grundsätzlich das präkordiale oder das Ösophagusstethoskop verwendet werden, dazu die unblutige Blutdruckmessung und die rektale Temperaturmessung, soweit möglich. Mit den neueren Blutdruckmeßgeräten, insbesondere den automatisch arbeitenden, können die Blutdruckwerte auch bei sehr kleinen Säuglingen relativ exakt erfaßt werden. Es besteht kein Grund dazu, während der Kinderanästhesie weniger Monitoring anzuwenden als bei der Anästhesie im Erwachsenenalter. Die rektale Temperaturüberwachung wird auch bei sehr kurzen Eingriffen stattfinden, da auch hier maligne Hyperthermien auftreten können. Alternativ dazu kann durchaus auch mit heute sehr leicht applizierbaren und billigen Geräten zur Orientierung die Hauttemperatur des Kindes gemessen werden, wenn die rektale Messung nicht möglich ist.

Für einen bestimmten Zeitraum sollte auch in der postoperativen Phase noch die Temperatur überwacht werden.

Dangel: Für die automatischen, unblutig messenden Blutdruckgeräte sind einige Anwendungsbedingungen zu beachten:
1. Unverändert.
2. Unverändert.
3. Gewisse Geräte, insbesondere einige der speziell für die Anwendung an Neugeborenen empfohlen können keine höheren Manschettendrücke als 120 mmHg erzeugen. Mit solchen Apparaten können Hypertonien bei Neugeborenen, wie z. B. bei Aortenisthmusstenosen, nicht erfaßt werden.

Dick: Es sind inzwischen einige Berichte darüber publiziert worden, daß bei zu engmaschiger Blutdrucküberwachung im Neugeborenenalter in kurzer Zeit Nervenschädigungen auftreten können.

Frage: Können die Verfahren der Regionalanästhesie — in Anbetracht der verhältnismäßig geringen Ausbildung in Regionalanästhesieverfahren und den hohen Dosierungserfordernissen – heute schon generell zu Empfehlungen für das Kindesalter führen?

Sprotte: Die Ausbildung der Anästhesisten in den Verfahren der Regionalanästhesie muß für das Erwachsenenalter noch deutlich verbessert werden, erst recht für das Kindesalter. Hier liegt sicherlich derzeit eine einschränkende Anwendbarkeit. Eine generelle Empfehlung der Regionalanästhesieverfahren für das Kindesalter ist daher heute nicht gerechtfertigt und nicht vertretbar. Sie ist wünschenswert für bestimmte Indikationen. Bezüglich der Dosierung pro kg KG bestätigen alle vorliegenden Untersuchungen incl. Blutspiegelmessungen die eindeutig höhere Toleranz gegenüber Lokalanästhetika im Kindesalter.

Nolte: Dosierungsempfehlungen auch für Kinder sind u. a. im Artikel „Die Regionalanästhesie im Kindesalter" von Schulte-Steinberg, in: „Lokalanästhesie" der Schriftenreihe „Klinische Anästhesiologie und Intensivtherapie", Band 18, S. 146 ff. (1978), Springer, Berlin, Heidelberg, New York, angegeben.

VIII Neues und Kontroverses
in der Notfallmedizin

Der Stand der Notfallmedizin in der Bundesrepublik

P. Sefrin

Die Notfallmedizin ist in der Bundesrepublik eng mit dem Rettungsdienst verknüpft. Ihre Anfänge sind daher auch in einer Änderung der ursprünglichen Konzeption des Rettungsdienstes als reine Transportorganisation zu einem Teil der vorgezogenen medizinischen Versorgung zu sehen. Als Ursprung des modernen Rettungsdienstes und damit der Notfallmedizin ist die Forderung Kirschners aus dem Jahre 1938 anzusehen, daß nicht wie bis zu diesem Zeitpunkt üblich der Verletzte so schnell wie möglich zum Arzt, sondern der Arzt so schnell wie möglich zum Verletzten gebracht werden müsse [9]. Bis dahin konnte eine lebensrettende Erstversorgung nur in der Klinik vorgenommen werden. In einigen deutschen Großstädten wurden bereits vor dem 2. Weltkrieg in Sonderfällen diensthabende Klinikärzte von Rettungswagen aufgenommen und an den Unfallort gebracht [12]. Solchen sporadischen, auch in den Nachkriegsjahren praktizierten Einsätzen folgte im Februar 1957 der erste regelmäßig organisierte Transport von Ärzten zur Unfallstelle im Raume Heidelberg und der Einsatz des sog. „Heidelberger Klinomobils".

In den vorausgegangenen Jahren wurde insbesondere von den Hilfsorganisationen, meist auf freiwilliger Basis, die Durchführung des Rettungsdienstes betrieben. Dabei standen die Maßnahmen der Ersten Hilfe im Vordergrund. In den 60er Jahren wurde aufgrund der Erkenntnisse in den verschiedenen medizinischen Fachdisziplinen ein Umdenken in der Erstversorgung von Unfallopfern und Erkrankten erforderlich. Es wurden neue Behandlungsmethoden und -verfahren entwickelt, die sich auch in den präklinischen Bereich auswirken mußten. Es erwies sich als unzureichend, neue Intensivstationen einzurichten, wenn es auf der anderen Seite nicht gelang, den Patienten auch lebend dort hinzutransportieren, oder durch frühzeitige ärztliche Therapie am Notfallort, die Voraussetzungen für ein erfolgreiches Überstehen dieser Behandlung zu schaffen.

Diese neuen Aufgaben machten eine Reorganisation des Rettungsdienstes erforderlich. Sie betraf nicht nur den Bereich der Notfallmedizin und damit der ärztlichen Tätigkeit, sondern auch die Konstruktion der Rettungsmittel und deren Ausstattung, die personelle Besetzung und die Qualifikation des Rettungspersonals.

Rettungsmittel

Just [7] stellte 1959 Forderungen an die technischen Voraussetzungen für den Transport bei Schwererkrankten. Ahnefeld [1] verglich 1968 das Transportfahrzeug mit „einem auf Räder gesetzten Notaufnahmeraum, in dem Rettungssanitäter und im gegebenen Falle auch der Arzt oder Facharzt ihrer Ausbildung entsprechend lebensrettende Maßnahmen anwenden können". Die erhobenen Forderungen, daß der zu transportierende Notfallpatient sowohl von der Kopf- als auch von den beiden Körperseiten bis zu den Füßen frei zugänglich sein sollte, mündete wie andere erhobene Forderungen an Konstruktion und Ausrüstung in die DIN 75080. Sie legte klar definierte Anforderungen an Fahrzeugeigenschaften, Mindestabmessungen der Versorgungskabine und für die medizinische Ausstattung fest. Die Krankenfahrzeuge wurden entsprechend ihrem Verwendungszweck unterteilt in Rettungswagen (RTW) und Krankenkraftwagen (KTW). Da sich die medizinischen Bedürfnisse in den Jahren seit der Einführung der DIN entsprechend den Fortschritten im Bereich der Notfallmedizin inzwischen gewandelt haben, steht nun eine geänderte und adaptierte DIN vor der Verabschiedung.

Die verdienstvolle Arbeit des Arbeitsausschusses im Normenausschuß Rettungsdienst und Krankenhaus erstreckte sich aber auch auf weitere Rettungsmittel. So konnte noch in diesem Jahr, basierend auf den Forderungen des 4. Rettungskongresses des DRK eine Mindestausstattung des Notarzteinsatzfahrzeuges (NEF) genormt werden (DIN 75079). Bei der Normung des Rettungshubschraubers (RTH) mußten Kompromisse bezüglich des Raumangebots akzeptiert werden [6].

Es kann demnach heute davon ausgegangen werden, daß bezüglich der Rettungsmittel ein einheitliches Niveau erreicht werden konnte, das, nachdem durch die Rettungsdienstgesetze festgelegt, über das ganze Land verteilt, entsprechende Behandlungmöglichkeiten garantiert. Gerade in die Bereitstellung dieser Rettungsmittel wurde sowohl von privater wie auch von staatlicher Seite viel investiert.

Organisation des Rettungsdienstes

1963 tagte die 7. Gemeinsame Verkehrssicherheitskonferenz und forderte vom Straßenverkehrssicherheitsausschuß des Bundes und der Länder Verbesserungsvorschläge zur Erstversorgung von Unfallverletzten. Zunehmende Überschneidungen und finanzielle Schwierigkeiten führten zur Notwendigkeit staatlicher Regulation und Investition. Nach Artikel 30 und 70 des Grundgesetztes liegt die Zuständigkeit für den Rettungsdienst bei den Bundesländern. Auf der Basis eines Musterentwurfs des Bund-Länder-Ausschusses vom 15. 6. 1972 entstanden in den folgenden Jahren die Rettungsdienstgesetze. In diesen Gesetzen wird insbesondere die Finanzierung, die Koordination, die Organisation und die Sicherstellung des Rettungsdienstes geregelt.

So wird in Bayern als dem ersten Bundesland, das 1974 ein Rettungsdienstgesetz verabschiedete der Aufbau wie folgt dargestellt [22]:

Träger des Rettungsdienstes sind die Landkreise und kreisfreien Städte. Sie nehmen diese Aufgabe in 26 Rettungsdienstbereichen wahr, die sich aus einsatz- und fernmeldetechnischen Gründen mit der Organisation der Landpolizei decken. Die Rettungszweckverbände übertragen entsprechend dem Grundsatz der Subsidiarität den Rettungsdienst den Hilfsorganisationen. In öffentlich-rechtlichen Vereinbarungen sind Anzahl, Standort und Ausrüstung der Rettungswachen festgelegt, wobei die Standorte so gewählt sind, daß jeder an einer Straße liegende Einsatzort in 12 min in dünn besiedelten Gebieten in 15 min erreicht werden kann. Gelenkt werden alle Einsätze von der Rettungsleitstelle, die für den gesamten Rettungsdienstbereich zuständig ist. Für die Beschaffung des Rettungsdienstes wurden von 1974 bis 1978 30 Mio DM staatliche Mittel aufgewandt. Seit dem 1. 1. 1979 werden den Hilfsorganisationen die Kosten für die Beschaffung der notwendigen Einrichtungen mit Ausnahme kurzfristiger

Güter in vollem Umfang ersetzt. Die Betriebskosten werden durch landeseinheitliche Entgelte finanziert. Die gesetzlichen Krankenkassen und Berufsgenossenschaften tragen ca. 95% dieser Kosten.

Diese Grundlagen führten in den zurückliegenden Jahren zu einer wesentlichen Qualitätsverbesserung des gesamten Rettungsdienstes in Bayern. So z. B. zu

— einer erheblichen Verkürzung der für die Rettung von Menschenleben entscheidenden Hilfsfrist,
— einer modernen medizinischen Ausstattung der Rettungsfahrzeuge. Derzeit stehen in Bayern 659 KTW, 202 RTW und 154 NAW zur Verfügung. Hinzu kommen noch 66 NEF's,
— einer verbesserten Ausbildung der Rettungssanitäter. Nachdem in den nächsten Jahren ein entsprechendes Bundesgesetz nicht erwartet werden kann, wurden in einer Verordnung die Mindestvoraussetzungen geregelt, die an Ausbildung und Prüfung der Rettungssanitäter zu stellen sind.

In der Studie der Bundesanstalt für Straßenwesen wird nachgewiesen, daß 1981 86% der Notfallpatienten binnen 10 min nach Eingang der Meldung durch den Rettungsdienst in der Bundesrepublik versorgt wurden. Es wird geschätzt, daß durch das im gesamten Bundesgebiet inzwischen gut ausgebaute Rettungswesen z. Z. allein mindestens 2300 Verkehrsunfallopfer jährlich vor dem Tode bewahrt und etwa 1 Mio Behandlungstage in Intensivstationen erspart werden. Der volkswirtschaftliche Nutzen wird mit 1,6 Milliarden DM für die Verringerung der Unfalltotenzahl und 0,3 Milliarden DM für geringere Klinikkosten veranschlagt [13].

Darüber hinaus kann, wie in einem Modellversuch in Unterfranken nachgewiesen, die Chance einer vollständigen Wiederherstellung von Notfallpatienten durch den frühzeitigen Einsatz des Notarztes verbessert werden. Bei einer Auswahl von Patienten mit mittelschweren Verletzungen wurden *ohne* notärztliche Versorgung 22% völlig wiederhergestellt entlassen, während es *mit* notärztlicher Versorgung 72% waren [14].

Es kann aufgrund dieser Voraussetzungen gesagt werden, daß die Bedingungen für ein reibungsloses Funktionieren des Rettungsdienstes gegeben sein sollten. Trotz der günstigen Voraussetzungen werden Stimmen laut, die an der fachlichen Qualität des Rettungsdienstes Kritik üben [17].

Rettungsdienst und Notarzt

Sinn der Reorganisation des Rettungswesens war es, die Erkenntnisse der Notfallmedizin, die auf den klinischen Erfahrungen fußten, in die Praxis der Präklinik zu übertragen. Die Erkenntnis, daß bei Notfallpatienten die entscheidenden medizinischen Maßnahmen bereits außerhalb der Klinik erforderlich sind, machten die Anwesenheit eines Arztes nötig, um eine Erstversorgung beginnen zu können, die früher ausschließlich der Klinik vorbehalten war. Die Basis jeder Erstversorgung am Notfallort und jeder Erstbehandlung in der Klinik bilden:

1. die überlegte und rasche Erkennung der Notfallsituation,
2. die sinnvolle und richtige Behandlung und Behebung akut lebensbedrohlicher Zustände [4].

Voraussetzungen für den Einsatz eines Arztes im Rettungsdienst als Notarzt sind demnach entsprechende Kenntnisse und Fähigkeiten aus dem Bereich der Notfallmedizin. Diese Forderung wird nicht nur von kompetenter ärztlicher Seite erhoben [6, 16], sondern fand auch ihren Niederschlag in den juristischen Kommentaren [10, 11, 20]. Zum augenblicklichen Zeitpunkt kann aber nach Abschluß des medizinischen Staatsexamens und einem Jahr klinischer Tätigkeit keineswegs verbindlich davon ausgegangen werden, daß diese Kenntnisse vorhanden sind. Trotz der Aufnahme des Teilbereichs „Notfallmedizin" in den Ausbildungsgang des zukünftigen Mediziners nach der neuen Approbationsordnung von 1970, reichen doch diese Lehrinhalte keineswegs aus, um als Notarzt tätig werden zu können. Zum Zeitpunkt der Novellierung der Approbationsordnung konnte auch noch nicht davon ausgegangen werden, daß der approbierte Arzt sofort im Rettungsdienst eingesetzt werden sollte.

Die Situation hat sich inzwischen gewandelt durch zwei Vertragswerke, die im ärztlichen Bereich den Einsatz eines Notarztes regeln: der 45. Änderungsvertrag zum BAT und die Vereinbarung zwischen der Kassenärztlichen Vereinigung Bayerns und der Arbeitsgemeinschaft der bayerischen Krankenkassen legen die notärztliche Tätigkeit für jeden Krankenhausarzt und für die niedergelassenen Kollegen in Bayern verbindlich fest. Während der übrige Rettungsdienst recht genau reglementiert ist, ist beim Gesetzgeber eine erstaunliche Zurückhaltung im Notarztdienst festzustellen. Die Ursache ist vielleicht darin zu sehen, daß die Versorgung ambulanter Patienten und damit auch der Notfallpatienten durch den § 368 der RVO bundesrechtlich den niedergelassenen Ärzten zugewiesen und damit der Regelungsbefugnis durch die jeweiligen Länder entzogen ist [11].

Aus dieser unzureichend geregelten Situation heraus resultiert eine erhebliche Unsicherheit der Ärzteschaft, wer zum Einsatz im Rettungsdienst verpflichtet werden kann. Für den Klinikarzt wird 1 Jahr nach seiner Approbation, gemäß Arbeitsvertrag, im Rahmen seiner Dienstaufgaben, der Einsatz auf NAW und RTH verpflichtet „sofern er grundsätzlich nicht zum Einsatz im Rettungsdienst herangezogen werden kann" (Anmerkung Nr. 2 zum 45. Änderungsvertrag des BAT). Diese Verpflichtung wird jedoch nur dann wirksam, wenn das Krankenhaus als Arbeitgeber eine Vereinbarung mit dem Träger des Rettungsdienstes über die Mitwirkung an der notärztlichen Versorgung geschlossen hat. Voraussetzung für diese Tätigkeit sollte jedoch sein, daß über den bestehenden Stellenplan des Krankenhauses hinaus, eine angemessene Erweiterung der Planstellen in den Fachabteilungen, die schwerpunktmäßig den Notarztdienst versehen, erfolgen muß. Grundlage für diese Forderung ist die Tatsache, daß die Besetzungen der Fachabteilungen mit Ärzten nach den Anhaltszahlen der Deutschen Krankenhausgesellschaft ausschließlich dazu bestimmt sind, den Leistungsbedarf für die stationäre Versorgung abzudecken. Eine ordnungsgemäße Versorgung der stationären Patienten und gleichzeitige Übernahme des Notarztdienstes als Dienstaufgabe ohne Stellenmehrung schließen einander aus [8].

Qualifikation des Notarztes

Voraussetzungen für die Übernahme des Notarztdienstes ist ein entsprechender Leistungsstandard des Arztes. Wird ein Arzt zu einem planmäßigen und organisierten Notarztdienst eingeteilt, ohne die dafür erforderliche Ausbildung zu besitzen, wird ein Übernahmeverschulden schon darin liegen können, daß er sich dafür zur Verfügung stellt, obwohl er der Aufgabe nicht gewachsen ist. Der gleiche strafrechtliche Vorwurf kann den für die Organisation des Notarztdienstes Verantwortlichen treffen [21].

Damit erhebt sich die Frage nach der Qualifikation des Notarztes. Um den Anforderungen der Notfallmedizin gerecht zu werden, muß der Notarzt in der Lage sein, im Bereich der Präklinik Maßnahmen einer vorgezogenen Intensivtherapie ergreifen zu können. Untersuchungen in Zusammenarbeit mit dem Institut für Rechtsmedizin der Universität Würzburg an 106 Notfallpatienten [18] zeigten, daß trotz Einsatz eines Notarztes bei entsprechender qualitativer Versorgung 8,5% der verstorbenen Notfallpatienten eine reelle Überlebenschance gehabt hätten. In 54% der untersuchten Fälle wurden grobe Fehler konstatiert und konnten deshalb als nichtoptimale Versorgung bezeichnet werden. Besonders die Schocktherapie und die Beatmungstechniken mußten häufig als insuffizient angesehen werden. Es gab Schwierigkeiten beim Anlegen von Infusionen, und Intubationen wurden wegen ungünstiger Bedingungen unterlassen. Bei Nachfragen war festzustellen, daß die Notwendigkeit der Maßnahme durchaus erkannt wurde, die Ausführung aber wegen ungenügender Ausbildung und Übung scheiterte [18].

Aus diesen Erkenntnissen resultiert die Forderung nach einer Mindestausbildung für Notärzte, die im Rahmen einer Weiterbildung vermittelt werden sollte. Das im Tarifvertrag als „Mindestvoraussetzung" geforderte erste Weiterbildungsjahr ist nicht mit einer bestimmten Qualitikation in bezug auf Notfallmedizin gleichzusetzen. Aus diesem Grunde hat die DGAI auf Vorschlag einer Kommission Empfehlungen erarbeitet für die Weiter- und Fortbildung des Anästhesisten in Notfallmedizin als Voraussetzung für seinen Einsatz als Notarzt. Obwohl es sich dabei ausschließlich um Empfehlungen für den Anästhesisten handelt, sind sie auch für die anderen am Rettungswesen beteiligten medizinischen Fachgesellschaften von Bedeutung [2].

Sie fordern vom Notarzt spezifische Kenntnisse und praktische Erfahrungen

— in der Diagnostik und Sofortbehandlung aller medizinischer Notfälle,
— im technischen und organisatorischen Ablauf des Notarzteinsatzes, einschließlich des Zusammenwirkens der Beteiligten der Rettungskette.

Als Grundvoraussetzungen werden dazu gefordert:

1. Mindestens 1jährige Weiterbildung im Fachgebiet Anästhesiologie. Dabei sind die grundlegenden Kenntnisse und praktischen Erfahrungen in der Erkennung vital bedrohter Zustände sowie in der Aufrechterhaltung und Wiederherstellung bedrohter Vitalfunktionen mit den spezifischen Methoden der Notfallmedizin wie Beatmung und Intubation, Schockbehandlung und Schaffung eines zentralvenösen Zugangs, Pleurapunktion u. ä. zu fordern.
2. Teilnahme an einer inhaltlich definierten Fortbildung „Notfallmedizin", die im 1. und 2. Jahr der Weiterbildung vermittelt werden sollte.
   Diese Forderung ist
   — teils in die fachspezifische Weiterbildung zu integrieren,
   — teils in gesondertem, evtl. interdisziplinärem, praktischem und theoretischem Unterricht zu vermitteln.

Trotz dieser Empfehlungen erhebt die Anästhesie keinen Ausschließlichkeitsanspruch auf den Bereich Notfallmedizin, sondern möchte damit nur zu einem einheitlichen Ausbildungsstand beitragen.

Studentische Ausbildung in der Notfallmedizin

Trotz dieser Forderungen an den approbierten Arzt bleibt davon unberührt, den Bereich Notfallmedizin in die Ausbildung des Medizinstudenten einzubeziehen. Die Anästhesie bietet dazu ausreichende Möglichkeiten, die erforderlichen Lerninhalte in den verschiedenen Abschnitten des Studiums in Theorie und Praxis zu vermitteln. Gerade die neue AO fordert eine Berücksichtigung der praktischen Belange des Arztes, was für den Bereich der Notfallmedizin nach dem bisher Gesagten geradezu zwingend sein müßte. Dazu bieten sich in den verschiedenen Abschnitten des Medizinstudiums folgende Möglichkeiten an:

1. *Vorklinischer Abschnitt – Erste-Hilfe-Kurs als Pflichtkurs.* Die bisher geübte Praxis, daß ein Erste-Hilfe-Kurs durch die verschiedenen Hilfsorganisationen durchgeführt werden kann und damit für den Medizinstudenten ausreichend ist, befriedigt keineswegs. Der Erste-Hilfe-Unterricht der Hilfsorganisationen wird fast ausnahmslos von Laien durchgeführt. Obwohl diese sich bemühen und auch die Organisationen ihnen neben dem fachlichen Wissen pädagogische Grundkenntnisse zu vermitteln bemüht sind, sollte doch zu fordern sein, daß auch dieser Teil des Studiums im Rahmen eines regelmäßigen Kurses von 3 Wochenstunden an der Universität vermittelt wird [17]. Voraussetzung dafür ist, daß einmal ausreichend in der Notfallmedizin erfahrene Hochschullehrer zur Verfügung stehen und zum anderen, daß dieser Kurs nach einem einheitlichen Lehrplan durchgeführt wird, der nicht mit dem Inhalt des üblichen Erste-Hilfe-Kurses kollidiert, sondern darüber hinausgeht.

2. *Erster Abschnitt der klinischen Ausbildung – Kurs und Praktikum der Notfallmedizin.* Diese Lehrveranstaltung bisher unter dem Namen „Praktische Übungen für akute Notfälle und erste ärztliche Hilfe" angeboten, sollte unbedingt als interdisziplinäre Ringvorlesung unter der Leitung eines Notfallmediziners durchgeführt werden. Theorie und Praxis müssen sich dabei an den Bedingungen der Klinik orientieren und auf die Präklinik übertragen lassen. Es reicht keineswegs nur die Notfallmaßnahmen des klinischen Bereichs darzustellen. Der Anästhesie fällt bei diesem Kurs der Hauptteil in Form der erweiterten lebensrettenden Maßnahmen, einschließlich der Reanimation zu. Es erhebt sich deshalb die Frage, ob die momentan angebotene Stundenzahl den Bedürfnissen der praktischen Tätigkeit nach der Approbation entspricht. 73% der Medizinstudenten legten bei einer Befragung mehr Wert auf Notfallmedizin, insbesondere im Hinblick darauf, daß sie zunehmend zur Sicherstellung notfallmedizinischer Aufgaben im Rettungsdienst herangezogen werden. Nach Absolvierung dieses bereits nach der neuen AO festgeschriebenen Kurses fühlten sich bei einer Befragung nur 32% der Medizinstudenten in der Lage, jederzeit, zumindest theoretisch, Notfallsituationen zu erkennen und Erste-Hilfe zu leisten. Die Mehrzahl glaubte sich zur Ersten-Hilfe-Leistung im Stande, fühlte sich aber in der Erkennung der Notfallsituation nicht sicher genug. Der Rest konnte weder die Notfallsituation erkennen, noch sie versorgen [4]. Somit erhebt sich auch hier die Frage, ob das bisherige Praktikum die gesetzten Erwartungen erfüllt und ob eine weitere Intensivierung erforderlich ist.

3. *Zweiter Abschnitt der klinischen Ausbildung – Pflichtpraktikum in Notfallmedizin.* Während in den vorangegangenen Studienabschnitten der Medizinstudent mehr mit den theoretischen Grundlagen der Notfallmedizin vertraut gemacht werden sollte, muß nun der praktischen Ausbildung am Patienten mehr Raum gewidmet sein. Es wird bereits an einigen Lehrkrankenhäusern praktiziert, den Studenten nicht nur in der Notfallaufnahme einzusetzen, sondern eine direkte Konfrontation mit der Notfallmedizin durch den Einsatz

im Notarztdienst und auf dem Rettungswagen zu erreichen. Dieser Einsatz in der außerklinischen Notfallmedizin wird deshalb nicht an versicherungsrechtlichen Fragen scheitern müssen.

Übereinstimmung besteht mit Rügheimer [15], der die Meinung vertritt, daß Notfallmedizin kein neues Fachgebiet sein sollte. Die präklinische Diagnostik mit einfachen Mitteln und die Elementartherapie ist aber ein so spezifisches Wissensgut, daß nur darin erfahrene Lehrer diesen Wissensstoff weitergeben können. Wenn das Fachgebiet Anästhesie sich in diesem Maße in der Ausbildung engagieren möchte, dann wäre es erforderlich, daß mehr Universitätskliniken unter der Leitung der Anästhesie sich in der präklinischen Notfallmedizin engagieren. Der Klinikarzt wird i. allg. keine Gelegenheit haben, einen akut lebensbedrohlichen Notfall außerhalb der Klinik zu diagnostizieren und zu therapieren. Durchbrochen wird dieses System nur dort, wo Klinikärzte als Notärzte eingesetzt sind [4]. Aus einer Umfrage an 150 deutschen Kliniken aus dem Jahre 1980 geht hervor, daß nur in 50% der Kliniken ein Notarztdienst eingerichtet war, der in ca. 30% ausschließlich von der Anästhesie, in den übrigen 70% von Anästhesisten, Chirurgen und Internisten gemeinsam oder auch von Chirurgen und Internisten ausschließlich wahrgenommen wurde [3]. Von 24 Universitätskliniken betrieben nur 4 den Notarzteinsatz ausschließlich, 10 Universitätskliniken sind zu 30–70% beteiligt und 10 Institute haben nur konsiliarisch mit der Notfallmedizin zu tun [2].

Unter Berücksichtigung dieser Forderungen könnte die Qualität der Notfallversorgung wesentlich gebessert werden. Verständlicherweise wäre damit noch nicht jeder Hochschulabsolvent automatisch ein potentieller Notarzt. Im Rahmen der sich anschließenden Weiterbildung müßte dann das erforderliche Spezialwissen vermittelt werden. Es könnte aber zumindest garantiert sein, daß jeder Arzt so ausreichend vorgebildet ist, daß er im Rahmen des verpflichtenden Notfalldienstes der Kassenärztlichen Vereinigung die lebensrettenden Sofortmaßnahmen durchführen kann [16].

Notfallmedizin und Klinik

Bis zur definitiven Versorgung wird auch die Erstversorgung des Notfallpatienten in der Klinik nach den Prinzipien der Notfallmedizin ablaufen. Ideal wäre, wenn dazu der Patient in eine interdisziplinäre Notaufnahme verbracht werden könnte, wobei dem Rettungspersonal die Entscheidung abgenommen würde, für welche der verschiedenen fachspezifischen Aufnahmestationen er sich entscheiden soll. Wenn diese zentrale Aufnahme unter der Leitung eines erfahrenen Notfallmediziners gestellt würde, wie dies in USA oder Japan bereits realisiert ist, könnte ohne Zeitverlust eine fachübergreifende Erstversorgung gewährleistet werden. Dazu muß nicht unbedingt immer der Anästhesist berufen sein, aber in vielen Fällen wird er die besten Voraussetzungen für die Koordination bieten. Neben den personellen Schwierigkeiten bestehen Engpässe in den diagnostischen und therapeutischen Einrichtungen, was im Extremfalle dazu führen kann, daß die Vorteile der präklinischen Therapie innerhalb der Klinik in Frage gestellt wird. Somit kommt es nicht zu einem nahtlosen Übergang von der notärztlichen zur klinischen Therapie, sondern es findet im Gegenteil eine deutliche Zäsur statt. In den Kliniken allerdings, die sich selbst am Rettungsdienst beteiligen, ist vielfach gewährleistet, daß neben einer reibungslosen innerklinischen Organisation die weitere Betreuung des Notfallpatienten durch den Kliniknotarzt garantiert ist. Er kann damit als Bindeglied zwischen Präklinik und den verschiedenen Fachkonsiliarien fungieren. Dieser Aspekt gewinnt besondere Bedeutung, wenn es um kontinuierliche Maßnahmen geht, wie z. B. die Infusionstherapie bei Schockpatienten.

Die Rettungsdienste der Länder legen ausdrücklich fest, daß Notfallpatienten in das nächste geeignete Krankenhaus verbracht werden müssen. Es bleibt deshalb die Frage für den Notarzt, ob er ein Krankenhaus ohne derartige Voraussetzungen als geeignet ansehen kann, um seine Ersttherapie nicht in Frage zu stellen.

Der einzelne Bürger erwartet heute, daß auf seine Anforderung hin jederzeit ein Arzt mit umfassenden Kenntnissen in der Notfallmedizin zur Verfügung steht. Wenn auch die Rettungsdienstgesetze der Länder nur – bis auf die Ausnahme Bayerns – einen Rettungswagen mit mindestens einem Rettungssanitäter garantieren, fällt es schwer, dem Bürger klar zu machen, daß weder ein besonders qualifizierter Arzt noch überhaupt ein Arzt den Rettungswagen begleitet. Auch wenn Politiker den Rettungswagen durch das Hinzufügen eines Arztes für ihre politischen Ziele ausnutzen, so kann die Ärzteschaft sich dem Rufe der Öffentlichkeit nach einem qualifizierten Notarztdienst nicht verschließen. Nur durch fundierte Kenntnisse und Erfahrungen auf dem Gebiet der Notfallmedizin wird der Notarzt seiner verantwortungsvollen Aufgabe auch gegenüber der gesamten Bevölkerung gerecht werden und ihr gewachsen sein. Es muß demnach zu einer Aufgabe der Fachgesellschaften werden, das Ausbildungsniveau festzulegen, verbunden mit einer Pflicht zur ständigen Aktualisierung dieses Wissens.

Zusammenfassung

Notfallmedizin und Rettungsdienst sind in der Bundesrepublik aufgrund der historischen Entwicklung eng miteinander verbunden. Der Beginn der Notfallmedizin liegt in den Jahren um 1960. Neue Aufgaben machten damals eine Reorganisation des Rettungsdienstes erforderlich. Diese betraf nicht nur den medizinischen Tätigkeitsbereich, sondern auch die Konstruktion der Rettungsmittel, deren Ausstattung, personelle Besetzung und die Qualifikation des Rettungspersonals sowie die Organisation des Rettungsdienstes. Es wurden DIN-Normen für die Rettungsmittel verabschiedet, und die Organisation des Rettungsdienstes konnte durch die verschiedenen Rettungsdienstgesetze der einzelnen Bundesländer festgelegt werden. Neben finanziellen Investitionen führten diese Verordnungen zu einer wesentlichen Qualitätsverbesserung des gesamten Rettungsdienstes. Zurück blieb dabei der Bereich der Notfallmedizin und der Einsatz des Arztes in dem präklinischen Bereich. Voraussetzung für seine Tätigkeit sind entsprechende Kenntnisse und Fähigkeiten aus dem Bereich der Notfallmedizin. Eine gewisse Änderung der Gesamtsituation hat sich durch zwei Vertragswerke ergeben, die den Einsatz des Klinikarztes und in einem Bundesland auch des niedergelassenen Arztes regeln. Keine der beiden Regelungen befriedigt jedoch, da sie einen entsprechenden Leistungsstandard nicht garantieren. Die DGAI hat aus diesem Grunde Empfehlungen erarbeitet für den Einsatz des Anästhesisten als Notarzt. Eine weitere Möglichkeit der Intensivierung notfallmedizinischer Kenntnisse besteht in einer Einbeziehung des Bereichs Notfallmedizin in die studentische Ausbildung. Hierzu werden Vorschläge gemacht. Voraussetzung dafür ist jedoch, daß die Anästhesie sich mehr als bisher im Bereich der präklinischen Notfallmedizin engagiert. Nur so wird es gelingen, dem berechtigten Anspruch des einzelnen Bürgers auf eine fachgerechte Versorgung im Notfall zu entsprechen.

Literatur

1. Ahnefeld FW (1968) Konstruktion und Ausrüstung moderner Notfallwagen. Anaesthesist 17:116
2. Ahnefeld FW (1982) Die Qualifikation des Notarztes. Anästh Intensivmed 23:212
3. Ahnefeld FW (1982) Der Notarzt im Rettungsdienst. Notfallmedizin 8, 93:1062
4. Bedacht R, Grabinger A, Kirchhoff R (1979) Notfallmedizin in Ausbildung und Fortbildung. Notfallmedizin 5:80
5. Gorgaß B, Ahnefeld FW (1979) Präklinische Versorgung von Notfallpatienten im Rettungsdienst. Diagn Intensivther 16:177
6. Gorgaß B, Ahnefeld FW, Lippert H-D (1978) Der Rettungsdienst in der Bundesrepublik. 5 Jahre Erfahrungen am Rettungszentrum Ulm. Notfallmedizin 4:195 und 282
7. Just OH (1959) Krankentransport im Notfall. Anaesthesist 8:339
8. Kipka EH (1981) Notarztsysteme. In: Sefrin P, Skrobek W (Hrsg) Nofallmedizin, Praxis und Tendenzen. Schlütersche Verlagsanstalt, Hannover, S 71
9. Kirschner M (1938) Die fahrbare chirurgische Klinik. Chirurg 10:713
10. Lippert H-D (1979) Durchführung des Rettungsdienstes. Notfallmedizin 5:516
11. Lippert H-D (1982) Rechtsprobleme: Status des Notarztes im Einsatz. Monatskurve Ärztl Fortbild 32:59
12. Oswald W, Gihl M (1978) Fahrzeuge der Feuerwehr und des Sanitätsdienstes. Kohlhammer, Stuttgart, S 278
13. Riediger G (1982) Zu den Auswirkungen des Rettungsdienstes. Bundesanstalt für Straßenwesen, März 1982
14. Riediger G, Sefrin P (1980) Modellversuch Notfallrettung Unterfranken. Dokumentation Band I: Deutscher Verkehrssicherheitsrat e. V., Bayer. Staatsministerium des Inneren, Bonn 1980
15. Rügheimer E (1980) Studentische Ausbildung in der Notfallmedizin als interdisziplinäre Aufgabe. Anästh Intensivmed 21:316
16. Sefrin P (1980) Ausbildung zum Notarzt. Fortschr Med 98:1165
17. Sefrin P (1981) Notfallmedizin als Studienfach. Fortschr Med 99:521
18. Sefrin P, Albert M, Schulz E (1980) Konsequenzen für die Primärversorgung von Notfallpatienten aus einer prospektiven Studie an 106 tödlichen Verläufen. Anaesthesist 29:667
19. Sefrin P, Skrobek W (1980) Qualifikation des Notarztes. Dtsch Med Wochenschr 105:666
20. Weißauer W (1979) Der Arzt im Notfalleinsatz. Bay Ärztebl 34:1011
21. Weißauer W (1980) Der Arzt im Notfalleinsatz. Bay Ärztebl 35:34
22. Weißauer W (1982) Bericht des Bayerischen Staatsministeriums des Inneren: Übersicht über den Stand des Rettungsdienstes in Bayern (1. 3. 1982), I D3−7812−40/8

Probleme der kardialen und zerebralen Reanimation

R. Dölp

Von alters her zieht der Mensch die Möglichkeit der Reversibilität des Todes in Erwägung. Der weitverbreitete Glaube an die postmortale Auferstehung — an ein Leben nach dem Tode — findet seinen Ursprung darin, daß der Mensch sich mit der Endgültigkeit des Todes nicht abfinden will. Somit wird verständlich, daß erste Berichte über Reanimationsversuche an Verstorbenen weit zurückreichen. Bereits im Alten Testament — im II. Buch der Könige — finden wir Hinweise auf die Atemspende. Auch über andere, heute übliche Techniken der Wiederbelebung, wie äußere Herzmassage und Beatmung mit Beatmungsbeutel gibt es Beispiele in der Geschichte vergangener Jahrhunderte.

Immerhin dauerte es aber bis in die Mitte unseres Jahrhunderts, bis man sich auch wissenschaftlich mit den Problemen der Wiederbelebung auseinandersetzte. Noch aus den 40er Jahren stammt ein Bericht von Beck [3], der die Wiederbelebungsmaßnahmen beim Kreislaufstillstand eines Patienten im Rahmen einer urologischen Operation im John-Hopkins-Hospital, Baltimore, folgendermaßen beschrieb: „Der Operateur lief aus dem Operationssaal zum Telefon im Vorraum und alarmierte die Feuerwehr, die bald darauf im OP eintraf und sich vergeblich bemühte, den Patienten wiederzubeleben. Während der gesamten Zeit stand das OP-Team — Narkotiseur, Operateur mit Assistenten und Krankenschwestern — ängstlich, aber untätig dabei und beobachtete die Maßnahmen der Feuerwehrleute." Es war allgemeine Auffassung der damaligen Zeit, daß Wiederbelebungsversuche an plötzlich Verstorbenen — auch im Krankenhaus — nicht als ärztlich-medizinische Aufgabe angesehen wurden, sondern, daß dies in den Zuständigkeitsbereich z. B. der Feuerwehr gehöre.

Die Methoden der Notfallmedizin haben inzwischen eine rasante Entwicklung hinter sich. Sie sind eng verknüpft mit der Technik der extrathorakalen Herzmassage, die 1961 von Jude [2] wiederentdeckt, wissenschaftlich belegt und in die Klinik eingeführt wurde. An dieser Stelle soll die Frage stehen, ob aufgrund der in den vergangenen Jahren in großem Umfang durchgeführten klinischen und experimentellen Studien die weltweit standardisierten Methoden der Wiederbelebung überdacht werden müssen, und bei gesicherten Erkenntnissen eine Änderung zu erfahren haben.

Sofortmaßnahmen am Notfallort dienen primär der Funktionserhaltung von Kreislauf, Lunge, Herz und Gehirn. Auf die beiden letztgenannten möchte ich meine Ausführungen beschränken.

Wiederbelebung des Herzens

Präkordialer Schlag

Grundsätzlich können Rhythmusstörungen, Koronar- und Myokardinsuffizienz sowie Volumenmangelzustände zu einem Herzversagen führen. Der Kreislaufstillstand als Folge des Herzversagens tritt je nach Ursache nach unterschiedlicher Zeitdauer auf: Während Kammerflimmern unmittelbar einen Kreislaufstillstand auslöst, verlängert sich die Zeitspanne bei pulmonaler Asphyxie immerhin auf eine Dauer bis zu 12 min [31].

Als Sofortmaßnahmen der Wahl werden Beatmung und extrathorakale Herzmassage eingesetzt. In einer Vielzahl von Ausbildungsrichtlinien zur kardiopulmonalen Reanimation ist der Hinweis zu finden, daß zwischen Aufnahme der Beatmung und Beginn der Herzmassage der Versuch liegen sollte, durch Anwendung eines präkordialen Schlags auf die Brustbeinmitte eine Normalisierung der Herztätigkeit zu erreichen [14]. Auch unter Beachtung der eindeutigen Voraussetzungen für diese Maßnahme bleibt der mögliche Effekt des präkordialen Schlags umstritten. Von Redding [26] wurde tierexperimentell der therapeutische Wert des präkordialen Schlags nach verschiedenen Formen des Kreislaufstillstands untersucht. Er fand, daß der präkordiale Schlag entweder ohne Effekt auf Kammerflimmern/-flattern und Asystolie blieb, oder bei noch bestehender Herzaktion sogar eine Asystolie oder Kammerflimmern auslöste, so daß er empfahl, diese Sofortmaßnahme aus dem Methodenreservoir der kardiopulmonalen Reanimation zu streichen. Auch Safar [29] wollte den Einsatz des präkordialen Schlags begrenzt wissen auf Patienten, die bei erhaltenem Bewußtsein einen Kreislaufstillstand infolge einer Asystolie bei AV-Block erleiden, da bei ihnen der mehrmalige präkordiale Schlag nacheinander weniger schmerzhaft sei als die kontinuierliche externe Herzmassage. Das amerikanische Rote Kreuz [2] hat den zweifelnden Diskussionen Rechnung getragen und den präkordialen Schlag in seine Richtlinien für die kardiopulmonale Wiederbelebung aus dem Jahr 1981 nicht mehr aufgenommen. Auch für die American Heart Association [1] gilt seit 1980, daß die Anwendung des präkordialen Schlags nur noch dann empfohlen wird, wenn bei einem Patienten unter Monitorkontrolle ein Kammerflimmern eintritt oder eine Asystolie infolge Blockierung besteht, wobei der mechanische Reiz wiederholter Schläge auf die Brust zu Kammerkomplexen und Myokardkontraktionen so lange führen kann, bis ein elektrischer Schrittmacher eingesetzt ist.

Extrathorakale Herzmassage

Es kann kein Zweifel daran bestehen, daß die extrathorakale Herzmassage als Maßnahme der Wahl bei einem Kreislaufstillstand zahlreichen Menschen das Leben gerettet hat.

Die Wirkungsweise stellt man sich so vor, daß während der Kompressionsphase das Herz zwischen Hinterfläche des Brustbeins und Vorderfläche der Wirbelsäule komprimiert, und dadurch das im Herz befindliche Blut in den Kreislauf ausgeworfen wird. Dieses Wirkungsprinzip wird heute nicht mehr allgemein anerkannt. Vor allem aus den Arbeitsgruppen um Criley [9] und Rosborough [28] stammen Untersuchungen, die zeigen, daß die intrathorakale Druckerhöhung während der Herzmassage einen mindestens gleichwertigen Faktor für den Blutfluß darstellt. Sie konnten zeigen, daß während der Herzmassage die Atrioventrikularklappen offenbleiben. Der Blutrückfluß in die Venen wird nur durch die Klappen der außerhalb des Thorax liegenden Venen verhindert. Bei intrathorakaler Druckerhöhung wird das Gefäßbett komprimiert, es kommt zu einem Blutrückfluß von den Lungengefäßen und der deszendierenden Aorta in die Gefäße des Aortenbogens. Während der Entlastungsphase entsteht eine Strömungsumkehr, wobei durch Erhalt der Aortenklappenfunktion eine Perfusion der Koronararterien möglich wird. Der Thorax kann somit in seiner Gesamtheit als Pumpe („chest-pump") angesehen werden, die ihre Funktion durch Änderung der intrathorakalen Druckverhältnisse erhält. Klinische Beobachtungen [9] scheinen diese Ergebnisse zu bestätigen. So konnten Patienten mit Kreislaufstillstand durch ständiges Husten — intrathorakale Druckerhöhung — einen lebenserhaltenden Minimalkreislauf bei Druckwerten in der Aorta zwischen 120 und 140 mmHg sicherstellen.

Für die kardiopulmonale Wiederbelebung ergaben sich hierdurch Ansätze zu untersuchen, welche Ergebnisse zu erzielen sind, wenn Beatmung und Herzmassage nicht nach der bisherigen Methode alternierend, sondern gleichzeitig in einer Frequenz von 40/min durchgeführt werden. Chandra [7] hat auf eine Verbesserung der A.-carotis-Perfusion zwischen 113% und 643% im Vergleich zur konventionellen Methodik hingewiesen. Folgerichtig hat Frau Chandra [8] ihre Untersuchungen dahingehend erweitert, daß durch straffe Bandagierung des Abdomens bei simultaner Beatmung und extrathorakaler Herzmassage während einer Wiederbelebung eine Anhebung des Blutdrucks erreicht werden sollte, was auch gelang. Trotz der sehr interessanten Ergebnisse werden weitere Studien notwendig sein, bevor die sog. „neuen" Methoden der kardiopulmonalen Wiederbelebung (Herzmassage und Beatmung simultan in einer Frequenz von 40/min mit einem Zeitverhältnis von Druck- zu Entlastungsphase von 60:40, sowie abdominelle Bandage) Eingang in die Routine finden können, zumal bei vergleichenden Untersuchungen mit der „alten" Technik keine Verbesserung der Reanimationsergebnisse erzielt werden konnten [27], abgesehen von den möglichen Komplikationen wie Barotrauma der Lunge und Leberruptur [6]. Fassen wir die Mechanismen zusammen, die bei der Herzmassage als kreislaufwirksam diskutiert werden, dann sind es:

1. die Herzpumpe: direkter Kompressionsdruck auf das Herz,
2. die Thoraxpumpe: intrathorakale Druckerhöhung führt zu einer Kompression der im Thoraxbereich liegenden Gefäße.

Daß die sog. Thoraxpumpe für die Erhöhung des Blutflusses tatsächlich von Bedeutung sein könnte, bestätigen Untersuchungen zweier unabhängiger Arbeitsgruppen [16, 34], die eindeutig nachgewiesen haben, daß bei extrathorakaler Herzmassage rasche, ruckartige Stöße zu wesentlich ungünstigeren Ergebnissen führen, als eine kontinuierliche Herzmassage mit Aufrechterhaltung eines Kompressionsplateaus, das zeitlich die Hälfte des Massagezyklus (Kompression, Dekompression) einnehmen sollte, d. h. Druck- und Entlastungsphase sollten von gleicher Dauer sein. Diese Befunde sind so überzeugend, daß sie Eingang gefunden haben in die neuesten Empfehlungen zur kardiopulmonalen Reanimation der American Heart Association aus dem Jahre 1980 [1].

Vor einigen Jahren wurde eine weitere Variante der extrathorakalen Herzmassage zur Diskussion gestellt. Bilfield u. Regula [4] haben vorgeschlagen, die Herzmassage mit dem Fuß durchzuführen. Das sollte den Vorteil haben, daß die Kraftachse Körper-Bein-Fuß physiologischer sei und deshalb weniger leicht Ermüdungserscheinungen eintreten würden. Die Wirksamkeit im Vergleich zur Handdruckmassage wurde von Donegan [11] und auch von Sefrin u. Albert [32] überprüft. Ohne auf Einzelheiten eingehen zu können, bleibt festzustellen, daß keinerlei Vorteil für die Fußdruckmassage sprach. Sefrin u. Albert [32] faßten die Nachteile der Fußdruckmethode folgendermaßen zusammen:

1. nur als 2-Helfer-Methode anwendbar
2. im Rettungswagen nicht möglich
3. Halten des Druckpunkts in Schocklage schwierig
4. Ermüdungserscheinungen häufiger!
5. Entlastung des Brustkorbs nicht gesichert
6. Ungefährlichkeit nicht belegt
7. Einheitlichkeit der Lehre nicht mehr gegeben.

Die mechanische Wiederbelebung des Herzens stellt sich aus heutiger Sicht zusammenfassend folgendermaßen dar:

1. Der präkordiale Schlag ist als Sofortmaßnahme nicht geeignet.
2. Druck- und Entlastungsphase sollten von gleicher Dauer sein.
3. Ein-Helfer-Methode: Herzmassage und Beatmung im Wechsel von 15:2, wobei die Herzmassage mit einer Frequenz von 80/min, die Beatmung in Form zweier rasch aufeinanderfolgender Insufflationen durchgeführt wird.
4. Zwei-Helfer-Methode: die Herzmassage erfolgt in einer Frequenz von 60/min, nach jeweils fünf Kompressionen wird eine Insufflation interponiert, ohne die Herzmassage zu unterbrechen.
5. Bei intubierten Patienten werden Beatmung und Herzmassage unkoordiniert durchgeführt.

Medikamentöse Herzwiederbelebung

Über die anzuwendende medikamentöse Therapie im Rahmen der Herzwiederbelebung herrscht infolge wenig gesicherten Wissens nicht immer Übereinstimmung. Selbst über sog. obligate Medikamente wie Natriumbikarbonat, Orciprenalin und Adrenalin, aber auch Kalzium entstehen immer wieder Diskussionen, an denen die Einigkeit über ihre Einsatzindikation geteilt ist. Nur die beiden wichtigsten Gesichtspunkte möchte ich hier herausgreifen.

Pufferung. Die Bedeutung der Blindpufferung ohne Kenntnis des arteriellen pH-Abfalls nach einem Kreislaufstillstand mit Natriumbikarbonat wurde in der Vergangenheit überschätzt, insbesondere wurde die Dosierung für Natriumbikarbonat zu hoch gewählt. Das Ausmaß des pH-Abfalls ist bestimmt durch die Hypoxämie und den damit verbundenen anaeroben Stoffwechsel mit gesteigerter Milchsäureproduktion. Der Patient ist aber eher durch die Hypoxämie selbst und die gestörte periphere Zirkulation gefährdet, als durch die in der Folge eintretende metabolische Azidose. Werden hohe Dosen Natriumbikarbonat zum Ausgleich der metabolischen Azidose infundiert, steigt die Osmolalität im Serum. Bei Werten über 350 mosmol/l werden die Chancen einer erfolgreichen Wiederbelebung deutlich eingeschränkt [35]. Die nun eintretende metabolische Alkalose führt bei pH-Werten über 7,55 zum Auftreten von ventrikulären Rhythmusstörungen, die medikamentös nur wenig zu beeinflussen sind. Als Ursache wird eine adrenerge Sensibilisierung durch die Alkalose vermutet, zusätzlich erleichtert durch exogene Adrenalingaben. Die Sauerstoffdissoziationskurve verschiebt sich infolge der Alkalose nach links, wodurch sich eine erschwerte Sauerstoffabgabe im Gewebe ergibt. Auch hämodynamische Parameter ändern sich: das Herzzeitvolumen nimmt bei einer Alkalose ab, der periphere Widerstand wird gesteigert. Falls nicht hyperventiliert wird, kommt es zu einem $paCO_2$-Anstieg im Blut und trotz metabolischer Alkalose im Serum zu einer intrazerebralen Azidose, da CO_2 die Blut-Hirn-Schranke leichter passieren kann als Bikarbonat [5]. Unter Berücksichtigung der dargestellten Problematik sollte eine Blindpufferung nur sehr vorsichtig durchgeführt werden. Die in der jüngsten Literatur [1, 12, 31] angegebenen Dosierungsempfehlungen für die Blindpufferung mit Natriumbikarbonat liegen bei 1 mmol/kg KG für die Initialdosis, und für Repetitionsdosen bei 0,5 mmol/kg KG in 10minütigem Abstand. Ein exakter Ausgleich des Säure-Basen-Status bleibt nach Kontrolle des Blutgases der Klinik vorbehalten.

Katecholamine. Über viele Jahre wurde besonders im deutschsprachigen Raum die Gabe von Orciprenalin (Alupent) mit überwiegend β-rezeptorenstimulierender Wirkung zur Reanimation eines asystolisch bedingten Kreislaufstillstands noch vor der Anwendung von Adrenalin empfohlen. Erst bei Unwirksamkeit von Orciprenalin sollte auf Adrenalin zurückgegriffen werden.

Neuere Untersuchungen von Yakaitis et al. [37], belegen jedoch, daß zur effektiven Reanimation einer Asystolie die α-rezeptorenstimulierende Wirkung der Katecholamine am Herzen, und die vasokonstriktorische Komponente unerläßlich sind, während der β-rezeptorenstimulierende Effekt vernachlässigt werden kann. Dies trifft sowohl auf die Koronarperfusion zu, als auch auf die venöse Gefäßkonstriktion, und damit die Blutvolumenverschiebung im Sinne einer Zentralisation. Diese eindeutigen Befunde sollten Veranlassung geben, die Applikation von Orciprenalin in der Herzwiederbelebung bei Asystolie nicht mehr zu empfehlen, da die β-rezeptorenstimulierende Wirkung zwar die myokardiale Kontraktionskraft und die Herzfrequenz im Sinne einer positiven Inotropie und Chronotropie erhöht, auf der anderen Seite jedoch einem peripheren Pooling des Bluts infolge Vasodilatation Vorschub leistet und damit den Perfusionsdruck senkt. Entscheidend jedoch für die erfolgreiche Wiederbelebung des Herzens ist nach Livesay et al. [22] der erhöhte Perfusionsdruck, der die Koronardurchblutung während der extrathorakalen Herzmassage verbessert, und hier bietet Adrenalin eindeutige Vorteile gegenüber dem Orciprenalin.

In vergleichenden Tierversuchen haben Otto et al. [25] den Reanimationserfolg von Dopamin, Adrenalin und Dobutamin bei Kreislaufstillstand untersucht. Die Reanimationserfolge nach Dobutamingabe (β-Rezeptorenstimulation) konnten nicht überzeugen, dagegen war die Wirksamkeit von Dopamin (40 mg) und Adrenalin (1 mg) als gleichwertig anzusehen, wodurch die Aussage über die Bedeutung des α-rezeptorenstimulierenden Effekts der Katecholamine in der kardialen Reanimation ebenfalls belegt wird.

Zusammengefaßt ergeben sich für die medikamentöse Wiederbelebung aus heutiger Sicht folgende Punkte, die neu überdacht werden müssen, um in entsprechende Empfehlungen einzugehen:

1. Blindpufferung mit *Natriumbikarbonat* zurückhaltend durchführen.
2. *Adrenalin* ist Mittel der Wahl bei den Sympathikomimetika (Katecholamin der Wahl).
   Dosierung: 0,5–1,0 auf 10 ml verdünnt intravenös, oder auch endotracheal bei liegendem Tubus, da über die Schleimhaut des Tracheobronchialbaums eine unmittelbare Absorption nach Instillation stattfindet.
3. Einsatz von *Dopamin* nach endgültiger Klärung der Effektivität möglich.

Zerebrale Wiederbelebung

In der Einführung wurde bereits darauf hingewiesen, daß im Zusammenhang mit kardiopulmonalen Wiederbelebungsmaßnahmen auch an hypoxiebedingte Schäden des Gehirns gedacht werden muß, die ihren Ausdruck in einem zytotoxischen Ödem mit intrakranieller Drucksteigerung finden. Das Gehirn reagiert sehr empfindlich auf einen Sauerstoffentzug. Wenn die Blutzufuhr total unterbrochen ist, tritt bereits nach 10–15 s Bewußtlosigkeit ein, und das EEG wird isoelektrisch. Nach längstens 4–6 min ergibt sich mit vollständiger Depolarisation der neuronalen Zellmembranen ein absoluter Erregbarkeitsverlust der Hirnzellen, es muß mit einer irreversiblen Hirnschädigung gerechnet werden [20].

Die Bedeutung frühzeitig einsetzender hirnprotektiver Maßnahmen hat Safar [29] vor einigen Jahren erkannt und einen wesentlichen Teil seiner Arbeit diesem Thema gewidmet. Um der Stellung hirnprotektiver Maßnahmen Ausdruck zu verleihen, spricht Safar nicht mehr von einer kardiopulmonalen Reanimation, sondern von einer kardiopulmozerebralen Wiederbelebung. Als Ziel hirnprotektiver Maßnahmen muß ein optimaler zerebraler Perfusionsdruck angestrebt werden bei:

1. niedrigem intrakraniellen Druck und
2. normalem arteriellen Druck.

Barbiturate

Die Diskussion über die Art solcher Maßnahmen gewann an Aktualität, als man zeigen konnte [24], daß bei zeitgerechter Anwendung einer Barbiturattherapie in hohen Dosen die Zeitspanne des klinischen Todes für eine erfolgreiche Wiederbelebung deutlich zu verlängern ist. Nach bisher vorliegenden Studien sind die definitiven Ursachen für die zerebrale Schutzwirkung der Barbiturate noch nicht endgültig geklärt.

Folgende Möglichkeiten werden heute genannt [23]:

1. Senkung des zerebralen Stoffwechsels und Sauerstoffverbrauchs mit Ruhigstellung des Gesamtorganismus und damit Verminderung des Gesamtsauerstoffverbrauchs.
2. Verringerung der zerebralen Perfusion durch Vasokonstriktion.
3. Senkung des intrakraniellen Drucks.
4. Bindung hypoxiebedingter zerebraler Stoffwechselprodukte.

In letztem Punkt ist möglicherweise ein entscheidender Faktor für den zentralen Schutzmechanismus der Barbiturate zu sehen. Es ist bekannt, daß in der Hypoxie intrazerebrale aktive sog. „freie Radikale" entstehen, die die Mitochondrienmembran schädigen, und somit zytotoxisch wirken. Barbiturate sollen in der Lage sein, diese Radikale durch Bindung zu eliminieren [10, 33].

Wenn auch die Mechanismen der Hirnprotektion noch nicht völlig verstanden sind, scheint doch unbestritten zu sein, daß die Barbiturate über solche Mechanismen verfügen, wenn sie rechtzeitig und in ausreichend hoher Dosierung gegeben werden. Bei einem therapielosen postischämischen Intervall von mehr als 2 h ist allerdings kein positiver Effekt mehr zu erwarten. Folgende Dosierung wird allgemein für Thiopental empfohlen [19, 36]:

— Bolusinjektion: 15–20 mg/kg KG   — Infusion: 6– 8 mg/kg KG/h.

Es wird eine Konzentration von Thiopental im Serum von 40–70 mg/l angestrebt bis zum Erreichen eines „Burstsupression"-Musters im EEG.

In der genannten hohen Dosierung kommt es allerdings nicht selten zu bedenklicher barbituratinduzierter Beeinträchtigung der Herz-Kreislauf-Funktion. Deshalb empfiehlt Safar [31] eine erheblich niedrigere Dosierung für Thiopental, und er ist überzeugt, daß er damit den „brain stress" ausreichend reduzieren kann: er gibt eine Bolusinjektion von 5 mg/kg KG an, und als Infusion: 2 mg/kg KG/h. Im übrigen befindet sich die Frage des Einsatzes von Barbituraten zur Hirnprotektion nach kardiopulmonaler Wiederbelebung sehr im Fluß, und die Zukunft wird möglicherweise Ergebnisse zur Kenntnis bringen, die den therapeutischen Effekt auf sehr eng begrenzte Indikationen einschränkt. Die Gefahr der Kreislaufbeeinträchtigung nach Thiopentalapplikation ist um so größer bei Patienten mit relativer Hypovolämie und kardialen Vorerkrankungen, eine Kombination, die doch häufig bei reanimierten Patienten zu finden ist. Als weitere Nachteile der Barbiturattherapie sind zu nennen [18], daß diese nur unter kontrollierter Beatmung möglich ist, daß die pulmonale Compliance abnimmt, desgleichen die Körpertemperatur – ein z. T. erwünschter Effekt –, und daß die Thiopentalkinetik in höheren Dosierungen nicht mehr linear verläuft, d. h. die Serumkonzentration von Thiopental steigt mit zunehmender Dosierung plötzlich exponentiell an. Ein wesentlicher Nachteil dürfte auch darin bestehen, daß der neurologische Status nach Absetzen der Thiopentaltherapie erst Stunden, und meist sogar erst Tage danach zu beurteilen ist.

Etomidat

Diese Gesichtspunkte haben Hempelmann et al. [18] – aber auch andere Arbeitsgruppen – dazu bewogen, Etomidat im Hinblick auf eine hirnprotektive Wirkung zu untersuchen. Er fand sie dem Thiopental vergleichbar. Als Dosierung für Etomidat werden angegeben: 1 mg/kg KG als Bolus und 1–3 mg/kg KG/h als kontinuierliche Infusion [19]. Unter Berücksichtigung einer geringeren Herz-Kreislauf-Beeinträchtigung und einer kürzeren Aufwachphase bietet Etomidat aus heutiger Sicht eindeutige Vorteile gegenüber den Barbituraten, so daß in seiner Anwendung eine wertvolle Ergänzung der hirnprotektiven, therapeutischen Maßnahmen gefunden wurde.

Steroide

Wesentlich umstrittener als die Barbiturate ist die Gabe von Steroiden in der ischämischen Situation. Während über den Vorteil der Dexamethasontherapie zur Behandlung des perifokalen Ödems bei Hirntumor weitgehend Einigkeit besteht [13], sind die Stellungnahmen zum hier behandelten Thema widersprüchlich [15, 17]. Aufgrund der differenten Meinungen wird vorgeschlagen [36], die Steroidtherapie zu beginnen, sie aber bei fehlender Aufhellung eines Komas oder fehlender Senkung des intrakraniellen Drucks abzusetzen. Als Dosierung hat sich durchgesetzt: initial 100 mg Dexamethason zu verabreichen, um dann in 2- bis 4stündlichem Abstand 8 mg Dexamethason zu applizieren.

Die zerebrale Wiederbelebung umfaßt natürlich nicht nur die Anwendung der beiden hier besprochenen Substanzgruppen. Besonders wichtig sind die allgemeinen Sofortmaßnahmen, die Stabilisierung des Kreislaufs, Lagerung des Patienten in leichter Oberkörperhochlagerung, und ausreichende Ventilation. Da eine Hyperkapnie den zerebralen Blutfluß, das zerebrale Blutvolumen und damit den intrakraniellen Druck erhöht, ist eine mäßige Hyperventilation bis zu einem $paCO_2$ von 25–30 mmHg anzustreben; ein Wert von 25 mmHg sollte allerdings auch nicht unterschritten werden, da dies zu einer Gewebsazidose aufgrund einer Minderperfusion führt. Während noch vor einigen Jahren vor einer PEEP-Anwendung gewarnt wurde, wird sie heute bis zu einer Größenordnung von 5 cm H_2O für die Routine, d. h. auch bei normaler Lungenfunktion, empfohlen [18].

Die medikamentöse Therapie ist im wesentlichen bereits diskutiert worden. Thiopental oder Etomidat sowie Dexamethason sollten routinemäßig appliziert werden. Über den Einsatz weiterer medikamentöser Maßnahmen in der Klinik wie Osmotherapie, Onkotherapie, Diuretikagabe, Spironolactonzufuhr sowie „Low-dose"-Heparinisierung ist von Fall zu Fall zu entscheiden. Dazu können hier keine schematisierenden Angaben gemacht werden, zumal der Einsatz der einzelnen Substanzen sehr umstritten ist.

Literatur

1. American Heart Association (1980) Standards and guidelines for CPR. JAMA 224:453
2. American National Red Cross (1981) Cardiopulmonary Resuscitation
3. Beck CS (1941) Resuscitation for cardiac standstill and ventricular fibrillation occuring during operation. Am J Surg 54:273
4. Bilfield LH, Regula GA (1978) A new technique for external heart compression. JAMA 239:2468
5. Bishop R, Weisfeldt ML (1976) Sodium bicarbonate during cardiac arrest. JAMA 235:506
6. Bircher N, Safar P (1981) Comparison of standard and "new" closed-chest CPR and open-chest CPR in dogs. Crit Care Med 9:384
7. Chandra N, Rudikoff M, Weisfeldt ML (1980) Simultaneous chest compression and ventilation at high airway pressure during cardiopulmonary resuscitation. Lancet I:175
8. Chandra N, Snyder LD, Weisfeldt ML (1981) Abdominal binding during cardiopulmonary resuscitation in man. JAMA 246:351
9. Criley J (1980) Couphing to keep up the flow. Emergency Med 12:61
10. Demopoulous HG, Flamm ES, Seligman ML (1977) Antioxidant effects of barbiturates in model membranes undergoing free radical damage. Acta Neurol Scand 56 (Suppl 64):152
11. Donegan JH (1979) The leg-heel vs the standard arm-hand method of external cardiac compression. Anaesth Analg 58:170
12. Donegan JH (1981) New concepts in cardiopulmonary resuscitation. Anesth Analg 60:100
13. Gaab MR, Bushe KA (1981) Die Behandlung der intrakraniellen Drucksteigerung. Intensivbehandlung 6:34
14. Gorgaß B, Ahnefeld FW (1980) Der Rettungssanitäter. Springer, Berlin Heidelberg New York, S 162
15. Gudemann SK, Miller JD, Becker DP (1979) Failure of high-dose steroid therapy of influence intracranial pressure in patients with severe head injury. J Neurosurg 51:301
16. Härich BKS, Probst M, Ahnefeld FW (1979) Ein Beitrag zur Verbesserung der extrathorakalen Herzdruckmassage nach hämodynamischen Kriterien am Menschen. Intensivmedizin 16:249
17. Hausmann D, Schulte am Esch J (1982) Zum prognostischen Wert bei langzeitintubierten, neurologischen Patienten. Anästh Intensivther Notfallmed 17:139
18. Hempelmann G, Lüben V, Klug N (1982) Möglichkeiten der Hirnprotektion unter besonderer Berücksichtigung von Etomidat. Notfallmedizin 8:83
19. Heuser D (1982) Möglichkeiten und Grenzen zerebraler Protektion. Versuch einer Bestandsaufnahme. Anästh Intensivmed 23:315
20. Hossmann KA (1979) Stoffwechselstörungen beim ischämischen Koma. In: Ahnefeld FW (Hrsg) Klinische Anästhesiologie und Intensivtherapie, Bd 19. Springer, Berlin Heidelberg New York
21. Jude JR, Kouwenhoven WB, Knickerbocker GG (1961) Cardiac arrest: report of application of external cardiac massage on 118 patients. JAMA 178:1063

22. Livesay JJ, Follette DM, Fey KH (1978) Optimizing myocardial supply/demand balance with alpha-adrenergic drugs during cardiopulmonary resuscitation. J Thorac Cardiovasc Surg 76:244
23. Mehrkens HH (1982) Zerebrale Reanimation: Wirken Barbiturate hirnprotektiv? Notfallmedizin 8: 157
24. Michenfelder JD, Theye RA (1970) Cerebral protection by thiopental during hypoxia. Anesthesiologie 33:430
25. Otto CW, Akaitis RWY, Redding JS, Blitt CD (1981) Comparison of dopamine, dobutamine and epinephrine in CPR. Crit Care Med 9:640
26. Redding JS (1977) Precordial thumping during cardial resuscitation. In: Safar R (ed) Advances in cardiopulmonary resuscitation. Springer, Berlin Heidelberg New York, p 87
27. Redding JS, Haynes RR, Thomas JD (1981) "Old" and "new" CPR manually performed in dogs. Crit Care Med 9:386
28. Rosborough JP, Hausknecht M, Niemann JT, Criley JM (1981) Cough supportet circulation. Crit Care Med 9:371
29. Safar P (1977) Resuscitation of the arrested brain. In: Safar P (ed) Advances in cardiopulmonary resuscitation. Springer, Berlin Heidelberg New York
30. Safar P, Bleyaert A, Nemeto EM, Moossy J (1978) Resuscitation after global brain ischemia-anoxia. Crit Care Med 4:215
31. Safar P (1981) Cardiopulmonary cerebral resuscitation. Laerdal, Stavanger/Norway
32. Sefrin P, Albert M (1979) Herzdruckmassage durch Fußkompression. Anästhesist 28:540
33. Smith DS, Rehncrona S, Siesjö BK (1980) Anhibitory effects of different barbiturates on lipid peroxidation in brain tissue in vitro. Anesthesiology 53:186
34. Taylor GJ, Tucker WM, Greene HL, Rudikoff MT, Weisfeldt ML (1977) Importance of prolonged compression during cardio-pulmonary resuscitation in man. N Engl J Med 296:1515
35. Weil H (1981) Iatrogenic alkalosis in CPR. Emergency Med 13:123
36. Wiedemann K, Hamer J (1982) Zur Behandlung des Schädel-Hirn-Traumas. Anästhesiol Intensivmed 23:15
37. Yakaitis RW, Otto CW, Blitt CD (1979) Relative importance of alpha- and beta-adrenergic receptors during resuscitation. Crit Care Med 7:293

Pathophysiologie und Therapie des kardiozirkulatorischen Versagens

K. Peter, K. Meßmer und E. R. Schmitz

Kardiozirkulatorisches Versagen (oder synonym dazu Schock) wird definiert als Syndrom, bei dem ein akutes Mißverhältnis zwischen Sauerstoffangebot und Sauerstoffbedarf des Organismus besteht. Verbunden ist damit auch eine verminderte Bereitstellung von energiereichen Phosphaten, was eine Beeinträchtigung von energieabhängigen Prozessen, wie z. B. transmembranösem Stofftransport und Syntheseleistung, zur Folge hat. Schock wird auf zellulärer Ebene manifest und führt zu Veränderungen von Strukturen und Funktionen. Da Zellen, und damit Gewebe und Organe eine unterschiedliche Empfindlichkeit gegenüber Sauerstoff- und Energiemangel besitzen, sind auch das Ausmaß und der zeitliche Verlauf der schockspezifischen Schädigung unterschiedlich. Diese Empfindlichkeit wiederum ist in hohem Maße mit der Kreislaufregulation der einzelnen Organe verknüpft (modifiziert nach [7]).

Pathophysiologische Grundlagen des kardiozirkulatorischen Versagens

Ein Sauerstoffmangel auf zellulärer Ebene kann unterschiedliche Ursachen haben:

1. der Transport von Sauerstoff zu den Geweben kann vermindert,
2. die Abgabe des Sauerstoffs an das Gewebe kann erschwert und
3. die Sauerstoffverwertung in der Zelle kann beeinträchtigt sein.

ad 1. Die Menge des durch die Blutzirkulation zu den Organen, Geweben und Zellen transportierten Sauerstoffs entspricht der Sauerstofftransportkapazität des Kreislaufs.

Diese wird wie folgt berechnet:
Sauerstofftransportkapazität $= \text{HZV} \times 10 \times \text{HB} \times S_{O_2} \times 1{,}39$.

Sie ist proportional

a) dem Herzzeitvolumen,
b) dem Hämoglobingehalt des Blutes und
c) der Sauerstoffsättigung des Hämoglobins.

a) Das Herzzeitvolumen ergibt sich als Produkt aus Schlagvolumen und Herzfrequenz. Eine bradykarde Rhythmusstörung kann also zum Absinken des Herzzeitvolumens führen und damit die Sauerstofftransportkapazität des Kreislaufs herabsetzen. Ähnlich kann auch eine Schlagvolumenverminderung das Herzzeitvolumen vermindern. Ursachen hierfür können eine reduzierte Vorlast, eine erhöhte Nachlast oder aber eine verminderte Kontraktilität sein.

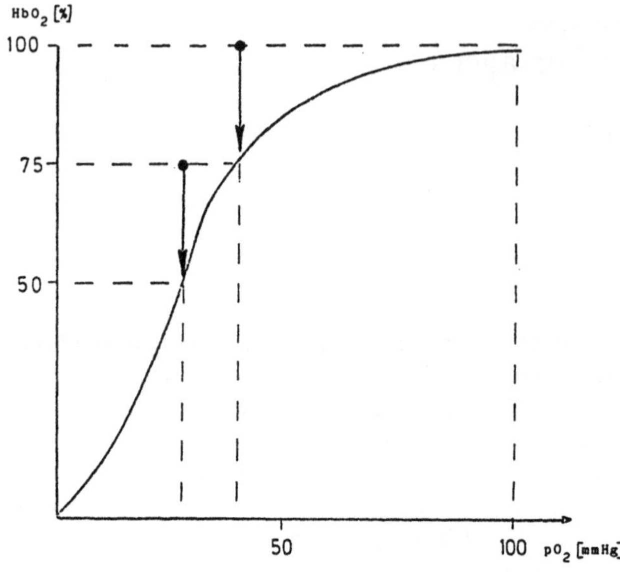

Abb. 1. Sauerstoffextraktion

Die Vorlast kann absinken, wenn eine absolute oder relative Hypovolämie, eine Herzbeuteltamponade oder eine tachykarde Rhythmusstörung besteht. Eine für den linken Ventrikel gesteigerte Nachlast kommt bei hypertensiven Krisen vor, für den rechten Ventrikel tritt sie bei einer akuten Rechtsherzbelastung, z. B. bei Lungenembolie oder ARDS (adult respiratory distress syndrom), auf. Eine Kontraktilitätsabnahme des Myokards kann nach Myokardinfarkt oder nach Gabe von negativinotropen Medikamenten auftreten.

Auch eine Störung der Mikrozirkulation äußert sich im gleichen Sinn: Durch Eröffnung arteriovenöser Shunts, Verlegung kleiner Gefäße durch Mikroemboli oder Mikrothromben sowie insgesamt Reduktion der Anzahl nutritiv durchströmter Kapillaren pro Gewebequerschnitt muß mit einer Verschlechterung des O$_2$-Angebots an die Zelle gerechnet werden.

b) Eine Verminderung des Hämoglobins, also ebenfalls eine Reduzierung der Sauerstofftransportkapazität, liegt bei Anämien oder bei hämolytischen Zuständen vor. Als Kompensationsmechanismen kommen dabei eine Erhöhung des Herzzeitvolumens, der Sauerstoffextraktion sowie eine Rechtsverschiebung der Sauerstoffbindungskurve in Betracht.

c) Die Sauerstoffsättigung des Hämoglobins schließlich ist z. B. bei Kohlenmonoxidvergiftung oder pulmonaler Störung der Sauerstoffaufnahme erniedrigt.

Normalerweise liegt der Sauerstoffverbrauch des Gesamtorganismus bei etwa 25% der arteriell angebotenen Sauerstoffmenge. Wenn der Sauerstoffbedarf durch diese Sauerstoffextraktion nicht gedeckt werden kann, können zusätzlich weitere 25% des im arteriellen Blut transportierten Sauerstoffs extrahiert werden [3]. Die restlichen 50% des an Hämoglobin gebundenen Sauerstoffs können nicht zur Versorgung der Gewebe beitragen, da im unteren Teil der Sauerstoffbindungskurve die Dissoziation des Sauerstoffs bereits zu sehr erschwert ist (Abb. 1). Daraus folgert, daß eine gemischt-venöse Sauerstoffsättigung von weniger als 70% als Zeichen eines unzureichenden Sauerstoffangebots zu werten ist.

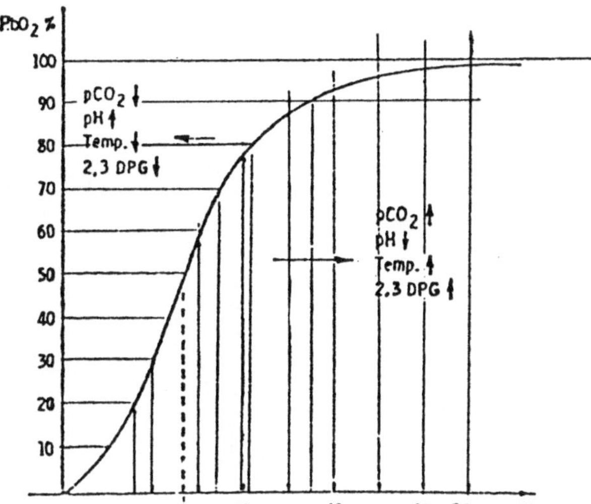

Abb. 2. Einfluß von pH, pCO$_2$, Temperatur und intraerythrozytärer 2,3-DPG-Konzentration auf die Lage der Sauerstoffdissoziationskurve und den P$_{se}$-Wert (schematisch). P$_{se}$ für Normalblut (Mensch) ca. 28 mmHg

ad 2. Eine Reduzierung der Sauerstoffabgabe in der Peripherie kann ihre Ursache in einer erhöhten Sauerstoffaffinität des Hämoglobins haben. Der Verlauf der Sauerstoffbindungskurve wird durch Temperatur, pH, pCO$_2$ und die 2,3-Diphosphoglycerat (2,3-DPG)-Konzentration in den Erythrozyten beeinflußt [2]. Ein Absinken des pCO$_2$, eine Alkalose, eine Temperaturerniedrigung und eine Verringerung der 2,3-DPG-Konzentration in den Erythrozyten führen zu einer Linksverschiebung der Sauerstoffbindungskurve, und damit zur Erhöhung der O$_2$-Affinität d. h. daß der Sauerstoff in diesen Situationen erschwert an das Gewebe abgegeben wird (Abb. 2). Die Bedeutung dieser Adaptionsmechanismen tritt allerdings beim kardiozirkulatorischen Versagen klinisch in den Hintergrund.

ad 3. Beim kardiozirkulatorischen Versagen wird die Blockierung der intrazellulären Sauerstoffverwertung kaum eine Rolle spielen. Als klassisches Beispiel sei lediglich die histotoxische Anoxie bei Zyanidvergiftung genannt, deren Ursache in einer Blockade der oxidativen Phosphorylierung liegt.

Definitionsgemäß kommt der Verminderung des Herzzeitvolumens im Rahmen des kardiozirkulatorischen Versagens eine zentrale Bedeutung zu. So kann primär (kardiogen) oder sekundär Volumenmangel Ausgangspunkt für eine Reaktionsfolge sein, die einigermaßen gleichwertig für alle unterschiedlichen Schockformen abläuft.

Im Mittelpunkt der Sofortreaktionen auf ein erniedrigtes Herzzeitvolumen steht die sympathiko-adrenerge Reaktion. Sie wird durch verschiedene Rezeptoren in Herz- und Gefäßsystem vermittelt und gegebenenfalls durch Hypoxie, Hyperkapnie, Azidose und nozizeptive Afferenzen verstärkt. Die Dominanz des sympathiko-adrenergen Systems in dieser Schockphase führt zu einer Stimulierung adrenerger α- und β-Rezeptoren. Da die Rezeptordichte in verschiedenen Organen und Gewebsbereichen stark unterschiedlich ist, kommt es zu einer Umverteilung des zirkulierenden Blutvolumens. Haut, Skelettmuskel und das Splanchnikusgebiet — Gebiete also mit hoher α-Rezeptordichte — werden minderdurchblutet [10]; Herz und Gehirn, deren Durchblutung nur einer geringen α-Rezeptoren-

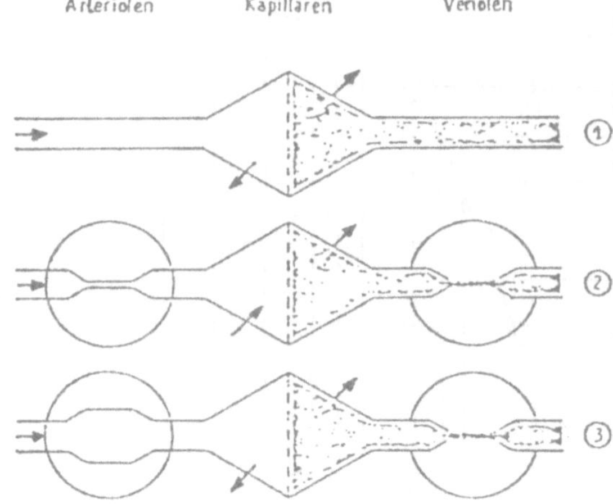

Abb. 3. Schematische Darstellung der schockspezifischen Vasomotion: *1* Normal-zustand, *2* Phase der generalisierten Vaso-konstriktion, *3* präkapilläre Dilation bei persistierender postkapillärer Widerstands-erhöhung. Die Pfeile geben die Richtung der Flüssigkeitsverschiebung im arteriellen und venolären Kapillargebiet an

kontrolle unterliegt, bleiben von dieser generalisierten Vasokonstriktion ausgeschlossen. Die gleichzeitige Stimulation der myokardialen β_1-Rezeptoren bewirkt eine Tachykardie und eine Zunahme der Myokardkontraktilität und kann zu einem erhöhten myokardialen Sauerstoffverbrauch führen. Wenn der myokardiale Sauerstoffbedarf nicht mehr gedeckt werden kann, werden u. U. sehr schnell eine myokardiale Ischämie und die Grenze der kardialen Kompensationsmöglichkeiten erreicht.

Die sympathiko-adrenerge Tonisierung betrifft auch die venösen Abschnitte. Durch Konstriktion der Venolen werden Volumenreserven mobilisiert und damit der venöse Rückstrom gesteigert. Diese bisher beschriebenen Veränderungen werden als Zentralisation des Kreislaufs bezeichnet und stellen den Versuch einer Kompensation dar.

Im Rahmen dieser Kreislaufzentralisation kommt es bei kardiozirkulatorischem Versagen zu Störungen der Mikrozirkulation (Abb. 3), denen ein überragendes pathophysiologisches Gewicht zukommt. Die Vasokonstriktion betont zunächst den präkapillaren Bereich. Dadurch fällt der hydrostatische Druck im Kapillarstromgebiet ab und damit wird der effektive Filtrationsdruck reduziert; es strömt transkapillär Flüssigkeit in die Kapillaren ein.

Wenn diese periphere Vasokonstriktion persistiert, ist der Antransport von Sauerstoff und der Abtransport von Stoffwechselprodukten nur noch unzureichend möglich. Es kommt zu einer Anhäufung von Laktat und sauren Stoffwechselprodukten, die zu einer präkapillaren, jedoch nicht zu einer postkapillaren Durchbrechung der Vasokonstriktion führen. Daraus resultiert eine erneute Änderung der Flüssigkeitsverteilung im Mikrozirkulationsgebiet. Durch den Anstieg des hydrostatischen, und damit des effektiven Filtrationsdrucks wird die Flüssigkeitsfiltration ins Interstitium gesteigert. Dieser Effekt wird dadurch verstärkt, daß durch nutritive Schädigung der Endothelzellen die Kapillarpermeabilität ansteigt und somit auch Plasmaproteine ins Interstitium transsudiert werden können. Insgesamt sind die Veränderungen in dieser Phase durch ein interstitielles Ödem und − wegen der Erhöhung der Blutviskosität − durch Fließeigenschaften des Blutes charakterisiert. Im ungünstigsten Falle, wenn sich die Mikrozirkulationsstörung sozusagen verselbständigt hat, und damit Anoxie und die Anhäufung von sauren Stoffwechselendprodukten persistieren, kommt es zu schweren Zell-, Gewebs- und Organschädigungen. Diese können auch nach erfolgreicher Therapie der Makrozirkulationsstörungen irreversibel sein und sind als sekundäre Veränderungen infolge der mangelhaften nutritiven Organversorgung und nicht als Auslöser des kardiozirkulatorischen Versagens aufzufassen.

Bei der Lunge ist das sog. Atemnotsyndrom beim Erwachsenen (ARDS) eine typische Schockfolge, auf die an dieser Stelle nicht näher eingegangen werden soll.

Oligurie bzw. Anurie finden sich oft in der Frühphase eines kardiozirkulatorischen Versagens; die Vasokonstriktion im renalen Bereich betrifft bevorzugt kortikale Bereiche, von wo aus ischämische Bezirke weiter markwärts sich entwickeln können und bei progredientem Verlauf zum klinischen Bild der Schockniere führen. Die Verminderung der Leberdurchblutung äußert sich histologisch in einer zentrolobulären Nekrose, Verfettung und Vakuolisierung; die Leberfunktion ist global beeinträchtigt, wobei im kardiozirkulatorischen Versagen besonders die fehlende Bereitstellung von Gerinnungsfaktoren und die Funktionsstörung des retikuloendothelialen Systems im Vordergrund stehen.

Ätiologie, Diagnose und Therapie des kardiozirkulatorischen Versagens

Hauptursachen des kardozirkulatorischen Versagens sind die Einschränkung der Herzleistung, die anaphylaktische/anaphylaktoide Reaktion und die Hypovolämie. Auslöser für den kardiogenen Schock ist die myokardiale Ischämie; hierbei ist der Myokardinfarkt am häufigsten beteiligt. Als Schockursachen kommen weiterhin bradykarde oder tachykarde Rhythmusstörungen in Betracht, eine Herzbeuteltamponade, die Dekompensation von Herzklappenvitien und die Lungenembolie.

Der zentralvenöse Druck ist meistens erhöht, das gleiche gilt für den pulmokapillären Verschlußdruck. Klinisch sind häufig gestaute Halsvenen sowie die Zeichen eines Lungenödems zu beobachten. Der Blutdruck kann normal oder erniedrigt sein.

Anaphylaktische Reaktionen werden durch die Freisetzung von sog. Mediatorsubstanzen wie Histamin, Serotonin und Bradykinin vermittelt. Die Freisetzung dieser Substanzen kann im Rahmen einer Antigenantikörperreaktion auftreten oder aber direkt medikamentös verursacht sein. Durch Einwirkung der Mediatorsubstanzen kommt es zu einer raschen peripheren Vasodilatation mit erhöhter Kapillarpermeabilität sowei einer Konstriktion der glatten Muskulatur in Lungenstrombahn und Bronchiolen.

Die klinischen Zeichen sind daher oft die einer rasch auftretenden Hypovolämie, wie sie weiter unten geschildert werden, und des Plasma- und Flüssigkeitsverlustes in das Gewebe (Gewebsödem); durch die Erhöhung des Lungengefäßwiderstands kommt es zu Zeichen der Rechtsherzbelastung; ein Bronchospasmus sowie diffuse oder umschriebene Hautrötung können vorhanden sein.

Die Diagnose eines hypovolämischen Schocks ergibt sich häufig bereits aus der Anamnese (Trauma, Blutung, Ileus, Polyurie, Verbrennung usw.). Als klinische Zeichen imponieren die Zeichen der Kreislaufzentralisation (kalte Extremitäten mit feuchter, blasser und marmorierter Haut, Oligurie bzw. Anurie), die Tachypnoe und Dyspnoe, die hohe Herzfrequenz, oft begleitet von einem Blutdruckabfall; die Halsvenen sind kollabiert.

Da sich bezüglich klinischer Untersuchungen, Diagnostik und Therapie bei den verschiedenen Schockzuständen Überschneidungen ergeben, wird exemplarisch auf das kardio-

Tabelle 1. Diagnose und Therapie des hypovolämischen Schocks am Einsatzort

Anamnese	Lungenerkrankungen? Abdominalerkrankungen? Diarrhö? Erbrechen? Gerinnungsstörungen? Antikoagulanzien?
Weitere Diagnostische Hinweise und Überwachung	Durch klinische Untersuchung und Beurteilung eines evtl. Traumageschehens EGK-Veränderungen ZVD
Therapeutisches Ziel	Reanimation, Analgesie und Kompensation von Volumenverlust und Azidose
Therapie	Über venöse Zugänge (ZVK) → Volumensubstitution (wenn kolloidale Ersatzmittel vorhanden, bevorzugt Dextran) und Bikarbonat Analgetika

Tabelle 2. Diagnose und Therapie des hypovolämischen Schocks während des Transports

Überwachung	Evtl. arterielle Kanülierung
Therapeutisches Ziel	Differenzierte Volumen- bzw. Flüssigkeitssubstitution, evtl. Stabilisierung eines schockbedingten Myokardversagens
Therapie	Volumen- und Flüssigkeitssubstitution nach Maßgabe des ZVD, evtl. positiv-inotrope Medikamente

zirkulatorische Versagen bei Hypovolämie eingegangen. Die Besonderheiten des kardiogenen und anaphylaktoiden/anaphylaktischen Schocks werden kurz an geeigneter Stelle dargelegt. Um das Ausmaß der Hypovolämie abzuschätzen und um die Therapie des hypovolämischen Kreislaufversagens optimal durchführen zu können, ist die Messung des zentralvenösen Drucks (ZVD) unabdingbar. Die Höhe des zentralen Venendrucks (2–10 mmHg) ist nicht allein von der venösen Füllung abhängig, sondern auch von der Funktion des rechten Ventrikels und damit verknüpft vom pulmonalen Gefäßwiderstand, sowie vom intrapulmonalen Druck [5]. Letzteres ist besonders bei beatmeten Patienten zu berücksichtigen, da zum einen durch die Überdruckbeatmung und die Beatmung mit positiv-endexspiratorischen Drücken relativ zu hohe zentralvenöse Drücke gemessen werden, zum anderen durch diesen Beatmungsmodus der venöse Rückstrom weiter gedrosselt wird, der Schockierte also noch zusätzlich Flüssigkeitsvolumen benötigt. Beim Patienten im schwersten Schock, bei respiratorischer Insuffizienz oder aber bei zusätzlicher Myokardschädigung läßt sich die Volumenersatztherapie auch über den ZVD nur unzureichend steuern. Ein Swan-Ganz-Katheter, mit dem der Druck in der Pulmonalarterie sowie der pulmokapilläre Verschlußdruck (PCWP) als Maß für den Druck im linken Vorhof gemessen werden können, ist dann beim weiteren therapeutischen Vorgehen zu bevorzugen. Das anamnestische, diagnostische und therapeutische Vorgehen am Einsatzort und während des Transports ist in den Tabellen 1 und 2 zusammengefaßt.

In der Notaufnahme besteht nun die Möglichkeit, das diagnostische und Überwachungsspektrum zu erweitern (Tabelle 3). Arterielle Blutgasanalysen erlauben Rückschlüsse auf den respiratorischen Zustand des Patienten und das Ausmaß der schockbedingten Azidose. Hämoglobingehalt und Hämatokritwert, Elektrolyt- und Gerinnungsstatus, Harnzeitvolumen und andere Parameter ermöglichen eine Verlaufskontrolle und können als Basis für die Tendenzanalyse des Schockgeschehens verwendet werden.

Tabelle 3. Diagnose und Therapie des hypovolämischen Schocks in der Notaufnahme

Diagnostische Hinweise und Überwachung	Erweiterte Diagnostik der Schockursache (z. B. Lavage, Röntgen, Ultraschall, Computertomographie) EKG-Diagnostik, Körpertemperatur
	durch Information über Arterielle Kanülierung, Blutgase, Hämodynamik, Swan-Ganz-Katheter, Gerinnungsfaktoren, Hb/Hkt, Blasenkatheter Elektrolyte, Nierenfunktion
Therapeutisches Ziel	Optimierung der Kardiozirkulatorischen Situation Gezielter Ausgleich der Homöostasestörung Vorbereiten auf weitere Diagnostik und Therapie
Therapie	Entsprechend den diagnostischen Kriterien Low-dose-Heparinisierung

Das Primat bei einem Schwerstschockierten liegt immer in der gemäß der ABC-Regel durchgeführten Reanimation. Beim anaphylaktischen Schock ist die kausale Therapie die Applikation von Antihistaminika und Kortikoiden; eine frühe Gabe von Adrenalin ist indiziert [1], da dadurch die β-rezeptorvermittelte Histaminfreisetzung unterbrochen werden kann. Das weitere Vorgehen ist mit dem beim hypovolämischen Schock identisch.

Die Erstmaßnahme im hypovolämischen Schock ist die Schocklagerung; durch Anheben der unteren Extremitäten kommt es zur Steigerung des venösen Rückflusses und damit zur inneren Volumensubstitution. Die wichtigste weitere therapeutische Maßnahme ist die Volumensubstitution über venöse Zugänge.

Bei einem akuten Blutverlust kann normalerweise nicht mit der sofortigen Verfügbarkeit einer ausreichenden Menge gruppengleichen Blutes gerechnet werden. Der primäre Volumenersatz muß deshalb je nach Schockursache und klinischem Befund mit Vollelektrolytlösungen, künstlichen Kolloidlösungen oder natürlichen Kolloidlösungen erfolgen. Ausmaß und Art des Volumenersatzes hängen differenziert vom klinischen Zustand, dem zentralvenösen Druck, der Diurese und dem Hämoglobin-/Hämatokritwert ab. Auch andere Kriterien gehen in die Überlegungen mit ein (Tabelle 4).

Generell muß gesagt werden, daß bei Substitution mit einer Vollelektrolytlösung die 3–4fache Menge des Primärvolumens gegeben werden muß, da das Volumen sich im gesamten Extrazellulärraum verteilt. Besonders bei älteren Patienten, die in ihrer myokardialen Kompensationsbreite grenzwertig sind, kann es zu kritischer Volumenbelastung bis hin zum Lungenödem kommen.

Der Volumenersatz mit synthetischen Kolloidlösungen hat den Vorteil der längeren intravasalen Verweildauer und des geringeren negativen Einflusses auf den kolloidosmotischen Druck. Zur Verfügung stehen z. Z. Dextranlösungen, Hydroxyäthylstärke und gelatinehaltige Lösungen.

Für Dextran 60 bzw. Dextran 70 beträgt die Halbwertszeit der intravasalen Verweildauer etwa 6 h. Dies muß bei der Volumenbilanzierung beachtet werden. Sie ist die einzige Lösung mit einem volumenexpandierenden Effekt. Dextran vermindert die Thrombozytenadhäsivität und die Fibrinpolymerisation. Da aufgrund dieser spezifischen Nebenwirkungen mit einer Verschlechterung der Blutgerinnung zu rechnen ist, soll eine Dextrandosis von 1,5 g Dextran/kg KG/24 h nicht überschritten werden.

Tabelle 4. Vor- und Nachteile kolloidaler und kristalloider Lösungen. (Modifiziert nach Gruber UF: Internist 23:450, 1982)

	Kolloide		Kristalloide
	Alb.	Dextran	
Erhalt des KOD	+	+	−
Antithrombotischer Effekt	−	+	−
Günstiger Effekt bei älteren Patienten	+	+	?
Wasserüberschuß	−	−	+
Notwendigkeit der Blutzufuhr	−	−	+
Einfluß auf Blutgerinnung	−	+	−
Anaphylaktoide Reaktionen	+	+	−
Prophylaxe gegen anaphylaktoide Reaktionen	−	+	−
Hohe Kosten	+	−	−

+ = ja, − = nein, ? = fraglich

In einem geringen Prozentsatz sind bei mit Dextranlösung therapierten Patienten anaphylaktoide/anaphylaktische Reaktionen (sog. dextraninduzierte anaphylaktische Reaktion, DIAR) verschiedenen Schweregrades beschrieben worden. Ursächlich daran beteiligt sind zirkulierende Antikörper gegen Dextran vom IgG-Typ (dextranreaktiver Antikörper, DRA). In einer multizentrischen Studie an über 30000 Patienten hat sich die prophylaktische Gabe von 20 ml monovalenten Dextrans zur Blockierung dieser Antikörper als wirksam erwiesen. Die DIAR wurden durch diese Maßnahme in ihrer Gesamtzahl gesenkt. Schwerste Reaktionen wurden vermieden [6]. Beim Schock nun wurden solche anaphylaktische/anaphylaktoide Reaktionen unter Dextraninfusion bisher noch nicht berichtet. Aus Sicherheitsgründen erscheint jedoch die prophylaktische Gabe von 20 ml monovalenten Dextrans angezeigt, es sei denn, die vitale Gefährdung durch das Schockereignis ist so groß, daß eine Zeitverzögerung im Minutenbereich nicht konzediert werden kann.

Die Halbwertszeit der intravasalen Verweildauer für Hydroxyäthylstärke (HÄS) liegt bei etwa 7 h. Für die Dosierung gelten ähnliche Richtlinien wie beim Dextran. Noch nicht abschließend klinisch zu bewerten ist die Tatsache, daß ein Teil der infundierten Substanz (etwa 2%) aufgrund der höheren Molekülvernetzung nicht ausgeschieden und teilweise im retikuloendothelialen System gespeichert wird. Noch nach Wochen kann hochmolekulare Hydroxyäthylstärke in niedrigen Konzentrationen im Patientenserum nachgewiesen werden.

Bei der Volumenersatztherapie mit Gelatinelösungen wird nicht die gesamte infundierte Menge volumenwirksam, sondern nur etwa 50–60%. Es muß deshalb mehr Gelatinelösung infundiert werden als dem Verlust an intravasalem Volumen entspricht.

Pasteurisierte Plasmaproteinlösungen und 5%ige Humanalbuminlösungen haben eine lange intravasale Verweildauer und beeinflussen die Blutgerinnung nicht spezifisch. Allergoide und anaphylaktoide Reaktionen werden jedoch auch bei ihrer Anwendung beschrieben. Die Häufigkeit für solche Zwischenfälle liegt im Bereich der Komplikationsrate bei der Infusion von Dextranlösungen [6]. Eine Prophylaxe erscheint derzeit nicht möglich. Diese Substanzen haben in der Akutversorgung der Schockierten kaum Bedeutung.

Die Substitution von Erythrozyten wird in der Regel erforderlich, wenn der Hämoglobinwert von 8 g% bzw. der Hämatokritwert von 25% unterschritten wird. Bei vorbestehen-

Tabelle 5. Dosierung kardiostimulatorischer Substanzen

Dopamin	1– 2 µg/kg KG/min → Vasodilatation von Nieren- und Mesenterialgefäßen
	3– 7 µg/kg KG/min → + positive Inotropie
	>10 µg/kg KG/min → + Vasokonstriktion
Dobutamin	2–10 µg/kg KG/min

den Erkrankungen (z. B. koronare Herzkrankheit) ist die Indikation zur Transfusion großzügiger zu stellen. Beim hämorrhagischen Schock ist die Transfusion von Vollblut indiziert, da hierbei Sauerstoffträger und gleichzeitig Volumen zugeführt werden.

Unter der Therapie des hypovolämischen Schocks wird die Mikrozirkulationsstörung aufgehoben und die in der Peripherie akkumulierten sauren Valenzen in den Kreislauf eingeschwemmt. Die sich dabei entwickelnde metabolische Azidose muß ausgeglichen werden; wenn noch keine Blutgasanalysen vorhanden sind, muß blind gepuffert werden; als Regel gilt: initial 1 mmol pro kg KG; bei weiterbestehender Kreislaufinstabilität soll die Dosierung nicht 0,5 mmol/kg/10 min überschreiten.

Trotz Volumenersatz, Beatmung und Azidosekorrektur kann oftmals ein ausreichendes Herzzeitvolumen nicht erreicht werden. In diesen Fällen sind positiv-inotrope Stimulanzien und/oder Vasodilatation indiziert.

Die Wahl dieser Substanzen hängt von der Schocksituation bzw. der Kenntnis von kardiozirkulatorischen Funktionsparametern, wie sie mit dem Swan-Ganz-Katheter gemessen werden können, ab. Zusätzlich ist dabei zu beachten, daß die Anwendung von α-stimulierenden Substanzen evtl. schon bestehende Mikrozirkulationsstörungen verstärken können. Aus klinischen Bedürfnissen heraus müssen alle diese Substanzen den Kriterien einer schnellen Verfügbarkeit, möglichst spezifischen Wirkung und guten Steuerbarkeit entsprechen. Deshalb kommen unseres Erachtens beim kardiozirkulatorischen Versagen bevorzugt Dopamin und Dobutamin und nicht Glykoside in Betracht (Tabelle 5). Dopamin in niedriger Dosierung ($2–10$ mg $\cdot$ kg^{-1} $\cdot$ min^{-1}) hat einen positivinotropen und die Nierendurchblutung fördernden Effekt [4]. Eine Tachykardie kann auch bei niedriger Dosierung auftreten und den an sich günstigen Effekt auf das Myokard relativieren.

Von Dobutamin, dessen therapeutische Wirkung in ähnlichen Dosierungsbereichen liegt, wird nur eine geringe α-Stimulierung angenommen; auch die Tachykardiehäufigkeit scheint unter Dobutamin geringer zu sein.

Im Schockverlauf persistiert nicht selten die Kreislaufzentralisation oder aber ein Myokardversagen kommt hinzu. Es sind dann Vasodilatanzien angezeigt [9, 11]. Was die pharmakodynamischen Eigenschaften dieser Substanzen betrifft, gilt das über die Kardiostimulanzien Gesagte: sie müssen schnell verfügbar, spezifisch wirksam und gut steuerbar sein. Letzteres ganz besonders deswegen, weil schon bei sehr niedriger Dosierung durch die Zunahme der venösen Kapazität ein besonderer Volumenmangel verstärkt werden kann. Hydergin und Dehydrobenzperidol finden nur bedingt Verwendung. Geeigneter sind Nitroglyzerin, Nitroprussid und Phentolamin unter bestimmten Bedingungen (Abb. 6). Die Dosierung vasodilatatorischer Substanzen ist wie folgt:

– Nitroglyzerin   0,1– 2,0 µg/kg KG/min
– Nitroprussid   0,2– 2,5 µg/kg KG/min
– Phentolamin   1,5–15 µg/kg KG/min

Eine unkritische Anwendung dieser Maßnahmen gefährdet den Erfolg von Diagnostik und Therapie und damit den schockierten Patienten.

Zusammenfassung

Das kardiozirkulatorische Versagen ist ein lebensbedrohliches Krankheitsbild mit einer von seiner Genese abhängenden hohen Mortalität. Die sofortige Wiederherstellung bzw. Unterstützung der Vitalfunktionen hat Priorität. Eine im Krankheitsablauf immer differenzierter werdende Therapie (Volumenersatz, kardiostimulatorische Substanzen, Vasodilatanzien, Elektrolyttherapie etc.) orientiert sich an Parametern von Hämodynamik und Homöostase. Hierbei ist besonderer Wert auf sorgfältige Überwachung und Adäquanz der therapeutischen Maßnahmen zu legen, die der Dynamik des Krankheitsgeschehens gerecht wird. Abhängig von der ökonomischen Entwicklung ist in Zukunft zu erwarten, daß qualitative und quantitative Verbesserungen in der Medizin auch und besonders in der Notfallversorgung ihren Ausdruck finden werden.

Literatur

1. Beaven MA (1981) Anaphylactoid reactions to anesthetic drugs. Anesthesiology 55:3
2. Bellingham AJ, Dettler JL, Lenfant C (1971) Regulatory mechanism of hemoglobin affinity in acidosis and alkalosis. J Clin Invest 50:700
3. Bryan-Brown CW et al (1973) Consumable oxygen: Availability of oxygen in relation to oxyhemoglobin dissociation. Crit Care Med 1:17
4. Goldberg LT (1974) Dopamine – Clinical uses of an endogenous catecholamine. N Engl J Med 291:707
5. Jacobson ED (1968) A physiologic approach to shock. N Engl J Med 278:834
6. Laubenthal H, Peter K, Meßmer K (1982) Unverträglichkeitsreaktionen auf kolloidale Plasmaersatzlösungen. Anästh Intensivmed 23:26
7. Meßmer K, Sunder-Plassmann L (1975) Schock. In: Lindenschmidt T-O (Hrsg) Pathophysiologische Grundlagen der Chirurgie. Thieme, Stuttgart New York
8. Miller MG, Weintraub RM, Hedley-Whyte J, Restall DS, Alexander M (1974) Surgery for cardiogenic shock. Lancet II:1342–1345
9. Palmer RF, Lasseter KC (1975) Sodium nitroprusside. N Engl J Med 292:294–297
10. Slater G et al (1978) Sequential changes in the distribution of cardiac output in various stages of experimental hemorrhagic shock. Surgery 73:714
11. Walinsky P, Chatterjee K, Forrester JS, Parmley WW, Swan HJC (1974) Enhanced left ventricular performance with phentolamine in acute myocardial infarction. Am J Cardiol 33:37–41

Probleme der Atmung und Beatmung in der Notfallmedizin

D. Spilker

Bei jedem lebensgefährlich erkrankten oder verletzten Patienten sind schwere Störungen der Atemfunktion, wenn nicht manifest, so doch jederzeit zu befürchten. Die Sicherung eines ausreichenden Gasaustausches ist daher eine vordringliche Aufgabe bei jeder notärztlichen Versorgung.

Ursachen (Tabelle 1) für akute Störungen der Atmung sind mannigfach und reichen von einer zentralen Lähmung des Atemzentrums im Rahmen einer intrakraniellen Drucksteigerung oder einer direkten Affektion des Stammhirns über Erkrankungen des neuromuskulären Systems, über Obstruktionen im Bereich der oberen oder unteren Luftwege und Veränderungen im Bereich von Thoraxwand und Pleuraraum bis zu Schädigungen des Lungenparenchyms selbst [10].

Da die Vielzahl möglicher Störungen der Atemfunktion nicht im einzelnen abgehandelt werden kann, wird, um systematisch vorzugehen, so verfahren, daß die notfallmedizinischen Behandlungsmöglichkeiten bei akuten Störungen der Lungenfunktion (Tabelle 2) diskutiert und hierbei punktuell Schwerpunkte gesetzt werden nach dem Motto dieser Sitzung: Was ist neu, was ist kontrovers?

Freimachen und Freihalten der Atemwege

Verlegungen der Atemwege sind die wahrscheinlich häufigsten Ursachen für Störungen der Atemfunktion, die im Notarztdienst anzutreffen sind. Die Forderung nach einer systemati-

Tabelle 1. Ursachen akuter Störungen der Atemfunktion

ZNS	Intrakranielle Drucksteigerung
	Hirnstammschädigung
	Hohe Rückenmarksschädigung
Neuro-muskuläre Erkrankungen	Polyneuritis
	Myasthenia gravis
Thoraxwand und Pleuraraum	Frakturen
	Pneumothorax
Atemwege	Obstruktion
	Aspiration
	Stenosen
Lunge	Lungenkontusion
	Lungenödem

Tabelle 2. Behandlungsmöglichkeiten von akuten Störungen der Lungenfunktion

- Freimachen und Freihalten der Atemwege
- O_2-Gabe
- Medikamentöse Therapie
- Behandlung eines Pneumothorax
- Intubation und Beatmung

Tabelle 3. High frequency jet ventilation (HFJV) in der Notfallmedizin. (Nach Klain et al. [5])

- Bei Verletzungen im Bereich der oberen Luftwege
- Als Aspirationsschutz
- Als zeitsparende Alternative bei schwierigen Intubationen
- Bei Obstruktion der oberen Luftwege als schnellere und schonendere Alternative zur Koniotomie oder Tracheotomie

schen Ausbildung der Notärzte in den Methoden des Freimachens und Freihaltens der Atemwege mag banal klingen, erscheint aber angesichts der Tatsachen notwendig. Sefrin [9] hat erst kürzlich auf die Häufigkeit und die Bedeutung einer Aspiration bei Notfallpatienten für den weiteren Verlauf eindrücklich hingewiesen.

Die Forderung Safars [8], daß zumindest der Patient, der einen Tubus toleriert, auch einen Tubus braucht und intubiert werden muß, ist noch keine Selbstverständlichkeit.

In den vergangenen Jahren hat es immer wieder Diskussionen über Sinn und Wert des Ösophagus-Obturator-Tubus als Alternative zur endotrachealen Intubation gegeben. Ohne in Einzelheiten zu gehen ist auch hier der Meinung Safars beizupflichten, daß der Ösophagus-Obturatur-Tubus in der Hand des Notarztes allenfalls ein schlechter Ersatz, aber keine Alternative zur Intubation darstellt [8].

Selten, wenn auch mit einer hohen Dunkelziffer behaftet, ist die akute komplette Verlegung der oberen Atemwege durch einen Fremdkörper, das sog. Bolusgeschehen. Es gibt kein Verfahren und keine Maßnahme, die in allen Situationen beim Bolusgeschehen ein Ersticken mit Sicherheit zu verhindern vermag.

Ist der Erste-Hilfe-Leistende Zeuge des Bolusgeschehens, so wird er versuchen, den Bolus manuell zu entfernen. Bleiben diese Versuche ohne Erfolg, sollen kräftige Schläge zwischen die Schulterblätter zur Anwendung kommen. Ist mit diesen klassischen Maßnahmen die Verlegung nicht zu beseitigen, so wird derjenige, der die Technik beherrscht, als letzte Möglichkeit den Heimlich-Handgriff anwenden müssen [1].

Der Notarzt wird bei seinem Eintreffen am Notfallort bei einem Bolusgeschehen in aller Regel einen bewußtlosen Patienten mit Atemstillstand oder auch Herz-Kreislauf-Stillstand vorfinden. Hinweise auf ein Bolusgeschehen können die Umstände oder Zeugen geben. Er wird systematisch nach den Regeln der Wiederbelebung der Atmung vorgehen. Wenn eine instrumentelle Entfernung des Fremdkörpers unter Sicht nicht gelingt, blieb in der Vergangenheit nur die Möglichkeit der Koniotomie.

Als schnelle und schonende Alternative zur Koniotomie bei Obstruktionen im Bereich der oberen Luftwege wird nun von Klain et al. [5] die tanstracheale hochfrequente Jet-Ventilation propagiert. Seine Aussagen und die von ihm aufgestellte Indikationsliste (Tabelle 3) be-

Tabelle 4. Therapie des kardialen Lungenödems

- Hochlagerung
- O_2-Insufflation
- Nitroglycerin   0,4–0,8 mg
- Morphin   3–5 mg i.v.
- Lasix   20–40 mg
- Assistierende Maskenbeatmung
- Intubation und Beatmung mit PEEP

- Digitalisierung?

ruhen im wesentlichen auf ausgiebigen tierexperimentellen Untersuchungen. Über erste positive Erfahrung berichten Klain et al. [5] bei 9 Notfallpatienten. Es handelt sich also um eine Methode, die sich noch ganz am Beginn ihrer klinischen Erprobung befindet, über die z. Z. noch keinerlei Empfehlungen gegeben werden können, die aber vielleicht in der Zukunft eine Bereicherung unserer Behandlungsmöglichkeiten darstellt.

Sauerstoffapplikation

Die Sauerstoffgabe über Maske oder Nasensonde gehört zu den Basismaßnahmen, die wie das Anlegen eines venösen Zugangs und die EKG-Überwachung bei jedem Notfallpatienten angewendet werden soll. Kontraindikationen im Rahmen der Versorgung von Notfallpatienten gibt es nicht.

Die manuelle assistierende Maskenbeatmung mit einem Beatmungsbeutel oder mit Hilfe eines Narkosekreisteils oder die kontrollierte Beatmung nach Intubation mit erhöhten inspiratorischen Sauerstoffkonzentrationen sind weitere Möglichkeiten, Sauerstoff zu verabreichen.

Medikamentöse Therapie

Die medikamentöse Therapie im Rahmen der Behandlung akuter Störungen der Atemfunktion steht bei zwei wichtigen und häufigen internistischen Notfällen zunächst im Vordergrund: beim kardialen Lungenödem und beim akuten Asthmaanfall.

Die medikamentöse Therapie des kardialen Lungenödems hat sich in den letzten Jahren erheblich gewandelt (Tabelle 4). Die Frage, ob in dieser akuten Situation überhaupt noch Digitalispräparate indiziert sind, wird unter Kardiologen noch kontrovers diskutiert. Einig ist man, daß Hochlagerung, Sauerstoffgabe, Nitroglyzerin lingual und die intravenöse Gabe von Morphium und Lasix Priorität haben.

Einer Beatmung mit PEEP im Rahmen der Versorgung dieser Patienten muß in Zukunft ein höherer Stellenwert eingeräumt werden und zeitlich im Behandlungsplan früher als bisher zur Anwendung kommen.

Tabelle 5. Therapie des Status asthmaticus

- Hochlagerung
- O_2-Insufflation
- Vorsichtige Sedierung, z. B. mit Valium 5 mg i.v.
- Aminophyllin 240−480 mg i.v.
- Beta-2-Stimulatoren
- Prednison 100−250 mg
- Intubation und Beatmung als Ultima ratio

Diese Forderung ist zweifach begründet:

1. Die bei einem schweren Lungenödem immer ausgeprägte Hypoxämie kann per se lebensgefährliche Ausmaße erreichen und effektiv nur durch eine Beatmung behoben werden.
2. Eine Reihe von Publikationen der letzten Jahre zeigt, daß ein erhöhter intrathorakaler Druck durch Senkung der Nachlast des linken Ventrikels und durch Verminderung der Wandspannung die linksventrikuläre Funktion verbessert [2, 6].

Eine manuelle assistierende Maskenbeatmung sollte bei Patienten mit kardialem Lungenödem immer durchgeführt werden. Intubation und Beatmung sind spätestens dann notwendig, wenn die eingeleitete medikamentöse Therapie nicht innerhalb einer sehr kurzen Zeit zu einer deutlichen klinischen Besserung führt. Besteht bei Patienten mit Lungenödem infolge der Hypoxämie schon eine Beeinträchtigung der Bewußtseinslage, so sind Intubation und Beatmung die Erstmaßnahmen die noch vor Einleiten der medikamentösen Therapie zu ergreifen sind.

Im Gegensatz zum kardialen Lungenödem stehen Intubation und Beatmung beim schweren Asthmaanfall am Schluß der therapeutischen Maßnahmen (Tabelle 5) und sind erst indiziert, wenn trotz medikamentöser Therapie eine zunehmende Erschöpfung oder eine Eintrübung der Bewußtseinslage eintritt. Eine effektive Beatmung solcher Patienten mit den am Notfallort zur Verfügung stehenden Möglichkeiten kann wegen der massiven Erhöhung der Atemwegswiderstände außerordentlich schwierig sein.

Behandlung des Pneumothorax

Die Behandlung eines Pneumothorax im Rahmen der Erstversorgung außerhalb der Klinik wird nach wie vor kontrovers diskutiert. Beim offenen Pneumothorax ist zu unterscheiden, ob die Verbindung zwischen Pleuraraum und äußerer Atmosphäre weit offen ist, oder ob die Verbindung so klein ist, daß ein Ventilmechanismus im Bereich der Verletzung der Thoraxwand besteht. Im zweiten Fall kann ein luftdichter Verschluß der Wunde den Ventilmechanismus beseitigen und dadurch das Entstehen oder die Zunahme eines Spannungspneumothorax in Folge der Thoraxverletzung verhindern. Häufig, wenn nicht sogar regelmäßig, liegt aber gleichzeitig eine Lungenverletzung vor, die ebenfalls Ursache eines Spannungspneumothorax sein kann. Das sicherste Vorgehen ist daher die Intubation und Beatmung mit gleichseitiger Drainage des Pleuraraums.

Weit offene Verletzungen des Thorax sind selten. Die Lunge der verletzten Seite ist kollabiert und nimmt am Gasaustausch nicht teil. Die unverletzte Thoraxseite ist „instabil", da das Mediastinum inspiratorisch dem herrschenden Druckgefälle entsprechend zur gesunden Seite herübergezogen wird und so die inspiratorische Ausdehnung der gesunden Lunge behindert. Es resultiert eine schwere Beeinträchtigung des Gasaustausches. Der kardiozirkulatorischen Behinderung durch das sog. Mediastinalflattern wird heute nicht mehr die entscheidende Bedeutung zugemessen.

Insbesondere von chirurgischer Seite wird in solchen Situationen immer noch der luftdichte Verschluß der Thoraxwunde gefordert. Auch hier wird nicht bedacht, daß in aller Regel zusätzliche Lungenverletzungen vorliegen und durch einen luftdichten Verschluß ein Spannungspneumothorax droht. Auch hier ist die Intubation und Beatmung das logische und sicherste Vorgehen, mit dem eine gefährliche Situation schlagartig behoben wird. Die weit offene Thoraxverletzung wird lediglich steril abgedeckt.

Bei Verdacht auf einen geschlossenen Pneumothorax oder Spannungspneumothorax haben Indikationsstellung und Technik der Pleurapunktion zwei Tatsachen zu berücksichtigen:

1. Die Diagnose eines Pneumothorax unter außerklinischen Bedingungen ist nicht einfach. Fehldiagnosen sind daher häufig.
2. Punktion oder Drainage des Pleuraraums beinhalten schwere potentielle Komplikationen [4].

Daraus ergeben sich zwei Forderungen:

1. Punktion oder Drainage des Pleuraraums im Rahmen der präklinischen Versorgung von Notfallpatienten sind nur bei dringendem Verdacht auf einen lebensbedrohlichen Spannungspneumothorax indiziert.
2. Die Diagnose „Pneumothorax" ist unsicher, und bei einer Fehldiagnose — wenn also bei einer ausgedehnten Lunge die beiden Pleurablätter aufeinanderliegen — bedeutet ein Punktionsversuch in dieser Situation mit einem scharfen Instrument unweigerlich eine Verletzung der Pleura visceralis und damit der Lunge. Was eigentlich behoben werden sollte, ein Pneumothorax, wird so u. U. erst provoziert. Als Punktionsinstrumente kommen also nur solche in Frage, die auch bei ausgedehnter Lunge eine Verletzung der Lunge vermeiden [11].

Indikation zur Intubation und Beatmung

Die Frage der Indikation zur Beatmung, außer in den schon genannten Situationen, soll am Beispiel des schwerverletzten Unfallpatienten erörtert werden, weil sich diese Frage bei diesen Patienten bei weitem am häufigsten stellt. Die ersten beiden Punkte der Indikationsliste (Tabelle 6) — die Intubation im Rahmen der kardiopulmonalen Reanimation und zur Sicherung freier Atemwege bei komatösen Patienten — bedürfen keiner Diskussion.

Bei Patienten mit schweren Gesichtsschädelverletzungen, auch wenn sie bei Bewußtsein sind, ist eine Aspirationsprophylaxe und die Sicherung freier Atemwege vordringlich. Die in solchen Fällen empfohlene Bauchlagerung mit freiem, nur an der Stirn unterstütztem Kopf, ist wegen der Begleitverletzungen in der Regel nicht praktikabel.

Bei 2/3 bis 3/4 aller polytraumatisierten Patienten muß mit einer Mitbeteiligung des Thorax gerechnet werden. Art und Schwere der Thoraxverletzung und ihre sachgerechte frühzeitige Behandlung sind für die weitere Prognose von entscheidender Bedeutung. Eine stumpfe

Tabelle 6. Indikationen für eine frühzeitige Intubation und Beatmung Schwerverletzter

- Im Rahmen einer kardio-pulmonalen Reanimation
- Zur Sicherung freier Atemwege bei bewußtlosen Patienten
- Zur Aspirationsprophylaxe und zur Sicherung freier Luftwege bei schweren Gesichtsschädel-
  verletzungen
- Zur Sicherung des Gasaustausches bei Thoraxverletzungen
- Als Voraussetzung für eine optimale Analgesie
- Zur Prophylaxe eines akuten Lungenversagens

Tabelle 7. Argumente gegen eine Intubation und Beatmung am Unfallort

- Intubation unter ungünstigen Bedingungen bei nicht nüchternen Patienten
- Gefahr eines Spannungspneumothorax
- Verschleierung der zerebralen und abdominellen Diagnostik
- Verminderung des HZV

Lungenverletzung kann schon in der unmittelbar posttraumatischen Phase eine schwere lebensbedrohliche Hypoxämie bewirken, insbesondere, wenn es im Rahmen einer Lungenkontusion zu einer endobronchialen Blutung kommt. In diesen Fällen ist die frühzeitige Intubation und Beatmung lebensrettend.

Eine ausreichende Analgesie ist nicht nur ein humanes Anliegen, sondern Voraussetzung, um die sympathiko-adrenerge Reaktion mit all ihren Folgen zu durchbrechen. Intubation und Beatmung sind die Voraussetzungen für eine vollständige medikamentöse Analgesie, und sie bieten die einzige Möglichkeit, Reposition von frakturierten Extremitäten und die Umlagerungen während des Transports und der anschließenden Diagnostik in der Klinik schmerzfrei zu handhaben.

Nach Überwindung der akuten Phase stellt eine schwere, progressiv verlaufende respiratorische Insuffizienz eine große Bedrohung für polytraumatisierte Patienten dar. Der Keim für ein späteres akutes Lungenversagen wird bereits in der frühen posttraumatischen Phase gelegt. Wenn auch der Beweis in Form einer kontrollierten prospektiven Studie fehlt, daß eine frühzeitige oder prophylaktische Beatmung gefährdeter Patienten die Inzidenz des akuten Lungenversagens zu vermindern vermag, so spricht doch die Summe der eigenen klinischen Erfahrungen und die Erfahrung anderer Autoren eindeutig dafür [3, 7, 12].

Die erfolgreiche Behandlung polytraumatisierter Patienten setzt ein klares Konzept voraus, das zwischen den beteiligten Fächern abgesprochen sein muß. In unserem Konzept kommt dabei der frühzeitigen Beatmung vom Unfallort an eine zentrale Bedeutung zu. Bei der großen Zahl polytraumatisierter Patienten, die wir jährlich zu behandeln haben, spielt das akute Lungenversagen hinsichtlich der posttraumatischen Morbidität und Mortalität im Gegensatz zu früheren Jahren zahlenmäßig nurmehr eine untergeordnete Rolle.

Einige Argumente, die gegen die Intubation und Beatmung schwerverletzter Patienten schon am Unfallort sprechen (Tabelle 7), sollen ausgeräumt werden.

Die Intubation von in der Regel nicht nüchternen Patienten unter ungünstigen äußeren Bedingungen kann durch einen gut ausgebildeten und in der Technik der Intubation erfahrenen Notarzt auch ohne Gefährdung des Patienten durchgeführt werden.

Insbesondere bei thoraxverletzten Patienten besteht die Gefahr, daß sich während einer Beatmung rasch ein gefährlicher Spannungspneumothorax entwickelt. Ein Notarzt sollte in der Lage sein, einen solchen Spannungspneumothorax frühzeitig zu erkennen und die Technik der Pleuradrainage beherrschen.

Das Argument, die zerebrale und abdominelle Symptomatik sei bei intubierten und beatmeten Patienten verschleiert, fällt nicht mehr ins Gewicht, da intrakranielle Blutungen computertomographisch und intraabdominelle Blutungen durch eine Peritoneallavage sicher ausgeschlossen werden können.

Gravierend erscheint zunächst der Einwand, daß durch eine Beatmung, insbesondere unter Anwendung von positiv endexspiratorischen Drücken, die hämodynamische Situation polytraumatisierter Patienten durch Abfall des Herzzeitvolumens beeinträchtigt werden könne. Alle klinische Erfahrung widerspricht jedoch diesem Einwand. Unter adäquater Volumensubstitution wird nach Intubation und Beatmung durch die Beseitigung einer möglichen Hypoxämie sowie durch die Durchbrechung der sympathiko-adrenergen Streßsituation der traumatische Schockzustand wesentlich schneller und sicherer durchbrochen, erkennbar an einer rascheren Normalisierung der Mikrozirkulation mit Behebung der metabolischen Azidose und Abfall des Laktats im Blut.

Schlußbemerkung

Lebensbedrohliche Störungen der Atemfunktion unterschiedlichster Ursachen sind bei Notfallpatienten häufig. Eine sachgerechte Behandlung solcher Störungen und die Wiederherstellung eines ausreichenden Gasaustausches vermögen nicht nur eine akute Lebensbedrohung abzuwenden, sondern können auch Komplikationen im weiteren Verlauf vermeiden und so die Prognose beeinflussen.

Das sichere Erkennen von Störungen der Atemfunktion, das Beherrschen der dargestellten Techniken zur Behebung solcher Störungen und ihre Indikationsstellung sind Anforderungen, die ein gut ausgebildeter Notarzt beherrschen muß.

Literatur

1. Ahnefeld FW (1980) Akute Obstruktion der Atemwege – Was ist zu tun? Dtsch Med Wochenschr 105:809
2. Calvin JE, Driedger AA, Sibbald WJ (1981) Positive end-expiratory pressure (PEEP) does not depress left ventricular function in patients with pulmonary edema. Am Rev Respir Dis 124:121
3. Dick W, Lotz P, Milewski P, Ohmann C, Spilker D (1980) PEEP-Beatmung bei der notfallmedizinischen Erstversorgung. Notfallmedizin 6:1231
4. Glinz W (1979) Thoraxverletzungen. Springer, Berlin Heidelberg New York
5. Klain M, Keszler H, Brader E (1981) High frequency jet ventilation in CPR. Crit Care Med 9:421
6. Laver MB, Strauss HW, Pohost GM (1979) Right and left ventricular geometry: adjustements during acute respiratory failure. Crit Care Med 7:509
7. Pay de AW, Pursche R (1982) Veränderungen atemphysiologischer Befunde bei verletzten Notfallpatienten am Unfallort. In: Schildberg FW, de Pay AW (Hrst) Atemstörungen im Rettungsdienst. Perimed, Erlangen S 47
8. Safar P (1981) Cardiopulmonary cerebral resuscitation. Leardal, Stavanger Asmend/Norway

9. Sefrin P (1981) Wirkt sich die frühzeitige Intubation auf die Prognose von Notfallpatienten aus? Notfallmedizin 7:1324
10. Spilker D (1980) Respiratorische Insuffizienz durch zentrale und periphere Atemstörungen. Notfallmedizin 6:1078
11. Spilker D, (1982) Thoraxdrainage: Pro und Contra. Notfallmedizin 8:212

Probleme der Analgesie und Anästhesie in der Notfallmedizin

W. Dick

Analgesie beim Notfallpatienten

Allgemeines

Analgesie und Anästhesie beim Notfallpatienten sind ärztliche Maßnahmen, die ganz unterschiedliche Ausgangsbedingungen berücksichtigen müssen. Die Erfordernisse der Schmerztherapie beim traumatisierten Patienten unterschieden sich gravierend von solchen bei Patienten mit Myokardinfarkt etwa. Der Polytraumatisierte ist vielfach vor dem Trauma in einem guten körperlichen Zustand gewesen, der Patient mit einem Myokardinfarkt hat bereits seit längerer Zeit an einer koronaren Herzkrankheit gelitten. Hämodynamische Reaktionen auf das Analgesieverfahren wie Tachykardie, Blutdruckanstieg, Pulmonalarteriendrucksteigerung etc. fallen bei ihm eher ins Gewicht als beim Polytraumatisierten, für den wiederum das Zusammentreffen von Schädel-Hirn-Trauma, Thoraxtrauma und Hypovolämie zu bedenken bleibt. Der Schwer- oder Polytraumatisierte wird jedoch in aller Regel respiratorisch reanimiert und beatmet, so daß etwa die Nebenwirkung − Atemdepression − kaum ins Gewicht fällt. Der Schädel-Hirn-Traumatisierte bedarf möglicherweise nur geringer Analgesie, um so eher aber einer ausreichenden Sedierung [5, 7].

Dennoch besteht das gemeinsame therapeutische Ziel der Analgesie beim Notfallpatienten jeder Kategorie darin, den Anteil, den der Schmerz an der Bedrohung der Vitalfunktionen einnimmt, zu eliminieren und die Notfallmaßnahmen durch die analgetischen Methoden wirksam zu unterstützen. Die Verfahren der Schmerzbehandlung müssen folglich rasch verfügbar und sofort einsetzbar sein; die gewählten Mittel müssen sofort applizierbar und die applizierten Substanzen sofort wirksam werden.

Der Forderung nach rascher Wirksamkeit der applizierten Analgetika wird im Notfall nur die intravenöse Applikation gerecht. Die Forderung nach ausschließlich intravenöser Injektion von Schmerzmitteln als primärer Maßnahme setzt aber die besonders genaue Kenntnis der Wirkungen und Nebenwirkungen, eine besonders sorgfältige Überwachung, eine Reduktion der Einzeldosis, die Auswahl besonders geeigneter − weil nebenwirkungsarmer − Substanzen voraus. Nachinjektionen oder gar Infusionen werden u. U. häufiger benötigt.

Methoden der Analgesie

Prinzipiell sind folgende Methoden der Analgesie beim Notfallpatienten denkbar:

− Systemische Analgesie
− Inhalationsanalgesie
− Lokalanästhesie.

Zur *systemischen Analgesie* bieten sich grundsätzlich an:

- Analgetika ohne hypnotischen oder sedativen Effekt
- Kombinationen
- Analgetika mit hypnotischen und/oder sedativen Nebeneffekten
- Ketamin.

Welches Analgetikum sollte für den Notfallpatienten gewählt werden?

Wünschenswerte Eigenschaften sind:
- Effektive Analgesie
- Befreiung von Angst, gegebenenfalls Euphorie und Sedierung
- Für bestimmte Notfälle Minderung des Hustenreizes.

Unerwünschte Wirkungen sind unter anderem:
- Atem- und Kreislaufdepression
- Nausea und Erbrechen
- Spasmen der Gallen- und Harnwege
- Dysphorie
  (Abhängigkeit und Toleranz spielen in der Notfallmedizin keine Rolle).

Hypothetisch müßten diejenigen Substanzen zur Schmerztherapie am besten geeignet sein, die nur analgetisch wirken. Akute Schmerzzustände sind aber bekanntlich nicht selten zusätzlich dadurch gekennzeichnet, daß sie mit Unruhe und vegetativen Dysregulationen einhergehen.

Beispiele reiner Analgetika sind etwa die Azetylsalizylsäure, das Metamizol, das Indometacin und ähnliche Substanzen. Aus dieser Gruppe können aber zur Bekämpfung akuter Schmerzzustände lediglich Metamizol und Azetylsalizylsäure in hoher Dosierung, d. h. 1−2 g als Einzeldosis, herangezogen werden; bei erstmaliger Applikation ist der Effekt oft den Opiaten gleichzusetzen, bei wiederholtem Gebrauch nimmt die Analgesierate ab.

Metamizol und Azetylsalizylsäure sind weitgehend frei von respiratorischen und kardiozirkulatorischen Nebenwirkungen (sieht man einmal von den extrem seltenen Fällen anaphylaktoider Reaktionen ab). Sie können daher zur Bekämpfung mäßiggradiger bis starker Schmerzzustände sowohl im Rahmen des Notfalls als auch im Rahmen der Notsituation eingesetzt werden [22, 28].

Die Substanzen werden nicht an Opiatrezeptoren gebunden und sind daher auch nicht durch Opiatantagonisten wie etwa Naloxon reversibel.

In Kombination mit den verschiedensten atropinartigen Substanzen ist Metamizol, im Handel als Buscopan compositum, Dolo-Adamon, Pelerol etc. Für Schmerzzustände, die ausschließlich oder überwiegend auf Spasmen der Gallen- und Harnwege zurückgehen − also Notsituationen − können derartige Substanzen allein oder in Kombination Abhilfe schaffen [38].

Die bei weitem bekannteste Gruppe von Analgetika besitzt analgetische wie zentral sedative bzw. hypnotische Effekte, die die Schmerzwahrnehmung im Zentralnervensystem ausschalten oder zumindest herabsetzen. Sie werden folglich als Hypnoanalgetika oder narkotische Analgetika bezeichnet (Abb. 1).

Stellt man − um zu einer verwertbaren Empfehlung für die Notfallmedizin zu kommen − Wirkungen und Nebenwirkungen der einzelnen Opiatanalgetika einander gegenüber, so

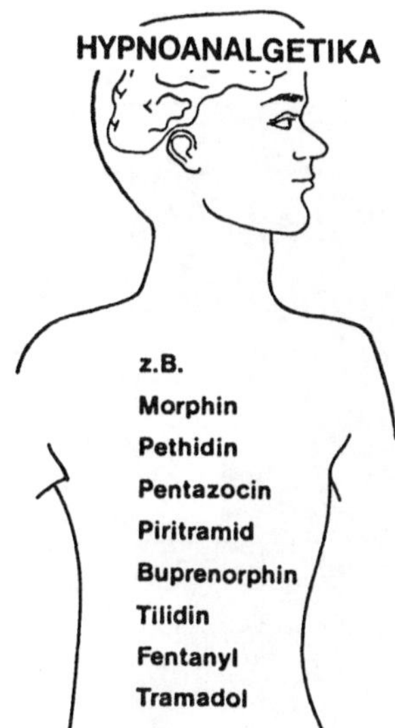

Abb. 1. Hypnoanalgetika

fällt die Gleichwertigkeit aller derzeit gebräuchlichen Substanzen auf, wobei jedoch keinesfalls immer eine gleichwertige Analgesie garantiert werden kann.

Wie eingangs kurz angedeutet, ist von entscheidender Bedeutung für die Auswahl eines Analgetikums als Notfallanalgetikum der Wirkungseintritt der in Frage kommenden Substanzen bei intravenöser Injektion. Selbst bei dieser Applikationsform vergehen zwischen Injektion und Beginn der Wirkung zwischen 2 und 15 min, das Wirkungsmaximum wird oft erst nach 20–30 min erreicht. Entsprechend länger sind die Latenzzeiten für die intramuskuläre oder gar subkutane Applikationsweise anzusetzen (Abb. 2).

Berücksichtigt man derartige Wirkungslatenzzeiten nicht ausreichend, so wird zu früh nachinjiziert, mit der Gefahr der Überdosierung und sekundären unerwarteten respiratorischen Insuffizienz.

Für die Bemessung der Wirkungsdauer der einzelnen Substanzen ist nicht nur ihr Eigeneffekt verantwortlich, sondern auch das Ausmaß des Schmerzzustands. So konnten Utting u. Smith [41] beobachten, daß Morphin bei starken Schmerzen zwischen 4 und 5 h, bei weniger starken Schmerzen jedoch zwischen 6 und 7 h wirksam sein kann. Für Metadon, Piritramid etc. sind ähnliche Wirkungszeiten anzunehmen.

Legt man das Kriterium des raschen Wirkungseintritts und des raschen Wirkungsmaximums zugrunde, so sind zweifellos am ehesten geeignet Fentanyl, Pethidin, Pentazocin, Piritramid, mit Einschränkungen Tramadol, Tilidin, Morphin; die Azetylsalizylsäure benötigt bis zum Wirkungsmaximum nahezu 1 h.

Zur effektiven Beurteilung sind jedoch weitere Kriterien erforderlich wie z. B. respiratorische Nebenwirkungen, kardiozirkulatorische Nebenwirkungen, Antagonisierbarkeit etc.

Veränderungen der Atemfrequenz und Abnahme des Atemminutenvolumens sind bei allen narkotischen Analgetika in äquipotenter Dosierung etwa gleich ausgeprägt, jedoch zeitlich nicht gleich. Wenn z. B. die intravenöse Applikation von Pethidin innerhalb von 10–15 min von keiner Atemdepression gefolgt ist, tritt auch wahrscheinlich später keine Atemdepression mehr auf. Anders bei Substanzen wie Buprenorphin, bei denen die maximalen atemdepressorischen Effekte oft erst nach 30 min zum Tragen kommen. Von der prinzipiellen atemdepres-

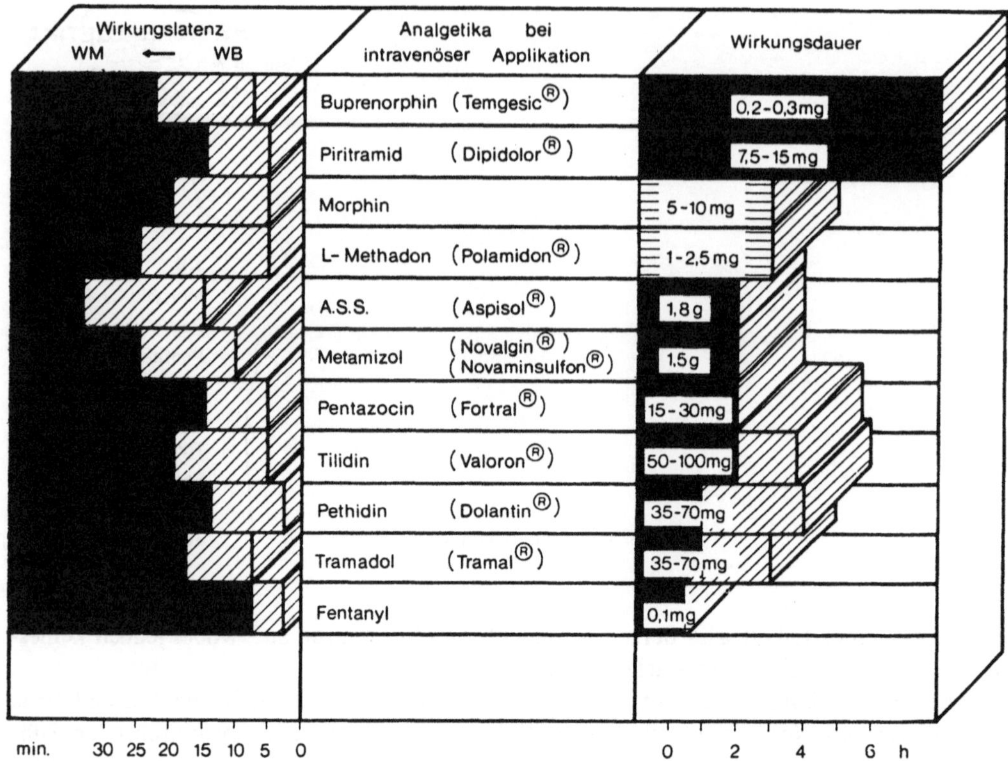

Abb. 2. Übersicht über Wirkungsdauer und Wirkungslatenz

sorischen Nebenwirkung der Opiatanalgetika macht trotz anderslautender Behauptungen auch das Tramadol keine Ausnahme. Die angeblichen – im Vergleich zu anderen Substanzen – günstigen Wirkungen sind auf zu niedriger Dosierung der Substanz zurückzuführen [19].

Morphin und Pethidin können bei entsprechender Disposition einen Asthmaanfall auslösen. Ein sedativer Begleiteffekt ist am stärksten ausgeprägt bei Morphin und Piritramid, gefolgt von Buprenorphin, geringe Grade einer Sedierung verursachen Pethidin, Tilidin und Tramadol, den möglicherweise geringsten Effekt Pentazocin (Tabelle 1).

Die hämodynamischen Wirkungen der Opiate sind bei äquipotenter Dosierung im wesentlichen vergleichbar. Allerdings kann Pethidin im Gegensatz zu Morphin zu einer erheblichen Tachykardie führen und verursacht wohl den stärksten Abfall systemischer Blutdruckwerte überhaupt. Pentazocin dagegen hat ebenfalls einen Anstieg der Pulsfrequenz, einen Anstieg systemischer und pulmonaler Drücke zur Folge, die bei kardialen Risikopatienten von klinischer Relevanz sein können. Die intravenöse Injektion in hoher Verdünnung kann einen Teil dieser Effekte vermeiden helfen. Gleichartige Beobachtungen wurden inzwischen aber auch für Tramadol mitgeteilt [31] (Tabelle 2).

Bei allen stark wirksamen Analgetika muß mit der Möglichkeit postoperativer Nausea und Erbrechen in etwa gleichem Ausmaß gerechnet werden.

Morphin und synthetische Opiate sind durch Naloxon antagonisierbar, Pentazocin ausschließlich durch Naloxon, Buprenorphin weder durch Nallorphin, Laevallorphan noch durch

Tabelle 1. Respiratorische Nebenwirkungen

	Atemfrequenz	AMV	Sedierung
Morphin	↓	↓	III
Methadon			II
Pethidin			I
Fentanyl			I
Piritramid			III
Tilidin			I
Tramadol	↓	↓	II
Pentazocin	(↓)	(↓)	I
Buprenorphin	▼	▼	II
Nefopam	↑	(↑)	∅
A.S.S. etc	∅	∅	∅

Tabelle 2. Hämodynamische Nebenwirkungen

	Pulsfrequenz	Blutdruck	PAD	Vasodilatation
Morphin	↓	(↓)	∅	I
Methadon	↓	(↓)	∅	I
Pethidin	↑	↓	∅	I
Fentanyl	↓	(↓)	∅	I
Piritramid	(↓)	(↓)	∅	I
Tilidin	(↓)	(↓)	∅	I
Tramadol	(↕)	(↕)	(↑)	∅
Pentazocin	↑	↑	↑	∅
Buprenorphin	↓	(↓)	∅	I
Nefopam	↑	↑	↑	∅
A.S.S. etc	∅	∅	∅	∅

Naloxon. Zur Buprenorphinantagonisierung bleiben im Notfall allenfalls die zentralen Atemstimulatoren wie Doxapram oder ähnliche Substanzen (Tabelle 4).

In zunehmendem Maße wird Ketamin in niedriger Dosierung zur Notfallanalgesie diskutiert. Die ausgeprägten schmerzlindernden Eigenschaften der Substanz in nichtnarkotischen Konzentrationen sind seit einigen Jahren bekannt [1, 3, 4, 21, 25].

Unter notfall- und katastrophenmedizinischen Aspekten gewinnt die Substanz immer mehr Profil, wobei insbesondere die prinzipiell intramuskuläre Applikationsmöglichkeit von Bedeutung werden könnte. Bei Untersuchungen an Patienten in der postoperativen Phase zeigte sich, daß mit 0,5 mg Ketamin/kg KG i. m. schon nach 10 min eine wirksame Analgesie zu verzeichnen war (Abb. 3), die durch gleichzeitig hohe Plasmaspiegel der Substanz begleitet waren. Das Bewußtsein blieb dabei weitgehend unbeeinflußt. Wurde die Dosierung allerdings um 100% gesteigert, so traten neben einer effektiven Analgesie nach 12 min und hohen Plas-

Tabelle 3. Sonstige Nebenwirkungen

	Erbrechen Nausea	Spasmolyse		Antagonisierung durch
		Galle	Niere	
Morphin	II	–	I	Naloxon etc.
Methadon	I	–	I	
Pethidin	II	–	I	
Fentanyl	I	–	I	
Piritramid	(I)	–	I	
Tilidin	I	–	I	
Tramadol	I	–	I	
Pentazocin	I	∅	I	Naloxon!
Buprenorphin	II	–	I	∅
Nefopam	II	–		∅
A.S.S. etc.	I	∅	(I)	∅

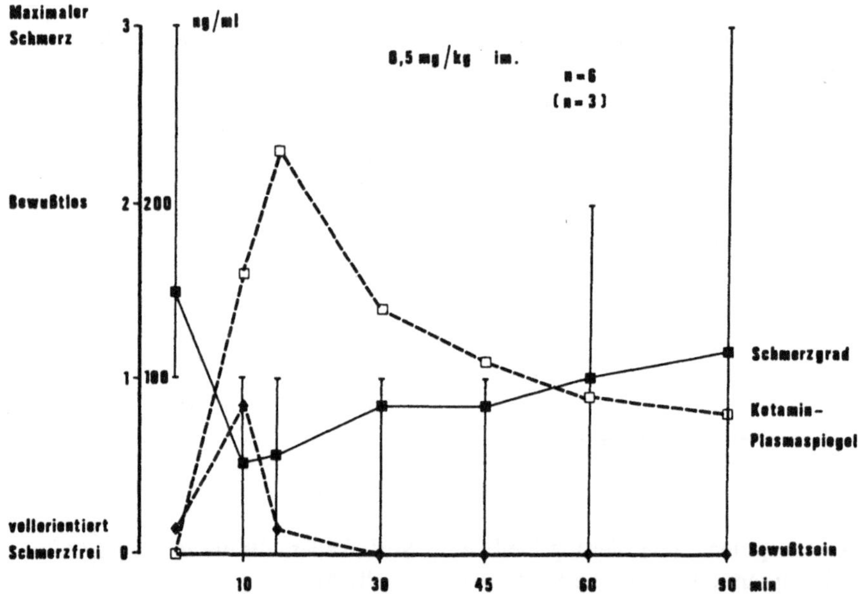

Abb. 3. Ketamin 0,5 mg/kg KG i.m.

maspiegeln zur gleichen Zeit vorübergehend deutliche Einschränkungen der Bewußtseinslage auf (Abb. 4).

Derzeit laufende gleichartige Untersuchungen bei traumatisierten Patienten im Rahmen der außerklinischen Notfallversorgung sollen die Qualitäten der Substanz unter realen Bedingungen überprüfen. Prost [35] hat mit 0,5 und 1 mg/kg KG bei Notfallpatienten gute Erfahrungen gemacht, wobei er ebenfalls eine teilweise Bewußtseinseinschränkung nach Gabe von 1 mg/kg KG beobachtete.

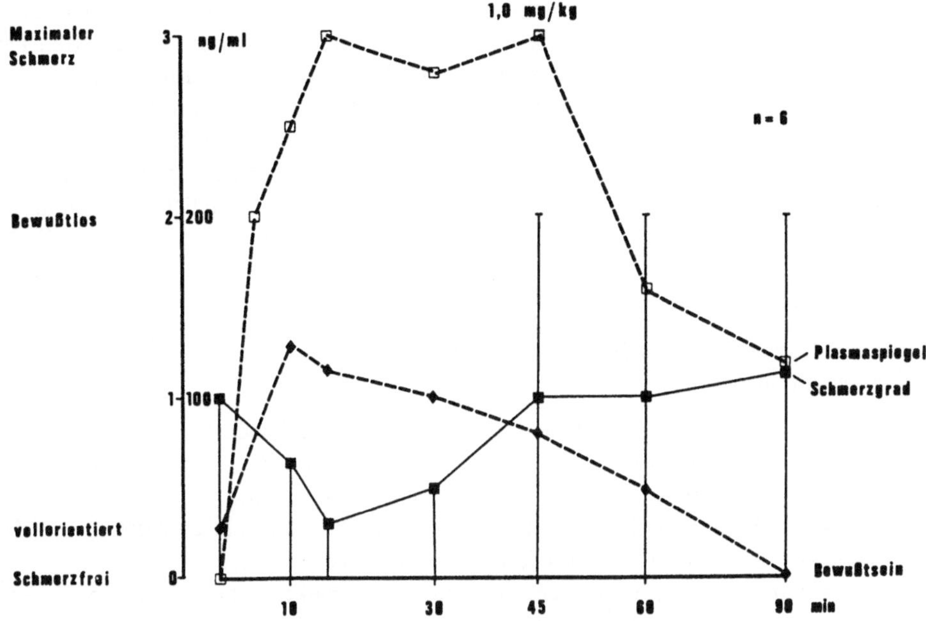

Abb. 4. Ketamin 1,0 mg/kg KG i.m.

Bising u. Knut [3] haben immerhin an über 100 Patienten Ketamin als gutes Transportanalgetikum schätzen gelernt.

Zwei andere Verfahren der Schmerztherapie werden vielfach diskutiert:

— die Inhalationsanalgesie
— die Verfahren der Lokal- und Leitungsanästhesie.

Die *Inhalationsanalgesie* mit Lachgas, Penthrane oder ähnlichen Substanzen hat klinische Relevanz im Bereich der Geburtshilfe, notfallmedizinische Relevanz als Entonox in Großbritannien erlangt, kaum jedoch in der übrigen Praxis der Schmerzbehandlung des Notfalls oder der Notsituation. Die Methode ist zumindest an einen einfachen Inhalationsapparat gebunden und erfodert Kooperation und Einsicht des Patienten, eine Forderung, die sowohl im Notfall als auch in der Notsituation vielfach unbillig erscheint.

Die Lachgasanalgesie — 30–40%iges Lachgas sollen den gleichen Effekt wie 15 mg Morphin haben — eignet sich vorwiegend für die Schmerzbekämpfung im Rettungs- oder Notarztwagen, nach Erfahrungen Basketts jedoch auch an der Notfallstelle, beim traumatisierten Patienten, beim Patienten mit Herzinfarkt usw. Durch die technischen Erfordernisse wird die an sich effektive und nebenwirkungsarme Methode von einer breiteren Verwendung ausgeschlossen [2, 29, 33].

Die *Verfahren der Lokal- und Leitungsanästhesie* — wie wohl prinzipiell für Notfall und Notsituation geeignet und nicht selten als Methode der Wahl empfohlen — werden trotzdem nur mit erheblichen Einschränkungen selbst zur Analgesie verwendet. Zu ihrer adäquaten Durchführung und Wirksamkeit gehört in der Regel ein kooperativer Patient und ein ständig trainierter Arzt. Hinzu kommt, daß z. B. Periduralanästhesien — abgesehen von ihrer Wirkungslatenz – wie auch Spinalanästhesien durchaus kardiovaskuläre Nebenwirkungen größeren Umfangs entfalten können; beide Methoden werden für den schockierten Patienten nach wie vor als Kontraindikation angesehen. Der Interkostalblock unter Notfallbedingungen kann durchaus zum sekundären Pneumothorax führen. Ischiadikus- oder Oberarmblockade erfordern Umlagerungen, die vielen Patienten nicht zumutbar sind. Die in letzter Zeit häufiger diskutierte Durchführung des 3-in-1-Blocks erfordert meines Erachtens genau die gleichen Vorbedingungen wie jede andere Form der Lokalanästhesie. Folglich gilt hier aus technischen und methodischen Gründen letztlich die gleiche Schlußfolgerung wie für die Lachgasanalgesie; eine an sich wirksame und nebenwirkungsarme Methode wird durch technische und methodische Gründe eingeschränkt [7, 16].

Zusammenfassend lassen sich die *Probleme der Analgesie* beim Notfallpatienten folgendermaßen beschreiben:

1. Der Notfallpatient wie der Patient in der Notsituation bedürfen umgehender schmerztherapeutischer Maßnahmen, die einerseits den Zustand der Vitalfunktionen normalisieren helfen, zum anderen Systemfunktionen verbessern sollen.
2. Die schmerztherapeutischen Maßnahmen sollten über den rein analgetischen Effekt hinaus auch die psychische Seite des Schmerzes mitberücksichtigen.
3. Der adäquate Applikationsweg ist die intravenöse Injektion bzw. Infusion. Per inhalationem können zwar gas- und dampfförmige Substanzen in analgetischen, d. h. subnarkotischen Konzentrationen verabreicht werden. Diese Methoden bleiben jedoch aus technischen Gründen dem Notarztwagen und der Klinik vorbehalten.
4. Der zweifelsfreie Wert der verschiedenen Verfahren der Lokal- und Leitungsanästhesie – insbesondere der Blockaden großer Nervenstämme an den Extremitäten und der Peridural- wie Spinalanästhesie – wird eingeschränkt durch die Notwendigkeit des ständigen Trainings, durch die vielfach notwendige Kooperation des Patienten und durch die nicht selten vorhandene Unmöglichkeit, traumatisierte Patienten umzulagern.
5. Bleiben für den Notfall mit starken Schmerzen die Hypnoanalgetika wie Morphin, Pethidin, Pentazocin, Piritramid usw., von denen letztlich jedes bei adäquater Anwendung und Dosierung gleich gut geeignet oder ungeeignet sein dürfte. Rascher Wirkungseintritt wie z. B. bei Fentanyl bedeutet oft nur kurze Wirkungsdauer mit allen damit verbundenen Vorbehalten. Morphin oder Piritramid erfüllen noch am ehesten die Anforderungen an ein potentes Notfallanalgetikum. Vergleichbar sind aber durchaus auch Tramadol, Pentazocin, während Azetylsalizylsäure und auch Tilidin wegen langer Wirkungslatenzen problematisch bleiben.

Anästhesie beim Notfallpatienten

Allgemeines

Die Diskussion um die Probleme der Anästhesie des Notfallpatienten ist vielfach dadurch geprägt, daß Erfahrungen der klinischen Anästhesie unter Bedingungen des Wahleingriffs oder auch des Noteingriffs für echte außerklinische Notfallbedingungen interpretiert werden.

Wenn z. B. Gallagher u. Givetta [11] von Anästhesieverfahren in der Notfallmedizin sprechen, postulieren sie zugleich, daß der Beginn einer Anästhesie nur unter Operations-

Tabelle 4. Möglichkeiten der Anästhesie im Notfall

Regionalanästhesie	– Infiltration
	– Blockaden/IV-Regionalanästhesie
	– Spinalanästhesie
Allgemeinanästhesie	– Mononarkose
	– Kombinationsnarkose – Maske
	– Kombinationsnarkose – IT-Beatmung

bedingungen erfolgen darf, die auch invasive Meßverfahren mit einschließt. Eine derartige Diskussion läßt sich nur auf dem Hintergrund der angloamerikanischen Verhältnisse verstehen, wo Notfallmedizin aus ärztlicher Sicht immer nur im Krankenhaus betrieben wird.

Die aussagefähigsten Publikationen sind meines Erachtens diejenigen, die bestimmte Anästhesiemethoden unter realen notfall- und katastrophenmedizinischen Kriterien erprobt haben [32, 45]. So berichtet Sodipo [40], daß mehr als die Hälfte der unter Kriegsbedingungen traumatisierten Patienten in Regionalanästhesie versorgt wurden; Lenz et al. [26] haben 30% ihrer Notfallpatienten in Lokalanästhesie und weitere 10% in Regionalanästhesie versorgt, also etwa vergleichbare Zahlen.

Anforderungen an ein Anästhesieverfahren

Für den Notfallpatienten konzentrieren sie sich im wesentlichen auf [6, 12, 16, 30, 32, 44]:

– einfache Handhabung der Methodik,
– rasche Wirksamkeit der eingesetzten Substanzen
  und ausreichende Wirkungsintensität,
– geringe respiratorische und kardiozirkulatorische Nebenwirkungen,
– Vermeidung von Regurgitation und Aspiration,
– Einsatzmöglichkeit auch zur Bergung von Verletzten.

Dabei muß vielfach davon ausgegangen werden, daß nur ein minimales Maß an Monitoring in Form von Puls-, Blutdruck- und Atmungskontrolle möglich ist, daß Patienten auch dann anästhesiert werden müssen, wenn sie noch im manifesten Schock sind, daß diffizile pharmakokinetische Aspekte außer Betracht bleiben müssen.

Die wichtigste Voraussetzung für die Eignung eines bestimmten Anästhesieverfahrens beim Notfallpatienten ist wohl die, daß der jeweilige Arzt mit der Methode vertraut ist.

Verfahren

Unter diesen Prämissen stehen für den Notfallpatienten prinzipiell zur Verfügung (Tabelle 4):

1. Die verschiedenen Verfahren der *Lokal- und Leitungsanästhesie* wie Infiltration, Oberarm- und Oberschenkelblockaden, intravenöse Regionalanästhesie sowie in klinischen Ausnahmefällen die Spinalanästhesie.

Zumindest für die Blockaden der Extremitäten, die intravenöse Regionalanästhesie und die Spinalanästhesie ist ausreichendes Training und gerade für den Notfallpatienten ausreichende Erfahrung unumgänglich. Alle Regionalanästhesieverfahren haben eine Versagerquote bis zu 20%, die ihren Wert für den Notfallpatienten weiter einschränken. Die Spinalanästhesie ist kontraindiziert beim schockierten Patienten, die intravenöse Regionalanästhesie z. T. durch methodische Bedingungen limitiert.

2. Zur *Allgemeinanästhesie* des Notfallpatienten werden prinzipiell Mononarkosen, Kombinationsnarkosen unter erhaltener Spontanatmung über eine Maske sowie Kombinationsnarkosen mit endotrachealer Intubation und Beatmung empfohlen [11, 12, 15, 21, 46]. Meines Erachtens muß für notfallmedizinische Bedingungen grundsätzlich von der Intubationsnarkose ausgegangen werden, allenfalls zur Bergung von Schwerverletzten kann von diesem Prinzip so lange abgegangen werden, wie der Patient nicht direkt zugänglich ist.

Alle Notfallpatienten sind durch die Gefahr der Regurgitation und *Aspiration* von Mageninhalt gefährdet. Dieser Gefährdungsfaktor wird noch dadurch vergrößert, daß bestimmte Anästhetika die mechanische Barriere des unteren Ösophagussphinkters mehr oder weniger herabsetzen. Gerade das in der Notfallmedizin aus fragwürdigen Gründen so beliebte Atropin bewirkt eine drastische Senkung des Kardiaverschlußdrucks und fördert damit die Regurgitation und Aspiration [39].

Darüber hinaus wird in der Notfallmedizin Atropin üblicherweise in einer Dosierung verabreicht, die pharmakodynamisch unwirksam ist und den erstrebten Effekt nicht erreicht. In der üblichen Unterdosierung werden aber kardiale Nebenwirkungen geradezu herausgefordert.

Vielfach wird gerade für den Notfallpatienten die prophylaktische Anwendung von Antazida empfohlen. Sie führt zwar zum Anstieg des pH-Werts eines evtl. sauren Magensafts, hat beim Patienten mit vollem Magen aus anderweitiger Ursache jedoch kaum einen Effekt. Vielmehr wird der in den Magen applizierte Inhalt in Form von Magnesiumtrisilikat oder ähnlichen Substanzen wahrscheinlich nicht mehr weitertransportiert und stellt per se ein erhöhtes Regurgitations- und Aspirationsrisiko dar. Es liegen inzwischen Berichte darüber vor, daß Verklumpungen derartiger Trisilikate regurgitiert und als Bolus aspiriert wurden.

Auch die prophylaktische Anwendung von H_2-Rezeptorenblockern wie Cimetidin ist für die Notfallmedizin sinnlos, da die Substanz mindestens 40 min vor dem geplanten Eingriff verabreicht werden muß; im übrigen sind zahlreiche Berichte über mentale Desorientiertheit im Gefolge von Cimetidin publiziert worden, die u. U. falsche Informationen über den Zustand des Notfallpatienten vermitteln können.

Unter dem Aspekt der Regurgitation und Aspiration sind am unbedenklichsten Thiopental, N_2O/O_2 [39].

Gerade *Thiopental* oder vergleichbare Barbiturate werden jedoch beim Patienten im Schock als kaum sinnvoll angesehen [9].

Vielmehr liegen zahlreiche Berichte über die Eignung von *Ketamin* zur Notfallanästhesie vor, entweder als Mononarkotikum oder kombiniert mit Barbituraten, Benzodiazepinen, Lachgas-Sauerstoff, Halothan-Ethrane mit Lachgas-Sauerstoff etc. [4, 12, 13, 17, 24, 27, 32, 34, 37, 43]. Ebenso existieren günstige Berichte über die Eignung von Etomidate, gegebenenfalls in Kombination mit einem Analgetikum wie Fentanyl oder Pentazocin (Tabelle 5) [6, 42, 46]. Etwa 50–60% aller Notfallpatienten müssen den oben genannten Statistiken zufolge einer Allgemeinanästhesie unterzogen werden. Es sollten dabei Verfahren bevorzugt werden, die dem betreffenden Anwender vertraut sind, die hohe Sauerstoffkonzentrationen zulassen und die individuell dosierbar bleiben.

Tabelle 5. Ketamin mit Kombinationen (nach der Literatur)

Ketamin	(Peter et al.)
Ketamin – Barbiturate	(Walter et al.)
Ketamin – Benzodiazepine	(Ahnefeld, Axhausen, Corssen, Gorgass, Kamm, Kreuscher)
Ketamin – N_2O/O_2	(Schmidt)
Ketamin – Halothan – Ethrane – N_2O	(Gesztes, Lenz)
Etomidat – Fentanyl	(Zindler)
Etomidat – Fortral	(Hoffmann)

Tabelle 6. Vermeidung psychomimetischer Reaktionen unter Ketamin

		Patient ruhig %	davon Neben-wirkungen %	Patient nervös %	davon Neben-wirkungen %	Patient ängst-lich %	davon Neben-wirkungen %
A	Diazepam	56	54[a]	16	63	28	57
	n = 50		46[b]		50		36
B	Flunitrazepam	47	33	29	20	24	17
	n = 51		25		20		17
C	Placebo	47	74	22	73	31	87
	n = 49		70		73		93

[a] 12 h Exploration nach Anaesthesie
[b] 24 h Exploration nach Anaesthesie

Fixe Kombinationen, wie sie etwa für Ketamin und Benzodiazepine empfohlen worden sind, werden von manchen Autoren wegen der Gefahr der unbemerkten Überdosierung abgelehnt. So wird z. B. argumentiert, daß die protektiven Effekte der Benzodiazepine durch eine einmalige Applikation gemeinsam mit der Ketaminapplikation ausreichend seien und daß keinesfalls kontinuierlich mit der Ketamininfusion auch Diazepam oder andere Benzodiazepine infundiert werden müßten [1, 23, 32, 43].

Aus eigenen Untersuchungen wissen wir, daß Diazepam und Flunitrazepam nach einmaliger Applikation etwa die psychomimetischen Nebenwirkungen von Ketamin zuverlässig verhindern können. Inwieweit derartige Probleme überhaupt für den Notfallpatienten relevant sind, ist bis heute nicht eindeutig geklärt [20] (Tabelle 6).

Im übrigen sollte bedacht werden, daß alle Benzodiazepine in äquieffektiver Dosierung gleiche atemdepressorische und vergleichbare hämodynamische Nebenwirkungen aufweisen; davon macht auch die neue Substanz Midazolam keine Ausnahme [8, 19].

Insofern ist die Diskussion, welches der sog. Ataranalgesieverfahren für den Notfallpatienten am geeignetsten sei, einigermaßen unerheblich. Von entscheidender Bedeutung scheint mir nur, zu verhindern, daß – wie bei der Analgosedierung und einer Form der Ataranalgesie – der Patient Rohypnol und Fortral bzw. Rohypnol und Ketamin erhält und dann seiner Spontanatmung überlassen wird [15]. Anästhesie im Notfall (d. h. nicht notwendigerweise im Katastrophenfall) sollte immer Anästhesie, Intubation und Beatmung bedeuten.

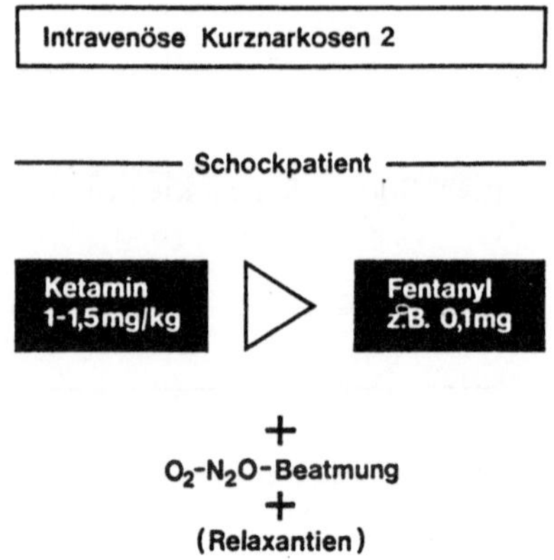

Abb. 5. Ketamin bei Risikopatienten

Ob dabei unter optimalen außerklinischen oder klinischen Bedingungen Sauerstoff-Lachgas mit Hilfe eines Narkosesystems und eines Beatmungsgeräts appliziert werden oder, wie Kamm [17] unter einfachen Bedingungen erprobt hat, Ketamin als Tropfinfusion, wobei über einen Endotrachealtubus mit einem Beatmungsbeutel ventiliert wird, ist letztlich unerheblich.

Gegen die Verwendung von Ketamin wird immer dann plädiert, wenn der Verdacht auf ein *Schädel-Hirn-Trauma,* insbesondere mit intrakranieller Drucksteigerung besteht. Eine Reihe neuerer Untersuchungen lassen den Nebeneffekt der intrakraniellen Drucksteigerung wieder fraglich erscheinen; eigene Untersuchungen an schockierten Tieren mit erhöhtem intrakraniellen Druck stellen die früheren Befunde ebenso in Frage wie die Untersuchungen von Klose u. Hartung am gleichen Modell [14, 18, 36].

Solange eindeutige Gegenbeweise nicht vorliegen, sollte allerdings der Patient mit primär erhöhtem Hirndruck und *normalen* Zirkulationsverhältnissen von der Anwendung von Ketamin in anästhetischen Dosen ausgespart bleiben. Er wird ohnehin eher durch Benzodiazepine ruhigzustellen und zu anästhesieren sein.

Der Patient im Schock mit Schädel-Hirn-Trauma bedarf jedoch primär einer Anhebung der systemischen Blutdruckwerte. Hierzu eignet sich, wie Klose u. Hartung [18] am Tierexperiment erprobt und wie Peter et al. [34] früher schon publiziert haben, nach wie vor Ketamin am ehesten, da es zuverlässig Blutdruckabfälle im Gefolge der Injektion des Anästhetikums, wie sie bei Barbituraten oder ähnlichen Substanzen auftreten, verhindert. Der zerebrale Perfusionsdruck wird nämlich beeinträchtigt durch schlechte systemische Blutdruckwerte. Ketamin kann also beim schockierten Patienten mit Schädel-Hirn-Trauma so lange ohne Bedenken eingesetzt werden, bis systemisch adäquate Blutdruckwerte erreicht werden. So lange sollte auch die zusätzliche Applikation von Diazepam oder anderen Benzodiazepinen unterbleiben (Abb. 5).

Gerade für Risikopatienten wird vielfach Etomidat empfohlen. Etomidat hat zumindest in den verwendeten Dosierungen keine negativ-inotropen Eigenschaften, verursacht keine Blutdruckabfälle und beeinträchtigt die Atemfunktion in verhältnismäßig geringem Umfang. Die Substanz ist darüber hinaus nur kurz wirksam, so daß sie zur Einleitung einer Narkose Verwendung finden kann, die etwa mit Analgetika fortgesetzt wird [6, 42, 46].

Die relativ häufigen Nebenwirkungen in Form von Schmerzen bei der Injektion und Myokloni sollten den Einsatz der Substanz beim Notfallpatienten dann nicht behindern, wenn mit geringen Dosen eines Analgetikums kombiniert wird, die nicht zu einer zusätz-

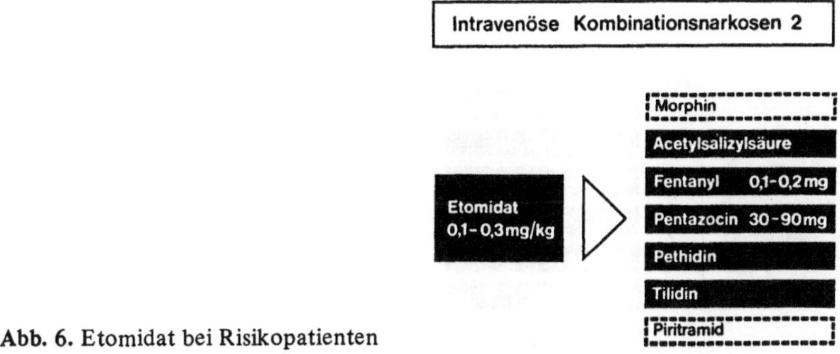

Abb. 6. Etomidat bei Risikopatienten

lichen Gefährdung des Patienten führen. Allerdings erfordert der Einsatz kurz wirksamer Induktionsmittel besondere Erfahrung, um den nur kurzen hypnotischen Zeitraum für alle erforderlichen Maßnahmen auszunutzen (Abb. 6).

Van Oss et al. [42] empfehlen statt der einmaligen Injektion die Kurzinfusion von Etomidate, wobei der Aufwachzeitraum selbst nach Infusionszeiten von ca. 40 min nur 5 min beträgt.

Etomidat ist gerade bei Patienten mit Schädel-Hirn-Traumen eine durchaus diskussionswerte Substanz für den Notfall, da sie den intrakraniellen Druck herabsetzt, ohne gleichzeitig systemische Drücke zu vermindern.

Barbiturate müssen generell bei den Patienten mit äußerster Vorsicht eingesetzt werden, die sich im drohenden oder manifesten Schock befinden, bei denen respiratorische Komplikationen oder Begleiterkrankungen wie Asthma bronchiale und Asthma cardiale bestehen. Sie müssen – sollen sie beim Notfallpatienten ohne Schaden verwendet werden – in extrem niedriger Dosierung fraktioniert injiziert werden, um nicht durch hohe Boluskonzentrationen schlagartig hämodynamische Nebenwirkungen heraufzubeschwören. Sie senken andererseits wirksam den intrakraniellen Druck bei Schädel-Hirn-Traumatisierten, insbesondere dann, wenn derartige Patienten nicht im drohenden oder gar manifesten Schock sind.

Gelegentlich wird alternativ empfohlen, an Stelle der Barbiturate Benzodiazepine zur Narkoseeinleitung bei Notfallpatienten zu verwenden und gegebenenfalls mit stark wirksamen Analgetika zu kombinieren. Dazu sollte prinzipiell bedacht werden, daß alle Benzodiazepine in äquieffektiver Konzentration eine gleich starke Atemdepression hervorrufen und daß die Narkoseeinleitung mit Benzodiazepinen erheblich länger dauert als die mit Barbituraten oder Ketamin oder Etomidat (Abb. 7).

Zusammengefaßt können die Probleme der Anästhesie beim Notfallpatienten in etwa folgendermaßen beschrieben werden:

1. Im Hinblick auf die Gefährdung des Notfallpatienten durch Regurgitation und Aspiration müssen alle Maßnahmen ergriffen werden, um derartige Komplikationen zu vermeiden, incl. ausreichender Präoxygenierung, Vermeidung von Atropin wo möglich, Crash-Intubation, Anwendung des Sellik-Handgriffs etc. Die Vorgabe von Antazida parenteral oder enteral zur Prophylaxe derartiger Komplikationen ist beim Notfallpatienten nicht indiziert.

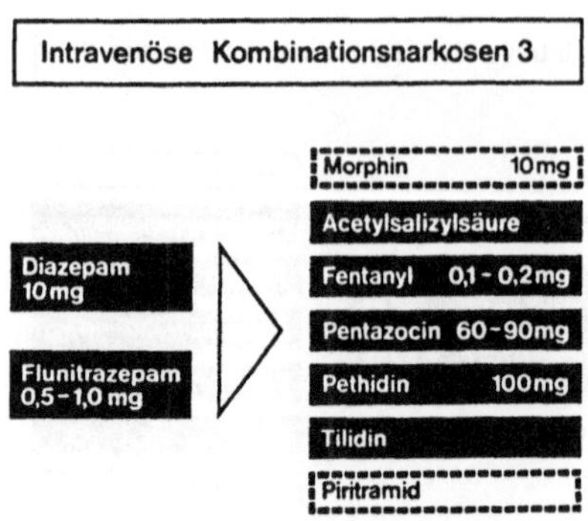

Abb. 7. Benzodiazepine zur Einleitung beim Notfallpatienten

2. Beim Notfallpatienten mit regionalen Verletzungen etwa kann dann von adäquaten Verfahren der Lokalanästhesie Gebrauch gemacht werden, wenn die Methoden beherrscht werden. In Frage kommen in erster Linie Blockaden der großen Nervenstämme an oberer und unterer Extremität, gegebenenfalls intravenöse Lokalanästhesie, Spinalanästhesien dann, wenn kein Schockzustand besteht.

3. Die Verfahren der Allgemeinanästhesie sollten unter den Bedingungen der modernen Notfallmedizin den Patienten nicht zusätzlich gefährden. Daher sollte die Anästhesie beim Notfallpatienten als Intubationsnarkose mit assistierter oder kontrollierter Beatmung geführt werden. Anästhesiemethoden in Spontanatmung ohne endotracheale Intubation sind meines Erachtens beim Notfallpatienten nicht vertretbar.

4. Mononarkosen beinhalten den großen Nachteil der schlechten Steuerbarkeit bzw. psychomimetischer Nebenreaktionen. Derartige Begleiteffekte können gegebenenfalls aber auch durch Supplementierung mit Lachgas oder durch niedrig dosierte Benzodiazepine vermindert oder gar eliminiert werden.

5. Kombinationsnarkosen bieten den Vorteil, pharmakodynamische Effekte verschiedener Substanzen in geringen Konzentrationen kombinieren zu können, so daß eine Reihe von Nebenwirkungen irrelevant wird. An Kombinationen sind denkbar Ketamin mit N_2O oder Halothan/Ethrane, Ketamin mit Benzodiazepinen, wobei die fixe Tropfinfusion meines Erachtens problematisch ist, da sie leicht zu Überdosierungen des Benzodiazepins ohne Nutzen für die Anästhesie führt. Weitere Möglichkeiten sind die Kombination von Etomidat mit einem stark wirksamen Analgetikum, wie etwa Fentanyl. Möglich sind auch Kombinationen von Barbituraten mit Inhalationsnarkotika oder stark wirksamen Analgetika, wobei deren Dosierung jedoch außerordentlich vorsichtig gewählt werden muß.

6. Benzodiazepine zur alleinigen Einleitung einer Allgemeinanästhesie dürften beim Notfallpatienten problematisch sein, da sie eine lange Einschlafzeit (Probleme seitens der Regurgitation und Aspiration) mit oft unzuverlässiger hypnotischer Wirkung bei niedriger Dosierung kombinieren.

7. Der postnarkotische Überhang der verwendeten Anästhetika ist nur dann von Relevanz, wenn der Patient baldmöglichst wieder aufwachen muß und seinen Vitalfunktionen überlassen bleibt. In all den Fällen, in denen postoperativ nachbeatmet oder sediert und analgesiert werden muß, spielen Überhänge der verwendeten Substanzen keine wesentliche Rolle.

Literatur

1. Axhausen C (1981) Einsatzmöglichkeiten von Ketamin für Analgesie und Anästhesie im Notfall. In: Dick W (Hrsg) Ketamin (Ketanest) in Notfall- und Katastrophenmedizin. Perimed, Erlangen, S 83
2. Baskett PJF (1980) Techniques of administration of nitrous oxide/oxygen mixtures in the emergency situation. In: Frey R, Safar P (eds) Disaster medicine, vol 2. Springer, Berlin Heidelberg New York, p 72
3. Biesing C, Knut P (1981) Ketanest als Transportanalgetikum. In: Dick W (Hrsg) Ketamin (Ketanest) in Notfall- und Katastrophenmedizin. Perimed, Erlangen, S 93
4. Corssen G (1980) The use of ketamine hydrochloride for relief of pain and suffering in disaster situations. In: Frey R, Safar P (eds) Disaster medicine, vol 2, Springer, Berlin Heidelberg New York, p 104
5. Dick W (1977) Notfalltherapie akuter Schmerzzustände. Therapiewoche 27:3109
6. Dick W (1981) Intravenöse Kurznarkosen. Winthrop, Neu-Isenburg
7. Dick W (1981) Schmerzlinderung – postoperative Phase, Polytrauma. In: Bergmann H (Hrsg) Hypnomidate und Analgetika. Maudrich, Wien München Bern, S 71
8. Dundee JW (1979) New i.v. anaesthetics. Br J Anaesth 51:641
9. Finucane BT (1981) Thipentone versus midazolam for induction of anaesthesia: Influence of diazepam premedication. Can Anaesth Soc J 28:499
10. Forster A, Gardaz J-P, Suter PM, Gemperle M (1980) Respiratory depression by midazolam and diazepam. Anesthesiology 53:494
11. Gallagher TJ, Civetta J (1980) Assessment and anesthesia for multiple trauma patients. In: Frey R, Safar P (eds) Disaster medicine, vol 2. Springer, Berlin Heidelberg New York, p 88
12. Gesztes T (1981) Anästhesie mit Ketamin bei Notfallpatienten. In: Dick W (Hrsg) Ketamin (Ketanest) in Notfall- und Katastrophenmedizin. Perimed, Erlangen, S 31
13. Gorgaß B (1981) Anästhesie mit Ketanest bei Notfallpatienten und im Katastrophenfall. In: Dick W (Hrsg) Ketamin (Ketanest) in Notfall- und Katastrophenmedizin. Perimed, Erlangen, S 39
14. Hase U, Dick W (1981) Zum Verhalten des intrakraniellen Drucks bei Schädel-Hirn-traumatisierten Patienten nach Ketaminapplikation. In: Dick W (Hrsg) Ketamin (Ketanest) in Notfall- und Katastrophenmedizin. Perimed, Erlangen, S 77
15. Hoffmann P, Schockenhoff B, Plantiko P (1980) Fortral/Hypnomidate, ein intravenöses Anästhesieverfahren unter Spontanatmung von Raumluft. Anästh Intensivther Notfallmed 15:228
16. Kamm G (1980) General and local anaesthesia in disaster situations. In: Frey R, Safar P (eds) Disaster medicine, vol 2. Springer, Berlin Heidelberg New York, p 114
17. Kamm GD (1978) Ketamine anaesthesia by continuous intravenous drip. Tropical Doctor, p 68
18. Klose R, Hartung H-J, Kotsch R, Walz T (1981) Ketamin zur Narkoseeinleitung bei Schock und gesteigertem intrakraniellem Druck (ICP). In: Dick W (Hrsg) Ketamin (Ketanest) in Notfall- und Katastrophenmedizin. Perimed, Erlangen, S 57
19. Klose R, Ehrhart A, Jung R (1982) Der Einfluß von Buprenorphin und Tramadol auf die CO_2-Antwort in der unmittelbar postoperativen Phase nach Allgemeinanästhesie. Anästh Intensivther Notfallmed 17:29
20. Knoche E, Traub E, Dick W (1978) Möglichkeiten der medikamentösen Beeinflussung von unerwünschten Nebenwirkungen und Aufwachreaktionen nach Ketamin-Anaesthesie. Anaesthesist 27:302
21. Knoche E, Traub E, Dick W (1981) Analgesie mit Ketamin bei Notfallpatienten und im Katastrophenfall. In: Dick W (Hrsg) Ketamin (Ketanest) in Notfall- und Katastrophenmedizin. Perimed, Erlangen, S 15
22. Korttila K, Pentti OM, Auvinen J (1980) Comparison of i.m. lysine acetylsalicylate and oxycodone in the treatment of pain after operation. Br J Anaesth 52:613
23. Kreuscher H (1977) Erfahrungen mit der Tranquanalgesie. Erlanger Anästhesie Seminare 1:46
24. Langrehr D, Singbartl G (1977) Die Herz-Kreislaufwirkung von Ketamin; Zusammenfassung der vorliegenden Befunde. Erlanger Anästhesie Seminare 1:13
25. Langrehr D (1981) Unerwünschte Wirkungen der Anästhesie und Analgesie mit Ketamin und Möglichkeiten ihrer Beeinflussung. In: Dick W (Hrsg) Ketamin (Ketanest) in Notfall- und Katastrophenmedizin. Perimed, Erlangen, S 67
26. Lenz G, Rehbein R, Domres B, Kieninger G (1981) Notfallanästhesie im Rotkreuz-Feldhospital Khao I Dang in Thailand. Notfallmedizin 7:62

27. Longnecker DE, Ross DC (1978) Ketamine versus halothane anesthesia in hemorrhagic shock. V. European Congress of Anaesthesiology, Paris. Excerpta Medica, Amsterdam
28. Mc Ateer E, Dundee JW (1981) Injectable aspirin as a postoperative analgesic. Br J Anaesth 53:1069
29. Marsden AK (1980) Entonox in immediate care. In: Frey R, Safar P (eds) Disaster medicine, vol 2. Springer, Berlin Heidelberg New York, p 251
30. Milewski P, Dick W, Knoche E, Traub E (1980) Evaluation of new combination anesthesia for disaster situations. In: Frey R, Safar P (eds) Disaster medicine, vol 2. Springer, Berlin Heidelberg New York, p 253
31. Müller H (1981) Die Wirkung von Tramadol auf Hämodynamik und Atmung. Kongreßnachrichten, Grünethal GmbH, ZAK 81 − Berlin vom 15.−19. 9. 1981
32. Myklebust R (1980) Experience of ketamine and diazepam anaesthesia in field hospital conditions. In: Frey R, Safar P (eds) Disaster medicine, vol 2. Springer, Berlin Heidelberg New York, p 260
33. Parbrook GD (1966) Postoperative pain relief: Comparison of methadone and morphine when used concurrently with nitrous oxide, oxygen analgesia. Br Med J II:616
34. Peter K, Klose R, Lutz H (1970) Ketanest zur Narkoseeinleitung beim Schock. Z prakt Anästh 6: 396
35. Prost G (1981) Diskussion. In: Dick W (Hrsg) Ketamin (Ketanest) in Notfall- und Katastrophenmedizin. Perimed, Erlangen, S 109
36. Schalk HV, List WF (1981) Liquordruckentwicklung nach Ketamin. In: Dick W (Hrsg) Ketamin (Ketanest) in Notfall- und Katastrophenmedizin. Perimed, Erlangen, S 71
37. Schmidt H (1977) Besondere Indikationen für die Verwendung von Ketamin. Erlanger Anästhesie Seminare 1:63
38. Schmitz JE, Dick W (1980) Requirements for medicinal pain control and sedation in disaster situations. In: Frey R, Safar P (eds) Disaster medicine, vol 2. Springer, Berlin Heidelberg New York, p 66
39. Sehhati-Chafai G (1979) Zum Problem der Aspiration bei der Narkose. In: Anaesthesiologie und Intensivmedizin, Bd 115. Springer, Berlin Heidelberg New York
40. Sodipo JO (1980) Anaesthesia for battle casualties in Nigeria. In: Frey R, Safar P (eds) Disaster medicine, vol 2. Springer, Berlin Heidelberg New York, p 99
41. Utting JW, Smith JM (1979) Postoperative analgesia. Anaesthesia 34:320
42. Van Oss GECJM, Rachmat Y, Booij LHD, Crul JF (1980) Continuous infusion of etomidate as a method for outpatient anesthesia. Acta Anaesthesiol Belg 31:39
43. Vontin H, Heller W, Schorer R (1980) Analgosedierung und Ataranalgesie: Untersuchungen über Rohypnol und Kombinationen mit Analgetika. Firma Roche, Basel
44. Walter F, Wiemers K (1980) Auf gewohnte Hilfsmittel und Verfahren muß verzichtet werden. Notfallmedizin 6:1201
45. Zimpfer M, Kotai E, Mayer N, Placheta P, Steinbereithner K (1982) Effects of anaesthesia on hemodynamic responses to hemorrhage. Abstracts: European Academy of Anaesthesiology, Paris, 4.−9. 9. 1982
46. Zindler M (1977) Etomidate and fentanyl for emergency anaesthesia in acute bleeding with haemorrhagic shock. In: Anaesthesiologie und Wiederbelebung, Bd 106. Springer, Berlin Heidelberg New York, S 143

Diskussion

(Zusammengestellt von B. Gorgaß)

1. Stellung und Qualifikation des Notarztes

Frage: Von den Kassenärztlichen Vereinigungen wird in letzter Zeit vermehrt gefordert, daß sich niedergelassene Ärzte am Notarztdienst beteiligen sollen. Zum Teil werden entsprechende Stellen in den Kliniken gestrichen. Es besteht eine gewisse Diskrepanz, da einerseits die Kassenärztlichen Vereinigungen und auch die Landesärztekammern fordern, daß auch die Notfallversorgung als Form der ambulanten Versorgung Aufgabe des niedergelassenen Arztes sei, andererseits aber ein entsprechender Notarztdienst nicht gewährleistet werden kann, insbesondere deshalb nicht, weil viele niedergelassene Kollegen für den Notarztdienst nicht entsprechend aus- bzw. fortgebildet sind.

Ahnefeld: Dies ist sicher ein sehr vielschichtiges Problem, über das man lange diskutieren kann. Hintergrund der ganzen Problematik ist die sog. Pfortentheorie. Auf Grund der Gesetzgebungen beginnt der Aufgabenbereich der Klinikärzte an der Klinikpforte. Obwohl es sich um den gleichen Patienten handelt, steht die Reichversicherungsordnung dieser Vorstellung entgegen, und nur das Bundesland Bayern vertritt diese Auffassung. Jetzt könnte man natürlich sagen, daß es gleichgültig ist, über welche Regelungen dies abläuft, denn auch in Bayern ist es so, daß die Federführung im Kassenärztlichen Bereich liegt, die Notärzte aber in der Regel aus Kliniken eingesetzt werden. Tatsache ist weiterhin, daß wir auf dem flachen Lande, in dünnbesiedelten Bereichen, ohne den Einsatz entsprechend qualifizierter oder weiter- und fortgebildeter Ärzte überhaupt nicht zu einem flächendeckenden System gelangen, weil dort eben gar keine oder nur sehr kleine Krankenhäuser existieren.

Sefrin: Das Problem, das Herr Prof. Ahnefeld angeschnitten hat, ist ein rein bayerisches Problem. Die Streichung von Stellen an Krankenhäusern ist von der rechtlichen Seite her möglich. Nur in Bayern besteht ein Vertrag zwischen der KVB und den Krankenkassen, und dieser Vertrag garantiert über ganz Bayern einen flächendeckenden Notarztdienst durch niedergelassene Ärzte. Nur dort wo niedergelassene Ärzte zur Übernahme des Notarztdienstes nicht bereit oder in der Lage sind, dürfen oder können Krankenhausärzte einbezogen werden. Dem ist hinzuzufügen, daß dieser Vertrag mit dem Freistaat Bayern ohne Mitwirkung und Mitsprache der praktizierenden Notärzte und auch ohne Mitsprache der bis zu diesem Zeipunkt tätigen Krankenhausärzte entstanden ist. Verhandlungspartner war die KVB, die Hoheitsgemeinschaft der bayerischen Krankenkassen und die Staatsregierung. Dieser Vertrag kann zumindest momentan nicht rückgängig gemacht werden.

2. Umfang und Inhalt der Laienausbildung

Frage: Kann noch einmal herausgestellt werden, warum der Breitenausbildung in Erster Hilfe eine so wichtige Rolle zukommt?

Sefrin: Von der Kostensituation ausgehend ist im Augenblick in der Bundesrepublik eine weitere Intensivierung und Ausdehnung des Hilfsangebots des Rettungsdienstes nicht mehr möglich. Eine Verkürzung der Rettungsfrist von z. Z. bestehenden 8–10 min auf 5 oder 6 min würde derart massive Investitionen bedeuten, daß sich trotz der Erfolge, die ich im Referat aufgezeigt habe, das Ganze nicht mehr in einem vertretbaren Verhältnis stehen würde. Eine Verbesserung der Situation ist im Augenblick nur dadurch möglich, daß das erste Glied der Rettungskette weiter gestärkt wird. Dies ist mit wesentlichen geringeren Investitionen möglich als durch einen weiteren Ausbau des Rettungsdienstes. Wenn es gelingen sollte, die Anzahl der Ersthelfer zu vergrößern – z. Z. kann man bestimmt nicht sagen, daß viele Ersthelfer verfügbar sind, die qualifiziert eine Erste Hilfe am Notfallort leisten –, dann könnte damit letztlich die gesamte Rettungskette gestärkt werden.

Peter: Dem kann man nur zustimmen. Die Rettungszeit von 8 min ist nicht in jedem Falle erreichbar, und eine Verkürzung ist nicht möglich, da in Großstädten 8 min bei starkem Verkehr nicht realisierbar sind.

Frage: Soll die Qualität der Ausbildung von Laien geändert werden, genauer: sollen in erweitertem Umfang auch Laienhelfer in der kardiopulmonalen Reanimation ausgebildet werden?

Sefrin: Die Qualität soll bestimmt verbessert werden. Im Augenblick ist aber auch die Quantität zu steigern, da die Zahl der nach den momentan verfügbaren Lehrplänen ausgebildeten Ersthelfer nicht ausreicht. Die Frage der kardiopulmonalen Reanimation ist zumindest seit dem letzten Jahr und seit den Empfehlungen des Symposions des Internationalen Roten Kreuzes in Kopenhagen für uns in der Bundesrepublik in Fluß geraten, denn dort hat man gefordert, daß die kardiopulmonale Reanimation, inkl. Herzdruckmassage, für jeden Laien im normalen Erste-Hilfe-Kurs gelehrt werden sollte. Hier ist für unser Land noch keine Entscheidung gefallen. In nächster Zeit wird ein Gespräch stattfinden, in dem geprüft wird, wie es ggf. möglich wäre, eine solche Forderung auch in der Bundesrepublik durchzusetzen.

Frage: Wie stehen Sie zur Intubation durch Laienhelfer?

Dick: Das Problem der Intubation durch Laienhelfer erledigt sich von selbst, weil diese nicht wissen, wie der Tubus eingeführt werden soll. Allenfalls ist die Frage zu stellen, wie die Intubation durch trainierte Rettungssanitäter zu handhaben ist. Es gibt sicher praktikable Empfehlungen und Möglichkeiten, die in Abhängigkeit vom Zustand des Patienten und von der Umgebung, in der sich der Notfall ereignet, d. h. beispielsweise ob ein Notarzt zur Verfügung steht oder nicht, zum Tragen kommen können.

3. Die Hirnprotektion, Auswahl der Pharmaka, Dosierungsfragen

Frage: Einerseits sagte Herr Dölp in seinem Referat, daß die protektive Wirkung der Barbiturate während der Postreanimation von großer Wichtigkeit sei. Herr Dick wies andererseits darauf hin, daß bei Schockzuständen Barbiturate nicht anzuwenden sind. Es entsteht die Frage, ob die früher angegebenen hohen Dosierungen für die Notfallmedizin überhaupt tragbar sind.

Dick: Man muß davon ausgehen, daß derzeit die sog. hirnprotektiven Eigenschaften, insbesondere der Barbiturate, nicht zweifelsfrei erwiesen sind. Auf dem Kongreß in Pittsburgh (1981) hat die Gruppe um Safar in dezidierten einzelnen Vorträgen neuere Befunde und neue Untersuchungsergebnisse vorgestellt, die eindeutig belegten, daß die Ergebnisse der alten Untersuchungen mangels geeigneter statistischer Methoden z. T. in Frage zu stellen sind. Die neueren Untersuchungen, die unter besseren Bedingungen durchgeführt worden sind, haben nicht die gleichen Aussagen wie bisher zulassen können. Hinzu kommt, daß diese großangelegte multizentrische Studie bisher nicht abgeschlossen ist und die vorläufigen Ergebnisse, die gelegentlich präsentiert worden sind, durch die Pittsburgher Gruppe auch wieder etwas relativiert worden sind. Hirnprotektive Wirkung muß man im Augenblick trennen von dem Effekt, den wir in der Notfallmedizin bei den Patienten, die eine intrakranielle Drucksteigerung haben, dringend benötigen. Hier handelt es sich also um zwei verschiedene Punkte. Die intrakranielle Drucksteigerung sollte sicherlich behandelt werden. Aber mit Substanzen, die – ohne die kardiovaskulären Nebenwirkungen der Barbiturate zu entfalten – ebenfalls eine drucksenkende Wirkung haben, da die Relation zwischen systemischen Drücken und intrakranieller Drucksteigerung von ausschlaggebender Bedeutung für den Perfusionsdruck des Gehirns ist.

Dölp: Die Dosierungsangaben für Barbiturate erscheinen sehr hoch, obwohl sie in Zusammenhang mit der kardiopulmonalen Wiederbelebung auch so angegeben werden. Safar verhält sich wesentlich vorsichtiger, was seine Empfehlungen für Dosierungen angeht. Ich habe in meinem Referat auch angeführt, daß man auf andere Medikamente ausweichen muß, weil man glaubt, daß möglicherweise bessere Effekte, insbesondere hinsichtlich der Kreislaufwirkung, zu erzielen sind. Ich hatte das Etomidat genannt. In der letzten Ausgabe von „Anesthesiology" sind sehr kritische Anmerkungen bezüglich der Barbituratbehandlung bei Hirndrucksteigerungen erschienen. Diese Dinge sind also absolut im Fluß. Barbituratgabe zur Hirnprotektion ist im Moment noch Lehrmeinung, und deswegen sollte man sie auch einsetzen, vielleicht nicht in der hohen Dosierung wie sie von Wiedemann immerhin noch in diesem Jahr angegeben wurde.

Peter: Der Effekt des Etomidats bezieht sich in gleicher Weise wie der der Barbiturate auf die Senkung des erhöhten intrakraniellen Drucks.

Frage: Welches Monitoring und welche weiteren Sicherheitsvorkehrungen sind für den Einsatz von Barbituraten oder von Etomidat zur Senkung des Hirndrucks erforderlich?

Dick: Safar ist möglicherweise etwas mißverstanden worden. In dem Buch „Kardiopulmonale Reanimation" ist der Teil Hirnwiederbelebung enthalten. Hier sind aber auch Kriterien genannt, die eigentlich intensivmedizinischen Bedingungen entsprechen. Safar hat selbst in früheren Jahren schon gesagt, daß das Problem darin besteht, die hämodynamischen Nebenwirkungen der hochdosierten Barbiturattherapie mit Medikamenten wieder aufzuheben (Doputamin, Dopamin usw.) und daß hier eine erhebliche Differenz zwischen den Möglichkeiten und dem Notwendigen besteht. Ich glaube, daß für notfallmedizinische Aspekte unter dem Schlagwort „Hirnprotektion" die Barbiturate in der kardiopulmonalen Reanimation im Augenblick nichts zu suchen haben.

Frage: Welchen Stellenwert räumen Sie verschiedenen Kortisonderivaten für die Hirnprotektion ein?

Dölp: Die Steroidmedikation nach der Herz-Lungen-Wiederbelebung ist noch mehr umstritten als die Barbiturattherapie. Wenn man eine Steroidmedikation in Zusammenhang mit dem

Schädel-Hirn-Trauma betreiben will, dann in den hohen Dosierungen wie sie in meinem Referat genannt wurden. Diese sollte kurzfristig sein. Man sollte bezüglich der Dosierung nicht einen Mittelweg, der therapeutisch nichts bringt, einschlagen.

Ahnefeld: Es geht doch um folgendes Problem: Für Dexamethason liegen umfangreiche Untersuchungen vor, und für alle anderen, so wird immer noch gesagt, ist der Beweis in kontrollierten Studien noch nicht in einem so großen Umfang erbracht.

Peter: Wenn hier über intensivmedizinische Probleme diskutiert wird, dann ist die Diskussion über den Stellenwert der Steroidmedikation sicherlich relevant und richtig, nicht aber bei postoperativ-neurochirurgischen Patienten, denn hier ist das Therapiekonzept unbestritten.

Ahnefeld: Wenn es nur um die Frage Überleben geht, dann ist die ganze Kortikosteroidtherapie mit einem großen Fragezeichen zu versehen. Zwei Ausnahmen: frisches Schädel-Hirn-Trauma und anaphylaktischer Schock. Hier gibt es ebenfalls ein noch nicht gelöstes Problem. Warum geben wir Adrenalin als Mittel der ersten Wahl? Einfach weil wir wissen, daß alle Kortikosteroide bis zum Wirkungseintritt eine bestimmte Zeit benötigen. Im Moment wird darüber gestritten, welche Mittel am schnellsten verfügbar sind. Es liegen im Augenblick nur Befunde dafür vor, daß bis zum Wirkungseintritt der unterschiedlichen Präparate zwischen 5–20 min vergehen. Wir können im Augenblick wiederum nur sagen, daß man einen Soforteffekt nie erwarten kann. Bei einigen Präparaten ist der Wirkungseintritt allerdings schneller gegeben als bei anderen.

Peter: Der erste Schritt in der Therapie des anaphylaktischen Schocks ist: Stop der Antigenzufuhr. Inwieweit dies bei Dextran gilt, darüber kann man diskutieren. Trotzdem hat diese Empfehlung weiterhin Gültigkeit. Im übrigen muß die Therapie der Kreislaufdepression sofort mit Adrenalin beginnen. Adrenalin ist das Medikament der Wahl im anaphylaktischen Schock.

4. Applikationstechniken für Medikamente in Notfallsituationen

Frage: Ein am Notfallort immer wieder auftretendes Problem, das für den Anästhesisten, der ja selbst in den aussichtslosesten Situationen immer noch einen Zugang findet, vielleicht nicht die Bedeutung hat, aber nach dem immer wieder gefragt wird: Wenn nun kein intravenöser Zugang zu finden ist, welche Medikamente könnte man dann ggf. auf welchem anderen Wege applizieren?

Dölp: Adrenalin läßt sich verdünnt auf 10 ml endotracheal applizieren. Adrenalin wird genauso wirksam wie bei intravenöser Verabreichung.

Frage: Wie bewertet man heute die intrakardiale Injektion?

Dölp: Die intrakardiale Injektion hat schon deshalb ihre Probleme, weil sie erhebliche Komplikationen hervorrufen kann, insbesondere weil man eine Koronararterie treffen kann. Bei laufender Herz-Druck-Massage und einem venösen Zugang reicht die intravenöse Applikation bei gleichzeitiger Infusion einer Flüssigkeit, die für einen entsprechenden Flow zum Herzen sorgt, völlig aus.

Sefrin: Man sollte vielleicht die intratracheale Instillation als Alternative zur intrakardialen Injektion und nicht zur intravenösen Injektion sehen.

Dick: Vor einigen Tagen hat Herr Weil in Salzburg bei einem Kongreß erläutert, daß der venöse Zugang über die V. femoralis eigentlich ein sehr guter Zugang sei. Wir haben uns vielleicht kurzsichtig zunächst dagegen gestellt mit der Begründung, daß eben die Rate von thromboembolischen Komplikationen nach Femoraliskatheter sehr viel höher ist als nach Kathetern im Bereich der oberen Hohlvene. Die Frage ist natürlich, ob in der Akutphase die V.-femoralis-Punktion nicht doch eine gute Technik darstellt, und zwar aus einem ganz einfachen Grund: Für alle Punktionen im Bereich der oberen Körperhälfte müssen die mechanischen Maßnahmen, also insbesondere die Herz-Druck-Massage, unterbrochen werden. Bei der V. femoralis könnten diese mechanischen Wiederbelebungsmaßnahmen weitergeführt werden, und es könnte in einigermaßen ruhigen Verhältnissen etwas entfernt vom Orte des Geschehens der venöse Zugang gesucht werden.

Ahnefeld: Dies ist sicherlich ein sehr interessanter Aspekt. Ich habe bei solchen Dingen immer nur die Befürchtung, daß wenn man für ganz spezifische Situationen spezifische Maßnahmen empfiehlt, dies eben keine Routinemaßnahmen sind und dann im Notfall nicht funktionieren. Diese Schwierigkeiten muß man in diesem Zusammenhang sicherlich sehen.

Peter: Auch ich meine, daß wir nicht immer gut beraten sind, in jeder Situation die obere Hohlvene, z. B. über die V. jugularis interna, zu punktieren. Eine extrathorakale Herzmassage müßte über Gebühr lange unterbrochen werden. Für eine kurze Zeitspanne, z. B. bis zur Aufnahme in eine Klinik, kann man wohl die V. femoralis punktieren und auch katheterisieren.

Ahnefeld: Ich stimme dem zu und glaube, daß dieser Hinweis durchaus ernstzunehmen ist. Betrachten wir ihn als Anregung, uns auch mit dieser Frage zu beschäftigen, denn die Zusammenhänge zwischen Herzmassage und zentraler Venenpunktion über eine weiter entfernte Stelle sind klar erkennbar.

Sefrin: Die Wahl des Punktionsorts sehe ich — ähnlich wie Herr Ahnefeld — immer auch als eine Frage der Übung des Punkteurs. Die Punktion der V. femoralis ist in unserem Bereich in der Zwischenzeit doch deutlich zurückgedrängt worden. Es sollte aber noch ein weiterer Gesichtspunkt mit einbezogen werden: Wenn es gelingt, unter den Notfallbedingungen eine sachgerechte Punktion der oberen Hohlvene durchzuführen, dann ist dieser Katheter ohne weiteres für die sich anschließende Intensivtherapie verwendbar und man muß ihn nicht wie den Femoraliskatheter spätestens nach 1 Tag ziehen.

Peter: Hier ist aber noch ein Gedanke zu berücksichtigen. Im Rahmen der Reanimation wird oft hektisch und jedenfalls unsteril gearbeitet. Ich persönlich bin nicht davon überzeugt, daß dieser primär plazierte Venenkatheter der Dauerkatheter für die erste Phase der Intensivmedizin sein sollte. Am besten man plaziert einen neuen Katheter dann, wenn der Patient zur Aufnahme in die Intensivstation kommt.

Ahnefeld: Vor einiger Zeit haben wir uns generell mit der Problematik beschäftigt, nicht nur für die kardiopulmonale Reanimation, sondern ganz allgemein: Wann ist der Kavakatheter am Notfallort außerhalb der Klinik zwingend erforderlich? Unsere Auffassung war ganz klar: nur dann, wenn kein anderer venöser Zugangsweg gefunden werden kann. Denken Sie außerdem daran, nicht jeder Notarzt, der heute hinausgeht, hat so umfassende Kenntnisse, daß er unter diesen erschwerten Bedingungen routinemäßig zentrale Venen punktieren sollte.

Spilker: Ich möchte hier erwähnen, daß eine Autorität wie Safar eine ganz dezidierte Meinung vertritt und sagt, daß im Rahmen der kardiopulmonalen Reanimation die Herzmassage nur ein einziges Mal unterbrochen werden darf und dies wegen der Intubation. Safar lehnt eine Punktion zentraler Venen prinzipiell ab und schlägt als mögliche Alternative die Venae sectio vor. Ob man so radikal sein muß ist fraglich. Andererseits bin ich fest davon überzeugt, daß viel zu häufig versucht wird — unter den ungünstigsten Bedingungen am Notfallort — primär schon zentrale Venen zu punktieren.

5. Substanzen zur kardialen Reanimation

Ahnefeld: Eine besonders wichtige Frage zum medikamentösen Vorgehen im Rahmen der kardiopulmonalen Reanimation, die langanhaltende Diskussion, Orciprenalin versus Adrenalin ist nunmehr eindeutig und klar zu Gunsten des Adrenalins entschieden. Hier und sofort müssen alle unsere klinikinternen Empfehlungen und die für den Bereich der Notfallmedizin entsprechend überarbeitet werden.

Frage: Wie ist der Stellenwert von Kalzium im Rahmen der kardialen Reanimation zu sehen?

Dick: Bei der elektromechanischen Entkopplung besteht eine handfeste Indikation für die Kalziumgabe, im übrigen ist das Kalzium ein wenig umstritten. Es ist ebenfalls in den Empfehlungen von Safar enthalten; es gibt aber auch genügend Stimmen, die dagegen sind.

Ahnefeld: Das Kalzium gehört also auch zu den Notfallmedikamenten der ersten Wahl, die im Notfallkoffer für diese Indikation vorrätig zu halten wären.

Dölp: Vielleicht ist hierzu noch eine Ergänzung anzubringen. Herr Meuret hat in seinem Vortrag über Untersuchungen berichtet, die andeuten, daß der Einsatz von Kalziumantagonisten bei der Herzwiederbelebung eine Rolle spielen könnte.

Meuret: Diese Untersuchungen haben wir in Freiburg durchgeführt. Wir werden sie demnächst in Zürich auf dem Intensivmedizin-Kongreß vorstellen. Nach diesen Untersuchungen muß man das Kalzium im Zusammenhang mit Adrenalin in der Reanimation ablehnen. Es haben 30% der Tiere, die wir mit Kalzium behandelt haben — im Gegensatz zu 100% der mit Adrenalinbehandelten Tiere — nicht überlebt, und zwar kam es unter Kalzium entweder zur Kalziumkontraktur oder zum irreversiblen, also auch mit Defibrillation nicht beherrschbaren Flimmern. Aus diesem Grund muß man das Kalzium als Medikament der ersten Wahl derzeit ablehnen, und auch für die sog. elektromechanische Dissoziation muß es umstritten sein, denn diese elektromechanische Dissoziation kann man genausogut mit Adrenalin behandeln.

Dick: Es stellt sich die Frage, ob wir mit den Untersuchungen schon so weit sind, verbindliche Empfehlungen zum Verzicht auf Kalzium zu geben. Die Internisten neigen derzeit nicht dazu, es aus den Empfehlungen herauszunehmen. Es ist ja nie ein Medikament der ersten Wahl gewesen. Es war als Medikament jenseits der Katecholamine und jenseits der Puffertherapie eingeordnet, denn wenn eine sog. Hyposystolie oder elektromechanische Entkopplung zur Debatte stand und man mit den üblichen Maßnahmen nicht mehr weiterkam, setzte man es ein. Wir sollten es für diese Indikation beibehalten bis wirklich rundherum abgesichert ist, daß das Kalzium mehr schadet als nützt. Es mag auch eine Rolle gespielt haben, daß wir eben mit Orciprenalin als primärem Katecholamin reanimiert haben und dadurch die Kalziumdiskussion einen größeren Stellenwert hatte.

Peter: Im Zusammenhang mit der Frage Orciprenalin oder Adrenalin ist festzustellen: Es ist ja eigentlich eine mitteleuropäische, fast deutsche Diskussion gewesen, Adrenalin nicht mehr als Mittel der Wahl zu verwenden und jetzt wieder zu etablieren. Die Amerikaner haben in ihren Empfehlungen ebenfalls nie davon abgelassen.

6. Dextrananwendung im notfallmedizinischen Bereich

Frage: Kann man sich bei der Bekämpfung des Volumenmangels der Komplikation anaphylaktoider Reaktionen dadurch entziehen, daß man allein Gelatine verwendet?

Peter: Wenn man Gelatinelösungen verwendet, kann man anaphylaktoidé und anaphylaktische Reaktionen aller anderen körpereigenen (z. B. Humanalbumin) und körperfremden (Stärke, Dextran) Kolloidlösungen vermeiden, aber nicht die nach Gelatine. Denn jede der genannten kolloidalen Lösungen kann zu Nebenwirkungen im o. a. Sinne führen. Die gestellte Frage berührt also eher die alte Grundsatzdiskussion um die Vor- und Nachteile der verschiedenen Lösungen. Im klinischen Alltag bevorzugen wir z. B. bei der Therapie des hypovolämisch-hämorrhagischen Schocks die Kombination kolloidaler mit kristalloiden Lösungen, als Initialinfusion Dextran. Wir berufen uns dabei insbesondere auf den benefiziellen Effekt der Dextranlösungen auf die Mikrozirkulation.

Messmer: Diesem Punkt ist nichts hinzufügen; aber wir sollten hier das Ergebnis der Diskussion über Kristalloide versus Kolloide vom Samstagnachmittag nicht völlig unberücksichtigt lassen. Ein wesentlicher Gesichtspunkt ist, daß es für die alleinige Anwendung von Kristalloiden beim primären Volumenersatz keine guten Argumente gegeben hat und auch keine gibt. Man könnte bei dieser Diskussion den Eindruck gehabt haben, daß Kristalloide sehr gut brauchbar seien. Natürlich sind sie besser als gar nichts; gegen die Initialinfusion einer guten kolloidalen Lösung gibt es jedoch, nach wie vor, kein gutes Argument. Sie können die Mikrozirkulationsstörungen, die hier besprochen wurden, nicht besser behandeln, als durch die initiale Infusion eines wirksamen Kolloids.

Ahnefeld: Wenn man Publikationen der letzten 2 Jahre aus dem chirurgischen Bereich verfolgt, entsteht der Eindruck, daß auch für die Initialtherapie Elektrolytlösungen bevorzugt wurden. Es gibt entsprechend Publikationen aus Essen, Hannover und anderen Zentren. Unser Gespräch am letzten Samstag hat aber eindeutig gezeigt, daß in dieser Phase der Notfallmedizin ein leistungsfähiges Kolloid eindeutig vorzuziehen ist.

Peter: Es ist immer wieder diskutiert worden: Kolloide oder Kristalloide; eigentlich hätte es heißen müssen Kolloide und Kristalloide auf der einen Seite und nur Kristalloide auf der anderen Seite. Dann wäre frühzeitig klar geworden, daß die Standpunkte der Vertreter beider Seiten nicht so weit voneinander entfernt sind.

Ahnefeld: Niedmand, der irgendwann im Bereich Schocktherapie Kolloide eingesetzt hat, hat nicht selbstverständlich auch Elektrolytlösungen substituiert. Im übrigen muß gesagt werden — auch das ergab dieses Gespräch und sei inhaltlich nur kurz wiederholt für die, die nicht dabei sein konnten — auch diejenigen, die Elektrolytlösungen bevorzugen, setzen selbstverständlich — denn das kam ja aus der Antwort von Herrn Sturm auch heraus — in dem Moment, wo es nun hämodynamisch kritisch wird, Vollblut ein. Man kann also abschließend sagen, daß die beiden Gruppen gar nicht so sehr weit auseinanderliegen.

7. Haptenanwendung in der Notfallmedizin

Frage: Müssen Haptene prinzipiell vor jeder Dextrangabe gegeben werden, auch wenn Dextran über mehrere Tage infundiert wird?

Peter: Vor jeder Erstinfusion muß Hapten gegeben werden. Wenn aber zwischen der 1. und 2. Infusion nicht mehr als 48 h vergangen sind, erübrigt sich ein Nachinjizieren von Hapten. Wenn eine längere Zeit vergangen sein sollte, empfiehlt sich die erneute Vorinjektion.

Ahnefeld: Beim definierten Schockpatienten spritzen wir aus Gründen, die Herr Peter in seinem Referat genannt hat, kein Hapten vor. Wir haben bei diesem Regime, das wir schon jahrelang anwenden, bisher keinerlei Reaktionen gesehen.

8. Die Notfallbehandlung des Pneumothorax

Frage: Für die Behandlung des Pneumothorax am Notfallort ergeben sich noch häufig erhebliche diagnostische Schwierigkeiten. Es ist zu bezweifeln, ob das Anlegen einer Thoraxdrainage, wie sie in der Klinik üblicherweise verwendet wird, eine realistische, empfehlenswerte Maßnahme darstellt (Asepsis, funktionierende Saugung etc.). Ist nicht tatsächlich dieser von Herrn Spilker vorgeschlagenen Aufwand für den Unfallort bzw. auch noch für den Transport im Notarztwagen zu aufwendig und u. U. auch nicht ohne Risiko? Es ist ja ein wesentlich dickeres Lumen, das benutzt wird, im Vergleich zu einer Braunüle, die man bei Beatmung ohne weiteres frei im Raum stecken lassen kann.

Spilker: Ich gebe zu, daß in den Fällen, in denen außerhalb der Klinik die Diagnose nicht stimmt, mit jedem scharfen Instrument bei der Punktion notwendigerweise die Lunge verletzt werden muß. Deswegen scheiden nach meiner Meinung scharfe Instrumente aus. Man kann als Alternative mit einer Braunüle arbeiten. Dies haben wir in einigen Fällen ausprobiert, vom Ergebnis her noch nicht völlig befriedigend. Wir verfahren dabei so, daß wir die Haut punktieren, wie sonst auch, dann aber die Stahlkanüle innen herausziehen und den letzten Weg, also die Perforation der Thoraxwand, der Muskulatur und der Pleura parietalis nur mit der Kunststoffkanüle vornehmen. Wir haben dabei eine mit Kochsalz aufgefüllte Spritze aufgesetzt. Man fühlt, ähnlich wie bei der Periduralpunktion das Erreichen des Pleuraraums und hat möglicherweise dann auch den zusätzlichen Effekt, daß man beim Vorspritzen auch die Pleura visceralis ggf. etwas zur Seite drängt. Dies ist aber ein Verfahren, das wir in Einzelfällen ausprobiert haben; ob es generell zu empfehlen ist, ist noch abzuwarten.

Ahnefeld: Im Augenblick kann man nur sagen, daß die Einwände von Herrn Bräutigam sicher richtig sind und Alternativen, die Herr Spilker genannt hat, klar ersichtlich sind. Endgültige Lösungen für ein gutes Instrument, das ohne jede Gefahr anwendbar ist, sind im Augenblick einfach noch nicht vorhanden.

Frage: In Lehrbüchern findet man ebenso wie auch heute noch in moderneren Publikationen, daß ein nach außen offener Pneumothorax luftdicht verschlossen werden soll. Warum soll dies heute nicht mehr gelten?

Spilker: Als entscheidendes Argument ist zu sagen, daß man in der Regel davon ausgehen muß, daß neben der Thoraxwandverletzung auch eine Lungenverletzung vorliegt. Wenn man also wirklich einen luftdichten Verschluß herbeiführt, besteht sofort die Gefahr unter Beatmung einen geschlossenen Spannungspneumothorax hervorzurufen. Außerdem kennen wir ja aus dem Operationsbetrieb eine logische und sichere Möglichkeit, die Situation in den Griff zu bekommen, durch die Intubation und Beatmung. Damit haben wir die gleichen Bedingungen wie bei jeder Thorakotomie. Unter den Bedingungen der Beatmung ist also nur noch ein steriler Verband der Wunde möglich.

Ahnefeld: Es ist noch einmal ausdrücklich hervorzuheben, daß diese Patienten ja ohnehin nur über Intubation und Beatmung ausreichend oxygeniert werden können.

Gorgaß: Ich möchte noch auf einen wichtigen Gesichtspunkt hinweisen. Bei den klassischen Therapieempfehlungen für die Behandlung des nach außen offenen Pneumothorax ging man lange Zeit davon aus, daß die Drosselung des venösen Rückstroms zum Herzen, also die zirkulatorischen Effekte des Mediastinalflatterns, das durch luftdichten Verband vermieden oder vermindert werden kann, das Ausmaß der Vitalbedrohung bestimmen. Carey u. Hughes haben dieses Mediastinalflattern bei Hunden und Affen untersucht und nachgewiesen, daß dabei keine Beeinträchtigung des Herzzeitvolumens oder der venösen Füllung des rechten Herzens auftrat. Der offene Pneumothorax führt jedoch erwartungsgemäß zu einer Erhöhung des pulmonalen Gefäßwiderstands und über andere Mechanismen zur letalen Hyposie. Intubation und Beatmung sind daher die adäquate Therapie des Mediastinalflatterns, da auch hier die Hypoxie als entscheidende Beeinträchtigung der Vitalfunktion Atmung zu werten ist. Die Beatmung beseitigt das entscheidende pathophysiologische Moment, die Hypoxie, und führt gleichzeitig zu einer inneren Schienung oder Stabilisierung des Mediastinums, so daß zirkulatorische Effekte auch theoretisch ausgeschlossen werden können. Auf die zweite Fehlvorstellung, die der klassischen Therapieempfehlung zu Grunde liegt, hat Herr Spilker bereits hingewiesen. Es ist falsch zu glauben, die Öffnung in der Thoraxwand sei entstanden ohne eine gleichzeitige Mitverletzung der Pleura visceralis.

Spilker: Die Indikation zur Pleurapunktion muß allerdings zurückhaltend gestellt werden. Diese Indikation ist erst dann gegeben, wenn unter Beatmung und fortgesetzter Volumentherapie eine respiratorische oder zirkulatorische Verschlechterung eintritt, die Situation bedrohlich wird und als Ursache der Verschlechterung ein Spannungspneumothorax zu vermuten ist. Dann muß in dieser Situation allerdings sehr schnell etwas unternommen werden, und man muß in irgendeiner Weise den Pleuraraum nach außen öffnen. Auf den Intensivstationen der Kliniken wird die Methode der Pleuradrainage mit den dort üblichen Instrumenten vorgenommen. Man muß nun — wie bereits im Vortrag erwähnt — nach Inzision der Haut mit einem Skalpell stumpf mit einem Instrument, beispielsweise einer Kornzange oder mit dem Finger vorgehen.

Frage: Ich denke an die große Zahl der Kollegen, die am Notarztdienst teilnehmen, die diese Fähigkeiten nicht haben. Diese Kollegen sollten nicht unnötig in Gefahr gebracht werden.

Spilker: Es wurde ja bereits diskutiert, daß wir für die Ausbildung der Notärzte höhere Anforderungen stellen müssen. In jedem Falle sollte aber bei Sekundärtransporten von thoraxverletzten Patienten gewährleistet sein, daß röntgenologisch ein Pneumothorax sicher ausgeschlossen ist. Besteht ein Pneumothorax, sei es auch nur ein Mantelpneu, so ist er vor Transportbeginn entsprechend zu drainieren.

9. Einseitige Intubation im Rahmen der Rettungsdienstlichen Versorgung

Frage: Wir erleben immer wieder zu einem hohen Prozentsatz einseitige Intubationen durch Notärzte. Über welche Erfahrungen verfügen Sie, z. B. Kürzung des Tubus, um dieses Problem, das für Fachanästhesisten an sich keine Rolle spielt, für nichtanästhesiologische Notärzte zu vermindern?

Ahnefeld: Auch für Anästhesisten kann dies ein sehr großes Problem sein. Herr Gorgaß hat sich sehr ausführlich mit Tubusmarkierungen beschäftigt. Wir glauben, daß besonders Tuben, die im Rettungsdienst verwendet werden — ähnlich wie wir es aus der Kinderanästhesie kennen — farblich markiert werden müßten. Wenn in Zweifelsfällen bei laryngoskopischer Kontrolle diese Farbmarkierung im Hypopharynx oberhalb der Stimmbänder sichtbar ist, kann eine einseitige Intubation mit Sicherheit ausgeschlossen werden. Wir haben diesen Vorschlag unterbreitet und glauben, daß dies eine Möglichkeit wäre, die sehr häufigen einseitigen Intubationen aus dem Bereich der Notfallmedizin zu eliminieren.